DICTIONNAIRE
DE MÉDECINE.

DE L'IMPRIMERIE DE RIGNOUX.

DICTIONNAIRE
DE MÉDECINE,

PAR MM. ADELON, BÉCLARD, BIETT, BRESCHET, CHOMEL, H. CLOQUET, J. CLOQUET, COUTANCEAU, DÉSORMEAUX, FERRUS, GEORGET, GUERSENT, LAGNEAU, LANDRÉ-BEAUVAIS, MARC, MARJOLIN, MURAT, ORFILA, PELLETIER, RAIGE-DELORME, RAYER, RICHARD, ROCHOUX, ROSTAN, ROUX ET RULLIER.

TOME SIXIÈME.

COP—DIG.

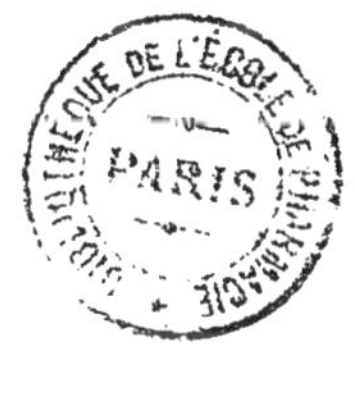

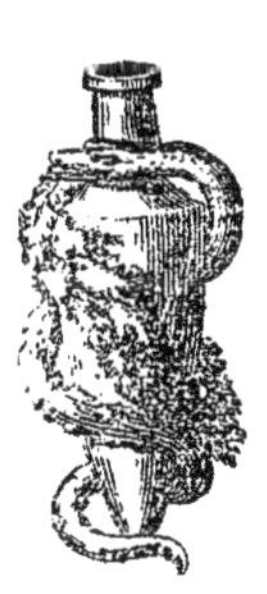

A PARIS,
CHEZ BÉCHET JEUNE, LIBRAIRE,
PLACE DE L'ÉCOLE DE MÉDECINE, N° 4.

FÉVRIER 1823.

DICTIONNAIRE

DE MÉDECINE.

Copahu, s. m., *oleo-resina copahu, sive balsamum copaïbæ.* Cette résine fluide, vulgairement appelée *baume de copahu*, découle des incisions que l'on pratique au tronc d'un grand et bel arbre qui croît au Pérou, au Mexique et dans d'autres parties de l'Amérique méridionale. Cet arbre est le *copaïba* de Pison et Marcgrave, ou *copaifera officinalis* de Linné; il appartient à la famille des Légumineuses, à laquelle nous devons déjà le baume du Pérou et celui de Tolu, et à la décandrie monogynie.

La térébenthine de copahu, lorsqu'elle est récente, est très-fluide, transparente et presque incolore; elle prend plus de consistance et une teinte jaune en vieillissant. Son odeur est forte, et ressemble à celle de la térébenthine ordinaire; sa saveur est âcre, amère, fort désagréable et très-tenace à la gorge. Soumise à la distillation, elle fournit presque la moitié de son poids d'huile volatile, et M. Pelletier a prouvé que la partie résineuse de cette substance était susceptible d'une sorte de cristallisation.

Propriétés médicales et usages. — De même que les substances balsamiques et les autres térébenthines, le copahu détermine tous les phénomènes de la médication stimulante; mais son action excitante se porte plus spécialement sur les membranes muqueuses. Ainsi, administré à faible dose, le copahu excite les fonctions de l'estomac, augmente la chaleur animale, favorise l'excrétion des urines. Si la dose est plus élevée et portée, par exemple, à un demi-gros ou même un gros; le canal intestinal en éprouve une vive excitation; et des évacuations abondantes, accompagnées de coliques, en sont la suite : la sécrétion de l'urine est également et plus abondante et plus facile, et le canal de l'urètre devient le siége d'une titillation désagréable, qui se change bientôt en une douleur plus ou moins vive. D'un autre côté, les organes de la respiration participent également à cette excitation, et la sécrétion des bronches diminue d'une manière sensible. D'après ces différens phénomènes, il sera facile de concevoir les bons effets de ce médicament dans les catarrhes chroniques, et en particulier dans ceux des membranes bronchiques et urétro-vésicales. Lorsque le catarrhe pulmonaire est passé à l'état chronique, que tous ses symptômes inflammatoires ont disparu pour faire place à une toux fréquente, accompagnée de crachats visqueux et abondans, l'emploi du baume de copahu peut être très-avantageux, soit qu'on l'administre intérieurement sous forme de pilules, ou étendu dans un sirop ou un autre véhicule, soit qu'on fasse inspirer au malade les particules odorantes qui se dégagent d'un mélange de ce médicament, d'éther et d'alcohol. Mais c'est principalement contre la blennorrhagie que le baume de copahu est plus fréquemment et plus utilement employé. La plupart des praticiens s'accordent pour louer les bons effets de ce médicament dans la blennorrhée, lorsqu'on veut supprimer l'écoulement. Toutefois, l'idée exagérée qu'on se formait de l'activité du baume de copahu rendait très-réservé dans la prescription des doses de ce médicament, et ses propriétés excitantes le faisaient généralement rejeter dans tout autre cas que la blennorrhée. Depuis long-temps M. le docteur Ribes, dont on attend les observations sur ce sujet, employait le baume de copahu à des doses très-élevées, dans tous les temps de la blennorrhagie, quel que fût son degré d'intensité, et même pour combattre les accidens produits par la suppression du flux blennorrheïque, tels que les engorgemens des testicules. Il semble que ce médicament ait une vertu spécifique propre à détruire le mode d'irritation qui existe dans la blennorrhagie. M. le professeur Delpech, de Montpellier, qui vient de publier sur l'emploi du copahu un mémoire fort intéressant (*Revue médic.*, *avril* 1822), a confirmé les observations de M. Ribes par des faits tout analogues. Suivant cet habile praticien, le copahu est utile non-seulement dans la blennorrhagie chronique, mais encore dès le début de cette maladie, lorsqu'elle n'est point accompagnée de symptômes inflammatoires tellement intenses que l'indication la plus pressante à remplir soit celle des saignées locales et générales et l'emploi des antiphlogistiques. Dans tous les autres cas, ce médicament a toujours parfaitement réussi. On doit donner le copahu à une dose un peu forte, lorsque l'on veut obtenir des effets prompts et sensibles. C'est ainsi, par exemple, qu'on peut l'administrer à la dose d'un gros, matin et soir, que l'on augmente ensuite, s'il y a lieu, et que l'on porte à un gros et demi, deux ou trois fois par jour, à deux gros par dose, s'il est nécessaire, selon la sensibilité des organes du malade et la ténacité de l'affection. Il est rare qu'on n'obtienne point un amendement marqué dans les symptômes de la maladie, et souvent au bout de trois à quatre jours ces symptômes ont entièrement disparu. Cependant il est prudent d'en continuer l'usage pendant quelque temps, même après la disparition complète des symptômes.

Plusieurs malades ne peuvent supporter impunément des quantités aussi considérables de copahu sans en éprouver différens accidens. Chez quelques individus, il occasionne des coliques et une diarrhée abondante qui favorise également la suppression de l'écoulement, mais seulement d'une manière momentanée. On remédie à cet inconvénient en étendant le médicament dans une eau aromatique et spiritueuse, telles que celles de menthe ou de fleurs d'oranger, ou bien en associant à chaque dose un quart de grain ou un demi-grain d'extrait d'opium. D'autres personnes ne peuveut digérer le baume de copahu, qui détermine un sentiment de pesanteur dans l'estomac, un trouble dans la digestion. Dans ce cas, l'addition de quelques gouttes d'acide sulfurique fait disparaître ces accidens. M. Delpech emploie encore ce médicament dans le catarrhe vésical et le gonflement du testicule, qui accompagnent quelquefois l'inflammation du canal de l'urètre, et il cite à l'appui de son opinion plusieurs observations où ce médicament a pleinement réussi. Quelques auteurs en font aussi usage pour combattre les leucorrhées chroniques dont les femmes des grandes cités sont fréquemment tourmentées : l'excitation qu'il détermine suffit, dans plusieurs circonstances, pour changer l'état morbide de la membrane vaginale et arrêter l'écoulement. Les diarrhées chroniques ont quelquefois cédé à l'usage de ce médicament, lorsque tous les symptômes inflammatoires avaient disparu.

La térébenthine de copahu s'administre, soit directement, en en versant 30 à 40 gouttes sur un morceau de sucre, soit en l'étendant dans du vin, une potion aromatique, ou même simplement de l'eau sucrée; d'autres fois on en forme des pilules, en la mélangeant avec un mucilage, ou, ce qui est préférable, avec du savon. Enfin, quelquefois on la mêle avec un sirop. L'acide sulfurique, l'opium, le vin et les eaux distillées aromatiques sont les correctifs que l'on emploie pour favoriser son administration. Dans ces différens cas, la dose varie de 40 gouttes à un et même deux et trois gros, répétée deux ou trois fois dans la journée. (A. RICHARD.)

COPAL ou COPALE, s. f., *resina copal*. On connait dans le commerce deux variétés de cette résine. La première, désignée sous le nom de *copal orientale*, parait en effet provenir des grandes Indes. Elle est jaunâtre, claire, transparente, d'une odeur agréable. L'autre, qui est apportée d'Amérique, et que Lemery a nommée *faux karabé*, à cause de sa grande ressemblance avec le succin, est plus dure, terne extérieurement, d'une dureté extraordinaire. La première parait découler naturellement du tronc d'un grand arbre de la famille des Guttifères, nommé par Linné *vatheria indica*, et par Retz *elæocarpus copallifera*. La seconde provient du *rhus copallinum*, L., de la famille des Térébenthacées. Ces deux résines sont aujourd'hui totalement inusitées en médecine; mais elles sont très-recherchées pour la préparation des vernis. (A. RICHARD.)

COPHOSE, s. f., *cophosis*, de κωφὸς, sourd. *Voyez* SURDITÉ.

COPULATION, s. f., *copulatio*. *Voyez* COÏT.

COQUE DU LEVANT, *fructus cocculi*. On appelle ainsi les fruits d'un arbuste sarmenteux, qui croît au Malabar, aux Moluques et dans les Célèbes, et que Linné a nommé *menispermum cocculus*. Mais, d'après des renseignemens postérieurs et plus précis, donnés par Roxburg, l'espèce dont les fruits portent le nom de *coques du Levant* dans le commerce, est différente du *menispermum cocculus* de Linné; et M. de Candolle l'a récemment décrite (*Syst. veget.*, 1, p. 519.) sous le nom de *cocculus suberosus*, à cause de son écorce, qui est épaisse, rugueuse et analogue au liége. Ce point de l'histoire naturelle de la coque du Levant, qui n'est pas encore entièrement éclairci, nous fait croire que les fruits connus sous ce nom sont probablement retirés de plusieurs espèces différentes du même genre, qui jouissent des mêmes propriétés.

Tels que le commerce nous les apporte des grandes Indes, ces fruits sont des drupes desséchés, réunis au nombre de deux ou trois, mais plus souvent séparés les uns des autres. Ils sont ovoïdes, globuleux, de la grosseur d'une merise, convexes d'un côté, anguleux du côté opposé. Leur surface est glabre et ridée. Ils sont composés d'un péricarpe mince et presque subéreux, qui renferme une seule graine, attachée par son milieu à un réceptacle épais, qui naît de l'angle rentrant de la cavité. Cette graine, qui est huileuse et blanchâtre, offre une amertume extrêmement prononcée. C'est en elle que résident les propriétés vénéneuses de la coque du Levant, propriétés qui sont dues, d'après la belle analyse de M. Boullay, à un principe particulier, cristallisable, de nature alcaline, et auquel ce chimiste a donné le nom de *picrotoxine*. (*Voyez* ce mot.) La picrotoxine est combinée avec l'acide *ménispermique*, et on trouve encore dans la coque du Levant de l'albumine, une matière sucrée, deux espèces d'huile fixe, et du ligneux.

La coque du Levant n'est guère connue que par l'emploi qu'en font les habitans de quelques îles de l'Océan indien pour l'usage de la pêche. Ces fruits jettent le poisson dans un état de stupeur et d'immobilité dont le pêcheur profite pour le saisir. C'est surtout l'amande qui jouit au plus haut degré de cette propriété stupéfiante. Quant au péricarpe, il a été reconnu qu'il agit simplement à la manière des substances émétiques. Quelques auteurs ont prétendu que les propriétés délétères de la coque du Levant se communiquaient à la chair des poissons pris au moyen de cette substance; mais cette assertion est entièrement fausse. En effet, s'il en était ainsi, les Indiens n'emploieraient point pour la pêche un appât qui les priverait du fruit de leur travail. L'action vénéneuse de la coque du Levant s'exerce également sur d'autres animaux, et même sur l'homme, pour lesquels elle est un poison énergique, que le professeur Orfila place parmi les narcotico-âcres. (*Voyez* POISON.) Du reste, cette substance est totalement inusitée en médecine. (A. RICHARD.)

COQUELICOT, s. m. On appelle ainsi une espèce de pavot (*papaver rhœas*, L.) qui croît en abondance dans les champs cultivés et parmi les moissons, et qui se reconnaît à sa tige rameuse, haute de deux pieds, couverte de poils rudes, à ses feuilles pinnatifides, également velues, à ses fleurs, composées de quatre grandes pétales d'un rouge vif, et à sa capsule, qui est ovoïde, presque globuleuse et glabre. Cette espèce, légèrement lactescente, est loin de posséder la même énergie que le pavot somnifère, auquel nous devons l'opium. Les pétales sont la seule partie dont on fasse usage : ils sont une des espèces connues sous le nom vulgaire de *quatre fleurs*. Leur odeur est peu agréable; leur saveur est mucilagineuse et faiblement amère. C'est principalement leur infusion édulcorée avec un sirop ou du miel que l'on emploie plus fréquemment. Elle est adoucissante, légèrement calmante; et, comme on en fait toujours usage pendant qu'elle est chaude, elle agit également comme diaphorétique. Quelques praticiens nous semblent avoir exalté les propriétés médicinales du coquelicot, en lui accordant la préférence sur l'opium. L'extrait de ses capsules, qui s'administre aux mêmes doses que celui des capsules du pavot d'Orient, quoique possédant un mode d'action analogue à celui de l'opium, n'est cependant ni aussi efficace, ni aussi sûr dans ses effets. Plusieurs auteurs pensent qu'il est moins excitant, moins vireux que ce dernier, et s'appuient sur cette différence pour justifier la préférence qu'ils lui accordent dans certaines affections convulsives et spasmodiques. Fouquet administrait cet extrait avec avantage dans la coqueluche.

On emploie généralement l'infusion de coquelicot dans les catarrhes pulmonaires peu intenses, et en général dans toutes les phlegmasies légères. Le sirop que l'on prépare avec une infusion très-chargée est calmant, et s'administre à la dose d'une à deux onces. (A. RICHARD.)

COQUELOURDE, s. f. C'est un des noms vulgaires de la PULSATILLE. *Voyez* ce mot. (A. R.)

COQUELUCHE, s. f., *pertussis, tussis convulsiva, ferina, amphimerina, tussiculosa;* nom populaire adopté par les médecins français pour désigner une affection catharrale, particulière aux bronches, caractérisée par de bruyantes inspirations, avec suffocation imminente. L'origine de ce mot dépend, à ce qu'il parait, de l'habitude où l'on était autrefois en France de couvrir les individus affectés de cette maladie d'une espèce de coqueluchon, parce qu'on pensait qu'elle était due à une humeur qui descendait du cerveau sur la poitrine, et qu'il fallait par cette raison tenir la tête et le tronc très-couverts. Les noms vulgaires étrangers sont tirés ou du genre de toux qui caractérise ordinairement la coqueluche, et qu'on a très-improprement comparé au braiement de l'âne ou à la toux du mouton, ou de quelques particularités qui accompagnent les accès, comme la coloration de la face; ce qui fait qu'on lui a donné, dans quelques contrées de l'Allemagne, le nom de *toux bleue*.

L'origine de cette maladie est très-obscure; si les anciens l'ont observée, ils ne l'ont pas décrite de manière à ce que l'on puisse la reconnaître. Les passages d'Hippocrate qu'on a voulu rapporter à cette maladie conviennent également à beaucoup d'autres affections catharrales. Rosen croit que la. coqueluche est originaire des Indes orientales et de l'Afrique, et que c'est de là qu'elle est passée en Europe; mais il n'appuie cette opinion d'aucune preuve. Suivant l'historien Mézeray, sa première apparition en France ne remonte pas au delà de 1414. Rosen ignore en quelle année elle se manifesta d'abord en Suède; mais, à dater du 15e siècle, elle a régné d'une manière épidémique dans toutes les contrées de l'Europe, depuis le Nord jusqu'au Midi. Nous avons malheureusement très-peu de renseignemens sur la plupart de ces épidémies; et, lorsque l'on compare ce que les premiers écrivains qui ont observé cette maladie ont publié, ce que Valeriola, par exemple, dit de l'épidémie de 1547, avec ce que nous voyons maintenant, on retrouve d'assez grandes différences, et dans la nature des symptômes, et surtout dans la gravité de la maladie; car toutes les épidémies étaient alors beaucoup plus meurtrières qu'elles ne le sont depuis quelques années. Cette différence dépend-elle de la complication de la maladie avec différentes inflammations du poumon ou avec le croup, ou cette coqueluche épidémique n'était-elle réellement pas la même que celle qui règne aujourd'hui? C'est ce qu'il est imposible de déterminer. Quoi qu'il en soit, la coqueluche, telle qu'on l'observe maintenant, soit sporadique, soit épidémique, présente toujours, lorsqu'elle est simple, les mêmes caractères physiologiques et anatomiques.

Caractères physiologiques ou symptomatiques de la coqueluche. — On distingue, dans la coqueluche, trois périodes : la première est celle du développement, qu'on a nommée très-improprement catarrhale, puisque toutes les périodes appartiennent également à une affection catarrhale; la deuxième période, celle d'accroissement ou de spasme, que quelques auteurs ont appelée convulsive; et enfin la période de décroissement.

La coqueluche s'annonce presque toujours par quelques frissons vagues, une légère bouffissure de la face, un peu de rougeur des conjonctives, du larmoiement, et tous les signes d'un simple coryza. La fièvre est le plus souvent à peine sensible;

elle ne dure que 24 à 36 heures; dans quelques cas cependant, elle se continue sous le type quotidien ou tierce. La toux est plus ou moins fréquente, et revient par quintes : à cette époque elle peut être facilement confondue avec celle qui se manifeste dans la plupart des affections catarrhales de la trachée-artère ou des bronches. Néanmoins on peut déjà remarquer dans le timbre de la voix une légère nuance, qui se reconnaît aisément quand on l'a observée une fois. La toux est plus sonore, plus aiguë que dans la bronchite ordinaire; les crachats sont rares, même chez les adultes, et sont limpides comme au début des affections catarrhales. La partie antérieure du cou est quelquefois douloureuse; le malade ne se plaint d'ailleurs d'aucun mal; il est seulement un peu plus triste, assoupi ou abattu; il a en général moins d'appétit. Cette première période dure ordinairement de cinq à dix jours; elle ne dépasse jamais quinze jours.

Dans la période d'accroissement, les malades se plaignent assez souvent d'une douleur qu'ils rapportent au sternum; les quintes sont plus longues, plus rapprochées, surtout la nuit; chaque accès s'annonce ordinairement par une titillation incommode dans le trajet de la trachée-artère et du larynx, pendant laquelle les mouvemens d'expiration et d'inspiration sont visiblement irréguliers et incomplets, surtout chez les jeunes enfans, qui paraissent comme saisis d'une espèce de crainte. Cet état s'accompagne d'une grande anxiété et d'un peu de râle muqueux. Au moment où la quinte survient, les enfans s'accrochent aux personnes ou aux corps qui les environnent, ou se réveillent en sursaut, et s'élancent à leur séant, s'ils sont endormis. Chaque accès se compose de secousses d'une toux très-sèche, très-sonore, et elles se succèdent si promptement, que le malade ne peut respirer, et paraît près de suffoquer. La face et le cou sont gonflés, de couleur violette; les jugulaires gorgées de sang, les yeux saillans, hors de l'orbite et larmoyans. Ces quintes se terminent par une ou deux longues inspirations incomplètes et sifflantes, ce qui leur donne un caractère particulier auquel tout le monde reconnaît aisément la coqueluche. L'accès s'interrompt quelquefois pendant une ou plusieurs minutes, et reprend ensuite le même caractère; il ne cesse complétement que lorsque le malade rejette, tantôt par une sorte de régurgitation, tantôt par le vomissement, un liquide filant et limpide, qui vient des bronches, quelquefois même de l'estomac, et qui alors est mêlé avec de véritables crachats et des alimens. Ces liquides sont quelquefois sanguinolens; et lorsque la quinte est forte, le sang s'échappe, pendant l'accès, par les narines, les oreilles, et même le bord des paupières. Les contrariétés, les cris, les pleurs, excitent souvent les quintes. L'impression qu'elles produisent sur d'autres enfans affectés de coqueluche paraît même quelquefois provoquer les accès chez ceux qui en sont témoins. Les quintes sont, en général beaucoup plus fortes après l'ingestion des alimens et une course précipitée. Le nombre de ces quintes varie beaucoup, suivant le degré d'intensité de la maladie; quelquefois on en observe à peine cinq à six dans la journée; mais lorsque la maladie est grave et à son plus haut degré d'intensité, les quintes se répètent souvent tous les quarts d'heure: elles sont en général plus fréquentes la nuit que le jour. Si l'on applique l'oreille ou le stéthoscope à la partie postérieure du poumon, à l'approche des quintes, on reconnaît quelquefois le caractère du râle muqueux; d'autres fois on ne retrouve aucune espèce de râle. Pendant la quinte, la respiration est complétement suspendue; elle ne s'entend nulle part; mais, au moment de l'inspiration, l'air se précipite avec un sifflement très-sonore jusqu'à la bifurcation des bronches, et, ce qui est très-remarquable, il ne pénètre pas au delà avant une ou plusieurs secondes.

La période d'accroissement se prolonge ordinairement de quinze jours à un mois, et quelquefois beaucoup plus. Pendant le cours de cette période, la fièvre, qui s'était souvent suspendue après l'invasion de la maladie, se ranime dans certains cas avec plus de force, et affecte le type continu ou intermittent. C'est le plus souvent à cette époque que la coqueluche se complique avec différentes maladies du poumon, du ventre ou du cerveau, et qu'elle se termine d'une manière fâcheuse. Cependant lorsque la coqueluche est simple et légère, elle est ordinairement sans fièvre, et les malades conservent presque autant d'appétit que dans l'état de santé, même dans son plus haut degré d'intensité.

La troisième période est indéterminée dans sa durée, puisqu'on la voit se manifester trois à quatre semaines après l'invasion de la maladie, et durer huit ou dix jours, ou se prolonger plusieurs mois. Elle commence dès que les quintes sont plus éloignées ou plus courtes que dans la période d'accroissement : elles sont toujours suivies, dans cette période, d'une expuition ou d'une régurgitation d'un liquide opaque ou de crachats épais, comme dans les catarrhes, et de vomissement d'alimens. Les accès, pendant cette période, s'affaiblissent insensiblement; la toux perd le caractère propre à la coqueluche, et se confond avec celle des catarrhes ordinaires dans leur dernier degré. Souvent le malade reste plusieurs jours sans tousser; mais, s'il s'expose ensuite au froid, ou que la toux se réveille par une cause quelconque, elle revient avec les mêmes caractères qu'elle avait d'abord. J'ai vu ainsi fréquemment des quintes de coqueluche se renouveler après quinze jours et même un mois de la cessation de la toux.

La marche de la coqueluche n'est pas toujours simple et régulière; elle s'accompagne souvent, lorsqu'elle est portée à un très-haut degré, d'accidens graves, qui la rendent promptement mortelle. Chez les jeunes enfans à la mamelle, ce sont le plus souvent des congestions cérebrales et des convulsions; chez ceux dont le thorax est mal conformé, il survient souvent une très-grande dyspnée, avec fréquence du pouls et de la respiration, sans aucune autre lésion évidente des organes pulmonaires. Dans tous ces cas, et dans tous ceux où la maladie se complique avec d'autres affections graves, la fièvre est continue avec exacerbation plus ou moins marquée, et les quintes sont plus ou moins sèches. L'expectoration semble diminuer à mesure que l'intensité du mal augmente, et les accès sont suivis d'une prostration plus ou moins grande. On a lieu de craindre une terminaison fâcheuse, lorsque la fièvre est forte, la respiration très-fréquente, et que les quintes ne sont pas suivies d'une régurgitation abondante de mucosité.

La coqueluche peut se compliquer d'une bronchite générale, d'une pneumonie, de pleurésie, de pneumothorax, de l'œdème du poumon et de l'hydrothorax. Dans la plupart de tous ces cas, la respiration est très-gênée et très-fréquente, la face et les extrémités sont bouffies; mais les caractères fournis par la percussion du thorax et l'application du stéthoscope, sont les seuls moyens à l'aide desquels on puisse parvenir à distinguer ces différentes affections de poitrine entre elles. Les maladies du ventre compliquent beaucoup plus rarement la coqueluche : la mésentérite, la péritonite, les différentes espèces d'entérite, la dysenterie et la cœcocolite se rencontrent cependant quelquefois avec cette maladie, et la rendent plus ou moins fâcheuse.

Caractères anatomiques de la coqueluche. — Nous n'avons encore rien de complet sur les caractères anatomiques de la coqueluche. Les épidémies si désastreuses de la Suède et de l'Italie ont été entièrement inutiles pour la connaissance de cette maladie; il n'a été fait aucune ouverture de cadavres, ou au moins elles ont été entièrement perdues pour la science. Cependant les autopsies cadavériques les plus soignées peuvent seules donner des renseignemens exacts sur le véritable siége de cette maladie. Depuis plusieurs années, Whatt dans la Grande-Bretagne, Marcus en Allemagne, Ozanan en Italie, et plusieurs médecins français ont donné quelques détails plus ou moins étendus sur les altérations pathologiques qui se rencontrent dans cette maladie. Les unes sont constantes, et s'observent dans presque toutes les ouvertures de cadavre; les autres sont relatives aux différentes complications qui ont lieu avec la coqueluche, ou aux maladies qui lui succèdent. Les altérations constantes sont une rougeur plus ou moins vive de la membrane muqueuse de la trachée-artère et des bronches. Cette inflammation trachéo-bronchique s'accompagne d'un gonflement assez considérable des ganglions placés dans la bifurcation des bronches. Comme dans beaucoup de bronchites chroniques, les bronches renferment des mucosités filantes plus ou moins épaisses. Whatt n'a pas observé d'autres altérations chez ses trois enfans, qui avaient succombé à la coqueluche; l'inflammation de la membrane muqueuse des bronches s'est retrouvée également sur les sujets qui ont été soumis à l'examen du docteur Marcus. Ozanan dit que, dans les nombreuses ouvertures qu'il a faites dans l'hôpital de Enfans-Trouvés de Milan, il a toujours remarqué que les voies aériennes étaient enflammées et obstruées par une humeur limpide et visqueuse; l'œsophage et le pharynx étaient tapissés de la même mucosité. J'ai toujours observé plus ou moins de rougeur sur la membrane muqueuse de la trachée-artère et vers les bifurcations des bronches; l'estomac ne m'a jamais offert aucune apparence de lésion constante.

Une altération qui se rencontre quelquefois dans la coqueluche, et qui a été principalement signalée par M. Laënnec, est la dilatation des bronches; mais, quoi qu'on en ait dit, elle n'est pas plus fréquente dans la coqueluche que dans beaucoup d'autres affections des poumons. Tantôt elle a lieu à l'extrémité des bronches, et est due au développement des vésicules pulmonaires, qui forment comme de petites ampoules remplies de pus ou de mucus; tantôt ce sont les derniers rameaux seulement, qui sont souvent dilatés de manière à recevoir la tige d'une plume de corbeau. Dans quelques cas plus rares, ce sont les principaux troncs bronchiques qui sont dilatés, et quelquefois d'une manière très-irrégulière, de sorte que le poumon, dans ses différentes coupes, paraît comme crevassé, et offre un peu l'aspect de la pierre meulière. Il est vraisemblable que ces différentes altérations organiques, qui peuvent être l'effet d'une toux long-temps prolongée, comme celle de la coqueluche, sont aussi dans beaucoup de cas le résultat d'une organisation primitive, car elles sont communes chez les enfans, et beaucoup plus rares chez les adultes et les vieillards, chez ceux même qui ont été une partie de leur vie en proie à la toux la plus opiniâtre; ce qui semble prouver que la plupart des individus qui présentent ce genre d'altération périssent avant d'arriver à l'âge adulte, par le fait même de cette organisation vicieuse qui les dispose à contracter des inflammations pulmonaires. Et en effet, tous les enfans qui m'ont offert des exemples de dilatation des bronches avaient succombé à des catarrhes ou à d'autres affections graves du poumon. Quelle que soit, au reste, l'opinion qu'on puisse avoir sur la véritable cause des dilatations bronchiques, elles ne peuvent être considérées que comme une altération accidentelle de la coqueluche.

M. Breschet a observé sur deux individus morts avec les caractères de la toux férine, que les nerfs pneumo-gastriques étaient d'une teinte rouge à l'extérieur, et jaune dans le tissu; mais, sur d'autres individus qui avaient péri de la même maladie, il n'a rien découvert de semblable. J'ai recherché avec soin cette altération des nerfs pneumo-gastriques sur quatre enfans morts de la coqueluche, et je ne l'ai point rencontrée. Marcus dit aussi avoir constaté que les nerfs diaphramatiques n'offrent aucune espèce d'altération : néanmoins l'observation de M. Breschet doit fixer l'attention, et engager à observer avec plus de soin qu'on ne l'a fait jusqu'à présent, non-seulement les troncs principaux des nerfs pneumo-gastriques, mais encore les plexus bronchiques.

Les autres altérations pathologiques signalées par les auteurs sur les sujets morts de la coqueluche se rapportent évidemment à différentes complications de cette maladie. Marcus a observé une inflammation du poumon et un épanchement de sérosité dans les plèvres. Ozanan a vu souvent l'inflammation des plèvres et du poumon. J'ai également observé assez fréquemment des hépatisations du poumon et des pleurésies avec épanchement. Dans un cas de complication de pleuro-pneumonie avec épanchement sanguinolent, j'ai trouvé un ramollissement gélatineux de l'estomac et du diaphragme, de sorte que les liquides contenus dans la plèvre et l'estomac se confondaient ensemble. Dans plusieurs cas où les enfans avaient succombé pendant le cours de la coqueluche avec des symptômes de phthisie pulmonaire ou de phthisie trachéo-bronchiale, l'ouverture des cadavres a fait voir que, dans le premier cas, les poumons étaient tuberculeux, et que, dans l'autre, la membrane muqueuse des bronches était épaissie, ulcérée dans différens points. Les altérations pathologiques qui se rencontrent le plus souvent dans la cavité abdominale chez les enfans qui ont succombé à la coqueluche, sont la rougeur d'une partie de la membrane muqueuse de l'intestin grêle et du gros intestin, le gonflement et la rougeur des ganglions mésentériques; mais toutes ces altérations et plusieurs autres sont des effets des différentes complications que nous avons indiquées comme plus ou moins fréquentes, et ne tiennent point essentiellement à la coqueluche.

Du siége et de la nature de la coqueluche. — Avant que l'anatomie pathologique eût jeté quelque jour sur le siége de la coqueluche, chacun le plaçait à son gré : les uns dans les membranes du cerveau, les autres dans le larynx et les poumons, celui-là dans le foie, celui-ci dans l'estomac et les intestins. Les faits ont enfin remplacé toutes les hypothèses et dissipé les incertitudes, en démontrant que cette maladie est le résultat d'une inflammation de la partie inférieure de la trachée et des bronches. Cette inflammation ne peut être, comme le prétendait Albers, l'effet d'une complication, puisque c'est la seule altération constante qui ait été observée dans toutes les ouvertures de cadavres qui ont été faites. Mais quelle est la cause de ce sifflement particulier et de cette suffocation imminente qui caractérisent la toux de la coqueluche. On ne peut les attribuer, comme on l'avait prétendu, à un spasme de la glotte et de la trachée-artère, puisque, comme nous l'avons vu, l'air pénètre au moment de ce sifflement jusqu'à la bifurcation des bronches, et avec un bruit analogue à celui qu'on entend quand l'air se précipite avec force dans la trachée-artère après l'extraction d'un corps étranger par la trachéotomie. S'il existe dans ce cas une espèce de spasme, il ne peut avoir lieu que dans les bronches, dont l'occlusion momentanée à la suite des secousses de la toux s'oppose évidemment à l'introduction de l'air; mais la principale cause de cette occlusion peut être due à l'accumulation des mucosités dans les bronches, où elles sont refoulées par la colonne d'air qui remplit la trachée-artère. Il n'est donc pas même absolument nécessaire d'admettre un spasme particulier des bronches, pour concevoir l'espèce de suffocation qu'on observe dans cette maladie, et qui l'avait fait nommer toux suffocante par quelques auteurs. Au reste, s'il a lieu, il est évident, dans tous les cas, qu'il est provoqué par l'accumulation des mucosités refoulées par l'air au moment de l'inspiration. Le système nerveux pulmonaire n'est sans doute point étranger à ce phénomène physiologique très-remarquable: il joue certainement un rôle quelconque dans ce genre d'inspiration, qui est la véritable cause de la toux particulière à la coqueluche; mais cependant, tant que les observations de M. Breschet ne seront pas confirmées, on ne peut pas dire que le système nerveux soit plus directement intéressé dans la coqueluche que dans les autres affections catharrales pulmonaires. Chaque genre de ces inflammations a une toux qui lui est propre. Celle du croup et du faux croup n'a aucune analogie avec la toux de la laryngite ordinaire, quoique l'inflammation occupe néanmoins les mêmes organes. Celle qui accompagne la bronchite sèche et celle qui accompagne la bronchite humide sont très-distinctes, quoique ces deux maladies reconnaissent un même siége. Ne voit-on pas des individus, particulièrement parmi les enfans, chez lesquels les plus simples rhumes prennent facilement les caractères de la coqueluche et simulent cette maladie? Cependant toutes ces variétés de maladie ne sont point considérées comme des affections nerveuses, mais comme des inflammations laryngées, trachéales ou bronchiales, et les différences qu'on remarque dans les caractères de la toux, dans chacune de ces affections catharrales, dépendent plutôt de la spécialité même de ces inflammations que de la différence du siége, qui est souvent le même pour plusieurs d'entre elles. Il n'est donc pas douteux que la coqueluche doit appartenir à cette même division d'inflammations catarrhales, et qu'elle ne diffère des autres que par les secousses non interrompues de la toux et l'occlusion momentanée des bronches qui l'accompagne et qui fournit le caractère spécial de cette maladie.

Les vomissemens, si constans dans la coqueluche, avaient porté plusieurs médecins à croire que l'estomac était directement intéressé dans cette maladie. On a trouvé, à la vérité, dans quelques cas, une mucosité abondante et épaisse à la surface de la membrane muqueuse de l'estomac; mais cette excitation des follicules muqueux de la membrane interne de cet organe se rencontre dans beaucoup d'autres affections, et peut être due aux efforts répétés des vomissemens, et n'en pas être la cause. L'irritation sympathique de l'estomac par l'effet de la toux suffit pour provoquer ces vomissemens. Ils sont très-fréquens dans toutes les quintes de toux en général, et surtout dans celles qui accompagnent la phthisie pulmonaire, quoique le siége de cette maladie ne soit pas dans l'estomac. Il est donc vraisemblable que le vomissement dans la coqueluche n'est qu'un effet sympathique et purement secondaire, produit par l'irritation de la toux : c'est par cette raison qu'il ne se manifeste que lorsque la maladie est arrivée à son plus haut période, et que la toux est devenue beaucoup plus opiniâtre; il continue ensuite par l'effet de l'habitude, dès que la plus légère secousse de toux a lieu, et même lorsque la maladie diminue.

Des causes de la coqueluche et de son mode de propagation.— Nous ne connaissons rien de plus positif sur les causes de la coqueluche que sur celles de toutes les autres affections catharrales en général. Elle règne d'une manière sporadique ou épidémique, et plus fréquemment dans les saisons et les circonstances où se rencontrent les autres affections catharrales pulmonaires. Lorsqu'elle se manifeste en automne ou en hiver, elle est toujours de plus longue durée que dans les autres saisons. Néanmoins, comme toutes les inflammations catharrales épidémiques, on l'observe aussi assez fréquemment au milieu de l'été comme dans les autres temps de l'année.

Il est rare qu'elle n'affecte pas à la fois un assez grand nombre d'individus; on la rencontre particulièrement chez les enfans, depuis la naissance jusqu'après la seconde dentition; on l'observe quelquefois chez les adultes, et très-peu chez les vieillards. Il est rare qu'on l'ait plusieurs fois dans sa vie, cependant j'en connais plusieurs exemples. Parmi les adultes, on la voit plus fréquemment chez les femmes que chez les hommes : elle affecte plus particulièrement, parmi les hommes, ceux qui sont irritables et nerveux, et qui, par leur tempérament, se rapprochent beaucoup de la constitution des femmes.

Indépendamment de l'influence épidémique de la coqueluche, elle paraît avoir, dans la manière dont elle se propage, quelque chose de contagieux, comme le pensent la plupart des auteurs. On a cru remarquer qu'elle suivait, en s'étendant dans un pays, la direction des vents : elle se communique toujours rapidement aux enfans d'une même famille; et cette communication n'a point lieu si on les éloigne les uns des autres et de tous les enfans infectés. Il arrive fréquemment que les mères contractent la maladie de leurs enfans, surtout lorsqu'ils sont affectés de la maladie pendant qu'elles les allaitent. Les pères et les bonnes d'enfans sont aussi exposés à la même contagion : j'en ai vu plusieurs exemples chez des parens qui avaient eu néanmoins la coqueluche dans leur enfance. On pourrait objecter ici, contre la contagion, que les parens et les enfans se trouvent également dans les mêmes circonstances, et soumis à l'influence épidémique; mais j'ai été témoin d'un fait qui donnerait encore plus de poids à la transmission contagieuse de la coqueluche. Un enfant en voyage ayant joué dans un auberge avec un autre enfant qui était atteint de la coqueluche, fut pris de la maladie quelques jours après son retour dans son pays, et la communiqua bientôt à sa mère, quoiqu'elle l'eût eue dans sa jeunesse; et l'un et l'autre vivaient néanmoins isolés et ne communiquaient avec aucun enfant : la coqueluche ne régnait point dans le pays qu'ils habitaient.

Pour que la transmission contagieuse ait lieu, il faut que les enfans soient assez près les uns des autres pour qu'ils puissent recevoir les émanations de leur haleine; il faut aussi que la coqueluche soit dans son plus haut degré de développement. La propriété contagieuse paraît s'affaiblir à mesure que la maladie diminue. C'est ordinairement cinq à six jours après qu'on s'est exposé à l'infection, que la toux commence à se manifester.

Thérapeutique de la coqueluche. — Tous les moyens généraux ou spécifiques qui ont été employés pour combattre la coqueluche sont ou médicamenteux ou hygiéniques.

On a proposé un grand nombre de médicamens différens pour

guérir la coqueluche : les vomitifs, les purgatifs, les saignées, les antispasmodiques, les sédatifs, les toniques, les excitans, ont tour à tour été administrés ou combinés de différentes manières. La plupart de ces moyens peuvent être utiles, en effet, quand ils sont sagement administrés, et dans les circonstances convenables ; mais ils ont souvent fait beaucoup de mal et déterminé des inflammations secondaires, graves et mortelles.

Il faut en général, dans le traitement de la coqueluche, comme dans celui de toutes les maladies épidémiques, faire une grande attention, non-seulement aux différens tempéramens, mais aussi à l'influence de la constitution régnante. On observe que les méthodes de traitement qui réussissent très-bien dans certaines circonstances sont sans effet dans d'autres. Les épidémies de coqueluche qu'on remarque en hiver et au printemps, par exemple, ne doivent pas être précisément traitées de la même manière que celles qui règnent en été. Les saignées, en général, seront plus utiles dans le premier cas, et les vomitifs dans l'autre. Il nous est impossible de nous occuper ici de toutes les modifications du traitement suivant la nature particulière des épidémies : nous ne pouvons les considérer que d'une manière générale.

Quelle que soit donc la constitution régnante, lorsque la coqueluche n'est point réunie avec une inflammation du poumon, et qu'elle est sans complication et sans fièvre, des boissons adoucissantes et relâchantes d'abord, et un ou plusieurs vomitifs, suffisent ordinairement pour diminuer son intensité. Les vomitifs dont on se sert le plus ordinairement sont l'émétique ou l'ipécacuanha en substance ou en décoction. L'expérience a constamment prouvé que les vomitifs répétés éloignent et diminuent les quintes dans les coqueluches légères et sans complications, à moins que la constitution régnante ne soit éminemment inflammatoire, auquel cas la saignée doit être alors préalablement employée. Mais tous ces moyens n'empêchent pas la maladie de parcourir ses périodes. Les purgatifs n'ont pas le même avantage que les vomitifs ; ils conviennent néanmoins, surtout après l'usage des vomitifs, pour prévenir les embarras gastriques et diminuer l'irritation pulmonaire. Les purgatifs les plus simples et les plus doux, comme la manne et l'huile de ricin, sont ceux qui doivent être en général préférés.

Les saignées locales ou générales sont inutiles dans la coqueluche légère et sans fièvre ; elles diminuent, à la vérité, les quintes de toux; mais à moins, comme nous l'avons dit, que la maladie ne règne en hiver ou au printemps, et que la constitution ne soit particulièrement inflammatoire, les saignées augmentent la faiblesse, et peuvent alors prolonger la maladie. Elles sont au contraire très-utiles lorsque la coqueluche est compliquée d'une inflammation du poumon ou de la plèvre, ou même lorsque, sans que cette complication ait lieu, les maladies régnantes cèdent elles-mêmes à la saignée. Mais quoi qu'en disent Badham et Marcus, partisans exagérés des émissions sanguines dans la coqueluche, ces moyens n'agissent efficacement que contre les inflammations et les congestions sanguines qui compliquent cette maladie, et quoiqu'elle dépende elle-même d'une espèce de phlegmasie, elle n'est point de la nature de celles qui cèdent uniquement aux saignées.

Les antispasmodiques ont été mis en usage par quelques praticiens; on a surtout recommandé le musc et l'oxyde de zinc. Je les ai employés l'un et l'autre avec succès dans la seconde période de la maladie, surtout chez les enfans très-jeunes, lorsque les quintes n'avaient point cédé à l'effet des vomitifs. L'oxyde de zinc surtout, administré à la dose d'un grain d'heure en heure, m'a particulièrement réussi sur un enfant de six semaines, chez lequel les quintes avaient résisté à tous les autres moyens, et étaient tellement fortes, que je craignais les convulsions. La maladie a cessé dans l'espace de quelques jours. Il faut observer que l'oxyde de zinc, à la dose de 12 à 24 grains par jour, produit chez les très-jeunes enfans un effet légèrement purgatif, et agit alors comme dérivatif.

Parmi les sédatifs, on a surtout recommandé la ciguë, l'opium, la belladone, la jusquiame, la laitue vireuse et l'extrait de narcisse des prés. Quoique tous ces moyens n'agissent pas précisément de la même manière, cependant ils tendent tous au même but, et diminuent la fréquence des quintes, surtout quand on les emploie vers la fin de la seconde période ou au commencement de la troisième. La racine de belladone en poudre produit particulièrement cet effet d'une manière assez prononcée; mais elle a l'inconvénient de sécher la gorge et d'altérer le malade. Elle diminue d'ailleurs, comme tous les autres, la régurgitation des liquides, et accélère et gêne la respiration. J'ai vu la racine de belladone en poudre causer une cécité complète pendant une heure chez deux enfans, l'un de quatre ans, et l'autre de six, quoiqu'elle n'eût été employée qu'à la dose d'un grain à un grain et demi. Cet effet doit être, au reste, rangé dans les cas d'exception. Le sédatif que j'emploie le plus ordinairement avec le plus grand avantage est un mélange par partie égale d'oxyde de zinc, de belladone et de ciguë, en commençant par la dose d'un quart de grain de chacune de ces substances, qu'on donne trois fois par jour : on augmente ensuite successivement, suivant l'effet qu'éprouve le malade. Mais ce sédatif a toujours, comme tous les autres, l'inconvénient de diminuer l'expectoration. Pour remédier à cet effet nuisible des sédatifs en général, on a souvent associé des vomitifs avec l'opium, et combiné avec eux les purgatifs, comme dans le sirop de Désessarts. Tous ces moyens, dont le charlatanisme abuse, et qui, sous le voile du secret, achalandent certaines officines, sont quelquefois utiles dans les coqueluches simples, accompagnées d'une régurgitation abondante de liquide, mais sont souvent très-nuisibles aux sujets nerveux, irritables et sanguins. J'ai vu plusieurs fois des pneumonies succéder à la coqueluche, après l'usage inconsidéré de tous ces sirops composés, tant vantés contre cette maladie; et lorsqu'ils ne sont pas nuisibles, ils en abrégent rarement la durée.

C'est ordinairement dans la dernière période de cette maladie, que les toniques et les légers excitans sont souvent employés avec succès. Le sirop de quinquina, les décoctions de quinquina édulcorées, pures ou mélangées avec une décoction de café, les infusions de serpolet et de marjolaine, les décoctions de lichen, sont en général très-utiles chez les enfans affaiblis, et abrégent beaucoup chez eux la dernière période de la maladie. C'est aussi à cette même époque de la coqueluche, et lorsque le catarrhe se prolonge très-long-temps, qu'on retire un grand avantage des eaux minérales sulfureuses de Bonnes, de Cauterets et d'Enghien, et des différens sirops préparés avec les sulfures de potasse ou de soude. Ces moyens, seuls ou modifiés par l'usage des mucilagineux et du lait, sont surtout très-recommandables dans la phthisie trachéo-bronchiale qui succède à la coqueluche. On doit rapprocher aussi de ces médicamens excitans le kermès, le soufre doré d'antimoine et l'oxymel scillitique; mais tous ces moyens médicamenteux, tant vantés dans la coqueluche, m'ont paru presque toujours plus nuisibles qu'utiles. J'en dirai autant de la teinture de cantharides, tant préconisée par Lettsom, Armstrong, Hufeland, quoique l'irritation vésicale qu'elle détermine soit un puissant dérivatif : tous ces moyens, plus ou moins dangereux, doivent être retranchés du traitement de la coqueluche.

Une méthode purement empirique a été proposée par le docteur Thiel : il donne l'acide hydrochlorique très-pur, à la dose de deux à trois gros dans six ou huit onces d'eau édulcorée avec le sirop de gomme, de sucre ou de framboises; il administre ce médicament par cuillerées d'heure en heure dans toutes les périodes de la coqueluche; et, dans son enthousiasme pour son spécifique, il ne craint pas de l'administrer, même quand la maladie est compliquée d'affection de poitrine. J'ai très-peu employé ce remède, auquel, quoi qu'on en dise, la plupart des enfans ne peuvent s'accoutumer, et je ne puis encore avoir d'opinion sur cette méthode; mais, suivant le docteur Henke, pendant l'épidémie de coqueluche, qui a régné à Erlengen dans l'automne et l'hiver de 1819 à 1820, les remèdes ordinaires, et surtout la belladone, le souffre doré d'antimoine et les différens opiats n'avaient eu aucun effet, et avaient paru souvent augmenter la chaleur et la toux. L'acide hydrochlorique fut, au contraire, très-efficace. L'institut clinique de cette ville traita plus de soixante-dix enfans par cette méthode; un petit nombre seulement eut besoin de continuer le remède au delà de quinze jours. Tous ces enfans guérirent, quoique beaucoup fussent gravement affectés, à l'exception cependant de deux malades; l'un, âgé d'un an, avait la coqueluche compliquée de dysenterie, et l'autre de rougeole. Cette puissante autorité en faveur du traitement du docteur Thiel doit engager à ne pas le négliger entièrement; mais il ne faut pas perdre de vue que les coqueluches simples guérissent toujours d'elles-mêmes avec le temps; et, dans les coqueluches compliquées d'inflammation de poitrine, il me paraîtrait très-dangereux, quoi qu'on en dise, d'employer une aussi grande dose d'acide.

Parmi les moyens dérivatifs qui ont été proposés, les vésicatoires et la pommade d'Autenrieth sont les plus recommandables. Les vésicatoires sont utiles, surtout après les saignées, dans les complications de phlegmasies pulmonaires avec la coqueluche. La pommade d'Autenrieth, qu'on prépare avec une partie et demie d'émétique sur huit parties d'axonge, est employée en frictions sur l'épigastre, comme une espèce de spécifique, dans la seconde période de la coqueluche; mais elle n'est pas plus efficace que les autres moyens dérivatifs, et elle détermine des pustules et des ulcérations douloureuses qui sont souvent difficiles à guérir chez certains enfans.

Les moyens hygiéniques qui ont le plus d'influence dans le traitement de la coqueluche, sont relatifs aux alimens et aux qualités de l'atmosphère. L'expérience a prouvé que, les quintes étant d'autant plus fortes que les repas sont plus copieux, on obtient plus facilement la guérison, même de la coqueluche la plus simple, en n'accordant qu'une nourriture très-légère et liquide; les potages, les fruits, les légumes, les farineux, le lait, et surtout le lait d'ânesse, sont les alimens les plus favorables, particulièrement lorsqu'on a lieu de craindre quelques affections organiques du poumon; mais, dans les cas où cette conséquence n'est pas à craindre, les alimens plus substantiels, tels que les viandes rôties ou bouillies, deviennent quelquefois nécessaires, principalement dans la dernière période de la maladie, surtout chez les enfans faibles. Il est presque inutile de dire que, lorsque la coqueluche est compliquée avec quelque autre maladie et accompagnée de fièvre, la diète est absolument nécessaire, et qu'il faut alors, même chez les très-jeunes enfans qui sont à la mamelle, diminuer la quantité du lait qu'ils tettent. Les variations brusques de la température sont aussi nuisibles dans la coqueluche que dans les autres affections catarrhales en général. La maladie est beaucoup plus opiniâtre dans l'automne et l'hiver que dans les autres saisons, à cause de l'humidité et du froid. Il est donc essentiel, surtout quand la saison est mauvaise, de tenir les malades dans une température égale et douce; mais, pendant le printemps et l'été, lorsque la température est favorable, il n'est pas de moyen plus efficace pour abréger la durée de la coqueluche, que de transporter les malades à la campagne lorsqu'ils habitent les villes, de les faire voyager et changer d'exposition, surtout en passant du Nord au Midi. (GUERSENT.)

COQUERELLE ou COQUERET. *Voyez* ALKEKENGE.

COR, s. m., *clavus, gemursa;* espèce de protubérance épidermique, dure, calleuse, de forme aplatie, qui survient tant à la face supérieure des orteils que sur leurs parties latérales, et quelquefois aussi à la plante des pieds, vis-à-vis des extrémités antérieures des os du métatarse. Les cors reconnaissent pour cause la plus ordinaire la pression que des chaussures trop étroites ou trop courtes exercent immédiatement sur ces diverses parties, ou celle que les orteils eux-mêmes opèrent les uns sur les autres par suite de cette constriction. Ils sont aussi parfois déterminés par des plis ou de trop fortes coutures que présentent les bas. Les anciens devaient ces excroissances tuberculeuses à la compression et au frottement des courroies qui servaient à fixer leurs cothurnes. Chez les peuples modernes où il existe encore des capucins et des carmes déchaux, on voit aussi les sandales, qui font partie de leur bizarre accoutrement, occasioner la même incommodité.

Les cors des pieds sont assez généralement regardés comme inorganiques. Cependant cette assertion ne me paraît vraie que jusqu'à un certain point, et je vais essayer de le prouver. Ces tumeurs se composent de deux portions bien distinctes : l'une, superficielle, sèche, sorte de durillon figuré en tête de clou, formé de plusieurs couches d'épiderme superposées les unes aux autres, quelquefois assez faciles à séparer, et ne jouissant réellement d'aucune organisation apparente; l'autre, étroite, plus profonde, d'aspect corné, demi-transparente, partant du centre de la première, et pénétrant à travers l'épaisseur du derme jusqu'aux tendons, aux ligamens articulaires ou aux os vis-à-vis lesquels elle se trouve implantée. C'est cette dernière portion qui me semble douée d'un certain degré d'organisation; en effet, à elle seule se rapportent toutes les douleurs que fait ressentir le cor lorsqu'il est frappé. Et d'ailleurs, comment, sans admettre cette organisation, expliquerions-nous l'accroissement de sensibilité dont ces sortes de tumeurs sont le siége pendant les chaleurs, et celui, non moins remarquable, qu'elles éprouvent spontanément par tous les grands changemens atmosphériques, comme il arrive aux anciennes cicatrices dans le tissu desquelles la circulation se fait aussi, dans ces circonstances, avec plus ou moins de difficulté. Ma conviction à cet égard se trouve encore puissamment corroborée par les observations microscopiques faites par M. Breschet, qui a vu des vaisseaux traverser en différens sens cette partie profonde des tubercules dont il est ici question.

Les cors des faces latérales des orteils diffèrent un peu des autres : ils sont ordinairement situés vis-à-vis les saillies que présentent les têtes articulaires des phalanges, lieux où la compression est toujours la plus forte et la plus soutenue, et sont, à raison de leur position, presque constamment humides. On voit en outre à leur centre une dépression ou petite cavité de couleur grisâtre, qui contraste avec la blancheur nacrée que la macération, due à la transpiration habituelle de ces parties, donne au bourrelet d'apparence cartilagineuse qui l'environne.

Quel que soit le lieu où ils paraissent, les cors gênent toujours beaucoup pour la progression, principalement lorsqu'on n'a pas retranché leurs callosités ou parties exubérantes, qui, par leur volume et leur dureté, produisent l'effet de corps étrangers placés entre les pieds et les souliers. Ces indurations, quand on en observe l'origine et le développement, doivent pourtant être considérées comme le résultat d'une sage prévoyance de la nature, qui a multiplié les couches d'épiderme sur les points de la peau exposés à des frottemens habituels, afin de servir de défense aux parties sous-jacentes, lesquelles seraient, sans cela, indubitablement ulcérées par une pression trop prolongée et trop fréquemment réitérée.

Dans les temps ordinaires, lorsque le cor est récent, peu développé, il ne cause que de très-faibles douleurs, et contient quelquefois entre les lames demi-cornées qui en composent la portion la plus rapprochée de la surface, ou la tête, une sérosité roussâtre, semblable à celle que renferment les ampoules. Du reste, cette humidité disparaît bientôt, et la sensibilité morbide augmente en raison du nombre, de l'épaisseur et de la consistance des feuillets épidermiques qu'acquiert ce durillon extérieur.

Je crois utile, avant de passer outre, de faire remarquer les différences qui existent entre les cors des pieds et les durillons proprement dits : ces derniers, toujours superficiels et dépassant même le niveau de la peau, sont simplement formés, comme il a déjà été dit pour les cors eux-mêmes, par l'épaississement et la multiplication des couches d'épiderme. On les observe le plus souvent autour des talons, au côté interne de chacun des gros orteils, à la face inférieure de tous les autres, sous la tête du premier os du métatarse et aux paumes des mains. Les cors, indépendamment de ce durillon, présentent une autre portion, de forme conique, qui s'enfonce plus ou moins profondément à travers le derme, jusqu'aux parties fibreuses ou aux os les plus voisins. Il semble même qu'on ne s'écarterait pas de la vérité en affirmant que, dans leurs commencemens, les cors doivent être rangés dans la classe des simples durillons ; car ils ne prennent entièrement les caractères qui leur ont fait donner le nom de *clavi pedum*, que lorsque les parties molles placées au-dessous du durillon primitif ont été encore pendant long-temps froissées entre cette espèce de corps étranger et les points saillans des os du pied.

Le meilleur moyen de prévenir le développement des tubercules qui font l'objet de cet article, est de porter des chaussures dans lesquelles on soit bien à l'aise, sans qu'elles présentent cependant trop de largeur, cette ampleur pouvant elle-même, en permettant de trop grands mouvemens des pieds dans les souliers ou les bottes, occasioner le mal qu'on cherche à éviter. Les personnes qui, par état, sont obligées de faire de longues marches, telles que les militaires, se préservent communément de l'apparition des cors en graissant les orteils avec du suif, ainsi que les points de l'intérieur des bas ou des souliers qui portent sur les parties saillantes des pieds. Tout autre corps gras plus diffluent ne remplirait pas le même but. Cette précaution s'oppose avec efficacité aux frottemens, qui sont la seule cause du mal.

Trois méthodes principales se présentent pour le traitement des cors. L'une, incertaine dans son résultat, quoiqu'elle compte des succès qu'on ne peut révoquer en doute, a tout au moins l'avantage de faire cesser, pour un temps plus ou moins long, de vives douleurs, qui réduisent quelquefois à l'impossibilité de marcher les individus qui en sont affectés. Elle consiste à couper la partie exubérante de la tumeur, en excavant même un peu au-dessous du niveau de la peau, tant qu'il existe un peu de dureté. Cette opération se fait avec des ciseaux, un rasoir, un scalpel ou un bistouri à tranchant convexe et fixé sur son manche, ou bien même avec les ongles, après toutefois avoir ramolli la substance cornée à exciser par les applications de cataplasmes émolliens, de diachylon gommé, de cire molle, ou par un pédiluve. Lorsqu'on revient en même temps à l'usage de chaussures mieux proportionnées, ce procédé réussit quelquefois complètement, après deux ou trois excisions opérées à quinze jours ou trois semaines d'intervalle, surtout lorsque le cor n'a pas encore jeté de profondes racines, et qu'il ne consiste qu'en un simple durillon circonscrit; mais le plus souvent, il faut l'avouer, ce moyen n'est que palliatif. Cela n'empêche pourtant pas qu'il ne soit plus généralement employé qu'aucun de ceux que nous connaissons; et la meilleure raison qu'on puisse en donner, c'est qu'il n'occasionne pour l'ordinaire aucune douleur, si l'on n'intéresse pas les parties saines environnantes. Un autre motif de la prédilection de la plupart des malades pour cette méthode, c'est qu'ils finissent par acquérir promptement assez de dextérité pour pratiquer une aussi légère opération sans l'assistance d'un pédicure. Comptant eux-mêmes fort peu sur ce moyen pour obtenir leur guérison radicale, ils se soumettent sans trop de répugnance à l'obligation d'y avoir recours au moins une fois tous les mois. Lorsque par défaut d'habitude dans la manière de se servir des instrumens on a lésé les parties saines, ou bien qu'on en a seulement trop approché, le cor devient le siége d'une sensibilité vive, qui amène assez fréquemment un certain degré d'inflammation, particulièrement quand on s'est livré à de grands exercices immédiatement après cette ablation. Le repos et des cataplasmes émolliens ou anodins suffisent pour remédier à ces accidens.

Le second mode de traitement des cors n'est autre chose que l'extirpation. On se sert, pour y procéder, d'une espèce d'aiguille courte, à pointe mousse, fixée sur un manche, ronde ou légèrement aplatie, au moyen de laquelle on sépare, dans toute sa circonférence, le tubercule calleux des parties saines, et l'on arrive souvent, par un simple écartement progressif, à la partie la plus profonde de ses adhérences, sans diviser le moindre vaisseau sanguin, ni occasioner de douleur. Le pansement consiste à remplir la petite cavité avec un peu de graisse de mouton qu'on couvre ensuite avec un emplâtre de savon ou de diachylon gommé. Certains pédicures ont acquis dans ce genre d'opérations une dextérité très-remarquable.

On a encore beaucoup vanté, pour la guérison des cors aux pieds, les emplâtres de savon, de mucilage, de gomme ammoniaque, de galbanum, différens onguens, des sparadraps de toutes espèces, les feuilles de joubarbe, la pellicule connue sous le nom de baudruche, le coton en bourre, un simple linge fin placé autour des orteils, et un nombre infini d'arcanes auxquels le charlatanisme ou la confiante crédulité du vulgaire de toutes les classes ont fait, à diverses époques, des réputations presqu'aussitôt oubliées. Ces moyens méritent sans doute assez peu de confiance; mais comme ils ne peuvent entraîner aucun danger, je crois inutile de les rejeter avec trop de sévérité. Il sera même permis d'en espérer quelques bons effets si l'on réforme au même instant l'usage des bottes ou souliers de trop petites dimensions qui auront déterminé la maladie. Je rappellerai à cette occasion que feu Peyrilhe assurait avoir obtenu de nombreux succès de l'application de deux emplâtres de diachylon gommé, dont l'un, étendu sur une peau souple, mais épaisse, comme celle du buffle, et percé à son centre d'une ouverture suffisante pour laisser à nu toute l'étendue du cor, se trouvait recouvert par l'autre qui n'était pas fenêtré. Les avantages de cette méthode, par laquelle on se propose de soustraire le cor à toute espèce de compression, ont été constatés sur plusieurs personnes par un praticien distingué et digne de foi. Dans quelques autres circonstances, il n'en est résulté qu'un soulagement passager.

Quoi qu'il en soit de l'efficacité de ces diverses applications, je suis loin d'attribuer la même innocuité à une troisième méthode de traitement, qui consiste à détruire les cors par l'emploi des caustiques. La potasse concrète, le muriate d'antimoine liquide, et les acides nitrique ou sulfurique sont les agens dont se servent de préférence les empiriques qui croient à l'efficacité de ce genre de traitement. J'ai connaissance de quelques guérisons obtenues par leur usage ; mais comme ce sont des remèdes très-difficiles à manier, ils occasionnent le plus ordinairement, entre les mains des ignorans qui les emploient, des inflammations violentes, et souvent aussi des pertes de substance, qui dénudent et attaquent les tendons, les ligamens et les os eux-mêmes; d'où il résulte de très-graves inconvéniens, tels que la perte des orteils, et des accidens convulsifs intenses et presque tétaniques, pour peu que les sujets soient disposés aux affections nerveuses.

(L. V. LAGNEAU.)

CORACO-BRACHIAL (muscle), ou CORACO-HUMÉRAL (Chauss.), *musculus coraco-brachialis*; muscle du bras, situé à la partie supérieure et interne de ce membre, de forme allongée, aplati d'avant en arrière, plus large à sa partie moyenne qu'à ses extrémités, confondu en dehors, dans sa moitié supérieure environ, avec la courte portion du biceps, et traversé ordinairement par le nerf musculo-cutané, qui parcourt un trajet oblique dans son épaisseur. Cette dernière disposition, qui l'a fait nommer par Casserius *muscle perforé*, *musculus perforatus*, le partage en deux portions placées l'une devant l'autre, et que l'on peut isoler dans une grande étendue. Ces deux portions s'attachent ensemble et avec la courte portion du biceps au sommet de l'apophyse coracoïde de l'omoplate, par un tendon plus épais du côté du biceps, et recourbé pour embrasser en avant et en arrière le coraco-brachial, dont quelques fibres charnues comprises entre ses deux lames se fixent presque immédiatement à l'omoplate. Ce tendon donne naissance à une aponévrose qui se prolonge un peu sur la portion antérieure du coraco-brachial, et beaucoup plus sur le biceps, dont elle entoure d'abord les fibres circulairement, de manière à former une cloison entre les deux muscles, qui y prennent l'un et l'autre insertion. Une aponévrose étroite se détache, en outre, du tendon en arrière, et se prolonge le long du bord externe de la portion postérieure du coraco-brachial, en fournissant successivement insertion aux fibres de cette portion. Les deux portions sont fixées à l'humérus, au moyen d'une aponévrose attachée au bord interne de cet os, vers sa partie moyenne, et se continuant par un prolongement avec l'aponévrose intermusculaire interne ; quelques fibres charnues tiennent immédiatement, ou par de petits filets tendineux, à la face interne de l'os, très-près du brachial antérieur, avec lequel elles sont souvent unies. L'aponévrose remonte au devant du corps charnu, se prolonge surtout le long de son bord interne, et se termine en se bifurquant pour chacune de ses deux portions. Toutes les fibres charnues du coraco-brachial, excepté les fibres internes, qui sont longitudinales, sont placées obliquement entre les aponévroses supérieures et externes, et l'aponévrose inférieure et interne ; la totalité du muscle est un peu oblique, au contraire, de haut en bas et de dedans en dehors.

Il existe entre l'extrémité supérieure du coraco-brachial réunie à la courte portion du biceps et la capsule de l'articulation de l'épaule une bourse muqueuse vésiculaire.

Ce muscle n'est quelquefois point traversé par le nerf musculo-cutané, et n'a point alors le plus souvent deux portions distinctes. Dans d'autres cas, ses deux portions sont, au contraire, entièrement séparées, soit dans toute leur longueur, comme on le voit naturellement dans les singes, soit dans leur partie inférieure seulement.

Le muscle coraco-brachial rapproche le bras du tronc, le porte en avant et en haut, le fait tourner sur son axe de dedans en dehors, et tire l'angle antérieur de l'omoplate en avant et en bas. (A. BÉCLARD.)

CORACO-CLAVICULAIRE (ligament). Ainsi nommé à cause

des parties osseuses auxquelles il s'attache, il est composé de deux portions que l'on décrit ordinairement comme deux ligamens distincts : ce sont les ligamens *conoïde* et *trapézoïde*. Voyez ÉPAULE (articulations de l').

CORACO-HUMÉRAL. *Voyez* CORACO-BRACHIAL.

CORACO-HYOIDIEN. *Voyez* OMOPLAT-HYOÏDIEN.

CORACOIDE, adj., *coracoides*, *coracoideus*, de κοραχοειδὴς, qui ressemble à un corbeau. On désigne sous ce nom, d'après Galien, une apophyse qui surmonte l'angle antérieur de l'omoplate, à cause de sa ressemblance avec le bec d'un corbeau. *Voyez* OMOPLATE.

CORACOIDIEN (ligament). Il convertit en trou une échancrure du bord supérieur de l'omoplate, et a été ainsi nommé parce qu'il avoisine l'apophyse coracoïde. *Voyez* OMOPLATE.

(A. BÉCLARD.)

CORAIL, s. m., *corallium*. Ce mot, que l'on croit dérivé du grec κορέω, j'orne, et ἅλς, la mer, est employé pour désigner une sorte d'arbuscule plus ou moins branchu, de consistance pierreuse, d'un rouge éclatant ou d'une couleur blanche-rosée, et qui est véritablement une des plus belles productions de l'Océan, dont il tapisse le fond dans certains parages, se fixant aux rochers sous-marins, ou formant lui-même, par l'aggrégation d'un grand nombre d'individus, des récifs étendus.

Quoique, depuis un temps immémorial, le corail serve à faire des bijoux, et soit préconisé par beaucoup de médecins, il n'en est pas moins vrai que sa véritable nature n'a été connue que très-tard. Un grand nombre de naturalistes anciens le regardèrent comme une pierre, comme une substance minérale, tandis que d'autres, parmi lesquels il faut ranger Pline et Dioscoride, n'envisageant que sa forme, crurent que c'était un véritable arbrisseau. Ces deux opinions sont aujourd'hui abandonnées et considérées comme erronées. On sait, à n'en point douter, que le corail est la patrie commune d'une multitude d'animaux de l'ordre des Radiaires, groupés autour de ses rameaux, et en partie prolongés dans leur intérieur, et ayant la faculté de donner par eux-mêmes naissance à la matière calcaire qui forme les parois de leurs demeures. Le corail, ainsi considéré, est appelé *isis nobilis* par Linnæus, et *corallium rubrum* par M. de Lamarck.

Le corail vit dans la mer Rouge et dans la mer Méditerranée plus particulièrement qu'ailleurs, et à des profondeurs assez considérables, mais en général variables. On en pêche beaucoup autour de la Sicile et sur les côtes de la Barbarie. Il y en a également dans plusieurs points de l'Archipel de la Grèce.

Les anciens médecins, avons-nous déjà dit, ont beaucoup vanté les propriétés médicinales du corail, comme ils ont exalté celles de toutes les pierres précieuses. Ils l'ont regardé, en effet, comme tonique, absorbant, astringent, diurétique, alexitère, et nous le trouvons recommandé, sous ces différens rapports, par Schroder, Ettmuller, Ganzius, Lins, Rivière et la plupart des auteurs des Éphémérides de l'Académie des Curieux de la nature. Aujourd'hui l'usage de cette substance est de beaucoup restreint en pharmacie. L'analyse a prouvé qu'elle ne contient principalement que du carbonate de chaux et un peu de gélatine; elle ne peut donc agir qu'à la manière de l'un ou de l'autre de ces principes constituans. Cependant le corail entre encore dans la composition d'une poudre ou d'un opiat dentifrice. Quant au *sirop de corail*, dont parlent certaines pharmacopées modernes, c'est une préparation surannée, et reléguée depuis long-temps *inter sordes officinarum*. (HIP. CLOQUET.)

CORALLINE, s. f., *corallina officinalis*. On nomme ainsi une production marine qui se présente sous l'apparence d'une végétation calcaire à tiges rameuses, portées par des espèces de racines. Ces tiges sont articulées; elles ont des articles solides, d'apparence homogène, sans écorce sensible, en ovale renversé; leurs ramuscules sont bipinnés. Les tiges principales n'ont communément qu'un pouce à deux pouces de hauteur.

La coralline officinale varie beaucoup en couleur; elle est blanche, rougeâtre ou verdâtre, suivant le lieu d'où elle vient, et elle couvre le fond de la mer sur certains rivages, particulièrement dans la Méditerranée. Son odeur décèle son origine marine, et sa saveur est salée. Sa nature n'est point encore parfaitement connue, malgré le temps qui s'est écoulé depuis le moment où les naturalistes se sont occupés de son étude. Généralement pourtant on la range parmi les Polypiers, et on lui reconnaît de l'analogie avec les Cératophytes spécialement. Mais on n'a jamais distingué aucun pore à sa surface, et il n'a pas été possible d'y apercevoir les polypes.

Les chimistes qui se sont occupés de l'analyse de cette substance, nous ont appris qu'elle est composée de gélatine, d'albumine en diverses proportions, d'hydrochlorate de soude, de phosphate, de carbonate et de sulfate de chaux, de carbonate de magnésie, de silice, d'oxyde de fer et d'un principe colorant indéterminé.

La coralline est fort peu employée aujourd'hui : anciennement elle a joui d'une grande réputation, comme anthelminthique; mais on ne possède qu'un fort petit nombre de notions exactes sur ses propriétés médicales.

On prépare avec cette substance un sirop qu'on donne à la dose d'une demi-once à une once.

On administre aussi la coralline en poudre ou sous la forme de bol et d'électuaire. On en donne alors depuis vingt grains jusqu'à un gros; mais les médecins l'ont abandonnée totalement pour la *mousse de Corse. Voyez* ce mot. (HIPP. CLOQUET.)

CORDE DU TYMPAN, ou CORDE DU TAMBOUR, *chorda tympani.* Les anatomistes appellent ainsi un filet du nerf facial qui traverse la cavité du tympan. *Voyez* FACIAL (nerf).

CORDES VOCALES, *chordæ vocales.* On donne quelquefois ce nom aux ligamens inférieurs de la glotte. *Voyez* ce mot et LARYNX. (A. BÉCLARD.)

CORDE, s. f., *chorda*, de χορδή; engorgement dur, de forme allongée, plus ou moins douloureux, ayant son siége dans le tissu cellulaire de la verge, de la vulve ou du périnée, et qui s'observe quelquefois chez les personnes affectées de chancres ou autres accidens syphilitiques très-inflammatoires. On en voit aussi survenir sans qu'aucune irritation locale bien manifeste ait précédé. Cette corde s'étend souvent du prépuce, ou de tout autre point du membre viril ou du pudendum, jusqu'à l'aine correspondante. J'en ai vu régner tout le long de la partie supérieure des corps caverneux, et s'arrêter à la région pubienne.

Cet état cède le plus ordinairement à l'usage des antiphlogistiques et des applications émollientes et relâchantes dirigés contre l'irritation du symptôme vénérien qui l'a occasioné. Lorsqu'après la guérison de ce dernier, l'engorgement persiste, et qu'il est indolent, on en obtient assez communément la résolution par le moyen de frictions locales alcalines ou mercurielles, ainsi que par différentes médications plus ou moins stimulantes, parmi lesquelles les antivénériens doivent toujours tenir le premier rang. Mais quand, malgré ce traitement, la tumeur devient de plus en plus dure et tendue, il faut la découvrir par une incision suffisamment prolongée, et en faire l'extirpation, surtout si sa présence empêche les érections, ou s'oppose de quelque autre manière à la cohabitation, tant par les diverses courbures qu'elle donne à la verge, que par le volume extraordinaire qu'acquiert quelquefois le prépuce. Souvent, dans ce dernier cas, il est plus simple de faire l'opération du phimosis, ou de pratiquer la circoncision. On a encore proposé, pour remédier à ces espèces de cordes, lorsqu'elles forment des brides saillantes et de peu d'épaisseur, de faire plusieurs incisions transversalement à leur axe; mais ce procédé ne réussit jamais complétement. L'excision doit être préférée; elle est d'une exécution facile, et ne présente aucun danger. En général, les engorgemens indolens, de la nature de ceux dont il est ici question, sont bien peu gênans lorsqu'ils existent dans l'épaisseur des grandes lèvres ou du périnée. On peut le plus souvent alors les abandonner à eux-mêmes, sans avoir rien de fâcheux à redouter.

Le nom de corde a aussi été donné à la tuméfaction qu'offre le canal de l'urètre dans toute sa longueur pendant une blennorrhagie très-aiguë. *Voyez* CORDÉE. (L. V. LAGNEAU).

CORDÉE, adj. f., indiquant l'état d'une blennorrhagie dans laquelle les érections sont extrêmement douloureuses, par suite d'une violente inflammation, qui fait perdre au canal de l'urètre la faculté de s'allonger dans la même proportion que les corps caverneux. Il résulte de cette disposition une courbure très-prononcée de la verge vers sa face inférieure, avec sensation de déchirement dans toute la partie engorgée, et surtout au filet. *Voyez* BLENNORRHAGIE. (L. V. LAGNEAU.)

CORDIAL, adj. et subst., *cordialis*, *cardiaca remedia* de καρδία, cœur, et orifice œsophagien de l'estomac. On donne particulièrement ce nom aux médicamens qui augmentent promptement la chaleur générale du corps et l'action vitale du cœur, de l'estomac et des organes voisins. Les agens médicamenteux qui jouissent de cette propriété sont les excitans et les diffusibles, telles que les substances végétales aromatiques, les huiles essentielles et les eaux distillées de ces plantes, leurs infusions et macérations alcoholiques, comme les eaux dites de mélisse, de cologne, de la reine d'Hongrie, etc. On place aussi au nombre des cordiaux les éthers et les vins généreux. On prépare avec ces différentes substances des potions qu'on décore du nom pompeux de *cordiales* et dans lesquelles on fait encore souvent dissoudre des électuaires qui sont eux-mêmes pour la plupart composés de substances excitantes et toniques.

L'usage des cordiaux est maintenant beaucoup plus circonscrit qu'il ne l'était autrefois. Ces remèdes chauds et incendiaires, contre lesquels Sydenham et beaucoup d'autres célèbres praticiens s'étaient depuis long-temps prononcés, sont maintenant presque généralement proscrits, excepté dans les syncopes et les adynamies essentielles. Il est même digne de remarquer que le préjugé populaire, au moins en France, commence à se prononcer contre les cordiaux, ce qui tient d'une part à l'abus que les médecins en ont fait, et d'une autre part aux idées plus saines de thérapeutique qui se sont généralement répandues. C'était autrefois un usage presque banal dans plusieurs hôpitaux de Paris, d'administrer toujours une potion cordiale *in extremis*, et le cordial, comme de raison, n'empêchait pas les malades de succomber. Il en est résulté que, pour la classe du peuple qui fréquente les hôpitaux et qui juge toujours *post hoc, ergo propter hoc*, la potion cordiale est devenue une espèce de poison; et quoique maintenant cette méthode surannée soit généralement abandonnée, cependant l'impression de la fatale potion est restée, et plusieurs individus de la classe indigente refusent d'entrer dans les hôpitaux, uniquement dans la crainte qu'on ne leur administre le cordial. (GUERSENT.)

CORDON, s. m., *funiculus*: assemblage de vaisseaux, de filets nerveux, réunis de manière à ressembler à une petite corde : ainsi l'on dit le *cordon ombilical*, le *cordon spermatique*, le *cordon sus-pubien*, un *cordon nerveux*. Voyez OMBILICAL, SPERMATIQUE, etc. (A. BÉCLARD.)

CORIANDRE, s. f., *coriandrum*. Ce genre de plantes, de la famille naturelle des Ombellifères et de la pentandrie digynie, se reconnaît à sa corolle, dont les pétales sont bifides et inégaux; à ses fruits globuleux et didymes couronnés par cinq dents inégales; à ses ombelles et ombellules accompagnées à leur base de quelques folioles involucrales.

La CORIANDRE COMMUNE, *coriandrum officinale* L., est une petite plante annuelle qui croît naturellement dans les contrées méridionales de l'Europe et qu'on cultive aujourd'hui dans presque toutes les provinces de la France. Sa tige, rameuse et glabre, porte des feuilles découpées en lobes étroits et pinnatifides. Ses fleurs sont blanches et exhalent une odeur très-désagréable de punaise. Ses fruits sont aromatiques d'une saveur piquante et agréable. Aussi les emploie-t-on surtout comme condimens ou comme aromates, principalement dans le Nord. On s'en sert pour aromatiser la bierre; on les mélange à la pâte avant de faire le pain; on en prépare des dragées et autres friandises. L'huile volatile que ces fruits contiennent leur donne une propriété excitante très-manifeste, et l'infusion de deux gros de coriandre dans une pinte d'eau bouillante est une boisson qui agit à la fois comme diurétique et sudorifique. Quelques auteurs prétendent même l'avoir employée avec avantage dans certains cas de fièvres quartes. Mais on a fort rarement aujourd'hui recours à cette substance. Les anciens, au rapport de Dioscoride et d'Avicenne, considéraient la coriandre comme une plante dangereuse, capable d'occasioner des accidens graves, tels que des vertiges, un état de somnolence et même de démence, accidens qui se manifestaient surtout quand on faisait usage de la coriandre encore fraîche et imprégnée de sucs. Je ne sache pas qu'aucun auteur moderne ait constaté ces propriétés délétères.

(A. RICHARD.)

CORNE, s. f., *cornu*, κέρας. Des prolongemens d'os ou de cartilages, qui ressemblent à des cornes, ont reçu ce nom : telles sont les cornes de l'os hyoïde, du cartilage thyroïde, du sacrum, du coccyx. *Voyez* HYOÏDE, etc. Les trompes utérines ont encore été nommées les *cornes de la matrice*, et l'on connaît, dans le cerveau, les *cornes d'Ammon* et les *cornes antérieure et postérieure des ventricules latéraux*. (A. BÉCLARD.)

CORNE DE CERF, *cornu cervi*, et par abréviation C. C. En pharmacie, on donne habituellement ce nom au bois du cerf commun, *cervus elaphus*, Lin., substance que l'on emploie sous plusieurs formes différentes et dans un assez grand nombre de cas, tant à cause de la gélatine qui en fait la base, qu'à cause du sous-phosphate de chaux qu'elle contient en assez grande proportion.

En général, on ne se sert de la corne de cerf qu'après l'avoir réduite en parcelles plus ou moins ténues, à l'aide d'une râpe ou de tout autre instrument, et alors, on en prépare un décoctum ou une gelée par son séjour dans l'eau bouillante, ou on la porphyrise pour la faire entrer dans la composition de quelques poudres ou de certains électuaires.

Par suite de son ébullition dans l'eau, la râpure de corne de cerf cède son principe gélatineux à ce liquide, qui, convenablement édulcoré avec du sucre ou un sirop approprié, devient une boisson adoucissante, utile dans les cas de phlogose et d'irritation des voies digestives, dans les diarrhées, les dysenteries, les hémorrhagies actives de la membrane muqueuse des intestins, les hémoptysies.

En prolongeant l'ébullition, une plus grande quantité de gélatine est abandonnée par la corne du cerf, et alors, par une évaporation bien ménagée et par l'addition d'une quantité déterminée de sucre, on obtient une gelée que l'on peut aromatiser à volonté, et qui est très-analeptique. Cette gelée convient dans les mêmes cas que le décoctum dont nous venons de parler, mais, en outre, elle est spécialement indiquée dans l'hématémèse chronique, dans les consomptions, dans la phthisie, dans les névroses avec émaciation et dépérissement.

Autrefois on faisait grand cas de la *corne de cerf philosophiquement préparée*. C'était une poudre obtenue de morceaux de bois de cerf fixés au chapiteau d'un alambic pendant la distillation de plantes cordiales et aromatiques et privés ainsi de la plus grande partie de leur gélatine. Cette poudre, qui n'était que la portion terreuse desséchée, était vantée comme un remède souverain contre l'épilepsie, l'apoplexie, etc.; mais cette préparation est aujourd'hui totalement abandonnée, et mérite bien de l'être.

La *corne de cerf calcinée en blancheur*, comme le disaient les anciens pharmaciens, est à peu près dans le même cas, et n'est plus employée que dans la *décoction blanche de Sydenham*; encore est-elle quelquefois remplacée dans ce cas par du sous-phosphate de chaux obtenu de toute autre manière. Elle n'est en effet rien autre chose que ce sel terreux, retiré du bois de cerf par la calcination.

En distillant la corne de cerf, on retire un liquide ammoniacal et rougeâtre et un sel concret et cristallisé, produits qu'on a recommandés autrefois comme sudorifiques et antispasmodiques, sous les noms d'*esprit volatil de corne de cerf* et de *sel volatil de corne de cerf*. (*Voyez* ces mots.) *Voyez* aussi CERF, GÉLATINE, HUILE ANIMALE DE DIPPEL et PHOSPHATE DE CHAUX.

(HIPP. CLOQUET.)

CORNÉ, adj., *corneus*; qui est de la nature de la corne. L'épiderme, les ongles et les poils sont composés de *substance cornée*, ou, suivant quelques-uns, de *tissu corné*. Il s'élève sur la peau des *productions cornées*, et il paraît entrer dans la composition de cette membrane, outre l'épiderme, une *couche cornée*. (A. BÉCLARD.)

CORNÉE (production de matière ou de substance). On nomme ainsi en anatomie pathologique certaines productions accidentelles, d'une nature analogue à celle de la corne, des ongles ou de l'épiderme.

Depuis la plus haute antiquité, les végétations cornées accidentelles ont été observées. La fable et la poésie se sont emparées de ce sujet : les cornes ont tour à tour été regardées comme un signe de puissance, de forces supérieures, ou comme le caractère d'un génie malfaisant. Quinte-Curce, Lucain, Stace, Ovide, nous apprennent que Jupiter-Ammon était représenté avec des cornes; c'est sans doute pour cette raison qu'Alexandre, fils de Philippe, se prétendant issu de Jupiter, voulut que sur la monnaie et les médailles qu'on frappait en son honneur, son effigie fût ornée de cornes sur le front. Les Anciens n'attribuaient pas seulement des cornes à leurs dieux protecteurs; ils en supposaient aussi aux divinités infernales et aux monstres qui étaient l'objet de leur effroi.

Les productions cornées accidentelles ont étonné les premiers observateurs de ce phénomène; ils l'ont regardé, tantôt comme un signe de puissance diabolique, et tantôt comme un caractère de similitude avec certains animaux. Elles peuvent être distinguées en celles qui croissent sur des animaux qui communément sont dépourvus de cornes, et en celles qui sont surnuméraires chez les bêtes à cornes. Je possède un jeune bouc vivant, dont la tête est armée de quatre cornes.

Mais nous devons principalement parler ici des végétations cornées accidentelles qui paraissent sur différentes parties de la surface du corps, chez l'homme et chez quelques animaux.

La peau et les membranes muqueuses sont les seuls tissus où les cornes peuvent se montrer. L'analogie de ces végétations avec les poils, les ongles et l'épiderme donne la raison de leur développement exclusif sur ces deux tissus. Quelques auteurs parlent cependant de productions cornées sur le foie, la rate, le poumon, les os du crâne, ainsi que sur la dure-mère. J'ai examiné plusieurs de ces prétendues productions cornées, et j'ai toujours reconnu que c'était une transformation des organes en un tissu cartilagineux.

Dans l'origine, et lorsque leur volume est peu considérable, les productions cornées sont enveloppées d'une pellicule ou membrane mince, qui les fait paraître comme enkystées. A une période plus avancée, cette membrane ne fait qu'embrasser la base de la végétation, dont le sommet n'est formé que par une humeur condensée et durcie. Ces productions ne s'étendent pas en profondeur au delà de la peau; c'est pourquoi presque toujours elles sont mobiles.

Je considère les productions cornées comme étant d'une nature identique à la substance des ongles et de l'épiderme. Se manifestant très-fréquemment sur des surfaces couvertes de cheveux ou de poils, on pourrait penser que la matière qui les constitue est sécrétée par le bulbe des poils; mais j'ai vu de ces productions sur des surfaces constamment glabres. Ainsi j'en ai observé sur la langue, sur la membrane conjonctive, et je me rappelle d'avoir excisé des lamelles cornées qui s'élevaient du gland d'un sujet très-avancé en âge. L'exemple le plus remarquable de ces productions cornées se trouve, depuis très-peu de temps, dans les collections de la Faculté de Médecine, où M. le professeur Béclard l'a fait déposer. On voit les mains et les pieds d'une vieille femme couverts de lames cornées de grandeurs variées. Les faces dorsales sont chargées de productions moins longues que celles de la plante des pieds et de la paume des mains. De ces dernières surfaces s'élèvent des végétations au nombre de cinq ou six, de la grosseur du doigt et d'une longueur de huit à dix pouces. Ces productions sont très-friables, et démontrent évidemment, suivant moi, l'idendité de nature de la substance de l'épiderme et de celle de la corne.

Il a été reconnu que les femmes, plus que les hommes, sont sujettes à ces développemens accidentels de substances cornées; ce sont surtout les vieilles femmes qui les présentent, et le siége le plus ordinaire est à la tête.

M. le professeur Dubois a pendant long-temps eu dans une des salles de l'hospice de Perfectionnement une vieille femme qui portait sur le front une corne conoïde, dont la base pouvait avoir six ou sept pouces de diamètre, sur cinq pouces environ de hauteur. On peut en voir le dessin colorié dans les cabinets de la Faculté de Médecine. Des contusions sans solutions de continuité de la peau avaient précédé l'apparition de la tumeur. La femme se plaignait de céphalalgie habituelle, dont l'intensité allait toujours croissant. Les parties les plus solides correspondaient au sommet de la végétation, tandis que la substance de la base était d'une teinte plus claire et d'une consistance beaucoup moins considérable; la peau entourait cette base, qui, allant chaque jour en s'agrandissant, avait fini par refouler les tégumens du front, et par abaisser les paupières, de telle sorte que les yeux étaient habituellement couverts. Des zones circulaires indiquaient les dépôts successifs de la matière, et formaient des inégalités semblables à celles qu'on remarque sur les cornes de quelques ruminans. L'épiderme se comportait sur la circonférence de la base de la tumeur, comme il se comporte sur les ongles, près de leur insertion à la peau. Il dépassait de quelques lignes le tissu cutané proprement dit.

La tête de cette femme répandait une odeur fétide; des portions détachées de la tumeur mises en contact avec un corps en ignition, brûlaient en répandant une odeur semblable à celle de la corne soumise à la même expérience. Je crois que, chez cette femme, la peau du crâne était le siége de la maladie; sans doute les os sous-jacens devaient, dans les derniers temps, avoir souffert, et leur tissu devait être ramolli; mais je ne pense pas que cette tumeur fût de nature cartilagineuse, ainsi qu'on l'affirme pour des productions semblables. La malade est morte dans une des salles de l'hôpital Saint-Louis; j'ignore si son observation a été recueillie, et si la tumeur a été disséquée et soumise à l'analyse chimique.

La partie de la peau d'où s'élèvent les végétations cornées n'avait-t-elle pas éprouvé préalablement des altérations? On assure que des contusions, des solutions de continuité, avaient altéré la surface cutanée, et que par ces injures sa vitalité avait été modifiée, et qu'enfin une sécrétion particulière avait succédé à l'irritation produite antérieurement. Une femme, au rapport de Caldani, se fit accidentellement une contusion à la tête; des tumeurs enkystées se manifestèrent au bout de quelque temps sur la surface contuse; l'une d'elles s'ouvrit spontanément, et après l'évacuation d'une matière liquide, il s'éleva du fond du kyste une tumeur de nature cornée, qui se reproduisit à plusieurs reprises après avoir été excisée.

Ces productions ne se manifestent pas seulement à la tête; on en a observé sur presque tous les points de la surface du corps. Dumonceau a fait connaître l'histoire de plusieurs productions cornées sur de vieilles femmes. Dans l'une d'elles, la végétation avait

9 pouces de long sur 3 de large à sa base; et dans un autre cas la végétation offrait la même grosseur, mais sa longueur était de 11 pouces. L'une et l'autre avaient leur siége à la cuisse. Corrodori nous apprend qu'une femme de 70 ans portait deux végétations cornées sur les cuisses; elles poussèrent de nouveau après avoir été plusieurs fois excisées. La région antérieure de la poitrine, le dos, les épaules, les bras, les mains, les pieds, ont été le siége de productions cornées. Rigal a observé une corne implantée sur la peau, près du sternum, et sur un autre individu il a vu une excroissance de même nature s'élever de la partie inférieure de la région coccygienne.

Quant à la dimension de ces excroissances, les observateurs n'en citent guère d'exemples dont la base soit plus étendue que celle de la tumeur de la femme traitée dans l'hospice de Perfectionnement; et quant à la multiplicité et à la longueur de ces productions, aucun cas n'est comparable à celui dont j'ai parlé, et qu'on voit dans le Muséum de notre Faculté. Après l'observation de Dumonceau, nous citerons celle que Home a publiée. Une femme de 48 ans portait une corne de 11 pouces de longueur sur 2 pouces et demi de circonférence; cette production cornée est conservée dans le Musée britannique.

Les endroits de la peau où il se manifeste le plus rarement de ces végétations sont ceux où le tissu cutané se change en membrane muqueuse. Caldani a décrit et donné la figure d'une corne qu'un homme portait sur le gland; Ébers a vu un cas semblable, et nous avons déjà dit avoir fait une pareille observation. Cette disposition accidentelle ne rappelle-t-elle point l'état normal de quelques animaux, et particulièrement de ceux du genre *Felis*?

Il n'est pas rare d'observer sur la peau des animaux domestiques des productions cornées, semblables à celles dont nous venons de parler. Cependant il ne faut pas confondre ces végétations avec l'ergot qu'on ente parfois sur la tête de certains gallinacés auxquels on enlève les principaux organes de la génération. J'ai vu une corne, longue de plusieurs pouces et recourbée sur elle-même, adhérer fortement à la peau du cou d'un vieux coq. Un examen attentif n'a pu me faire distinguer si ce corps s'était développé dans ce lieu, ou s'il y avait été inséré. Thomas Bartholin, Conrad Furer, Eusèbe de Nieremberg, J. Renaudot ont vu des cornes sur des chiens, des lièvres, des chevaux : ces productions étaient mobiles, et tombaient à certaines époques de l'année. Malpighi dit qu'une végétation cornée s'était développée sur le cou d'un bœuf; Th. Bartholin parle d'une brebis qui portait une corne à l'hypochondre droit : sa grosseur était si considérable, qu'on ne pouvait l'embrasser en entier avec la main. Très-dure à son sommet, elle cédait sous le doigt vers la base, et semblait contenir un liquide. Vallisnéri reçut de Venise une corne dont la tête d'un chat avait été surmontée.

Nos connaissances physiologiques nous permettent-elles de nous arrêter un instant sur l'idée de quelques médecins qui ont prétendu que l'existence de ces productions cornées sur la tête entraînait naturellement un mode particulier de digestion, et que chez ces sujets la rumination devait exister. Plazzoni, Ettmuller et Jérôme Fabrice lui-même ont admis la possibilité de cette coexistence des végétations cornées et de la rumination. Je crois qu'une réfutation sérieuse serait déplacée pour combattre une idée si ridicule.

Nous ne considérerons pas comme appartenant au sujet de cet article le cas rapporté par Goguelin, d'une végétation s'élevant de la dure-mère. Sans doute il existait ici une tumeur fongueuse de la méninge, et cette membrane était devenue en quelques points cartilagineuse.

L'accroissement démesuré des ongles peut être rapproché des végétations cornées de la peau. J'ai souvent rencontré, parmi le grand nombre de cadavres apportés dans nos laboratoires d'anatomie, des sujets sur lesquels les ongles des pieds avaient plusieurs pouces d'épaisseur, et se recourbaient jusque sur la surface plantaire des orteils et du pied lui-même. Ces ongles présentent des lignes ou crêtes transversales. Je n'ai fait ces observations que sur des cadavres de vieillards; mais Ash a publié, dans les *Transactions philosophiques*, l'histoire d'une fille de 12 ans, sur presque toutes les articulations de laquelle il se manifesta des végétations cornées, mamelonnées à leur base et dures à leur sommet. Les doigts et les orteils présentaient des végétations de cette même nature. Les genoux et les coudes portaient plusieurs de ces productions cornées, dont quelques-unes acquirent jusqu'à 4 pouces de longueur. Ces végétations tombaient partiellement, mais elles étaient remplacées par de nouvelles. Musæus a donné la description d'un cas semblable. (*Dissert. de Unguibus monstrosis*, Hafn. 1716.) Les ongles d'une fille de 20 ans devinrent si grands, que quelques-uns, surtout aux mains, acquirent jusqu'à 5 pouces de longueur. On voyait distinctement qu'ils étaient formés de plusieurs couches. Blanchâtres à l'intérieur, d'un gris roussâtre à leur superficie, et offrant çà et là des points noirs, ces ongles tombèrent au bout de quatre mois, et d'autres les remplacèrent. Il se manifesta en outre des lames cornées aux coudes, aux genoux et sur les épaules; ces écailles ressemblaient parfaitement à des ongles dégénérés. Locke parle d'un jeune homme qui portait au bout des doigts des cornes qui provenaient d'ongles dégénérés. Ces productions cornées se recourbaient pour former des espèces de griffes. De la sensibilité existait seulement dans le point d'insertion de ces corps à la peau. Le même sujet présentait des végétations cornées sur plusieurs autres parties du corps, et particulièrement sur le dos de la main; l'une d'elles avait 4 pouces de longueur. C'est à la suite de la petite vérole que ces végétations avaient commencé à se manifester.

Peut-on rapprocher l'ichthyose des altérations de la peau dont nous parlons? Je crois qu'il y a entre ces maladies de grandes analogies : les malades que j'ai vus, et qui étaient affectés d'ichthyose, m'ont offert une maladie de l'épiderme, dans laquelle les lames ou écailles avaient la plus grande ressemblance avec une matière cornée. Les pièces dont j'ai parlé, et qui sont dans le Muséum de la Faculté, démontrent cette identité de nature des végétations de l'épiderme et des productions cornées.

On a nommé *homme-hérisson*, *homme-porc-épic*, des personnes sur lesquelles ces végétations de l'épiderme étaient tuberculeuses et plus ou moins saillantes. Le mot d'*ichthyose*, dérivé de la comparaison de cet état de la peau avec les écailles de ces poissons, est fort impropre, car la peau n'est écailleuse que dans quelques familles de poissons, et beaucoup ont la peau nue, molle, gluante ou dure et chagrinée. Quoi qu'il en soit, dans ces ichthyoses, et principalement dans l'*ichthyosis cornea* du professeur Alibert, l'épiderme est rude, sec, comme calleux; il acquiert peu à peu une grande épaisseur, représente une sorte d'écorce où beaucoup d'inégalités se font sentir. Bientôt il se fait autant de fractions qu'il y a d'entailles ou de sillons, et les écailles croissent et acquièrent parfois une grande longueur. Ces lames ou écailles produisent du bruit par leur collision entre elles ; chaque lame ou piquant tient au tissu cutané, et l'on ne peut les en séparer sans produire de la douleur et un suintement de liqueur roussâtre ou sanguinolente. Ces écailles ou piquans sont blanchâtres à l'intérieur, et noirs à leur superficie. Le point par lequel se fait leur insertion à la peau est toujours d'une teinte plus claire. Une desquammation abondante se fait en automne ; cependant à toutes les époques de l'année il tombe un plus ou moins grand nombre de ces écailles. Ces productions cornées dépendent vraisemblablement d'une organisation vicieuse de la peau, ou d'un trouble dans la sécrétion de la matière de l'épiderme. Examinée au microscope, on ne peut pas distinguer de pertuis à cette membrane, ou, s'ils existent encore, ils sont bouchés par une matière visqueuse et épaisse.

Nous ferons remarquer que cet état morbide de la peau est héréditaire, si l'on peut le penser d'après la preuve qu'en donne une seule famille, dans laquelle tous les enfans mâles ont été atteints de cette maladie. Elle se développa d'abord sur un petit garçon, deux mois après sa naissance. Sa peau prit successivement une teinte jaune, puis noire, et enfin elle devint rude et écailleuse. Le visage, la paume des mains et les plantes des pieds furent les seules parties exemptes du mal. Ce sujet eut un fils, sur lequel la même affection se manifesta, et Baker nous en a conservé l'histoire. Ce fils eut huit enfans, six filles et deux garçons. Télésius, Buniva, M. Alibert, etc., ont donné la descripton de ces deux Anglais, nommés Lambert, qui ont parcouru toute l'Europe pour montrer l'étrange affection dont leur peau est le siége, et qui leur a fait donner le nom d'*hommes-porcs-épics*. Leurs sœurs ont la peau parfaitement saine.

Il nous serait facile de réunir ici un grand nombre d'observations sur ces productions, que Voigtel, Conradi, J.-F. Meckel, Otto, M. Alibert, etc., ont consignées dans leurs ouvrages, et plusieurs encore qui sont éparses dans les journaux de Médecine, dans les recueils académiques ou dans des dissertations ; nous nous contenterons d'indiquer une thèse intéressante sur ce sujet, où beaucoup d'exemples de productions cornées sont rapportés, et que les bornes de cet ouvrage ne nous permettent pas de citer. *Voyez* la *Thèse sur les cornes*, par A.-P. Dauxais. Paris, 1820.

Le traitement de cette infirmité est très-simple : ou l'on se contente d'exciser ces végétations, ou l'on en fait l'extirpation, en cernant leur base par une incision. Penser que cette opération expose le malade à un danger réel, est une erreur. Je répète que la mobilité de ces productions démontre que leurs racines ne s'étendent pas au delà de l'épaisseur de la peau. (G. BRESCHET.)

CORNÉE, s. f., *cornea, membrana cornea;* membrane ferme, transparente, qui forme le devant de l'œil, ou ce qu'on appelle le *miroir* de l'œil. Les anciens appelaient *cornée* toute l'enveloppe extérieure de cet organe, et la divisaient en *cornée opaque*, qui est la sclérotique, et en *cornée transparente*, qui est la cornée proprement dite. *Voyez* OEIL. (A. BÉCLARD.)

CORNETS DES FOSSES NASALES. Ce sont des lames osseuses, recourbées sur elles-mêmes, qui font partie des parois des fosses nasales. Il y en a quatre de chaque côté, le cornet supérieur, le cornet moyen ou ethmoïdal, le cornet inférieur, et le cornet de Bertin ou cornet sphénoïdal. Les deux premiers, *concha superior et media*, appartiennent à l'ETHMOÏDE, les cornets de Bertin, *cornua sphenoïdalia*, au SPHÉNOÏDE. Le cornet inférieur seul constitue un os séparé.

Cet os, appelé encore *os sous-ethmoïdal* (Chauss.), *concha inferior, os turbinatum*, est situé au-dessous de l'ethmoïde, contre la face interne des os maxillaire supérieur et palatin. Il a une forme ovalaire, allongée d'avant en arrière, et se termine en pointe à son extrémité postérieure. Ses faces sont latérales, l'interne convexe, l'externe concave, toutes deux libres, ainsi que son bord inférieur, qui est légèrement recourbé de bas en haut. Ses articulations ont lieu par son bord supérieur. Les extrémités de ce bord sont engrenées superficiellement avec des crêtes que présentent les os maxillaire et palatin; sa partie moyenne offre deux prolongemens, dont l'un, vertical, s'articule avec l'os unguis, tandis que l'autre, recourbé en bas et en dehors, s'engage dans l'ouverture du sinus maxillaire et s'unit à la partie antérieure inférieure du contour de cette ouverture; des lames irrégulières unissent aussi le plus souvent cette partie moyenne à l'ethmoïde. Toute la surface du cornet inférieur est rugueuse, sa substance poreuse et d'apparence spongieuse, excepté vers le bord supérieur, où elle est lisse et compacte. Cet os se développe par un point d'ossification, qui paraît au cinquième mois. Ses dimensions, sa forme, varient beaucoup suivant les individus; il est quelquefois soudé à l'ethmoïde ou à l'os maxillaire. Ses usages sont d'augmenter la surface des parois des fosses nasales, de contribuer à former le méat inférieur, le canal nasal, et à rétrécir l'entrée du sinus maxillaire. (A. BÉCLARD.)

CORNET ACOUSTIQUE, s. m., *tubus acusticus*, *acusticum cornu*. Instrument destiné à rassembler et à renforcer les ondes sonores pour remédier à la dysécée. *Voyez* SON et SURDITÉ. (ROSTAN.)

CORONAIRE, adj., *coronarius*, en forme de couronne; épithète appliquée à diverses parties, particulièrement à des artères et à des veines, à cause de la disposition qu'elles affectent.

CORONAIRE (ligament) du foie; repli du péritoine qui entoure le bord postérieur du foie.

CORONAIRES (vaisseaux) du cœur, ou cardiaques. Les *artères*, au nombre de deux, sont les premières branches que donne l'aorte. Elles correspondent assez exactement aux deux moitiés du cœur, quoique la droite étende ses rameaux jusque sur le ventricule gauche, et que la gauche envoie quelques-uns des siens au droit. Leurs troncs, logés dans le sillon circulaire de la base du cœur, embrassent cet organe par une sorte de couronne qui leur a fait donner le nom qu'elles portent. L'artère du côté droit, plus longue que celle du côté gauche, forme une plus grande étendue de ce cercle, qui n'est jamais complet, hors dans quelques cas rares, où les deux troncs se joignent à leurs extrémités, au lieu de ne s'unir que par des anastomoses capillaires, comme cela a lieu ordinairement. Dans tous les cas, l'aorte les sépare à leur origine. Ils naissent, en effet, de chaque côté de ce vaisseau, le droit pourtant plus près de la partie antérieure, six lignes environ au-dessus de son insertion au ventricule gauche. Les orifices des artères coronaires à l'intérieur de l'aorte sont situés immédiatement au-dessus du milieu du bord libre des valvules sygmoïdes, quand celles-ci sont relevées, de sorte qu'elles ne gênent en rien, dans cette position, le passage du sang dans les vaisseaux du cœur. La coronaire droite correspond à la valvule droite et antérieure, la gauche à la valvule gauche, et toute la largeur de la valvule postérieure est dans leur intervalle. Au dehors, l'artère cardiaque gauche est plus élevée que la droite, qui semble naître de l'aorte immédiatement après sa sortie du cœur; mais cela dépend de ce que l'aorte s'incline à droite aussitôt après son origine et est en partie cachée par le ventricule droit, dont la substance s'élève au niveau de l'artère coronaire droite; car les deux artères sont à la même distance de l'orifice artériel du ventricule gauche. L'une et l'autre forment avec l'aorte un angle obtus du côté opposé au cœur, et seulement plus grand pour la gauche. Leur volume est à peu près égal : la plupart des auteurs disent que la droite est plus grosse; mais Sénac fait observer avec raison que cela n'est nullement constant, que souvent c'est la gauche qui l'emporte : l'orifice de cette dernière dans l'aorte paraît plus grand, parce qu'il est plus oblique.

L'artère coronaire droite, après s'être séparée de l'aorte, se dirige vers le bord droit du cœur, entre l'oreillette et le ventricule correspondans, en fournissant de petits rameaux pour le tissu graisseux, l'aorte et l'artère pulmonaire, des rameaux ascendans pour l'oreillette droite, et des rameaux descendans, plus gros, pour le ventricule : un de ces derniers suit le bord mince du cœur; tous sont à sa face convexe. L'artère se contourne ensuite sur le bord droit du cœur, pour gagner sa face plate, sur laquelle elle répand de nouveau des rameaux ascendans pour l'oreillette et descendans pour le ventricule; arrivée au sillon longitudinal de cette face, elle se divise en deux branches : l'une, plus petite, continue de marcher dans le sillon circulaire, et finit après avoir donné des rameaux très-courts au ventricule gauche, sans jamais parvenir au bord gauche du cœur; l'autre, qui semble la continuation du tronc, descend dans le sillon longitudinal ou à droite de ce sillon, donne de chaque côté des rameaux aux deux ventricules, mais surtout au droit, et s'anastomose, à la pointe du cœur, avec la coronaire gauche.

Celle-ci descend obliquement vers le bord gauche du cœur, cachée d'abord par l'artère pulmonaire, puis par l'appendice auriculaire gauche, qui est au-dessus d'elle et la dépasse; elle se divise, sous cet appendice, en deux branches à peu près du même volume. L'une parcourt le sillon longitudinal de la face convexe du cœur, envoie de petits rameaux à l'aorte et à l'artère pulmonaire, en donne de très-fins également au côté droit du sillon, et de très-volumineux au ventricule gauche : c'est cette branche qui s'anastomose avec la coronaire droite, à la pointe du cœur. L'autre marche en travers, dans le sillon circulaire, en jetant quelques rameaux dans le ventricule et l'oreillette gauches, quitte ce sillon pour descendre sur le bord gauche du cœur, et se termine par plusieurs gros rameaux distribués à ce bord et à la partie voisine de la face plate. Les rameaux de la coronaire gauche sont généralement plus volumineux que ceux de la droite. Beaucoup communiquent avec ces derniers. La cloison des ventricules reçoit ses artères de celles qui sont logées dans les sillons des deux faces, et quelquefois, en outre, d'une branche particulière de la cardiaque gauche, naissant à l'endroit de sa division.

Outre de nombreuses anastomoses entre elles, les artères coronaires communiquent, par les rameaux qu'elles envoient sur l'aorte et les vaisseaux pulmonaires, avec les artères bronchiques. La droite s'unit, suivant Sœmmerring, par des ramifications qui s'étendent sur les veines caves, avec des rameaux des artères diaphragmatiques, thymiques, mammaires internes et rénales.

Il y a quelquefois trois artères coronaires au lieu de deux, quand une des branches secondaires, celle de la cloison, par exemple, provient directement de l'aorte : ce troisième tronc est alors constamment plus petit que les deux autres, et naît à côté de l'un d'eux, et non vis-à-vis de la troisième valvule. F. Meckel a même trouvé de cette manière quatre artères coronaires au lieu de deux. Il est beaucoup plus rare qu'il n'y ait qu'une artère cardiaque. Quelquefois l'origine de ces artères est très-rapprochée, ou bien l'une d'elles est très-petite et l'autre supplée à son peu d'étendue : Barclay a observé cette dernière disposition dans un cas où la coronaire droite, trop peu développée pour atteindre le sillon de la face plate, y était remplacée par la branche contournée de la coronaire gauche.

Les *veines* coronaires du cœur sont autrement disposées que les artères dans leurs troncs, qui sont plus nombreux, mais uniquement parce que les branches correspondantes aux artérielles restent isolées : la différence de leur disposition vient de la situation de l'oreillette droite, dans laquelle elles s'abouchent; car à une certaine distance de l'oreillette, elles suivent le même trajet que les artères. Ces veines sont la *grande veine coronaire*, la *veine cardiaque postérieure*, les *cardiaques antérieures*, et les *petites veines cardiaques*.

La grande veine coronaire est la seule qui décrive une portion de cercle ou de couronne autour de la base du cœur. Elle rapporte le sang de la partie gauche du cœur, et commence par une branche logée dans le sillon de la face antérieure de cet organe avec la branche descendante de l'artère coronaire gauche, et recevant des rameaux analogues à ceux que cette artère fournit. La veine quitte l'artère à l'extrémité supérieure du sillon, se détourne en arrière dans la rainure qui est entre l'oreillette et le ventricule gauches, parcourt cette rainure à la face plate du cœur, et reçoit des petits rameaux de l'oreillette et des branches plus considérables qui correspondent à celles de l'artère du bord gauche et aux rameaux de la branche transversale de l'artère coronaire droite : une de ces dernières, beaucoup plus longue que le rameau qu'elle accompagne, suit le côté gauche du sillon de la face plate jusqu'à la pointe du cœur. Le tronc de la grande veine coronaire, ayant alors un volume considérable, qui l'a fait comparer à un sinus, s'ouvre dans l'oreillette droite, à côté de la cloison inter-auriculaire et à très-peu de distance de l'ouverture du ventricule droit. Une valvule, décrite à l'article COEUR, garnit son orifice.

La veine cardiaque postérieure occupe le sillon de la face plate du cœur avec l'artère coronaire droite, s'anastomose avec la précédente à la pointe du cœur, et rapporte le sang des bords et du fond du sillon, mais principalement de la face plate du ventricule droit. Elle s'abouche dans l'oreillette un peu plus à droite que la grande veine coronaire, couverte par la valvule de cette dernière, qui est commune aux deux veines. Cette disposition a fait dire que la postérieure s'ouvrait dans la grande, mais cela n'est point exact, car la substance de l'oreillette les sépare et forme une sorte de lacune dans laquelle elles ont des orifices distincts : cette lacune, que Bichat a bien indiquée, ne peut être regardée comme l'extrémité élargie du *sinus* coronaire, ouvert largement dans l'oreillette à cause de son insertion oblique ; car elle n'est point formée par le tissu veineux et se continue manifestement avec la paroi de l'oreillette, quand on a enlevé la valvule qui la couvre.

Les veines cardiaques antérieures, plus petites que la postérieure, sont trois ou quatre petites veines qui accompagnent les rameaux de l'artère coronaire droite distribués à l'aorte, à l'artère pulmonaire et à la face antérieure du ventricule droit, et s'ouvrent en avant dans l'oreillette droite, près du ventricule.

Enfin, les petites veines cardiaques, moins volumineuses encore que les précédentes, sortent des parois de l'oreillette droite elle-même et de la partie voisine du ventricule droit, pour s'ouvrir dans différens points de l'oreillette. Il paraît y avoir aussi des petites veines qui s'ouvrent dans l'oreillette gauche.

Toutes ces veines communiquent les unes avec les autres. Leurs rameaux sont plus volumineux que les artériels correspondans, et souvent doubles. Elles ne contiennent presque pas de valvules, si ce n'est aux endroits où elles se divisent.

La grande veine coronaire, au lieu de s'aboucher directement dans l'oreillette droite, a été vue s'ouvrant dans la veine sous-clavière gauche.

CORONAIRES (vaisseaux) des lèvres. On nomme ainsi deux artères, distinguées en supérieure et inférieure, qui sont fournies par la labiale, branche de la carotide externe, et deux veines qui appartiennent à la jugulaire interne. *Voyez* CAROTIDE, JUGULAIRE.

CORONAIRES (vaisseaux) stomachiques, ou coronaires de l'estomac. L'artère de ce nom, sortie de la COELIAQUE, remonte vers le cardia dans l'épaisseur de l'épiploon gastro-hépatique, fournit un ou plusieurs rameaux à l'œsophage, en donne d'autres qui embrassent en avant et en arrière l'orifice de l'estomac, puis descend le long de la petite courbure de ce viscère, en continuant à donner pour ses deux faces des rameaux antérieurs et postérieurs, et s'anastomose près du pylore, avec le rameau pylorique de l'artère hépatique. Cette artère communique, en outre, avec toutes les autres artères de l'estomac et avec les œsophagiennes fournies par l'aorte. Souvent elle est plus grosse qu'à l'ordinaire, et envoie une branche considérable au lobe gauche du foie. Quelques-uns, regardant cette disposition comme la plus constante, ont nommé cette artère *gastro-hépatique*. Sa distribution lui a fait donner les noms de *gastrique supérieure* et de *stomo-gastrique*.

La veine coronaire stomachique suit le même trajet que l'artère, et se rend dans la veine PORTE, médiatement ou immédiatement.

Quelques anatomistes, Sœmmerring entre autres, appellent *coronaires stomachiques* les quatre artères que reçoit l'estomac, et les distinguent par des noms propres, tirés de leur situation.

CORONAL (os). *Voyez* FRONTAL. (A. BÉCLARD.)

CORONALE (suture); suture formée par l'union de l'os coronal ou frontal avec les pariétaux.

CORONOIDE, adj., *coronoides*, *coronoïdeus*; de κορώνη, corneille, et εἶδος, forme; nom que l'on donne à deux apophyses qui appartiennent au CUBITUS et à l'os MAXILLAIRE inférieur, et que l'on a comparées, pour leur forme, à un bec de corneille.

CORPS, s. m., *corpus*. Nous appelons *corps* en général toute chose qui possède par elle-même la faculté de frapper nos sens. C'est dans ce sens que l'on dit les *corps* solides, liquides, gazeux, organisés, inorganiques, l'étude des *corps*, etc. Le corps de l'homme ou des animaux est exclusivement désigné par ce mot, pris dans une acception plus restreinte.

Le CORPS HUMAIN est un assemblage de parties très-différentes, solides et fluides, diversement entremêlées, se tenant toutes les unes les autres, et ayant une disposition, un arrangement à peu près constans. Il partage ces caractères avec tous les corps organisés végétaux et animaux. Sa forme lui est propre, et ne peut être comparée qu'à celle des animaux les plus rapprochés de l'homme. Il présente une partie principale, centrale, qui est le *tronc*, et à laquelle on applique quelquefois plus particulièrement le nom de *corps*, et des parties accessoires, extérieures, qu'on appelle *membres*. Ces parties ne forment point, comme dans les animaux, des angles ou coudes prononcés, et, si l'on en excepte celui qui existe à la jonction du pied avec la jambe, tout le corps est naturellement droit, et peut être compris dans un ovale très-allongé qui passerait sur ses côtés, et dont les pieds seraient la petite, la tête, la grosse extrémité. Ces mêmes parties sont symétriquement disposées de chaque côté de la ligne médiane, et les deux moitiés du corps parfaitement semblables à l'extérieur, quoique les parties intérieures, dans le tronc, s'éloignent un peu de cette régularité : elles diffèrent, au contraire, en avant et en arrière, ou n'offrent qu'une analogie fort éloignée. (*Voyez* SYMÉTRIE.) Le tronc comprend la tête, le cou, la poitrine, l'abdomen et le bassin; il est divisé en trois cavités principales, celles de la tête, de la poitrine et de l'abdomen, qui contiennent les organes les plus essentiels à la vie, les centres de toutes les fonctions. On peut encore le considérer comme composé de deux cavités placées l'une devant l'autre, et dont la postérieure se prolonge au-dessus de l'antérieure : le canal vertébral et le crâne constituent la première, la poitrine et l'abdomen la seconde. L'une renferme la partie centrale du système nerveux, l'autre les organes centraux de la nutrition et de la génération. Les animaux vertébrés sont les seuls dans lesquels le système nerveux ait ainsi une cavité propre, située vers le dos, au-dessus et au-devant de la grande cavité du corps, laquelle n'est pas chez tous partagée en deux par un diaphragme. Tout le tronc, si l'on en excepte la tête, est aplati d'avant en arrière, ce qui dépend particulièrement de la conformation de la poitrine, et ne se retrouve point dans les animaux dont le corps est, au contraire, aplati par les côtés. Les membres sont composés de plusieurs parties liées par des articulations mobiles, et ont une forme généralement arrondie. *Voyez* MEMBRE.

Les dimensions du corps, quoique très-variables, sont renfermées dans de certaines limites. Le terme moyen de sa hauteur, en ayant égard aux différences qui dérivent du sexe, est d'un peu plus de cinq pieds ou environ : cela ne saurait être rigoureusement apprécié. (*Voyez* STATURE.) Sa circonférence au niveau des fausses côtes est à peu près de la moitié. Les membres inférieurs équivalent, dans l'homme, à la longueur du tronc (y comprise la tête); ils sont un peu plus longs dans la femme, où le milieu du corps tombe au niveau des parties génitales. Les membres supérieurs étendus égalent, avec la portion du tronc intermédiaire, la longueur totale du corps. *Voyez*, pour de plus grands détails, PROPORTIONS.

Le corps humain est composé intérieurement d'organes, c'est-à-dire de parties distinctes par leur forme, leur volume, leur situation, leur structure, leurs propriétés, leur action, et qui sont les instrumens de la vie. La considération, l'étude de ces organes, font le sujet de l'anatomie tout entière, comme leurs fonctions celui de la physiologie, leurs altérations celui de la pathologie.

On se sert souvent, en anatomie, du mot *corps* dans un autre sens que celui que nous venons d'examiner. 1° Des organes ou des parties d'organes qui, à cause de leur forme ou de leur structure particulière, ne peuvent être désignés par un terme générique qui leur convienne, le sont par cette expression, prise dans son sens le plus étendu. C'est ainsi que l'on dit le corps *pampiniforme*, le corps *thyroïde*, que l'encéphale présente le corps *calleux*, le corps *frangé*, les corps *géniculés*, les corps *olivaires*, le corps *psalloïde*, les corps *restiformes*, le corps *rhomboïde* ou dentelé, les corps *striés* ou cannelés; l'œil, le corps *ciliaire*, le corps *vitré*; l'ovaire le corps *jaune*; la peau le corps *muqueux* ou réticulaire de Malpighi, le corps *papillaire;* le penis le corps *caverneux*, le testicule le corps d'*Higmore*, etc. Le tissu cellulaire a été nommé par quelques-uns *corps cribleux*. C'est encore dans ce sens que certaines productions fibreuses accidentelles sont appelées des *corps fibreux*. 2° De même que le tronc, comme la partie principale du corps, est quelquefois seul appelé de ce nom, la partie principale d'un os, d'un viscère, en est dite le *corps*, par opposition à une ou plusieurs parties accessoires qui reçoivent d'autres noms. De là les expressions de *corps* des os longs, du fémur, du tibia, de l'humérus, etc., de *corps* des vertèbres, de la mâchoire inférieure, du sphénoïde, de l'hyoïde, du pubis, de la vessie. La partie moyenne, charnue, d'un muscle est nommée, par la même raison, son *corps charnu*. (A. BÉCLARD.)

CORPS ÉTRANGERS, s. m., *corpora extranea*. On peut considérer comme tels tous les corps qui ne faisant pas naturellement, ou ne faisant plus partie de l'organisation de l'homme, pénètrent, se développent, sont placés accidentellement soit dans ses organes, soit à leur surface, et dont la présence peut occasioner des accidens.

On distingue les corps étrangers en organiques et en inorganiques. Les organiques se rangent en trois genres: le premier comprend les animaux vivans qui peuvent s'introduire accidentellement par les ouvertures des membranes muqueuses, tels que les sangsues, les insectes, etc.; le second renferme les différentes espèces d'hydatides, de vers, d'acarus qui se développent dans nos organes. Nous rapportons au troisième les corps fibro-cartilagineux que l'on trouve dans les articulations, dans le péritoine, et qui dans leur origine tenaient à la membrane synoviale ou au péritoine par des prolongemens membraneux; les poils, les cheveux, la graisse, des portions d'os que l'on rencontre quelquefois dans les ovaires, même chez des jeunes filles impubères; c'est aussi dans ce genre que l'on pourrait placer les esquilles d'os, les fragmens de cartilages, les séquestres d'os nécrosés, les escarres gangréneuses.

Parmi les corps inorganiques, les uns viennent aussi du dehors, et d'autres se forment en nous. Ceux qui viennent du dehors peuvent être solides, mous, pulvérulens, liquides, gazeux. Ils pénètrent par des plaies, s'introduisent par les ouvertures naturelles du corps, ou agissent sur la surface de la peau.

Le volume de ceux de ces corps qui sont solides, leur forme, leur dureté, leur friabilité, leur poids, l'état lisse ou inégal de leurs surfaces, la faculté dont ils jouissent ou dont ils sont dépourvus de se gonfler en se pénétrant d'humidité, les qualités vénéneuses de quelques-uns, leur situation, leur mobilité ou leur immobilité, font singulièrement varier les symptômes qui résultent de leur présence, ainsi que les procédés opératoires auxquels il faut avoir recours pour les extraire.

Les corps étrangers inorganiques qui se forment en nous sont les différentes espèces de calculs, les concrétions arthritiques, les fausses membranes récentes, les autres produits liquides de l'inflammation, la matière des différentes excrétions retenues, le sang, la lymphe extravasés, les fluides et les gaz qui s'épanchent dans les cavités tapissées par des membranes séreuses, muqueuses, ou qui s'infiltrent dans le tissu cellulaire des diverses régions du corps.

Dans cet article, je me propose de traiter successivement, 1° des corps étrangers appliqués sur la peau; 2° des corps étrangers introduits par les ouvertures naturelles du corps; 3° des corps étrangers qui compliquent les blessures; 4° enfin, des corps étrangers développés dans les articulations. Les autres considérations relatives au même sujet ont été exposées ou le seront aux articles ABCÈS, ASPHYXIE, CALCUL, DÉLIVRANCE, EMPHYSÈME, EMPOISONNEMENT, ÉPANCHEMENT, FAUSSE GROSSESSE, GAZ, GROSSESSE EXTRA-UTÉRINE, HYDATIDE, HYDROPISIE, INFILTRATION, INSECTE, MOLE, NÉCROSE, OEDÈME, PNEUMATOCÈLE, PNEUMOTHORAX, PHYSOMÈTRE, PRURIGO, RÉTENTION, TYMPANITE, VERS.

1° *Corps étrangers appliqués sur la peau.* — Des anneaux de métal, d'ivoire, d'os, de bois, ou même de simples ligatures étroites placées sur les doigts, sur le penis, ont souvent donné lieu à un étranglement de ces parties, caractérisé par le gonflement, la douleur, l'engourdissement, la teinte livide, la formation de phlyctènes et d'escarres gangréneuses, la fièvre et d'autres symptômes généraux plus ou moins graves; aussi dès qu'on est appelé près d'un malade ou d'un blessé chez lequel on doit craindre le gonflement des doigts, faut-il lui recommander de quitter ses bagues sans délai. Le gonflement est-il déjà survenu, il faut tacher d'extraire le corps comprimant. On y parvient quelquefois avec facilité après avoir appliqué sur la partie tuméfiée un bandage circulaire fait avec un ruban de soie ou de fil très-lisse, dont on tâche de faire glisser l'extrémité libre sous l'anneau. On peut aussi essayer de réduire le volume de la partie tuméfiée en la comprimant avec la main et en la tenant en même temps plongée dans l'eau froide. On l'enduit ensuite avec un corps gras pour faciliter le glissement de l'anneau. Si on ne réussit pas par ces moyens, et que l'anneau soit en or, on peut le rendre très-fragile en le frottant avec du mercure. Le corps étranger est-il de fer, d'acier, de cuivre, on est réduit à le couper avec des tenailles incisives, à le limer, à le briser avec des petits étaux à main quand il est inattaquable par la lime. Ces opérations sont quelquefois longues, difficiles, douloureuses, et exigent autant de patience que d'adresse de la part du chirurgien, lorsque le corps comprimant est épais et enfoncé profondément dans les chairs. Il faut tâcher de préserver celles-ci contre l'action de la lime, des pinces, en passant entre elles et l'anneau une petite lame de bois ou de métal, ou bien une sonde cannelée. L'extraction du corps étranger étant achevée, on doit s'attacher à combattre les accidens locaux et généraux par les moyens convenables. Morand a réuni dans le troisième volume des *Mémoires de l'Académie de Chirurgie* « plusieurs observations singulières sur des corps étrangers, les uns appliqués aux parties naturelles, d'autres insinués dans la vessie, et d'autres dans le fondement. »

2° *Corps étrangers introduit par les ouvertures naturelles du corps.*—A. Les corps étrangers peuvent s'introduire entre les paupières et le globe de l'œil, s'implanter dans ses membranes, pénétrer dans ses cavités. Leur présence occasionne ordinairement une vive douleur, le larmoiement, l'afflux du sang dans les vaisseaux de la conjonctive; en un mot, tous les symptômes d'une ophthalmie plus ou moins violente. Si ces corps sont libres, les larmes peuvent les entraîner au dehors. S'ils restent entre les paupières, il faut tâcher de les extraire soit avec un pinceau de linge effilé, sec ou imbibé de lait ou d'eau de guimauve, soit avec un petit cylindre de papier, soit avec une pince. Si le corps étranger est implanté dans les membranes de l'œil et saillant, on doit tâcher de le saisir et de l'extraire avec ce dernier instrument; s'il ne dépasse pas le niveau de la conjonctive, on doit le dégager avec un instrument aigu et tranchant, tel que la pointe d'une lancette, d'un couteau, ou d'une aiguille à cataracte que l'on évite d'ailleurs de faire pénétrer jusque dans les cavités de l'œil.

J'ai vu la pointe d'un couteau à cataracte se casser dans la chambre antérieure de l'œil; l'opération fut achevée avec un autre couteau, malgré l'affaissement de la cornée. On fit l'extraction du crystallin et du fragment de l'instrument qui était resté dans l'œil. Le malade recouvra la vue.

On a conseillé, d'après une observation rapportée par Fabrice de Hilden, de se servir d'un barreau aimanté pour attirer et extraire les parcelles de fer ou d'acier engagées entre les paupières et l'œil ou implantées dans l'œil : ce moyen ne réussit que quand ces parcelles de métal sont libres. J'ai eu occasion de m'en convaincre dans deux cas, où il m'a fallu me servir d'un couteau à cataracte pour inciser la conjonctive, dans laquelle ces corps étrangers étaient fixés.

B. La canule d'or ou de platine que l'on place dans le canal nasal, dans le cas de tumeur ou de fistule lacrymale, peut s'obstruer ou remonter au-dessus du tendon du muscle orbiculaire des paupières. Ces accidens, qui n'arrivent que très-rarement, exigent l'un et l'autre qu'on fasse l'extraction de la canule pour la replacer ou lui en substituer une autre plus convenable. On procède à cette extraction en incisant le sac lacrymal au-dessous du tendon du muscle palpébral; on introduit ensuite dans la canule un mandrin de même forme que celui dont on se sert pour la placer, à cette différence près qu'il présente en devant, et près de son extrémité inférieure, un petit crochet mousse, assez semblable à celui d'un hameçon, et qui est destiné à entraîner la canule de bas en haut. Cet instrument a été imaginé par M. Dupuytren.

C. Le conduit auditif externe peut recevoir différens corps étrangers, tels que des pois, des haricots, des noyaux de fruits, des boules de papier, de cire, de verre, de métal, des graviers, des insectes, et entre autres celui qui est connu sous le nom de perce-oreille. Il peut être obstrué par du cérumen. Ces différens corps ne produisent pas toujours les mêmes effets. Quelquefois ils n'occasionnent qu'une douleur sourde, du bourdonnement dans l'oreille; dans d'autres cas, ils excitent une inflammation aiguë très-douloureuse. Lorsqu'ils séjournent long-temps, ils entretiennent une otite chronique accompagnée d'écoulement purulent. Leur séjour prolongé peut aussi donner lieu à des ulcérations, à la destruction de la membrane du tympan, et même quelquefois a des accidens plus graves. Une petite fille de dix ans, dans le conduit auditif gauche de laquelle une boule de verre avait été introduite, fut affectée d'une céphalalgie violente; le bras, et ensuite tout le côté gauche du corps fut pris d'engourdissement, le bras s'atrophia, il survint de la toux et des accès d'épilepsie. Ces symptômes résistèrent à un grand nombre de traitemens. Au bout de huit ans, Fabrice de Hilden, après avoir lui-même essayé inutilement plusieurs médicamens, apprit l'accident primitif, et le considérant, quoiqu'il n'y eût plus de douleur dans l'oreille, comme la cause de tous les symptômes qu'éprouvait la malade, se détermina à tenter l'extraction du corps étranger; il y parvint, non pas sans efforts, avec une curette, et la jeune fille ne tarda pas à se rétablir complétement.

J'ai vu, dit Sabatier, une boule de papier enfoncée dans l'oreille, y séjourner pendant plusieurs mois sans produire d'accidens. Au bout de ce temps, il survint une fièvre putride maligne accompagnée de douleurs de tête violentes, qui se termina par la mort le dix-septième ou dix-huitième jour. A l'ouverture du corps, on trouva le cerveau adhérent à la dure-mère sur la face supérieure du rocher. Au-dessous de cette adhérence se trouvait un abcès de peu d'étendue dont le pus tombait dans la caisse du tympan, et la boule de papier était dans cette cavité.

On se sert, pour extraire les corps étrangers du conduit auditif externe, de stylets recourbés, de curettes, de pinces allongées, d'une anse de fil de métal. Je me suis servi avec succès de la pince proposée par Hunter pour l'extraction des calculs urétraux, pour celle d'un gros grain de bracelet en verre engagé depuis plusieurs heures dans le conduit auditif. Il me fallut employer un effort assez considérable, et je n'avais pu réussir avec une curette. Pour faciliter l'introduction des instrumens et la sortie du corps que l'on veut extraire, il est utile de faire dans l'oreille des injections avec de l'huile ou avec un mucilage; et après l'opération, il est souvent nécessaire de pratiquer de nouvelles injections calmantes, de faire appliquer des sangsues derrière l'oreille, et de conseiller les bains de pieds synapisés.

Brambilla a proposé de se servir de ciseaux coudés sur leurs bords pour diviser les corps qui ont pénétré dans l'oreille et qui y ont augmenté de volume en se pénétrant d'humidité. Il doit être rare de trouver une occasion où il soit en même temps possible et nécessaire de se servir de cet instrument.

On fait périr, et souvent en même temps on fait sortir de l'oreille les insectes qui y ont pénétré, au moyen d'injections d'huile, d'eau de savon. La curette, un pinçeau de linge, peuvent servir à leur extraction.

L'amas du cérumen dans l'oreille est une cause assez fréquente de surdité. Pour l'extraire, il faut d'abord le ramollir avec des injections d'huile tiède, d'eau de savon, ou d'eau aussi chaude que le malade peut la supporter, et ensuite on le retire avec une curette.

Les secousses communiquées à la tête, la succion, étaient des moyens que les anciens conseillaient pour faire sortir les corps étrangers hors du conduit auditif. Ces moyens, et surtout les secousses, ne doivent presque jamais réussir, et peuvent être nuisibles.

D. On peut rencontrer dans les fosses nasales des corps étrangers analogues à ceux qui s'engagent dans l'oreille, et ils sont quelquefois poussés dans ces cavités par le vomissement. Zacutus Lusitanus (*de Médic. princip. histor. obs.* VIII) dit avoir vu une sangsue introduite dans la narine par l'incurie de celui qui l'appliquait, pénétrer jusqu'au cerveau et tuer un homme en deux jours, sans qu'on ait pu l'extraire, ni la faire mourir par aucun moyen. Cette observation, quoique inexacte et incomplète, est cependant importante en ce qu'elle prouve le danger qui peut résulter d'un semblable accident. On sait que les sangsues pénètrent assez souvent dans les narines des chevaux qui boivent dans des mares et qu'elles leur occasionnent un écoulement de sang abondant.

De la douleur, de la difficulté à respirer, des hémorrhagies, un coryza aigu ou chronique, des ulcérations, la carie des os peuvent être la suite du séjour des corps étrangers dans les fosses nasales. On peut obtenir leur expulsion en sollicitant l'éternuement ;et, pour les extraire, on se sert d'un crochet mousse, d'une curette, d'une pince à polypes, de pinces à érigne, de la pince de Hunter; on peut aussi chercher à les pousser vers la narine antérieure, au moyen d'un tampon de charpie ramené d'arrière en avant au moyen de la sonde de Bellocque. Dans le cas où un accident semblable à celui que rapporte Zacutus aurait lieu, si l'on ne pouvait extraire la sangsue, il serait convenable de tamponer la narine postérieure, d'injecter ensuite du vin ou du vinaigre par l'antérieure, et de la boucher jusqu'à ce que la sangsue fût morte et l'hémorrhagie arrêtée.

E. Les corps étrangers volumineux engagés dans la bouche occasionnent momentanément de la suffocation, et produisent une distension douloureuse des ligamens temporo-maxillaires. Cet accident arrive quelquefois aux enfans, mais il est si aisé d'y remédier que les secours de la chirurgie ne sont pas réclamés dans cette circonstance. Lorsque des corps pointus irréguliers pénètrent dans la langue, les gencives, les joues, les amygdales, le voile du palais, on peut facilement les découvrir et en faire l'extraction.

F. Les corps étrangers, tels qu'un morceau de viande, de pain, un polype de l'arrière-bouche tuméfié ou tombé à la suite de la ligature, sont susceptibles, en se plaçant sur l'épiglotte, de fermer l'ouverture supérieure du larynx, et d'occasioner promptement la mort. Il faut se hâter d'extraire ces corps avec les doigts, avec un crochet ou avec des pinces. Il y aurait encore moins de danger à les enfoncer dans le pharynx, si on ne pouvait les extraire, qu'à les laisser placés dans le lieu qu'ils occupent. Si on ne pouvait extraire de suite un polype comprimant l'epiglotte et occasionant la suffocation, il conviendrait de pratiquer l'incision transversale de la membrane crico-thyroïdienne. *Voyez* BRONCHOTOMIE.

G. Les corps étrangers du larynx, de la trachée-artère, des bronches, y sont ordinairement introduits par l'ouverture supérieure du larynx. Ce sont alors des noyaux de fruits, des pois, des haricots, des dragées, d'autres corps globuleux, des pièces de monnaie, des fragmens d'os, des arrêtes, des aiguilles, des épingles, des épis de graminées, etc. Ils peuvent se former dans les voies aériennes, tels sont les fausses membranes, des caillots de sang, des concrétions pierreuses. Ils remontent quelquefois accidentellement vers le larynx, après avoir été introduits par le poumon. Deux tentes de charpie placées dans une plaie de poitrine, dans deux pansemens différens, n'avaient point été retrouvées. Trois mois après la guérison de la plaie, le malade conservait de la toux, de l'oppression, lorsqu'il lui arriva de rendre par la bouche ces deux tentes avec beaucoup de pus. Dès lors, dit Guy, qui a communiqué cette observation à Fabrice de Hilden, les symptômes disparurent presque entièrement. Enfin il est possible que des aiguilles ou d'autres corps aigus percent les parois du pharynx, de l'œsophage, et pénètrent dans les voies aériennes. Quant à la question assez long-temps indécise, de la présence ou de l'absence de l'eau dans les voies aériennes des noyés, elle paraît maintenant résolue par les expériences de M. Berger de Genève et de M. Magendie. Elles prouvent que l'eau n'y pénétre pas ou n'y pénètre qu'en très-petite quantité pendant la vie.

Les symptômes que produisent les corps étrangers engagés dans les voies aériennes varient suivant leur volume, leur forme, leur consistance, leur situation fixe ou variable. Si un de ces corps se trouve assez volumineux pour intercepter complétement le passage de l'air par la glotte, il occasionera la mort dans un espace de temps très-court. Un corps étranger irrégulier, pointu, pourra s'arrêter au-dessus de la glotte ou entre ses ligamens; il produira une douleur vive et fixe, une toux fréquente, convulsive, une fièvre aiguë.

Les corps arrondis ou aplatis s'arrêtent quelquefois dans les ventricules du larynx et y séjournent plus ou moins long-temps. La douleur est alors moins vive, elle se fait sentir vis-à-vis le milieu de la hauteur du cartilage thyroïde; la voix devient rauque, faible; la toux est plus ou moins fréquente; l'expectoration devient sanguinolente, puriforme; la fièvre survient; les forces du malade s'épuisent peu à peu, et il finit par mourir de phthisie laryngée, au bout de quelques mois ou d'un temps beaucoup plus long.

Lorsque les corps étrangers franchissent la glotte, ils tombent dans la trachée-artère, où ils restent mobiles, à moins qu'ils ne s'y arrêtent en travers ou qu'ils ne s'enfoncent dans l'une des bronches. Dans le premier de ces cas, ils remontent vers la glotte pendant l'expiration, et redescendent vers les bronches pendant l'inspiration; la douleur se fait sentir successivement dans tous les points de la trachée-artère; la toux a lieu par quintes tantôt très-rapprochées, tantôt très-éloignées; suivant le volume du corps étranger, la respiration a lieu encore avec assez de facilité, ou bien elle devient très-difficile, râleuse, sifflante, et le malade se sent à chaque instant menacé de suffocation. Dans ce dernier cas, l'anxiété est extrême, le visage devient rouge, livide ou très-pâle, les yeux se gonflent, les veines superficielles du cou s'enflent, la voix devient rauque ou s'éteint; le malade rejette, à la suite de la toux, des crachats écumeux; le larynx s'abaisse et remonte fortement. Le malade éprouve des envies de vomir; le pouls est fréquent et irrégulier; quelquefois il survient du délire ou un état comateux fréquemment interrompu par les quintes de toux; enfin on voit paraître, d'abord derrière les clavicules, et ensuite au cou, un emphysème qui ne tarde pas à faire de nouveaux progrès. Il reconnaît pour cause la rupture de quelques cellules bronchiques.

Les accidens ont d'abord, chez d'autres sujets, une marche moins rapide et beaucoup moins effrayante : la respiration n'est gênée que par intervalles, les quintes de toux sont assez rares, les enfans continuent à se livrer à leurs jeux ordinaires, ils conservent de l'appétit, de la gaieté; mais, au bout de six, huit ou dix jours, ils sont tout à coup pris de suffocation, et meurent presque subitement; ou bien les accidens prennent la marche que nous venons d'indiquer précédemment, et se terminent aussi par la mort. Cet état insidieux a souvent fait présumer ou que les corps étrangers n'avaient pas pénétré dans le larynx, ou qu'ils avaient été rejetés, et a fait différer ou refuser l'opération qui pouvait seule sauver les jours du malade.

Le diagnostic des corps étrangers des voies aériennes présente des difficultés sous plusieurs rapports, car il s'agit de déterminer, non-seulement s'ils y sont engagés, mais encore le lieu qu'ils occupent, le volume qu'ils présentent, et le degré de mobilité dont ils jouissent, pour choisir le procédé opératoire le plus convenable. L'examen soigneux des circonstances commémoratives, l'exploration du pharynx et de l'œsophage avec une sonde flexible, l'analyse soigneuse des symptômes présentés par les malades pourront dans presque tous les cas procurer des notions certaines sur ces diverses circonstances.

Quoiqu'il soit prouvé par quelques observations que des corps étrangers engagés dans les voies aériennes aient été rejetés dans des efforts de toux ou de vomissement; quoique d'autres observations apprennent que ces corps étrangers, lorsqu'ils sont pointus comme des aiguilles, des épis de graminées, peuvent se frayer une route vers l'extérieur en perforant le larynx, la trachée-artère ou les bronches, on ne peut compter sur ces chances favorables. Il serait tout aussi peu rationnel d'insister sur l'emploi des potions béchiques, des embrocations huileuses sur le cou, des vomitifs, des sternutatoires, des fumigations propres à provoquer la toux. La bronchotomie est impérieusement indiquée par la présence des corps étrangers dans les voies aériennes, et il est certain qu'elle doit plutôt réussir pratiquée de bonne heure, que lorsqu'on attend qu'il soit survenu des accidens inflammatoires ou des congestions sanguines dans les poumons et le cerveau, etc. *Voyez* BRONCHOTOMIE.

H. Des corps étrangers de nature, de forme, de volume différens, s'arrêtent fréquemment à différentes hauteurs, soit dans le pharynx, soit dans l'œsophage. Les symptômes qu'ils occasionnent doivent nécessairement offrir beaucoup de variétés, soit sous le rapport de leur nature, soit sous celui de leur intensité. Hévin, dans un Mémoire très-riche en observations et inséré parmi ceux de l'académie de Chirurgie, a essayé de ranger ces corps étrangers en quatre classes, en ayant particulièrement égard aux indications curatives qu'ils présentent : 1° les corps étrangers susceptibles d'être retirés et qui doivent l'être; 2° ceux que l'on peut enfoncer sans de graves inconvéniens dans l'estomac; 3° ceux qu'il faudrait extraire, mais que l'on est obligé de pousser dans l'estomac; 4° enfin, ceux que l'on ne peut ni enfoncer ni extraire, et dont la présence occasionne de graves accidens.

Les corps étrangers susceptibles d'être retirés et qui doivent l'être, sont particulièrement les fragmens d'os, les grosses arrêtes, les noyaux irréguliers et volumineux, les fragmens de verre, de métal, les épingles, les aiguilles, en un mot tous les corps qui peuvent piquer, inciser, dilacérer. Il faut encore placer dans cette série les pièces de monnaie d'une grande largeur, parce qu'une fois arrivées dans l'estomac, elles peuvent y être retenues long-temps et provoquer son inflammation. Cependant on a vu quelques personnes conserver pendant plusieurs années des pièces de monnaie, même de cuivre, dans l'estomac ou les intestins, sans éprouver aucun symptôme de maladie.

Les corps que l'on peut enfoncer sans inconvénient dans l'estomac sont des morceaux de viande, de tendon, de cartilage, de pain, des tampons de linge, de papier, des fruits, les pièces de monnaie d'une médiocre largeur, des balles de plomb, de fer, de verre, de marbre, etc.

Ceux qu'il faudrait extraire, mais qu'on est obligé de pousser dans l'estomac, sont tous ceux de la première série, quand on a fait inutilement plusieurs essais méthodiques pour les extraire ou pour les faire rejeter par le vomissement.

Enfin, les corps étrangers qui présentent d'autres indications que l'extraction par la bouche ou l'enfoncement dans l'estomac, sont ceux qui présentent un volume considérable, et qui étant engagés fortement dans la partie inférieure du pharynx ou dans la partie supérieure de l'œsophage, compriment assez fortement la trachée-artère pour empêcher complétement ou presque complétement la respiration. Dans un cas de cette espèce, Habicot fut obligé de pratiquer la bronchotomie avant de pouvoir enfoncer dans l'estomac un paquet d'argent enveloppé dans du linge, qui obstruait la partie supérieure de l'œsophage. *Voyez* BRONCHOTOMIE.

Lorsqu'un corps dur, volumineux, irrégulier, comme un gros fragment d'os, une portion de mâchoire de poisson, s'est implanté dans les membranes du pharynx ou de la partie supérieure de l'œsophage, qu'on ne peut ni l'extraire, ni l'enfoncer, qu'il occasionne une violente douleur, l'impossibilité d'avaler, une grande difficulté de respirer, une fièvre aiguë ou d'autres accidens graves, l'œsophagotomie est alors manifestement indiquée. Elle a déjà été pratiquée avec succès par Goursaud père et par Roland, chirurgien militaire. (*Extr. des Mémoires de l'acad. de Chirurgie.*) Il serait tout aussi peu rationnel de pratiquer cette opération lorsqu'elle n'est pas absolument nécessaire, que de la différer trop long-temps lorsqu'elle est le seul moyen de sauver les jours du malade. *Voyez* OESOPHAGOTOMIE.

On juge qu'un corps étranger s'est arrêté dans le pharynx ou dans l'œsophage par les circonstances commémoratives, par l'exploration de ces canaux, et par les symptômes qu'éprouve le malade. Ces symptômes sont ordinairement une douleur vive dans la région où le corps étranger s'est arrêté, la difficulté ou l'impossibilité de la déglutition, des envies de vomir, des efforts de vomissement, de la toux, de la difficulté à respirer, une soif vive, le gonflement du visage, du cou et des veines superficielles de ces parties. Dans quelques cas, on observe la suffocation, le vomissement de sang, des syncopes, des mouvemens convulsifs, et même le tétanos. Si le corps étranger est irrégulier et reste long-temps engagé, il survient une violente inflammation qui peut se terminer par un abcès et le dégagement des corps étrangers; mais cette inflammation se termine dans d'autres cas d'une manière funeste.

Lorsqu'un corps étranger arrêté dans le pharynx se trouve à la portée de la vue ou des doigts, on doit chercher à l'extraire avec des pinces droites ou courbes, suivant sa situation; et il est important de conduire l'instrument le long du doigt, pour le faire agir plus promptement et avec plus de sûreté. Si le corps étranger est descendu plus bas, on se servira utilement, pour en faire l'extraction, de la pince œsophagienne : elle ne diffère de la pince urétrale de Hunter que parce qu'elle est contenue dans une canule très-longue et très-souple de gomme élastique. A défaut de cet instrument, on peut employer une anse de fil de métal, un crochet mousse flexible, une tige de baleine garnie d'une éponge fine : quand on l'a introduite au-dessous du corps étranger, on fait boire au malade de l'eau, ou on en injecte dans le pharynx. On s'est aussi servi avec utilité d'une tige flexible garnie de filasse à son extrémité. J. L. Petit a proposé une tige de baleine ou d'argent garnie à son extrémité de plusieurs anneaux de métal passés les uns dans les autres. Enfin, on trouve dans quelques arsenaux de chirurgie, un instrument destiné à l'extraction des corps étrangers de l'œsophage. Il est construit à l'instar des parasols : on l'introduit fermé et on le retire ouvert.

Lorsqu'on ne peut extraire un corps étranger de l'œsophage, et que la déglutition est encore possible, on peut essayer de le faire rendre par le vomissement, que l'on provoque en faisant avaler au malade une grande quantité de boissons mucilagineuses tièdes, un mélange d'eau et d'huile, d'eau et de blancs d'œufs, ou même des blancs d'œufs purs. Ces liquides, en même temps qu'ils provoquent le vomissement, lubrifient les canaux qu'ils parcourent. On peut même ajouter à ces boissons une petite quantité de tartre stibié. Si la déglutition était impossible, on pourrait encore essayer de provoquer le vomissement en titillant la luette ou en faisant administrer des lavemens de décoction de tabac; on a même, dans ce cas, eu recours à l'injection d'une solution de dix grains de tartre stibié dans une veine du bras, sur un soldat qui avait avalé un morceau de tendon de bœuf. Ce corps était resté au milieu de l'œsophage; le malade fut attaqué sur-le-champ de convulsions, et tomba à terre. On essaya inutilement de pousser ce morceau de tendon dans l'estomac. Les convulsions devinrent continues, le ventre se tuméfia, la face, les mains, les pieds devinrent froids, le pouls très-petit et lent, une sueur froide couvrit tout le corps. Ce fut alors que M. Kohler fit l'injection du tartre stibié, parce qu'il était impossible de l'ingérer dans l'estomac. Au bout d'une demi-heure, il survint un vomissement violent. Le corps étranger fut rejeté au loin, et les accidens cessèrent. (*Bibliothèque du Nord*, tom. 1.) Dans quelques cas, on est parvenu à entraîner et à précipiter dans l'estomac des corps étrangers irréguliers, que l'on n'avait pu extraire en faisant avaler au malade des bols de beurre, de mie de pain, des bouillies épaissés, des pulpes de fruits. Lorsqu'on n'est appelé près des malades que tardivement, que la douleur est très-vive, que l'inflammation est déjà survenue, il est nécessaire de faire précéder et suivre par la saignée les tentatives d'extraction, et d'insister après cette opération sur le traitement antiphlogistique local et général. Lorsqu'on se propose d'enfoncer les corps étrangers dans l'estomac, on se sert d'un gros stylet mousse flexible, d'une canule en gomme élastique, d'une tige de baleine garnie d'une éponge huilée ou d'un tampon de linge; on se sert même quelquefois d'un porreau, mais il faut l'employer avec précaution, de crainte qu'il ne se casse.

Les corps peu volumineux et aigus, tels que les arrêtes, les pointes d'os, les aiguilles, les épingles que l'on n'a pu extraire du pharynx ou de l'œsophage, percent quelquefois les parois de ces canaux, s'avancent peu à peu vers la peau, occasionnent un abcès dans le tissu cellulaire; et, à son ouverture, le corps étranger s'échappe avec le pus, ou bien on peut facilement en faire l'extraction.

Les sangsues appliquées dans la bouche ou avalées par les personnes qui boivent dans des ruisseaux, des mares, des étangs, peuvent pénétrer dans le pharynx, l'œsophage, l'estomac. Hippocrate avait signalé cet accident, et on en trouve des exemples dans beaucoup d'auteurs anciens et modernes. De la douleur, un sentiment de succion dans la région où se sont arrêtées les sangsues, de la gêne dans la déglutition, de la toux, le crachement et le vomissement de sang, l'agitation, l'amaigrissement, des syncopes, des convulsions et même la mort, sont les effets que l'on a observés à la suite de la déglutition des sangsues. Quand on les aperçoit, il faut tâcher de les saisir et de les extraire avec des pinces à polype. Si elles ont pénétré profondément, on leur fait ordinairement lâcher prise, et on fait cesser les symptômes qu'elles occasionnent, en faisant avaler aux malades du vinaigre, du vin, une solution de nitre, de l'eau distillée de menthe.

I. Les corps étrangers durs, irréguliers, volumineux, tranchans, déchirans, parvenus dans l'estomac ou dans le canal intestinal, se comportent de diverses manières, mais on est d'autant plus fondé à redouter des accidens graves, que leur forme les rend plus propres à percer et déchirer les membranes de ces viscères. Beaucoup de personnes ont avalé des écus de six francs et les ont rendus au bout de quelques jours; d'autres ont conservé ces pièces de monnaie ou des pièces de cuivre dans le canal intestinal, pendant plusieurs années, sans être plus incommodées que les premières. Des clous, des lames de couteaux, des ciseaux, des fioles de verre ont parcouru tout le canal intestinal et sont sortis par l'anus sans avoir provoqué d'inflammation violente. Mais dans d'autres cas, des corps semblables ou bien des fragmens de verre, une fourchette, ont occasioné des douleurs atroces, le vomissement de sang, l'inflammation aiguë de l'estomac ou de l'intestin, et la mort au bout de quelques jours. Chez d'autres sujets, les accidens, d'abord violens, se sont ralentis, mais les malades affectés de gastrite ou d'entérite chronique ont fini par succomber. Chez d'autres individus, les corps étrangers ayant perforé le canal intestinal enflammé et adhérent aux parois de l'abdomen, ont occasioné des abcès à l'ouverture desquels on a pu les extraire. Les malades ont alors guéri. Chez d'autres personnes, les corps étrangers, après être arrivés jusque dans le rectum, se sont arrêtés dans cet intestin, et n'ont pu en être extraits que par des moyens chirurgicaux. Enfin, on a vu des corps étrangers s'engager dans des hernies, et les malades éprouver tous les symptômes de l'étranglement.

L'usage des boissons mucilagineuses abondantes, des bains tièdes, des fomentations émollientes, des lavemens huileux, doit être recommandé aux personnes qui ont avalé des corps étrangers insolubles, volumineux, irréguliers, et qui n'éprouvent que de légers accidens. Un traitement antiphlogistique très-actif est indiqué quand les symptômes inflammatoires se développent avec intensité. Mais s'il arrive que les accidens persévèrent, augmentent malgré ce traitement, que le corps étranger ne s'avance pas vers l'anus, que l'on n'aperçoive aucune apparence de la formation prochaine d'un abcès, il est à craindre que le malade ne succombe. Si l'on peut alors sentir à travers les parois abdominales le corps étranger arrêté dans l'estomac ou dans une portion du canal intestinal, il reste encore une ressource pour sauver sa vie; elle consiste à pratiquer la gastrotomie ou l'entérotomie. On ne peut se dissimuler que ces opérations sont très-dangereuses. Cependant elles ont été pratiquées plusieurs fois avec succès; mais il faut noter que les chances de réussite doivent être d'autant plus faibles que l'on attend plus tard pour y avoir recours. On trouve dans les bulletins de la société des professeurs de la faculté de Médecine de Paris, une observation de gastrotomie pratiquée avec succès pour extraire de l'estomac une fourchette d'argent. *Voyez* ENTÉROTOMIE et GASTROTOMIE.

Lorsque les corps étrangers s'arrêtent dans une hernie, et que l'étranglement survient, il convient, après avoir essayé inutilement, mais sans faire aucun effort, de réduire la tumeur, d'ouvrir le sac herniaire, de débrider largement son col et l'ouverture herniaire, et de repousser doucement l'anse intestinale dans la cavité de l'abdomen. Si l'intestin était fortement enflammé, ou déjà percé par le corps étranger, ou que la réduction fût impossible, il faudrait alors fendre l'intestin, extraire le corps étranger, passer un fil dans le mésentère pour retenir la plaie intestinale vis-à-vis la plaie extérieure. On traiterait plus tard l'anus contre nature ou la fistule stercoraire par les procédés convenables. *Voyez* ANUS CONTRE NATURE, FISTULE STERCORAIRE.

K. Les corps étrangers du rectum y pénètrent par son extrémité supérieure, par son extrémité inférieure, ou en perforant ses membranes. Les premiers ont été avalés et ont parcouru le reste de la longueur du canal intestinal : nous venons d'en parler; ou bien ce sont des matières fécales endurcies, des pierres stercoraires, des calculs biliaires. Ceux qui sont introduits par l'anus, et les observations n'en manquent pas dans les auteurs, sont ordinairement des cylindres de bois, des fioles de verre, des vases cylindriques ou coniques de faïence. Marchettis a extrait de l'anus, en la ramenant à travers une canule, une queue de cochon que des écoliers avaient introduite par le gros bout dans le rectum d'une courtisane, après avoir coupé les poils de cette queue assez courts. Les corps qui percent les membranes du rectum et qui pénètrent dans sa cavité sont des incrustations de pessaire, des os de fœtus à la suite de grossesse extra-utérine, des balles, des portions d'os à la suite de plaies d'armes à feu.

Les corps étrangers arrêtés dans le rectum produisent, suivant leur forme, leur volume, etc., des douleurs plus ou moins vives, le ténesme, des envies fréquentes d'uriner, ou la rétention d'urine, la constipation, des diarrhées sanguinolentes, des abcès stercoraux, quelquefois des hémorrhagies abondantes, et, chez quelques sujets, tous les symptômes qu'on observe dans les hernies compliquées d'engouement et dans lesquelles l'inflammation se développe, tels que des nausées, des vomissemens, le gonflement du ventre, l'inflammation du péritoine, la suppression d'urine, la gangrène.

Il arrive assez fréquemment qu'on ignore pendant quelque temps la cause de tous ces accidens, soit parce que le corps étranger a été avalé depuis long-temps et que le malade n'y pense plus, soit parce que le sujet est affecté de folie et qu'il ne peut rendre compte de ce qu'il a fait, soit enfin parce que l'individu par lequel on est appelé n'ose avouer la turpitude qu'il a commise. Lorsque les symptômes dont nous venons de parler se présentent, et qu'on ignore leur cause, il devient nécessaire, pour faire cesser toute incertitude, d'introduire le doigt dans le rectum.

On a recours à différens procédés pour extraire ces corps étrangers. Dans quelques cas, il est d'abord nécessaire de dilater l'anus, soit avec les doigts, soit avec des crochets mousses, soit avec un spéculum composé de deux moitiés de cylindre que l'on peut écarter l'une de l'autre; dans d'autres circonstances, cette dilatation préalable est inutile, mais il faut toujours enduire d'un corps gras quelconque les instrumens employés pour l'extraction, afin qu'elle puisse être exécutée plus facilement et avec moins de douleur. Lorsque ce sont des arrêtes, des fragmens d'os qui sont arrêtés ou implantés dans le rectum, on peut les dégager avec le doigt, avec un crochet mousse, et les extraire avec une ténette. On emploiera de préférence une ténette à cuillers profondes, pour que le corps étranger puisse mieux s'y loger. On trouve dans les Mémoires de l'académie des Sciences (année 1702) et dans le bulletin de la société de la faculté de Médecine de Paris, deux observations, l'une par Littre, l'autre par M. le professeur Béclard, d'extraction de fœtus par l'anus à la suite de grossesse extra-utérine. Il fallut, dans les deux cas, diviser les os du crâne avec des pinces incisives et des ciseaux, avant de leur faire franchir le sphincter de l'anus. La ténette peut servir pour extraire les cylindres de bois, de verre; en saisissant ceux-ci, on prendra toutes les précautions convenables pour ne pas les briser; il serait même prudent de garnir les cuillers de l'instrument avec du linge ou avec de la peau, pour éviter plus sûrement cet accident. Un homme s'étant introduit dans le rectum une fiole de verre longue, et les pinces n'ayant point de prise sur ce corps, on ne trouva d'autre moyen pour en délivrer le malade que d'engager un enfant de huit à neuf ans à lui introduire la main dans le rectum, pour la saisir et l'amener au dehors. On lit dans le Journal de Desault qu'un homme s'étant introduit dans le rectum un pot à confiture qui n'avait ni anse ni fond, l'intestin s'y invagina, ce qui en rendit l'extraction très-difficile; il fallut employer simultanément deux ténettes pour briser ce vase, afin de l'extraire ensuite par fragmens. Une vrille, un tirefond, ont été employés par quelques praticiens pour retirer des cylindres ou des cônes de bois: il faut soutenir et diriger ces instrumens avec le doigt introduit dans l'intestin, pendant qu'on les fait agir. Lorsqu'un corps étranger présente un volume trop considérable pour qu'on puisse en faire l'extraction, ou qu'on ne peut parvenir à dilater l'anus, il ne faut pas hésiter à inciser son sphincter, en dirigeant l'incision vers l'une des tubérosités de l'ischion. Si une seule incision était insuffisante, on en pratiquerait une seconde du côté opposé.

On se sert du doigt ou d'une curette pour extraire les noyaux ainsi que les matières fécales endurcies amassées dans le rectum, après les avoir ramollies avec des injections huileuses.

L. Les corps étrangers que l'on a trouvés dans l'urètre de l'homme, sont des portions de sondes élastiques, des calculs, des cure-oreilles, des épingles en métal, en ivoire, en bois, des épis de graminées, des tubes de verre, des tuyaux de pipe, des haricots, etc. On a eu occasion d'extraire de l'urètre, chez des femmes, des corps semblables, et d'autres plus volumineux, tels que des étuis remplis d'aiguilles, des cônes ou des cylindres de bois solides. La douleur, la difficulté ou l'impossibilité d'uriner, l'inflammation de l'urètre et de la vessie, sont les premiers accidens auxquels ces corps étrangers donnent lieu. S'ils ne sont pas retirés et séjournent dans l'urètre, ils s'y incrustent d'une couche calculeuse; souvent l'urètre se déchire, et l'urine s'infiltre dans le périnée et les parties voisines. D'autres fois les corps étrangers pénètrent dans la vessie, où ils deviennent le noyau d'un calcul qui augmente presque toujours promptement de volume.

Lorsqu'une sonde se casse dans l'urètre et qu'on est appelé pour extraire la portion qui en est restée dans ce canal, il faut d'abord s'occuper de l'empêcher de s'engager en entier dans la vessie. On peut y parvenir, soit en faisant comprimer fortement avec la main la région hypogastrique, soit en engageant un aide à comprimer d'arrière en avant la prostate ou la portion membraneuse de l'urètre au moyen d'un doigt introduit dans le rectum. La pince de Hunter a été plusieurs fois employée avec succès pour extraire ces portions de sonde. M. Viguerie, de Toulouse, a eu recours, m'a-t-on assuré, à un autre procédé qui mérite d'être connu. Pendant qu'un aide comprimait l'urètre, comme je viens de le dire, il introduisit dans ce canal, à l'aide d'un mandrin, une portion de sonde de mêmes dimensions que celle qui avait été retirée. Elle était ouverte à ses deux extrémités. Lorsqu'elle fut parvenue jusqu'au fragment qu'il s'agissait d'extraire, M. Viguerie appuya sur le mandrin, et fut assez heureux pour le faire pénétrer dans le bout de sonde, et la ramener au dehors. On parvient, dans quelques cas, à obtenir l'expulsion des corps étrangers engagés dans l'urètre en dilatant la partie antérieure de ce canal avec des bougies très-grosses et en faisant prendre ensuite une grande quantité de boissons mucilagineuses. Peut-être pourrait-on quelquefois réussir à faire pénétrer dans ces bougies emplastiques l'extrémité d'un corps pointu, tel qu'une aiguille, un cure-oreille, et à les retirer ensemble. Une anse de fil de métal peut servir pour extraire les calculs, les noyaux, les autres corps arrondis; mais on réussit encore mieux avec la pince de Hunter. La succion a été aussi conseillée, mais je ne connais pas de cas où elle ait été employée avec succès. . . .

Lorsqu'on ne peut ni extraire un corps étranger engagé dans l'urètre, ni procurer son expulsion, il faut nécessairement inciser ce canal. Si le corps étranger fait saillie, on incise les chairs sur lui. Dans le cas contraire, il est prudent d'introduire un cathéter sans cul-de-sac jusqu'au devant du corps étranger, tandis qu'un aide comprime l'urètre entre ce corps et la vessie. L'urètre étant incisée, on saisit le corps étranger avec une pince ou avec les doigts, et on en fait l'extraction. On doit avoir l'attention de ne pas faire l'incision dans la portion de l'urètre qui est en rapport avec le scrotum, pour éviter les infiltrations de sang et d'urine dans cette partie. Après avoir terminé l'extraction, on place une sonde élastique dans la vessie, jusqu'à ce que la plaie de l'urètre soit cicatrisée.

M. Tous les corps étrangers introduits dans l'urètre peuvent pénétrer dans la vessie; on a aussi trouvé dans cet organe des portions d'os, des noyaux pointus, qui avaient été avalés, des esquilles d'os détachées des pubis dans des blessures, des tentes de charpie, des balles ou d'autres projectiles. On lit dans le Journal de médecine de Londres, qu'à la suite d'une grossesse extra-utérine un fœtus pénétra dans la vessie, et qu'il fallut l'extraire par la taille hypogastrique. Beaucoup d'auteurs rapportent avoir vu des femmes qui rendaient fréquemment par l'urètre une matière puriforme et des poils. Il est à remarquer que l'on en trouve fréquemment dans les ovaires, et qu'ils sont ordinairement implantés dans un tissu qui paraît avoir beaucoup d'analogie avec la peau. On parvient quelquefois, chez les femmes, à extraire les corps étrangers hors de la vessie, après avoir dilaté l'urètre. Il faudrait aussi essayer l'emploi de cette méthode chez l'homme, si le corps étranger était peu volumineux, ovoïde ou arrondi. La pince de Hunter courbe servirait pour en faire l'extraction. Lorsque cette méthode ne peut convenir, il ne reste d'autre ressource que de pratiquer l'opération de la taille, à moins, toutefois, qu'on ne puisse parvenir dans la vessie sans intéresser le péritoine, en aggrandissant la plaie par laquelle le corps étranger a pénétré, ou en incisant les trajets fistuleux que sa présence peut entretenir.

N. Les corps étrangers sont rarement retenus dans le vagin, à cause de son ampleur. Il faut cependant en excepter les pessaires, surtout lorsqu'ils y ont séjourné long-temps, et qu'ils se sont recouverts d'une incrustation épaisse, irrégulière. Il arrive assez souvent que des végétations fongueuses s'engagent dans les aspérités de ces instrumens; d'autres fois les pessaires donnent lieu à l'ulcération de la cloison vagino-rectale ou de la cloison vagino-vésicale, et font saillie dans le rectum ou dans la vessie, et même dans ces deux organes à la fois. Les corps étrangers retenus dans le vagin occasionnent de la douleur, des ulcérations, des écoulemens purulens, sanguinolens, fétides, la dysurie, l'inflammation des parties voisines, la fièvre hectique. On peut quelquefois extraire les pessaires avec le doigt garni de linge, que l'on introduit dans leur ouverture : on peut essayer d'y faire passer un ruban, dont on se sert pour exercer des tractions. Les tenettes, le forceps, des tenailles incisives ont été plusieurs fois nécessaires. Le cercle d'un pessaire d'ivoire en bilboquet, engagé dans le vagin depuis plusieurs années, faisait saillie à nu dans le rectum et dans la vessie; la tige de l'instrument s'était cassée : M. Dupuytren essaya sans succès de scier ce cercle dans le rectum; il fut obligé de le briser dans cet intestin et dans le vagin, avec de fortes pinces tranchantes, qu'il fit construire pour cette opération. La malade guérit sans conserver d'incommodités. A la suite de ces extractions douloureuses, il est nécessaire de prescrire les injections émollientes et narcotiques pour calmer la douleur, et de chercher à prévenir et à combattre les accidens inflammatoires par le repos, la diète, les bains tièdes, les boissons mucilagineuses, les lavemens, les fomentations émollientes, l'application des sangsues sur l'abdomen.

3° *Des corps étrangers dans les blessures.* — La poussière, la boue, le sang caillé, sont de véritables corps étrangers pour les plaies, et doivent être enlevés soigneusement avant qu'on ne rapproche leurs bords.

Les corps fragiles d'un petit volume, tels que les aiguilles, les épines, les petits éclats de bois, les fragmens de verre, de faïence, de porcelaine, restent souvent dans l'épaisseur des parties qu'ils ont divisées. Tantôt ils font encore au dehors une légère saillie; d'autres fois ils sont enfoncés plus ou moins profondément, et il est à remarquer que l'ouverture par laquelle ils ont pénétré se resserre promptement, circonstance qui doit apporter des difficultés à constater leur présence, leur situation et leur extraction. Ces corps aigus, ou qui présentent des aspérités, occasionnent ordinairement une vive douleur, et plus tard une inflammation phlegmoneuse. Mais il arrive cependant quelquefois que des aiguilles enfoncées entre la peau et des muscles épais ne produisent pas d'abord cet accident, qu'elles abandonnent le lieu où elles ont été enfoncées, pour aller se loger dans une région plus ou moins éloignée. Les lames d'épée, de lance, de fleuret, de canif, de couteau ou d'autres instrumens analogues, se cassent assez fréquemment lorsqu'elles heurtent contre un os compact, quand elles sont engagées dans un os spongieux ou dans les intervalles que les os laissent entre eux, soit dans la continuité des membres, soit dans les articulations. Si la blessure est profonde, que la brisure de l'instrument vulnérant n'ait pas été connue dans le moment de l'accident, et qu'on ne puisse se le faire représenter, on sera exposé à ne reconnaître le corps étranger que lorsque sa présence aura donné lieu à des accidens graves. Depuis la découverte des armes à feu, on ne se sert guère en Europe de l'arc et des flèches, mais quelques soldats sont encore armés de javelines ; le fer est garni de deux crochets aigus et rétrogrades : les hameçons offrent un crochet semblable. Ces différens instrumens barbelés, laissés dans les plaies, y produisent de vives douleurs, au moindre mouvement qu'on leur communique, et leur extraction présente des indications particulières. Elle ne peut être faite qu'à la suite de débridemens étendus. Quand ils sont enfoncés profondément, il faut, après avoir débridé, les retirer à travers une canule, comme le pratiquaient les anciens ; et souvent il est nécessaire de les extraire par une contre-ouverture.

Les plaies d'armes à feu sont, de toutes les blessures, celles qui sont le plus souvent compliquées de corps étrangers ; et les variétés que peut offrir ce genre de complications sont innombrables. Nous devons nous borner à indiquer les principales. Lorsqu'une quantité quelconque de poudre s'enflamme, un certain nombre de grains non enflammés est projeté au loin. Ils peuvent pénétrer entre les paupières, s'enfoncer dans la conjonctive, et occasioner une violente ophthalmie. S'ils pénètrent profondément dans la peau, ils produisent une vive cuisson, et ils laissent des taches noires, souvent indélébiles, dans cette membrane. Les lotions promptes et abondantes faites avec de l'eau froide seraient le meilleur moyen à employer pour enlever ces grains de poudre et dissoudre le nitre qu'ils contiennent. On a aussi conseillé de les extraire avec une curette ou avec la pointe d'une aiguille.

Les projectiles avec lesquels on charge les fusils, les pistolets, sont des grains de plomb, de fonte, des balles ou des lingots de plomb, de fer, des balles coupées par quartiers, des balles ramées ; les boîtes de mitraille contiennent des morceaux de différens métaux, plus ou moins gros, et souvent très-irréguliers ; les éclats des armes ou des projectiles qui éclatent, n'offrent pas moins de variétés sous le rapport de leur forme, de leur volume, et tous ces corps peuvent rester engagés dans des plaies. On a même vu extraire des boulets du poids de quatre et même de huit livres, de l'épaisseur de la cuisse.

Un fusil étant chargé de deux balles ou de deux moitiés de balle, chacune d'elles, si on tire à quelques pas de distance, fait une ouverture particulière. Cependant, M. Dupuytren et moi, en 1814, nous avons vu dans deux hôpitaux des blessés qui n'avaient qu'une plaie extérieure, et nous en avons extrait deux moitiés de balle. Le contour arrondi des deux demi-sphères était terne, la surface plane était semblable à celle d'une balle nouvellement coulée. Dans l'un des deux cas que j'ai vus, la plaie existait au milieu du front; une moitié de la balle était engagée dans l'os frontal; l'autre moitié fut extraite quelques jours après, du lobe antérieur du cerveau, après la mort du blessé. Dans le second cas, la blessure était située vis-à-vis la crête du tibia; une des moitiés de la balle était placée près du bord interne de cet os, et l'autre dans l'épaisseur des muscles, entre le tibia et le péronée. Je ne chercherai pas expliquer par quel mécanisme ces balles se sont partagées en deux portions, mais je conclurai de ces faits, que, quand on trouve dans une plaie la moitié d'une balle, et que sa surface plane n'est pas de la même teinte que sa surface arrondie, il est possible qu'il en reste encore une autre moitié à extraire.

Les balles et les autres projectiles entraînent souvent avec eux, dans l'épaisseur du corps, des portions de vêtemens, d'armure, de boutons. La bourre des fusils de chasse tirés de près, peut aussi y pénétrer. Lorsqu'une plaie d'arme à feu ne présente qu'une ouverture extérieure, il est probable qu'elle est compliquée de la présence du corps vulnérant, mais cependant il arrive quelquefois qu'une balle enfonce les vêtemens devant elle sans les percer, et qu'au moment où on les quitte, la balle est entraînée au dehors. De là le précepte d'examiner les vêtemens des blessés, avant de procéder à la recherche des corps étrangers. Lorsqu'une plaie d'arme à feu a une entrée et une sortie, il n'est pas certain pour cela qu'elle ne présente pas la complication qui nous occupe. Une portion de vêtement, la bourre, une moitié de balle, etc., peuvent être restés dans son trajet.

Les balles ne suivent pas toujours un trajet direct; elles peuvent être déviées de leur direction primitive par les muscles, les cartilages, les os; on en voit souvent qui suivent le contour du crâne, de la poitrine, de l'abdomen, du fémur.

Les projectiles arrondis qui n'ont pas été extraits peu de temps après la blessure, se déplacent souvent, en obéissant à leur poids et à la contractilité des muscles, et il n'est pas toujours aisé de les retrouver; on éprouve aussi beaucoup de difficultés dans la recherche de ces corps étrangers, lorsqu'ils ont pénétré dans des parties épaisses et charnues, et qu'elles ne sont pas dans la situation où elles se trouvaient au moment de l'accident.

Une balle, en atteignant un os, peut être déformée et éloignée de sa direction primitive; d'autres fois elle s'aplatit et s'arrête sur cet os, là où elle l'a frappé, ou bien elle glisse le long de son corps en le dénudant. Dans d'autres cas, elle pénètre et reste dans l'épaisseur même de l'os, mais elle perd toujours sa forme arrondie; il arrive souvent que les balles traversent les os spongieux et s'arrêtent dans leur voisinage, et qu'elles fracturent les os compactes, en détachant de ces os des esquilles plus ou moins irrégulières, qui deviennent de véritables corps étrangers lorsque la fracture est essentiellement comminutive. Les différens projectiles lancés par la poudre à canon, après avoir traversé les parois des cavités splanchniques, pénètrent plus ou moins profondément dans leur intérieur. Il n'est pas toujours impossible de s'assurer sans inconvénient de leur situation, et d'en faire l'extraction; mais, dans beaucoup de cas, ces projectiles s'engagent à une telle profondeur, qu'il serait dangereux d'insister sur les recherches propres à les faire découvrir, et sur les tentatives par lesquelles on pourrait les extraire. Il est certainement fâcheux d'être obligé de renoncer à en faire l'extraction, parce qu'ils doivent tôt ou tard donner lieu à des accidens plus ou moins graves : ces accidens ne se développent, chez quelques sujets, qu'à une époque très-éloignée. On peut espérer que les balles perdues dans les parties charnues du tronc ou des membres se retrouveront par la suite, soit parce qu'elles viendront spontanément se placer sous la peau ou sous les aponévroses sous-cutanées, soit parce qu'elles occasioneront des abcès dans lesquels elles seront logées; mais le déplacement spontané des balles dans les viscères est ordinairement plutôt fâcheux que favorable, et les abcès qu'elles y produisent ont presque toujours des suites funestes. Nous ferons cependant observer ici que des balles et d'autres corps étrangers perdus dans l'abdomen se sont quelquefois frayé une route jusque dans la cavité du canal alimentaire ou de la vessie, et ont été ensuite rejetés au dehors, ou extraits par des opérations rationnelles.

Les corps étrangers quelconques engagés dans les plaies récentes occasionnent ordinairement de la douleur, de l'inflammation, de la fièvre, une suppuration plus ou moins abondante, et quelquefois des convulsions, le tétanos. Leur séjour prolongé dans nos parties donne fréquemment lieu à des inflammations chroniques, à des dépôts successifs, à des névroses variées, à des fistules, à la carie, à la nécrose, à la fièvre hectique. Ce n'est que quand ils sont lisses, arrondis, qu'ils se sont enveloppés d'une espèce de kyste celluleux, et qu'ils ne gênent aucun organe, que leur présence cesse d'être fatigante et dangereuse.

Les indications curatives générales que présentent les corps étrangers engagés dans les blessures peuvent se réduire à trois : la première est d'en faire méthodiquement l'extraction; la seconde est de calmer les accidens que leur présence a déjà produits, et de chercher à prévenir ceux qui pourraient survenir par la suite, soit que l'extraction ait été exécutée, soit qu'elle ait été jugée impraticable ou trop dangereuse; la troisième consiste à procurer une réunion de circonstances qui puissent, dans un certain nombre de cas, lorsque l'extraction n'a pas été exécutée dans les premiers temps, la rendre possible à une époque plus reculée.

L'extraction des corps étrangers doit être faite le plus tôt possible, avant le développement de la douleur et du gonflement inflammatoire. Leur prompte extraction contribue à prévenir la violence de ces accidens, et a en outre le grand avantage de procurer à l'esprit du blessé un état de calme bien important pendant la durée des maladies.

Les praticiens ont cependant signalé un certain nombre de cas qui forment exception à cette règle générale. Un instrument vulnérant quelconque a percé le cœur, une très-grosse artère, mais sa présence s'oppose à l'hémorrhagie : l'extraction ne sera point faite, ou on n'y procédera que quand on aura trouvé un moyen de se rendre maître du sang. Il faut également renoncer à l'extraction, quand on ne peut atteindre le corps étranger sans blesser les gros troncs nerveux ou vasculaires; on est obligé de prendre le même parti quand on ne trouve pas le corps étranger, et lorsque, pour le trouver et le saisir, on est exposé à l'enfoncer plus avant dans un organe important, et à produire immédiatement des accidens mortels. Il faut aussi temporiser lorsque les procédés nécessaires pour exécuter l'extraction doivent nécessiter des tractions très-violentes, de fortes secousses, et provoquer des douleurs vives, prolongées, une inflammation excessive.

Avant de procéder à l'extraction des corps étrangers, on s'assurera autant que possible de leur forme, de leur volume, de leur nature, de leur nombre, de leur situation. Les recherches pour les trouver seront exécutées avec les doigts ou avec un stylet flexible, terminé par un bouton arrondi, qu'il faudra introduire lentement dans la plaie. Dans les blessures profondes des parties musculaires, on ne fera exécuter à la partie blessée que le moins de mouvemens possibles, pour éviter le déplacement du corps étranger, et on placera cette partie dans la situation où elle se trouvait au moment de l'accident. Dans les autres cas, on mettra la partie blessée dans le relâchement. Lorsque les plaies sont étroites, on commencera par les débrider plus ou moins largement, afin d'extraire le corps étranger avec plus de facilité. Ces incisions sont d'ailleurs utiles pour prévenir le gonflement inflammatoire et pour faciliter l'issue du pus, des escarres et du corps étranger lui-même, si on ne peut parvenir à le ramener au dehors. Les incisions de débridement seront parallèles aux fibres musculaires. Le bistouri boutonné, conduit sur le doigt, est l'instrument le plus sûr et le plus commode pour ce genre d'opération. Lorsque le corps étranger ne pourra être retiré sans danger et sans de vives douleurs par la route qu'il se sera frayée en entrant, on l'extraira par une contre-ouverture, si en la pratiquant on peut éviter ces inconvéniens.

On remplit la seconde indication des corps étrangers par l'emploi méthodique des moyens propres à calmer la douleur, à combattre l'inflammation, à prévenir les affections convulsives, la trop grande abondance et la dépravation de la suppuration.

Il n'est pas toujours possible de procurer une réunion de circonstances qui fasse obtenir l'expulsion spontanée ou l'extraction facile des corps étrangers qu'on a été obligé d'abandonner dans les plaies; les emplâtres et les autres topiques attractifs que quelques auteurs anciens ont vantés ne méritent aucune confiance; mais on obtient souvent des résultats satisfaisans de l'administration des bains et des douches gélatineuses, des bains et des douches d'eaux thermales. Il faut cependant ne pas oublier que ces eaux ne conviennent pas lorsque la douleur est très-vive et que les blessés sont encore affectés de fièvre.

Des corps étrangers introduits dans le crâne. — Les instrumens aigus peuvent être enfoncés facilement dans le crâne des enfans par les fontanelles, les sutures, le fond des orbites, la voûte des fosses nasales. Aussi faut-il examiner soigneusement ces régions chez les enfans nouveau-nés, lorsque l'on soupçonne qu'ils ont succombé à une mort violente. Chez les adultes, on a vu des lames d'épée, de fleuret, l'extrémité d'un fuseau, etc., traverser les paupières, briser la voûte ou le fond de l'orbite, se casser et laisser une portion de leur longueur dans le crâne. Cet accident cause ordinairement une mort prompte. Cependant plusieurs observations prouvent que quelques blessés ont encore vécu plusieurs années, quoique le corps étranger n'ait point été extrait. Si ce corps offrait de la prise, il faudrait tenter de l'extraire, mais sans lui imprimer de mouvemens latéraux, pour ne pas déchirer la pulpe cérébrale.

Un corps cylindrique ou conique, tel qu'une portion de baguette de fusil, peut traverser le crâne d'outre en outre, et faire saillie par l'ouverture d'entrée et de sortie. L'application de deux couronnes de trépan sans pyramides, est indiquée dans ce cas, soit pour extraire le corps étranger et les esquilles d'os sans secousses, soit pour donner issue au sang, et plus tard à la suppuration. Si les blessures occupaient la base du crâne, l'opération du trépan deviendrait impraticable, ou présenterait trop peu de chances de succès pour qu'on y eût recours.

Les balles peuvent pénétrer dans le crâne par le quart ou le tiers de leur épaisseur seulement; elles peuvent s'engager jusqu'au niveau de leur centre, ou même un peu au-delà : on a vu des balles s'arrêter sur le crâne et pénétrer par un prolongement mince, soit entre les tables de l'os, soit dans la cavité cranienne. Il arrive assez souvent que les balles s'arrêtent sur la dure-mère, en s'applatissant, et dans quelques cas elles vont se loger assez loin de l'ouverture par laquelle elles ont pénétré. Enfin, quand elles traversent la dure-mère, on les trouve quelquefois à peu de profondeur dans le cerveau, ou bien elles se perdent dans la substance de cet organe. Dans le premier des cas que nous venons d'indiquer, l'extraction de la balle peut être facilement exécutée avec une pince ; s'il survient ensuite des symptômes de compression produite par des esquilles, par du sang, on peut être forcé d'agrandir l'ouverture de l'os, si elle n'est pas suffisante pour livrer facilement passage à ces autres corps étrangers.

Lorsque la balle a pénétré jusqu'au niveau de son centre, et qu'elle est engagée fortement dans le trou de l'os, l'application d'une large couronne de trépan sans pyramide est nécessaire pour enlever en même temps la balle et le cercle osseux dans lequel elle est enclavée. Ce procédé ingénieux fut employé par le père de M. Percy, pour extraire le bout de la lame d'un gros couteau qui avait été enfoncé dans le front d'une servante d'auberge.

Si la balle a pénétré en partie par un prolongement laminé entre les bords d'une fracture, l'application du trépan est encore nécessaire pour faire l'extraction de ce corps, ainsi que celle des esquilles.

Quand les balles s'arrêtent sur la dure-mère, il faut nécessairement trépaner vis-à-vis du lieu où elles se trouvent. On doit aussi appliquer le trépan, quand, à l'aide d'un stylet mousse introduit avec beaucoup de précautions, on sent les balles à peu de profondeur dans le cerveau, et il faut encore redoubler de précautions au moment où l'on cherche à les saisir avec le tire-balle, dont les deux branches doivent être introduites successivement, pour ne pas les enfoncer plus profondément dans le cerveau. Lorsque l'on ne sent pas la balle avec le stylet introduit à quelques lignes de profondeur dans la plaie de cet organe, il faut s'abstenir de recherches ultérieures, et se borner à combattre les accidens qu'éprouve le blessé, en donnant à sa tête une position qui permette à la balle de se porter, en obéissant à son poids, vers l'ouverture extérieure. Un assez grand nombre de blessés ont survécu plusieurs années à ces blessures, mais la plupart d'entre eux ont succombé à des morts subites, les uns sans avoir éprouvé d'accidens notables, les autres ayant été affectés de violentes céphalalgies, de la perte de quelque sens, d'accès d'épilepsie, etc.

Des corps étrangers introduits dans les vertèbres et dans le canal vertébral. — Lorsque les corps étrangers ne sont qu'implantés dans les vertèbres ou dans leurs ligamens, et qu'aucun organe important n'est lésé, les accidens peuvent ne pas être très-dangereux, quand même le corps étranger ne pourrait être retiré. Mais quand le corps étranger a pénétré dans le canal rachidien et blessé la moelle de l'épine, les blessés éprouvent de vives douleurs, des mouvemens convulsifs; les membres inférieurs, la vessie, le rectum, sont frappés de paralysie; la paralysie s'étend successivement de bas en haut, et la mort est occasionée ordinairement par la cessation de la respiration. Il est impossible de donner des préceptes généraux sur les procédés opératoires à suivre pour l'extraction de ces corps étrangers, lorsque l'on a reconnu leur présence; mais elle doit être tentée toutes les fois qu'elle est possible.

Des corps étrangers introduits dans l'orbite, les yeux, les sinus frontaux, les fosses nasales, les sinus maxillaires. — J'ai parlé précédemment des corps étrangers implantés dans les membranes des yeux, et que l'on peut retirer avec des pinces, soit sans incision préalable, soit après avoir incisé la conjonctive ou les lames de la cornée; mais quelle serait la conduite à tenir si des grains de plomb avaient pénétré jusque derrière l'iris? Il serait prudent, je pense, de les abandonner dans l'œil. Ce ne serait que dans le cas où ils occasioneraient de vives douleurs, une inflammation violente, que l'on ne pourrait calmer par les moyens ordinaires, qu'il faudrait se décider à fendre l'œil pour le vider et les extraire.

Les corps étrangers engagés entre l'œil et l'orbite occasionnent promptement un gonflement considérable des paupières, l'inflammation de l'œil, et quelquefois celle des méninges et du cerveau. Il faut donc se hâter de les extraire, après avoir largement débridé la plaie pour les saisir avec plus de facilité. Mais il arrive quelquefois que, quoique l'œil conserve sa forme et sa transparence, il perd la faculté de voir, probablement par suite de la lésion des nerfs contenus dans le fond de l'orbite.

Les balles et les autres corps étrangers introduits et enclavés dans les sinus frontaux rendent nécessaire l'agrandissement de l'ouverture de l'os, soit avec le couteau lenticulaire, soit avec le trépan. Si la table postérieure de ces sinus était fracturée, et qu'il y eût des signes de compression du cerveau, ou que des esquilles piquâssent ses membranes, l'application d'une couronne de trépan, mais plus petite que la première, serait nécessaire, si on ne pouvait remplir les indications par un procédé plus simple.

Pour extraire du sinus maxillaire les balles, les fragmens de mitraille qui y ont pénétré, et que l'on a reconnus, soit avec le doigt, soit avec un stylet, on peut agrandir la plaie des parties molles avec le bistouri, et celle du sinus avec le couteau lenticulaire. C'est par ce procédé que j'ai extrait, devant M. le professeur Lallemant, et sans grandes difficultés, la moitié d'un pommeau de sabre en cuivre, garni de sa tige de fer, qui avait pénétré dans le sinus en traversant la joue. Ce projectile avait été lancé sans doute dans une boîte de mitraille. La tige de fer était saillante d'un pouce environ au delà de la peau. Plusieurs chirurgiens avaient essayé inutilement de retirer ce corps étranger, en tirant sur cette tige avec des tenailles. On peut aussi extraire les balles hors du sinus maxillaire sans inciser la joue; il faut alors soulever la commissure des lèvres, et faire l'incision sur la membrane muqueuse, en disséquant les adhérences de la joue, jusqu'à la perforation du sinus, que l'on aggrandit ensuite convenablement.

Des balles, des pièces de mitraille peuvent s'arrêter dans les fosses nasales. Il est prudent, à moins que le corps étranger ne soit mobile et peu volumineux, d'attendre la fin des accidens primitifs avant de chercher à l'extraire, soit pour ne pas occasioner d'hémorrhagie, soit pour ne pas perdre la chance de sa sortie spontanée. Les accidens primitifs étant terminés, on pourrait abandonner le corps étranger, s'il n'occasionait ni douleur, ni altération dans la voix, ni suppuration fétide, et s'il était immobile. Dans le cas contraire, on pourrait essayer de le pousser dans le pharynx, ou, plus méthodiquement encore, de l'extraire par la narine, en coupant pour cela, s'il le fallait, la cloison des fosses nasales jusqu'au devant du corps étranger. Le professeur Delpech, qui recommande ce procédé, donne aussi le conseil de pratiquer, après l'extraction, quelques points de suture à la partie antérieure de la plaie résultant de la section de la cloison.

Des corps étrangers engagés dans les plaies des parois de la bouche, dans la langue, les amygdales, le voile du palais.— Toutes les fois que des balles, des fragmens d'armes, des portions d'os, d'arêtes, etc., sont engagés dans ces parties, il faut tâcher d'en faire l'extraction avant le developpement des accidens inflammatoires. Lorsque les balles sont engagées dans la voûte palatine, il faut essayer de les repousser dans la bouche, au moyen d'un levier introduit dans les fosses nasales, et on peut, pour les retirer, se servir utilement du tire-fond. *Voyez* BRONCHOTOMIE.

Des corps étrangers introduits dans une plaie du larynx ou de la trachée-artère. —Les corps vulnérans, les fragmens des cartilages laryngés brisés, le sang échappé des vaisseaux divisés, peuvent également empêcher la respiration. Leur prompte extraction est impérieusement indiquée. M. le professeur Roux, pratiquant la laryngotomie sur une femme, fut sur le point de la voir mourir suffoquée par le sang qui tombait dans la trachée-artère; il la rappela à la vie, en aspirant avec une sonde le sang qui remplissait les bronches.

Des corps étrangers introduits dans la poitrine.—Des balles, des pièces de mitraille, des fragmens d'instrumens tranchans ou piquans, des éclats de bois, des esquilles incomplétement ou complétement détachées des côtes ou du sternum, des aiguilles, des portions de vêtemens, d'armures, des canules de métal plus ou moins longues, ou des tentes de charpie mal fixées, sont les divers corps étrangers qui peuvent pénétrer par les plaies entre les côtes et dans les cavités de la poitrine.

Une douleur quelquefois très-aiguë, l'irritation de la plèvre et des poumons, l'inflammation aiguë ou chronique de cet organe, l'inflammation du péricarde, des épanchemens de pus et de sang, une mort assez prompte, ou amenée lentement par la suppuration de la plèvre ou du poumon, sont souvent les suites fâcheuses de la présence des corps étrangers dans le thorax.

Il n'est pas toujours aisé de s'assurer de leur présence, soit à cause de la courbure, des sinuosités, de la longueur du trajet qu'ils ont parcouru, soit à cause de la profondeur à laquelle ils ont pénétré, soit enfin à cause de leur peu de volume ou de leur mollesse. On cherchera à les découvrir avec le doigt ou un stylet boutonné, flexible, introduit avec ménagement dans la plaie extérieure, suffisamment agrandie. Dans des cas où la plaie, quoique présentant du même côté du tronc deux issues, était cependant restée compliquée de la présence de corps étrangers occasionant des accidens graves, on a été obligé, pour les trouver et les extraire, de fendre les parois du thorax dans tout l'espace compris entre les deux orifices de la blessure. Il est de précepte d'abandonner les balles engagées profondément dans les poumons; mais on peut extraire celles qui se sont arrêtées superficiellement dans leur tissu. Lorsqu'une balle se trouve au milieu des esquilles d'une côte fracturée, il est aisé de la retirer, ainsi que les esquilles qui l'environnent. Les doigts ou les pinces suffisent pour cette extraction. Si une balle se trouve enclavée entre deux côtes, et qu'on ne puisse la dégager avec la curette, les pinces, un levier, un tire-fond implanté obliquement, on peut essayer, comme on l'a fait avec succès, d'écarter les côtes l'une de l'autre avec un coin mousse. Quand les lames d'acier, de fer, se sont rompues au niveau de la surface externe des côtes, et qu'elles n'offrent plus de prise aux pinces, on peut entailler la côte avec un ciseau ou avec le couteau lenticulaire. Dans un cas de cette espèce, Gérard pratiqua une incision au-dessous de la côte, et parvint à repousser le fragment de lame de dedans en dehors, à l'aide de son doigt garni d'un dé à coudre. Un autre praticien, ayant reconnu qu'une esquille pointue, tenant encore fortement à la surface interne d'une côte, déchirait la plèvre et le poumon, replaça cette esquille, et la maintint réduite, au moyen d'une ligature qu'il passa autour de la côte. Lorsque les balles sont implantées dans le sternum, on les dégage avec un levier ou avec le tire-fond; mais il est presque toujours nécessaire d'achever de percer l'os de part en part pour prévenir la formation d'un abcès dans la cavité antérieure du médiastin. Nous avons déjà dit que des tentes de charpie, de linge, des portions de vêtemens, de bourre, introduites accidentellement dans la poitrine, peuvent, au bout d'un temps très-long, être rejetées par le larynx, après avoir ulcéré les bronches. Des esquilles de côte peuvent suivre la même voie, mais on ne peut pas raisonnablement espérer qu'il en arrivera autant à un corps lourd et volumineux, tel qu'une balle. Ces corps pesans peuvent se retrouver plus tard dans un abcès, ou bien ils restent enveloppés dans un kyste, sans se déplacer et sans produire d'accidens, ou bien enfin ils entretiennent une suppuration abondante et prolongée, qui finit ordinairement par occasioner le marasme et la mort.

Des corps-étrangers introduits dans l'abdomen et dans le bassin. — Ces corps peuvent être encore en partie saillans au dehors, ou engagés dans les parois abdominales; ils restent quelquefois placés superficiellement à la portée du doigt sur les viscères abdominaux, mais le plus souvent ils pénètrent dans la cavité de l'estomac, de l'intestin, de la vessie, ou bien dans un viscère solide, tel que le foie, la rate, le rein, ou bien ils se perdent dans la cavité du péritoine. Les corps étrangers compliquant les plaies de l'abdomen, occasionnent ordinairement des accidens plus graves et plus promptement mortels que ceux qui pénètrent dans les plaies de poitrine, surtout lorsque les organes creux sont perforés, et qu'il se fait des épanchemens irritans dans le péritoine. Cependant des blessés chez lesquels l'estomac ou l'intestin avait été percé ont guéri, et ont rejeté ces projectiles par l'anus. J'ai ouvert le corps d'un soldat bavarois, mort à la suite d'une indigestion, un mois après avoir été blessé par une balle qui avait pénétré au-dessus de la hanche droite, et était venue se loger dans la rate. L'intestin avait été percé d'outre en outre en plusieurs endroits; les surfaces voisines des blessures adhéraient entre elles par de fausses membranes; mais il n'y avait aucun épanchement dans l'abdomen. Cet homme aurait probablement pu guérir en conservant la balle engagée dans sa rate, s'il eût pu se résoudre à observer une diète modérée.

Il faut se hâter d'extraire les corps étrangers qui ont pénétré dans l'abdomen, lorsqu'ils font saillie au dehors, qu'ils sont encore en partie engagés dans l'épaisseur des parois abdominales, ou qu'ils sont arrêtés sur le péritoine; mais il est de précepte de ne point aller à la recherche de ceux qui ont pénétré dans les viscères solides, dans l'estomac, dans l'intestin, ou qui se sont perdus dans la cavité du péritoine. Les corps étrangers qui ont pénétré dans la vessie font exception : nous avons déjà dit qu'il fallait les extraire par la plaie ou par l'opération de la taille, et, si faire se peut, avant qu'ils ne se soient recouverts d'une incrustation calculeuse d'un grand volume.

Des corps étrangers engagés dans les blessures des membres et des parois des cavités splanchniques. — Les épines, les éclats de bois, de verre, les clous et tous les autres corps irréguliers enfoncés dans les doigts, la paume des mains, la plante des pieds, doivent être extraits le plus promptement possible. Il ne faut pas hésiter à inciser la peau quand ces corps n'offrent pas de prise. S'ils sont enfoncés profondément sous l'ongle, et s'ils sont fragiles, on râclera l'ongle pour les mettre à découvert. Après l'extraction, il convient de faire saigner abondamment la plaie, et d'employer ensuite les topiques sédatifs et répercussifs, pour prévenir le développement de l'inflammation. Lorsqu'on n'est appelé que quand l'inflammation est survenue, il est encore utile de pratiquer une incision sur la région où se trouve le corps étranger : elle est avantageuse par le dégorgement qu'elle occasionne, lors même que l'on ne parvient pas au but principal qu'on s'était proposé. Si la douleur persistait avec intensité, et que le corps étranger qu'on aurait cherché inutilement fût d'un petit volume, on pourrait, ainsi que le conseille M. le professeur Delpech, le comprendre dans l'épaisseur d'une escarre, en portant un caustique dans le fond de l'incision. Malgré l'extrême sensibilité des mains et des pieds, il arrive cependant quelquefois que des corps aigus y séjournent plusieurs mois sans produire d'accidens.

Nous avons indiqué, dans les considérations générales, la plupart des circonstances importantes à connaître relativement aux trajets variables des balles, à leurs déformations, aux effets primitifs et consécutifs qui résultent de leur présence dans les membres. Nous répéterons qu'il faut les extraire le plus promptement possible après l'accident, soit par la plaie qu'elles ont faite, soit par une contre-ouverture, toutes fois qu'elles sont situées de manière à ce qu'on puisse parvenir jusqu'à elles sans couper les gros nerfs, les gros vaisseaux, les tendons importans pour les mouvemens principaux ; que les grandes incisions rendent leur extraction beaucoup moins laborieuse, et qu'après avoir extrait ces projectiles, il faut, si les vêtemens ou l'armure ont éprouvé une perte de substance, en rechercher soigneusement les débris dans le trajet de la plaie. Si, au contraire, on ne découvre pas la balle après avoir débridé la plaie, ou si l'on ne peut l'atteindre sans risquer de produire des lésions dangereuses, il convient d'attendre que la suppuration se soit établie, car il arrive souvent que la balle est repoussée peu à peu vers la peau, ou bien qu'elle devient isolée dans la cavité d'un abcès, ou enfin que la plaie guérit, et que le projectile va, au bout d'un temps plus ou moins long, proéminer sous les tégumens, très-loin de la blessure.

Lorsque les balles sont restées fortement engagées entre un tendon et un os, ou entre deux tendons, qu'elles occasionnent beaucoup de douleur, et qu'on ne peut parvenir à les retirer, quoiqu'on ait mis la partie blessée dans le plus grand relâchement possible, il ne reste d'autre ressource que de faire la section du tendon. Si une balle s'enclave entre deux os, on la dégage à l'aide d'un levier ou d'un tire-fond ; mais, dans quelques cas, on ne peut la faire sortir que par une contre-ouverture.

Lorsque les balles de plomb se sont implantées dans un os spongieux, leur extraction immédiate est indiquée ; mais il n'est pas toujours possible de l'exécuter. Lorsqu'on la croit praticable, il faut d'abord débrider la plaie extérieure : souvent aussi on est forcé d'agrandir avec le couteau lenticulaire la plaie de l'os, et on cherche ensuite à dégager la balle avec un levier, ou à la retirer avec un tire-fond conduit sur le doigt, ou mieux encore introduit dans une canule, qui sert en même temps à fixer le projectile. Le tire-fond ne serait d'aucune utilité pour extraire les autres projectiles de fer, de fonte ou de cuivre. Les balles laissées dans les os spongieux en déterminent le gonflement, et souvent la carie ou la nécrose, et occasionnent aussi assez fréquemment l'ankylose des articulations voisines.

Les balles qui atteignent et fracturent les os plats, tels que l'omoplate, l'os de la hanche, le sternum, peuvent s'arrêter entre les esquilles ou derrière ces os : il convient de faire de grands débridemens pour extraire le projectile ainsi que les esquilles. On a trépané avec succès, dans des cas de cette espèce, l'omoplate et le sternum. Lorsque les projectiles rencontrent un os compact, ils le brisent, ou ils s'aplatissent contre lui. Leur extraction est bien indiquée, ainsi que celle des esquilles qui sont entièrement ou presque entièrement détachées du corps de l'os, mais elle n'est pas toujours possible. Quand on n'a pu remplir cette indication, quoiqu'on ait pratiqué de grandes incisions, il faut se borner à combattre les accidens inflammatoires; et quelquefois on se trouve, à cause de leurs suites fâcheuses, forcé d'amputer le membre, ou de pratiquer d'autres opérations rendues nécessaires par la nécrose.

Des corps étrangers introduits dans les articulations. — Ils peuvent y pénétrer en divisant seulement les parties molles, ou ils s'y engagent après avoir blessé les os et les cartilages articulaires. Ces deux genres d'accidens, et surtout le dernier, sont extrêmement fâcheux. Ils occasionnent souvent l'inflammation de la membrane synoviale, des douleurs atroces, des épanchemens purulens dans l'articulation, le tétanos, l'altération des cartilages articulaires, l'ankylose et l'atrophie du membre. Lorsque ce sont des instrumens aigus ou tranchans qui ont pénétré dans les jointures, il faut les extraire le plus promptement possible, et prendre ensuite les précautions convenables pour empêcher l'air de pénétrer dans la membrane synoviale, et pour prévenir le développement des accidens inflammatoires. Il faudrait aussi extraire les grains de plomb, s'ils occasionaient de la douleur et venaient faire saillie sous la peau. On pourrait, en employant plus ou moins de violence, et en faisant de grandes incisions aux ligamens, extraire les grosses balles, ainsi que les fragmens des cartilages ou des fibro-cartilages. Quelques blessés ont été guéris par ce procédé; mais ils n'ont obtenu leur guérison qu'après avoir couru les plus grands dangers, et en conservant une ankylose. Il vaudrait beaucoup mieux, dans des cas de cette espèce, pratiquer l'amputation immédiatement après l'accident.

4° *Des corps étrangers développés dans les articulations.* — C'est particulièrement dans l'articulation du genou que se forment ces corps, qui sont ordinairement cartilagineux et quelquefois osseux. Paré a le premier signalé cette maladie. Ce célèbre chirurgien retira d'un abcès du genou un de ces corps cartilagineux, ayant à peu près la forme d'une amande. Haller en a trouvé dans l'articulation de la mâchoire; Bell, dans l'articulation de la jambe avec le pied; le professeur Lallemant, dans celle du coude; Bichat et M. Béclard, dans celle du poignet. Leur volume est très-variable : Desault en a extrait un de quatorze lignes de long sur huit de large. Quelquefois ils ne sont pas plus gros que des pepins de raisin. Il peut s'en trouver plusieurs dans la même articulation. Leur couleur est blanchâtre ou grisâtre. Ces corps sont entièrement libres, ou tiennent à la membrane synoviale par un prolongement membraneux. Il est probable que, dans leur origine, ils offrent constamment cette disposition, qui explique leur formation et leur accroissement, et que ce prolongement membraneux se rompt accidentellement, plus tôt ou plus tard chez les différens individus. On trouve quelquefois dans le péritoine des concrétions cartilagineuses analogues, les unes adhérentes, les autres entièrement isolées.

Ces concrétions cartilagineuses peuvent exister long-temps dans une jointure sans produire de douleur ni de gêne dans les mouvemens. A l'occasion d'une chute, d'un mouvement forcé, et quelquefois sans l'intervention d'aucune cause extérieure, ils abandonnent leur situation ordinaire, et occasionnent de vives douleurs, l'impossibilité de marcher, un léger gonflement de l'articulation. S'ils se replacent dans un point où ils n'exercent aucune compression, la douleur se dissipe; s'ils sont fortement serrés entre les os, les douleurs deviennent atroces. On a quelquefois de la peine à distinguer au toucher ces productions cartilagineuses; dans d'autres momens, on les sent très-facilement sur les côtés de la rotule, ou du tendon qui s'insère à la base de cet os.

Il est impossible de faire fondre ces corps étrangers par l'emploi des topiques, des médicamens internes. Gooch et Middleton ont proposé de pousser ces corps vers un point de l'articulation où ils ne puissent produire de douleur, de les fixer par un bandage, et de faire observer un repos absolu jusqu'à ce qu'ils aient contracté des adhérences avec la membrane synoviale. On ne connaît, je crois, aucun exemple de succès obtenu par cette méthode. On ne peut procurer la guérison radicale que par l'extraction de ces corps étrangers. Bromfield, Cruikshang, Bell, ont signalé les accidens qui peuvent résulter de cette opération ; ce sont tous ceux qui sont ordinaires aux plaies des articulations. Ces accidens sont assez graves pour qu'on n'entreprenne pas l'opération sans nécessité, et pour qu'on prenne toutes les précautions convenables pour prévenir ses suites fâcheuses.

L'appareil nécessaire pour cette opération se compose d'un bistouri droit ou convexe bien tranchant, de ciseaux, de pinces, d'une curette ou d'un petit crochet mousse, de bandelettes agglutinatives, de charpie, de compresses, de bandes et d'une liqueur sédative pour humecter les pièces de linge.

Le malade étant couché, sa jambe étendue et assujettie, le chirurgien pousse le cartilage à extraire vers le côté interne de l'articulation; un aide tire la peau vers la rotule. L'opérateur saisit le corps étranger entre le pouce et l'index, et incise la peau et la capsule de haut en bas, dans une étendue suffisante pour qu'il puisse sortir facilement. Le corps étranger sort de lui-même, ou bien on l'extrait avec un instrument que l'on introduit avec ménagement dans la jointure. Si l'articulation contient plusieurs corps étrangers, on doit tâcher de les engager successivement dans l'ouverture qu'on y a faite; mais on évitera soigneusement de faire des recherches prolongées dans l'articulation. Lorsque le cartilage adhère, on coupe avec des ciseaux mousses ou avec un bistouri boutonné courbe le pédicule par lequel il tient. Le corps étranger étant extrait, l'aide qui tirait la peau vers la rotule l'abandonne ; la plaie de la peau cesse, de cette manière, de correspondre à celle de la membrane synoviale. On réunit exactement la division extérieure avec des bandelettes agglutinatives. Le malade doit garder pendant plusieurs jours un repos absolu dans son lit ; la jambe étendue et soutenue sur un oreiller ; l'articulation continuellement entourée de compresses trempées dans de l'eau végéto-minérale. S'il survient des accidens inflammatoires, on a recours à la saignée du bras, à l'application d'un grand nombre de sangsues autour de l'articulation, aux fomentations émollientes et aux autres moyens antiphlogistiques.

(MARJOLIN.)

CORRECTIF, adj. pris subst., *corrigens*, *correctorius*. On donne ce nom à l'un des médicamens que l'on fait entrer dans une formule pharmaceutique pour adoucir ou modifier l'action du médicament principal. *Voyez* FORMULE. (R. DEL.)

CORROBORANT, adj., *corroborans ;* de *corroborare* fortifier.

Tous les agens thérapeutiques ou hygiéniques qui tendent à augmenter l'énergie des organes sont des corroborans. Les toniques, les excitans, les diffusibles, sont des corroborans. Les alimens les plus analeptiques et les plus succulens dans certains cas, les exercices de gymnastique dans d'autres, sont aussi des fortifians, etc. (GUERSENT.)

CORROSIF, CORRODANT, adj., *corrodens*, *corrosivus;* de *corrodere*, ronger; dénominations par lesquelles on désigne les substances qui, mises en contact avec les parties animales, les altèrent, les désorganisent par la vive inflammation et la gangrène qu'elles y occasionnent, ou bien par une action purement chimique. Ces caractères, communs à un certain nombre de poisons, leur ont fait donner le nom de corrosifs. (*Voyez* POISON.) Les corrosifs employés par l'art deviennent des médicamens externes, mieux connus sous le nom de *caustique* et de *cathérétique*. *Voyez* ces mots. (R. DEL.)

CORRUGATEUR, adj., *corrugator*, de *corrugare*, plisser, froncer; qui fronce. Ce nom ne s'applique qu'aux muscles SOURCILIERS, que leur action sur la peau des sourcils a fait appeler *corrugateurs des sourcils;* mais plusieurs autres muscles produisent le même effet sur les tégumens qui les recouvrent: tels sont le releveur du menton, qu'on a aussi nommé, par cette raison, *corrugator menti*, le peaucier, l'orbiculaire des lèvres, le pyramidal du nez, etc. (A. B.)

CORRUPTION, s. f., *corruptio*. Cette expression est employée vulgairement pour désigner toute décomposition qui s'opère dans les corps organisés. Elle exprime également l'altération qu'éprouvent diverses substances par leur mélange avec des matières putrides ou délétères. C'est dans ce sens que l'on dit que l'eau, que l'air, sont corrompus. (R. DEL.)

CORSET, s. m. *Voyez* ORTHOPÉDIE, VÊTEMENT.

CORSET DE BRASDOR est un bandage proposé par ce chirurgien pour maintenir réduites les fractures de la clavicule et les luxations de l'extrémité sternale de cet os. Ce bandage se compose de deux pièces destinées à être appliquées sur les omoplates, et qui sont unies à des épaulettes. Chacune de ces pièces est faite d'un double morceau de toile grosse et forte, revêtue de peau de mouton. Elles ont, pour un adulte, six pouces de hauteur et quatre de largeur. Le bord par lequel elles se rencontrent est percé de plusieurs œillets destinés à recevoir un lacet. Réunies par ce bord, elles représentent un carré légèrement arrondi par son bord inférieur. Les épaulettes sont faites d'une double bande de peau de mouton ou de chamois, garnie dans sa duplicature; elles sont fortifiées en dessus par une courroie, dont une extrémité est comprise dans le bord extérieur des pièces; l'autre bout est libre et percé de plusieurs trous; et, au lieu de se porter suivant une ligne qui ferait décrire à l'épaulette un cercle régulier, il se dirige de l'angle postérieur de l'aisselle vers la nuque. Près de l'angle supérieur du corset est une boucle dans laquelle s'engage la courroie. On augmente, par ce moyen, ou on diminue l'aire des épaulettes. Pour rendre ce bandage plus efficace, on y joint des demi-manches en peau, lacées sur le bras, ouvertes sous l'aisselle, et cousues, en haut, en devant et en arrière, aux épaulettes. Pour l'empêcher de remonter, on l'assujettit avec deux bandes fixées à la ceinture d'un caleçon.

Ce bandage porte les épaules en arrière, mais il ne peut s'opposer efficacement au déplacement du fragment externe de la clavicule en bas et en dedans. On l'a peut-être trop absolument abandonné, et on pourrait, je pense, l'associer utilement, dans quelques cas, au bandage simplifié de Desault. *Voyez* FRACTURE DE LA CLAVICULE. (MARJOLIN.)

CORTICAL, adj., *corticalis*, de *cortex*, écorce. On appelle *substance corticale* du cerveau, des reins, celle qui forme l'extérieur de ces organes, par une comparaison grossière que l'on en a faite avec l'écorce des végétaux. (A. B.)

CORYMBIFÈRES, *corymbiferæ*. On appelle ainsi l'un des groupes principaux de la vaste famille des Synanthérées, ou plantes à fleurs composées. Il renferme tous les genres dont les capitules offrent, au centre, des fleurons, et à la circonférence des demi-fleurons, c'est-à-dire toutes les Radiées de Tournefort. Les plantes qui s'y trouvent réunies présentent en général une uniformité remarquable dans leur composition chimique et leurs propriétés médicales. Elles contiennent deux principes différens; l'un est amer et fixe, l'autre est aromatique et volatile. Lorsque l'un de ces deux principes prédomine, la médication produite par les Corymbifères en emprunte le caractère. Ainsi, quand ces plantes sont principalement amères, elles agissent comme toniques, plutôt que comme stimulantes. C'est ce que l'on est à même d'observer pour l'absinthe, le tussilage et plusieurs autres. Que le principe volatile soit, au contraire, plus abondant, et nous verrons les plantes qui nous occupent développer tous les phénomènes de la médication excitante. Ainsi, l'on trouvera parmi les Corymbifères des médicamens propres à stimuler tous les appareils organiques de l'économie. C'est en effet à ce groupe de végétaux qu'appartient une grande partie des médicamens désignés sous les noms de *vermifuges* (absinthe, santoline, semen-contra, tanaisie, etc.); *emménagogues* (armoise, matricaire, etc.); *sudorifiques* (calendula, eupatoire, guaco, aya-pana); *sialagogues* (pyrèthre, spilanthe, etc.); en un mot, toutes les médications stimulantes spéciales empruntent à cette famille leurs principaux agens. Ceux de ces végétaux dans lesquels les deux principes amer et volatile seront combinés dans des proportions à peu près égales jouiront à la fois de propriétés toniques et excitantes; et, nous devons le dire ici, ces végétaux sont plus nombreux que ceux dans lesquels prédomine l'un des deux principes, à l'exclusion de l'autre.

(A. RICHARD.)

CORYZA (path.), mot grec latinisé et francisé, par lequel on désigne l'inflammation de la membrane muqueuse des fosses nasales. Les mots *catastagmos*, *destillatio*, *gravedo*, *catarrhus ad nares*, *rhume de cerveau*, *enchifrenement*, ont été ou sont encore employés pour désigner la même maladie. Quelques auteurs ont établi une différence entre le sens des mots *coryza* et *gravedo* : selon eux, celui-ci désignerait spécialement le catarrhe à sa première période, et celui-là la même affection parvenue à la seconde et accompagnée d'un écoulement abondant; mais la plupart des médecins emploient ces deux mots comme synonymes.

Le coryza survient fréquemment après l'impression du froid, qui, sans être une cause spécifique de cette affection, en est peut-être la cause occasionelle la plus ordinaire. On a cru remarquer que le refroidissement partiel des pieds et de la tête, surtout chez ceux qui tiennent habituellement cette partie couverte, produisait plus spécialement le coryza que toute autre espèce de catarrhe. Il n'est pas rare de le voir se développer sans cause appréciable.

On sait que certains virus, et spécialement celui de la rougeole, donnent lieu à un coryza qui cesse avec l'exanthème. On le voit de temps à autre régner épidémiquement, presque toujours avec d'autres affections catarrhales.

L'introduction dans les fosses nasales de vapeurs ou de poudres irritantes, la présence d'un corps étranger dans le nez, les contusions de cet organe, peuvent aussi donner lieu à une inflammation, dont la marche cependant n'est pas la même que celle du catarrhe.

Le coryza peut occuper toute l'étendue des fosses nasales; il peut être borné à une de ces cavités, à quelques sinus, ou même à un seul. Ses symptômes offrent quelques différences dans ces divers cas.

Le catarrhe des fosses nasales débute par un sentiment incommode de sécheresse, de plénitude et de gonflement dans ces parties; l'air y passe moins librement que de coutume dans l'inspiration; les yeux sont rouges, humides, et leurs mouvemens accompagnés d'une sorte de roideur; la voix est nasonnée; l'odorat et quelquefois le goût sont émoussés; une douleur plus incommode que vive, une chaleur quelquefois prurigineuse, se font sentir dans les fosses nasales; le front est le siége d'une pesanteur qui est pour beaucoup de malades le symptôme principal (*gravedo*). Il n'est pas rare d'observer, à cette époque, des éternuemens répétés, produits par le chatouillement de la membrane pituitaire, et un besoin presque continuel de se moucher, qui entraîne à des efforts à peu près inutiles pour expulser les matières que le malade croit sentir dans les fosses nasales. La membrane muqueuse est manifestement rouge dans les parties que l'œil peut atteindre, et plusieurs des phénomènes précités, tels que la difficulté du passage de l'air, l'altération de la voix, prouvent qu'elle est tuméfiée. Dans les cas où l'inflammation est très-vive, la rougeur, le gonflement se propagent vers les parties extérieures, et se montrent sur les tégumens du nez et de la joue, qui deviennent quelquefois sensibles à la pression. L'exhalation dont la membrane phlogosée est le siége offre aussi des changemens remarquables. Dans le principe, elle est supprimée chez quelques sujets; chez le plus grand nombre, elle fournit une matière aqueuse, abondante, chaude, douée d'une sorte d'âcreté, qui produit l'excoriation de la lèvre supérieure dans l'endroit sur lequel elle passe. Plus tard cette matière acquiert progressivement de la consistance; elle devient vitrée, blanche, jaunâtre ou verdâtre, et prend une odeur fade, quelquefois fétide. A cette époque, elle se dessèche pendant la nuit, et est entraînée le matin sous forme de croûtes. Celles-ci se forment principalement dans le trajet que suit l'air pour pénétrer dans le larynx, et spécialement près des ouvertures antérieures et postérieures des fosses nasales; elles sont entraînées au dehors par les narines, ou rejetées par la bouche, après y avoir été ramenées par une sorte de *reniflement*.

Le gonflement de la membrane pituitaire, la présence d'une plus grande quantité de mucus, et la viscosité même de ce liquide, mettent au passage de l'air un obstacle plus ou moins grand, à raison de diverses circonstances, et spécialement sans doute à raison du degré de développement des fosses nasales. Chez les adultes, la respiration est peu gênée; dans la seconde enfance elle l'est davantage: le petit malade est dans la nécessité de tenir la bouche ouverte en dormant; quelquefois même on remarque qu'au moment où il mange et où il ne peut que difficilement respirer par la bouche, la gêne de la respiration devient très-manifeste. Chez l'enfant à la mamelle, elle l'est beaucoup plus encore, et donne lieu à un autre symptôme très-remarquable, la difficulté, et dans les cas plus graves, l'impossibilité de *téter*. Après une ou deux succions, l'enfant devient violet; il abandonne précipitamment le sein en toussant: le même phénomène se reproduit toutes les fois qu'il recommence à téter. Si l'on met le doigt dans la bouche, la respiration s'embarrasse de même; la face devient violacée, l'enfant se jette en arrière en criant; mais il ne tousse pas. Ces phénomènes dépendent tous d'une même cause, de l'impossibilité où se trouve l'enfant de respirer, soit par le nez, dont la membrane est enflammée, soit par la bouche, qui est tenue close pour presser le mamelon.

Le coryza est presque toujours accompagné d'un état de malaise général, qui rend le sujet mal disposé pour la plupart des actions ordinaires, et spécialement pour le travail d'esprit. Lorsque l'inflammation occupe toute l'étendue de la membrane pituitaire, et qu'elle y est très-intense, elle donne lieu à un mouvement fébrile, qui persiste pendant plusieurs jours avec des exacerbations, dans l'intervalle desquelles les malades éprouvent des frissons fréquens; un mal de tête très-intense, l'insomnie, l'inappétence, des douleurs contusives dans les membres, accompagnent souvent alors la maladie.

Lorsque le coryza est borné à une portion des fosses nasales, les symptômes généraux offrent moins d'intensité, et les phénomènes locaux moins d'étendue. S'il occupe les sinus frontaux, par exemple, il donne lieu à une douleur gravative qui occupe le front, d'où elle s'étend aux arcades surcilières et aux yeux, qui sont rouges et larmoyans. S'il a son siége dans les sinus maxillaires, la douleur se fait sentir dans l'espace compris entre le bord alvéolaire supérieur et l'orbite; la joue correspondante est chaude, douloureuse, quelquefois sensible à la pression, ainsi que les gencives et les dents : le mucus s'y accumule, et en sort par intervalles en masses plus ou moins volumineuses; certaines attitudes, et spécialement le décubitus sur le côté opposé, en favorisent ordinairement la sortie.

La marche du coryza est presque toujours rapide; sa durée ordinaire est de quatre à sept jours. Dans ce court espace de temps, on voit survenir dans l'exhalation de la membrane tous les changemens qui se succèdent plus lentement dans d'autres catarrhes. Toutefois, chez quelques sujets cette affection se prolonge pendant plusieurs semaines, et même pendant des mois entiers; souvent alors la matière qui s'écoule reste claire et aqueuse; c'est un vice de sécrétion plutôt qu'une phlegmasie, ou c'est une succession de phlegmasies aiguës, entées les unes sur les autres, plutôt qu'une inflammation chronique.

La résolution est la terminaison presque constante du coryza. Quelques auteurs ont admis des terminaisons par suppuration, gangrène, ulcération, épaississement cancéreux. Mais l'ulcère et la dégénérescence cancéreuse de la membrane pituitaire ne commencent pas comme un coryza; la gangrène de cette membrane, qui a lieu dans quelques scarlatines très-graves ou angines gangréneuses, n'appartient pas à l'histoire du coryza. Quant à la suppuration, il y a une distinction à établir. L'exhalation d'un liquide purulent par la surface libre de cette membrane n'est point rare, mais elle ne doit pas être confondue avec la suppuration qui aurait lieu dans son épaisseur ou dans le tissu cellulaire qui l'unit aux os; celle-ci n'a été observée que dans l'inflammation produite par l'action d'une cause extérieure, par une blessure de la membrane pituitaire, par exemple.

Le coryza est, dans le plus grand nombre des cas, une affection si légère, sa terminaison est si constamment heureuse et prompte, que, bien qu'il soit très-fréquent, il est rare que le médecin soit consulté pour une maladie à laquelle on ne donne pas vulgairement ce nom. Les personnes qui en sont atteintes se bornent à se garantir de l'impression du froid :

plusieurs ne prennent même pas cette précaution; le plus grand nombre en est délivré dans l'espace de peu de jours. Mais si le coryza est plus intense, ou si, sans offrir une grande intensité, il se prolonge beaucoup au delà du terme ordinaire, les malades sont obligés de réclamer les secours de l'art.

Lorsque le coryza est récent, on prescrit le séjour à la chambre, dans une température douce et uniforme. On recommande au malade que des affaires urgentes obligent à sortir de chez lui, de le faire seulement au milieu du jour, de se vêtir chaudement, et de préserver les parties affectées de l'impression irritante de l'air froid, du vent, de la poussière, en respirant au travers d'un mouchoir tenu sous les narines; on lui prescrit l'usage fréquemment répété des bains de pieds chauds, ou rendus irritans par l'addition d'acide muriatique ou de farine de moutarde. Les vapeurs émollientes, dirigées dans les fosses nasales, ont des effets variés; elles soulagent quelques malades, elles donnent lieu chez d'autres à une exaspération plus ou moins grande du mal de tête, qui est souvent le symptôme le plus pénible du coryza. En conséquence, on doit s'en abstenir, lorsque la céphalalgie est très-forte, et y recourir spécialement dans les cas où la sécheresse de la membrane pituitaire est le phénomène le plus incommode pour le patient. Dans tous les cas, il convient que la tête soit élevée dans le lit, que le malade prenne une boisson diaphorétique, comme l'infusion chaude de feuilles de bourrache et de fleurs d'œillet, et qu'il diminue la quantité de ses alimens, à raison de l'intensité et de l'étendue de l'inflammation. Dans les cas où il y a un mouvement fébrile, l'abstinence des alimens solides est nécessaire. Quant à la saignée, il est bien rare qu'elle soit indiquée, lorsque le catarrhe ne s'étend pas au delà de la membrane pituitaire.

Lorsque le coryza se prolonge beaucoup au delà de sa durée ordinaire, des moyens différens doivent être employés. Quelques personnes s'en sont délivrées en provoquant par un exercice violent, soutenu pendant plusieurs heures, une sueur abondante; d'autres par un excès de table. On a conseillé quelquefois avec succès l'emploi des purgatifs, des masticatoires irritans, l'établissement d'un vésicatoire à la nuque ou derrière l'oreille, quelques bains de vapeurs, des fumigations aromatiques, résineuses, dirigées dans les fosses nasales. Avant de se décider à l'emploi de ces moyens, et particulièrement de ceux qui ont une action irritante sur la membrane affectée, il faut s'assurer que le coryza qui date d'un ou de plusieurs mois n'est pas un coryza *aigu*, plusieurs fois renouvelé par des causes extérieures. Dans ce dernier cas, les moyens adoucissans seraient encore les seuls qui fussent convenables.

Lorsque le coryza attaque un enfant à la mamelle avec assez d'intensité pour l'empêcher d'exercer la succion sur le mamelon, il faut, pendant que ce symptôme existe, lui verser dans la bouche, avec une cuiller, du lait ou une autre boisson nourrissante; provoquer l'excrétion du lait de la mère ou de la nourrice par les moyens connus, et rendre le sein à l'enfant aussitôt que la diminution du coryza lui permet d'exercer de nouveau la succion. (CHOMEL.)

COSMÉTIQUE, s. m., du grec κοσμεῖν, orner; moyen propre à conserver la beauté. Il est fort rare que les préparations destinées à cet usage ne produisent pas l'effet contraire. Il n'y a pas de beauté sans la santé. Entretenir celle-çi est sans contredit le moyen le plus sûr de conserver celle-là. Mais peu convaincus de cette vérité, presque tous les peuples ont cherché à réparer les outrages du temps ou de la nature par une multitude de compositions plus ou moins propres à détruire la santé; trop heureux lorsque ces substances ne sont qu'inertes!

Il est peu de nations anciennes ou modernes, civilisées ou sauvages, qui n'aient eu ou qui n'aient encore leurs cosmétiques. Mais les peuples du midi et les Orientaux l'ont toujours emporté sur les autres dans l'art illusoire de peindre et d'orner leur figure. Les Asiatiques sont encore aujourd'hui les peuples les plus recherchés dans leurs parfums, dans leurs ajustemens et dans leurs cosmétiques en général. La beauté exerçant parmi nous une sorte d'empire, il n'est pas surprenant que les femmes accueillent avec avidité tout ce qui leur donne l'espérance de le conquérir ou de le conserver.

Plaire est le but de leurs constans efforts; mais, ingrates envers la nature, qui leur a prodigué tant de moyens de l'atteindre, elles cherchent dans des supplémens artificiels et dangereux, des sources nouvelles de beauté. Elles oublient que la propreté, sans recherche, l'élégance, et les grâces naturelles du corps et de l'esprit, l'enjouement et la pudeur, sont les plus puissans des cosmétiques. Nous devons cependant dire, à l'honneur de notre siècle, honoré par tant de qualités morales, que les femmes ont renoncé à tout cet attirail d'une coupable supercherie. Les femmes aujourd'hui consentent à paraître telles qu'elles sont, et si l'on veut se donner la peine de les comparer à celles d'autrefois, dont la peinture nous a transmis la ressemblance, on sera forcé d'avouer qu'elles y ont beaucoup gagné. Le blanc et le rouge, composés d'oxyde de plomb, de bismuth, de mercure, d'arsénic, etc., etc., sont justement abandonnés aux comédiens et aux courtisanes. Je doute que les dames nobles, qui en faisaient un si grand usage autrefois, consentissent à s'en servir encore aujourd'hui, malgré le penchant si fortement prononcé de retourner aux anciennes coutumes. Ces préparations métalliques, bien loin d'atteindre le but qu'on se propose, ne sont propres, au contraire, qu'à faire arriver à grands pas une vieillesse anticipée. Elles altèrent la peau, creusent des rides, ternissent la couleur naturelle, empêchent la transpiration, déterminent l'apparition de dartres, de boutons, d'érysipèles, d'ophthalmies, opèrent des répercussions fatales, produisent des tremblemens, des paralysies, des convulsions, des coliques, etc., une foule de maladies qui détruisent la beauté, font passer la jeunesse comme un éclair, en détériorant la santé, sans laquelle il ne peut y avoir ni beauté, ni jeunesse.

Des fréquentes lotions d'eau, tiède ou froide, simple ou dans laquelle on aura mêlé quelques gouttes d'huile essentielle; la pâte d'amandes, le savon, quelques onctions huileuses, tels sont les seuls cosmétiques dont on puisse faire impunément usage. Pour les cheveux, les peigner, les laver, et les tresser avec grâce, voilà tout l'apprêt qui leur convient. On peut impunément les parfumer légèrement avec l'eau distillée de quelques fleurs aromatiques.

Nous allons jeter un coup d'œil rapide sur les soins qu'exigent diverses parties du corps, telles que l'épiderme et ses productions, les dents et les organes de la génération.

Il est incontestable que l'homme doit son immense supériorité sur les autres animaux à la perfection de ses organes des sens, au développement et à la bonne disposition de son encéphale. Le tact général et partiel est une des causes les plus puissantes de cette supériorité, ainsi que l'a dit Buffon. On ne saurait donc mettre trop de soin à entretenir ce sens dans les conditions les plus favorables à l'exercice de ses fonctions. L'épiderme qui couvre la surface de notre corps est susceptible de s'épaissir considérablement, et de diminuer ainsi l'impression des corps extérieurs. Tant que cet effet est peu marqué, il ne sort pas des vues de la nature, qui paraît nous avoir revêtus de cette membrane pour émousser et rendre moins douloureuses ces sortes d'impressions; mais si cet épaississement empêche de percevoir les diverses qualités des corps, telles que leur plus ou moins grande rudesse, leur degré de température, etc., il peut alors produire des sensations fausses, nous faire tomber dans des erreurs dangereuses, ou au moins nous laisser dans l'ignorance sur plusieurs points importans à connaître. Les travaux rudes, pénibles, les compressions long-temps exercées sur une partie, durcissent l'épiderme qui la couvre, et peuvent même produire des callosités douloureureuses. Le contact de corps pénétrés d'une forte chaleur détermine le même résultat. Il est bien plus important qu'on ne pense de détruire ces inconvéniens. La première de toutes les indications à remplir, c'est sans contredit de se soustraire à la cause du mal; mais si, par des raisons supérieures, on ne peut l'éviter, on doit tâcher au moins de l'affaiblir le plus possible. L'usage des bains partiels ou généraux remplira parfaitement ce but. Le bain ramollit l'épiderme; mais comme, en séchant, il reprend sa première consistance, il est important d'en diminuer l'épaisseur avec divers moyens mécaniques. Le plus simple et le plus expéditif, c'est de l'amincir avec un instrument tranchant. On l'use quelquefois à l'aide d'une pierre ponce, mais ce moyen est beaucoup moins efficace. Si l'on n'est plus soumis à la cause qui a produit l'épaississement de l'épiderme, celui-ci n'augmentera plus; mais il ne tardera pas à reprendre son épaisseur première, si la cause persiste; alors il faudra recourir aux mêmes expédiens.

On a proposé une multitude innombrable de substances et de préparations pour entretenir la souplesse et la fraîcheur de la peau. Les eaux distillées de roses, de plantain, de frai de grenouille, de fèves, de fraises, etc., les pommades de concombre, d'amandes douces, de cacao, de baume de la Mecque, ne peuvent effacer la ride la plus légère, ni détruire la moindre aspérité. Les recettes auxquelles les substances métalliques que nous avons signalées donnent quelques propriétés, ne peuvent que produire des accidens funestes, ainsi que nous venons de le voir.

C'est un usage bien ridicule et bien barbare, que celui de se plâtrer les cheveux avec un mastic composé d'amidon, de pommade et de sueur; c'est cependant ce que faisaient nos graves ancêtres, et ce que pratiquent encore aujourd'hui quelques individus qui ne peuvent se résoudre à suivre les progrès du sens commun. Supposons un instant qu'un sauvage débarque parmi nous, et voie un vieux magistrat se faire ainsi mastiquer la tête, que pensez-vous que dira ce sauvage dans son bon sens naturel? N'aura-t-il pas raison de s'imaginer que lui seul est l'être raisonnable, et que notre magistrat peut bien n'être qu'un huron risible?

La manière dont on porte généralement aujourd'hui les cheveux est bien certainement non-seulement la plus commode, mais encore la plus salutaire. La tête est le siège d'une transpiration abondante, qui se coagule en petites écailles furfuracées; il est important de détacher ces écailles au moyen du peigne, de la brosse, ou des lotions aqueuses: on favorise ainsi cette fonction, qui est sans doute d'une grande utilité. La teinture sous laquelle quelques personnes croient devoir déguiser la blancheur de leurs cheveux est un artifice qui peut n'être pas sans danger, selon les matières qu'on emploie à cet usage. Les préparations métalliques sont surtout funestes.

Il n'est pas indifférent de tailler les ongles de telle ou telle manière. Combien de personnes ne se sont-elles pas occasioné des douleurs cruelles, par la méthode vicieuse qu'elles employaient à se couper les ongles. Pour les mains, qu'ils soient coupés longs ou courts, peu importe, puisqu'il n'y a que la forme qui en souffre; mais pour ceux des pieds il n'en est pas de même.

Si les ongles des gros orteils sont coupés courts et en demi-cercle, voici ce qui arrive: l'ongle croît en longueur et en largeur; le pied étant pressé dans le soulier, les doigts sont comprimés latéralement; alors les chairs du gros orteil remontent sur les côtés, parce qu'elles ne sont plus maintenues par la résistance de l'ongle; celui-ci, croissant en largeur, pénètre peu à peu dans les chairs ainsi élevées, et cause une douleur intolérable, qui empêche tous les exercices, détermine souvent des inflammations dangereuses, et exige quelquefois une opération cruelle. Il faut donc couper les ongles des pieds carrément, de manière à ce que les deux côtés de l'ongle appuyent sur les chairs latérales, les empêchent de remonter, et que ne croissant pas dans ce sens, il ne puissent pénétrer dans les chairs. *Voyez* ONGLE.

Pour ce qui concerne la barbe, il est avantageux de la faire souvent, lorsqu'on est dans l'habitude de la couper. Une barbe longue retient la poussière et la sueur, elle pique, irrite la peau, occasionne des éruptions désagréables. Si on est dans l'habitude de la porter longue, il faut la laver et la peigner fréquemment.

Les dents exigent des soins particuliers. Les laver fréquemment avec de l'eau limpide, et les frotter légèrement avec une brosse médiocrement dure, tels seraient les seuls moyens qu'on devrait mettre en usage. Les poudres de corail, de pierre ponce, etc., dont les anciens et les modernes se sont servis ou se servent encore, usent l'émail des dents, et ne doivent être employées qu'avec les plus grands ménagemens. Beaucoup de personnes emploient des élixirs composés d'alcohol et de quelque huile essentielle. Nous pensons que ces préparations ne conviennent guère que dans quelques cas de scorbut, et qu'on doit les rejeter dans toutes les autres circonstances. Les liqueurs qui contiennent quelques acides, tels que l'acide sulfurique ou hydrochlorique sont très-funestes, puisqu'elles altèrent et détruisent l'émail des dents. L'action des opiats varie selon leur composition. Les pommades, dont on se sert pour les lèvres sont en général des cérats colorés qui ont la propriété de dissiper les gerçures de ces parties.

Les parties génitales sont le siége d'excrétions et d'évacuations plus ou moins odorantes. Il est donc important de les laver fréquemment à l'eau claire et fraîche. Les femmes doivent surtout réitérer ces lotions : il est une seule circonstance où elles sont intempestives. La corruption des mœurs a inventé plusieurs moyens pour mentir la sagesse ; mais si le libertinage peut se payer des simples apparences, la raison n'ignore pas que la véritable innocence a des caractères plus précieux et moins illusoires. Loin de nous la pensée de révéler à nos lecteurs ces coupables préparations !

Les bains généraux et locaux sont les plus puissans des cosmétiques. Les parfums peuvent aussi être considérés comme des cosmétiques ; il en sera traité aux mots *odeur* ou *parfum*.

(ROSTAN.)

COSTAL, adj., *costalis*, de *costa*, côte ; qui appartient aux côtes. Ainsi l'on dit la *plèvre costale*, les *cartilages costaux*, etc.

COSTO-ABDOMINAL (muscle). *Voyez* OBLIQUE (grand) de l'abdomen.

COSTO-CLAVICULAIRE (ligament) ; ligament placé entre

la clavicule et la première côte. *Voyez* ÉPAULE (articulations de l').

COSTO-CLAVICULAIRE (muscle). *Voyez* SOUS-CLAVIER.

COSTO-CORACOIDIEN (muscle). *Voyez* PECTORAL (petit).

COSTO-SCAPULAIRE (muscle). *Voyez* DENTELÉ (grand).

COSTO-TRACHÉLIEN (muscle). *Voyez* SCALÈNES.

COSTO-TRANSVERSAIRE (articulation). Nom que l'on donne aux articulations des côtes avec les apophyses transverses des vertèbres dorsales. *Voyez* POITRINE (articulations de la).

COSTO-TRANSVERSAIRES (ligamens). Ce sont les ligamens de ces articulations ; il y en a trois dans chacune d'elles, un *postérieur*, un *moyen* et un *inférieur*.

COSTO-VERTÉBRALE (articulation). On appelle ainsi les articulations des côtes avec le corps des vertèbres dorsales. *Voyez* POITRINE (articulations de la).

COSTO-XIPHOIDIEN (ligament); ligament attaché à la septième côte et à l'appendice xiphoïde du sternum. *Voyez* POITRINE (articulations de la). (A. BÉCLARD.)

COSTUS, s. m. On trouve, décrites sous ce nom, trois sortes de racines autrefois fort répandues dans le commerce, où elles sont aujourd'hui devenues très-rares. Elles proviennent du *costus arabicus* L., plante vivace de la famille des Amomées et de la monandrie monogynie, qui croît naturellement dans les contrées les plus chaudes de l'Amérique équinoxiale. Le *costus arabique*, qui est la variété la plus estimée, est en tronçons irréguliers, de la grosseur du pouce, gris à l'extérieur, d'un blanc sale à l'intérieur. La substance en est spongieuse et remplie d'une matière rougeâtre, qui paraît être résineuse. Son odeur est assez agréable, et analogue à celle de l'iris de Florence. Sa saveur est amère et un peu âcre. Ce médicament, à la fois tonique et stimulant, était jadis fort employé, et faisait partie d'un grand nombre de préparations officinales. Il est aujourd'hui totalement inusité. (A. RICHARD.)

COTE, s. f., *costa*. On donne ce nom à vingt-quatre os situés aux deux côtés de la poitrine. Ils appartiennent aux os longs par leurs dimensions, et aux os plats par leur forme. On les désigne de chaque côté, dans l'ordre de leur superposition, par les noms numériques de *première, seconde, troisième côtes*, etc., en comptant de haut en bas.

Toutes les côtes sont recourbées en forme d'arcs ayant leur

convexité tournée en dehors. Leur partie postérieure, dirigée de dedans en dehors, forme avec l'antérieure, beaucoup plus étendue et se portant d'arrière en avant, une sorte de coude qui, étant plus près de l'extrémité postérieure que de l'antérieure, fait paraître leur courbure plus grande en arrière qu'en devant; mais ce n'est qu'à l'endroit où elles changent de direction, que celle-ci est, en effet, très-prononcée. Au niveau du même point, les côtes sont comme tordues sur elles-mêmes : leur partie postérieure est contournée d'arrière en avant et de bas en haut, l'antérieure de dehors en dedans et de haut en bas; toutes deux forment, au point de torsion, un angle obtus, rentrant en haut, saillant en bas; et la côte, vue de son côté convexe ou concave, semble courbée en S à ses deux extrémités.

Les côtes sont articulées, en arrière, avec les vertèbres dorsales par trois facettes lisses : deux existent à leur extrémité, une supérieure et une inférieure, ordinairement plus grande; inclinées l'une vers l'autre, et séparées seulement par un bord anguleux, elles sont unies, dans chaque côte, au corps de deux vertèbres. La troisième facette occupe la partie interne d'une tubérosité située près de l'extrémité, à la face externe; elle est arrondie, inclinée en bas, et s'articule avec l'apophyse transverse de la vertèbre inférieure. L'extrémité de la côte étant légèrement renflée, on l'appelle la *tête* de la côte, *capitulum costæ;* la portion comprise entre cette tête et la tubérosité en est le *col*, quoique, dans la plupart des côtes, cette partie ne soit ni rétrécie ni arrondie : ce col n'est point distinct, en avant, de la face interne de l'os, et offre en arrière, où il appuie contre l'apophyse transverse de la vertèbre, des rugosités très-marquées. La direction des facettes qui se joignent aux vertèbres, par rapport au reste de la côte, est telle, que celle-ci a naturellement une position oblique, et que son extrémité antérieure est plus basse que la postérieure, qui est le point le plus élevé de l'os. En devant, les côtes sont unies par une facette concave, oblongue, inégale, à leurs cartilages de prolongement; l'extrémité qui présente cette facette est légèrement renflée, quoique moins épaisse que la postérieure. Les sept premières côtes sont articulées, par le moyen de leurs cartilages, avec le sternum ; il n'en est pas de même des cinq autres : c'est ce qui a fait distinguer les côtes en *vraies* et en *fausses*, ou en *sternales* et *asternales*, en *vertébro-sternales* et *vertébrales*. *Voyez*, pour les articulations des côtes, POITRINE (articulations de la).

Le corps des côtes, épais et étroit en arrière, va en s'élargissant et en s'amincissant en devant. Ses deux faces sont externe et interne, et ses bords supérieur et inférieur ; mais, à cause de la forme de l'os et de sa torsion, ces parties sont inclinées en différens sens : ainsi la face externe regarde un peu en haut, le bord supérieur en dedans ; la face interne, au niveau du col, est tournée en avant et en haut, etc. Le changement de direction de la face externe au point de torsion de la côte est marqué par une ligne saillante, inégale, oblique en bas et en dehors, qu'on nomme l'*angle* de la côte. L'intervalle compris entre cet angle et la tubérosité est rugueux ; le reste de la face externe est lisse, à part quelques inégalités très-variables. La face interne est également unie. Les bords sont larges en arrière et étroits en devant ; l'inférieur est divisé en deux lèvres, dans ses trois quarts postérieurs environ, par une gouttière peu marquée au col, très-profonde à l'angle, et s'effaçant insensiblement en devant. Le fond de cette gouttière est percé d'ouvertures vasculaires nombreuses, et dirigées, pour la plupart, d'avant en arrière. Depuis l'extrémité postérieure jusque près de l'angle, ses deux lèvres sont à la même hauteur, et l'interne est mince et dépourvue d'inégalités ; mais plus loin, l'une et l'autre sont rugueuses, et l'externe, qui n'est bien prononcée qu'à partir de la tubérosité, est plus mince, descend plus bas que l'autre, surtout au niveau de l'angle, et semble constituer seule le bord inférieur, tandis que la lèvre interne, arrondie et plus élevée, semble appartenir à la face correspondante. Cette disposition rend celle-ci beaucoup plus étroite que la face externe, le long de la gouttière. Au-delà de cette dernière, le bord inférieur continue de présenter des inégalités. Le bord supérieur en offre dans toute son étendue : ce bord est souvent partagé en deux lèvres dans sa portion épaisse, mais seulement après l'angle, par un sillon superficiel. Les inégalités des deux bords se prolongent souvent sur la partie rétrécie de la face interne. Les intervalles qui restent entre ces bords, dans les côtes voisines, forment les *espaces intercostaux*.

Les côtes diffèrent les unes des autres par leur longueur, leur largeur, leur direction, etc. : la première, la deuxième, la onzième et la douzième s'éloignent même un peu de la conformation générale.

La longueur des côtes augmente de la première à la septième, et diminue ensuite jusqu'à la dernière. Leur largeur décroît insensiblement de la première à la dernière, à quelques exceptions près. Les fausses côtes, et souvent la seconde et la troisième vraies, sont rétrécies en devant et plus larges à leur partie moyenne qu'à leurs extrémités. Les côtes sont d'autant plus obliques et écartées de l'axe de la poitrine qu'elles sont plus inférieures. Les plus longues et les plus inférieures sont les moins courbes. L'angle est d'autant plus rapproché de la tubérosité, que la côte est plus supérieure. La première et les deux dernières côtes, souvent aussi la dixième, n'ont qu'une facette à l'extrémité postérieure, au lieu de deux; les deux dernières manquent de tubérosité, la première et la douzième d'angle, les mêmes et la onzième de gouttière : la gouttière de la deuxième, son angle et celui de la onzième sont très-peu marqués. La première côte est fort courte, aplatie de haut en bas, et légèrement tordue en sens contraire des autres côtes; sa face supérieure offre quelques inégalités vers sa partie moyenne, et plus antérieurement deux dépressions séparées, près du bord interne, par une sorte d'épine; sa face inférieure est convexe dans son milieu, son bord externe épais, l'interne mince et tranchant, son extrémité antérieure plus épaisse que celle des autres côtes. La seconde a encore sa face externe tournée presque directement en haut : cette face présente une empreinte très-prononcée; les bords sont comme dans la première côte. La onzième et la douzième ont une extrémité antérieure très-mince; la dernière est très-courte et presque droite.

Les côtes sont compactes à l'extérieur et spongieuses intérieurement; le tissu spongieux est plus abondant, et la couche compacte plus mince aux endroits épais, comme aux extrémités, à la tubérosité. Elles n'ont point de canal médullaire. Leur développement a lieu de très-bonne heure, et d'abord par un seul point d'ossification; mais long-temps après la naissance, il s'en forme deux autres pour l'extrémité postérieure et la tubérosité, restées cartilagineuses.

Ces os, en général, plus minces et moins recourbés dans la femme que dans l'homme, sont sujets à quelques variétés individuelles. La douzième côte manque quelquefois, plus souvent des deux côtés que d'un seul, soit qu'il y ait aussi une vertèbre de moins, ou que cela n'ait pas lieu. D'autres fois il existe une paire de côtes, plus rarement une côte surnuméraire : c'est ordinairement une treizième, articulée avec la première vertèbre lombaire, quelquefois une placée au-dessus de la première et unie à la septième cervicale, mais s'étendant rarement au sternum. Une ou plusieurs côtes peuvent être très-élargies, perforées ou même bifurquées à l'extrémité antérieure, surmontées à la postérieure d'un prolongement qui se porte vers les côtes voisines, etc.

Les côtes forment la plus grande partie de la poitrine, et servent à protéger les viscères qui y sont contenus, les poumons particulièrement; elles concourent aux fonctions de ces derniers par les mouvemens dont leur forme allongée les rend susceptibles, mieux que ne le feraient des os également plats, mais larges, tels que sont ceux du crâne, du bassin, etc. Leur obliquité favorise leurs mouvemens; leur torsion est un résultat nécessaire de leur obliquité. Les inégalités de leur surface fournissent diverses insertions ligamenteuses et musculaires. Les côtes servent d'intermédiaires, dans divers mouvemens, au reste du tronc et à des muscles puissans (SACRO-LOMBAIRE, long DORSAL, muscles abdominaux), principalement en arrière, où elles sont plus épaisses. Leur gouttière contient et protège les vaisseaux et nerfs intercostaux. Les côtes inférieures protégent, en outre, plusieurs viscères abdominaux.

Les lésions les plus communes des côtes sont, comme celles des autres os, des fractures, des luxations, la carie, la nécrose, etc. Le RACHITIS les affecte d'une manière très-marquée.

CÔTES (cartilages des). Ils font suite aux côtes, dont ils conservent à peu près la forme, et sont légèrement recourbés d'avant en arrière, aplatis dans le même sens, et dirigés de dehors en dedans. Leur extrémité externe, arrondie, inégale, est intimement unie à l'extrémité de la côte. L'extrémité interne des sept cartilages supérieurs s'articule avec le sternum par une facette anguleuse, arrondie seulement dans le premier. Celle des cinq autres est mince et pointue; elle s'unit, dans les trois premiers seulement, au cartilage qui lui est supérieur. Le bord inférieur du sixième cartilage, les deux bords du septième et le bord supérieur du huitième présentent des facettes lisses, oblongues, au moyen desquelles ils s'articulent entre eux. La longueur et la largeur des cartilages costaux sont en rapport avec celles des côtes auxquelles ils appartiennent. Les deux premiers ont la même largeur dans toute leur étendue; les sixième, septième et huitième sont élargis à l'endroit où ils se touchent, les autres rétrécis du côté du sternum. Le premier et les deux derniers suivent la direction des côtes correspondantes; le second est horizontal, et les autres remontent d'autant plus obliquement vers le sternum, en se recourbant à peu de distance de la côte, qu'ils sont plus inférieurs.

Les cartilages des côtes ont une certaine souplesse et une grande élasticité. Ils s'ossifient presque constamment à un âge avancé, et ne diffèrent point alors des côtes: celui de la première s'ossifie avant les autres.

Les cartilages participent à quelques-unes des variétés que présentent les côtes. Quand celles-ci sont bifurquées en devant, ou simplement élargies, le cartilage correspondant est élargi, bifurqué, ou même double. Le cartilage de la septième côte n'atteint quelquefois pas le sternum, et cette côte devient une fausse côte: d'autres fois, au contraire, le huitième cartilage s'articule avec cet os, et il y a une côte sternale de plus.

Les usages des cartilages costaux sont de faciliter les mouvemens des côtes dans la respiration, et de tenir lieu de ces os à la partie antérieure de la poitrine. (A. BÉCLARD.)

COTYLOIDE, adj., *cotyloides*, *cotyloideus*, κοτυλώδης, qui ressemble à un vase appelé par les Grecs κότυλη; nom d'une cavité de l'os ilium qui reçoit la tête du fémur. *Voyez* ILIUM.

COTYLOIDIEN, adj., *cotyloideus*; qui appartient à la cavité cotyloïde: *bourrelet* ou *ligament cotyloïdien*.

COU et COL, s. m., *collum*, *cervix*, τράχηλος; partie rétrécie du tronc, comprise entre la tête et la poitrine. Ses limites ne sont pas très-tranchées, surtout du côté de la tête. Sa longueur n'est pas la même chez tous les individus. Quoique sa forme soit généralement arrondie, on peut le diviser en deux faces, une antérieure et une postérieure.

La face antérieure est bornée, en haut, ou du côté de la tête, par le contour de la mâchoire inférieure et les apophyses mastoïdes, en bas par le sternum et les clavicules. Sa partie moyenne et supérieure, presque horizontale, droite seulement quand la tête est fortement renversée en arrière, forme le dessous du menton, et se confond avec la paroi inférieure de la bouche. Au-dessous de cette première portion, on sent, sur cette face, à travers la peau, l'os hyoïde, et plus bas on voit la saillie du cartilage thyroïde, qui est d'autant plus rapprochée de cet os, que la tête est dans une flexion plus grande. Entre cette saillie et le bord supérieur du sternum, le toucher fait reconnaître le cartilage cricoïde et la trachée-artère, quelquefois masqués en partie par la glande thyroïde. Plus en dehors, on remarque de chaque côté la saillie du sterno-mastoïdien : très-rapprochées l'une de l'autre inférieurement, ces saillies s'écartent beaucoup en haut, où leur intervalle comprend toute la largeur de cette face. Une dépression légère indique souvent les deux portions dont est composé le sterno-mastoïdien près du sternum. Les battemens de l'artère carotide se font sentir entre la saillie de ce muscle et celle du larynx. Au delà du sterno-mastoïdien, la face antérieure du cou présente inférieurement une sorte de creux triangulaire, circonscrit par ce muscle, la clavicule et le bord saillant du trapèze; on y sent, à travers la peau, les muscles scalènes, angulaire, quelques glandes lymphatiques, le plexus brachial et les battemens de l'artère axillaire, et l'on y voit une légère saillie, formée par la veine jugulaire externe, et se continuant sur le sterno-mastoïdien : quelquefois une seconde veine, continue à celle-ci, soulève les tégumens plus bas et plus en devant qu'elle. La peau de la face antérieure du cou est blanche, fine, molle, remarquable par des rides transversales, dues à la contraction des muscles peauciers, et pourvue à sa partie supérieure, et dans l'homme adulte seulement, de poils qui font partie de la barbe.

La face postérieure constitue la nuque proprement dite, quoique cette expression en désigne plus spécialement le haut : bornée, du côté de la tête, par la protubérance et les lignes courbes supérieures de l'occipital, elle se continue inférieurement, sans ligne de démarcation tranchée, avec la partie supérieure du dos et les épaules. Elle présente, en haut, un enfoncement au milieu, et de chaque côté une saillie formée par les muscles extenseurs de la tête; quand celle-ci est fléchie, le creux s'efface, et les apophyses épineuses, qui en forment le fond, deviennent un peu plus saillantes. Ces apophyses sont plus marquées inférieurement, où les deux saillies musculaires s'aplatissent et s'élargissent. La peau de cette face est moins blanche, plus épaisse que celle de la face antérieure, dépourvue de rides et couverte de cheveux, comme la peau du crâne, à sa partie la plus élevée.

Le cou est composé d'os, de muscles, d'une aponévrose d'enveloppe, d'artères, de veines, de vaisseaux et de glandes lymphatiques, de nerfs, de tissus cellulaire et adipeux, et contient en outre une partie des glandes salivaires, le pharynx et le commencement de l'œsophage, le larynx, une partie de la trachée-artère, la glande thyroïde, enfin une portion de la moelle épinière.

La partie osseuse, celle du moins qui fait la base du cou et lui donne sa solidité, est la portion cervicale de la colonne vertébrale. Elle représente une sorte de tige qui s'élève de la poitrine, et que surmonte la tête, et se distingue principalement des autres parties de l'épine par une forme aplatie en devant, une étendue plus grande en travers que d'avant en arrière, une suite de trous logeant l'artère vertébrale, que présentent de chaque côté les apophyses transverses. Quoique entourée de parties molles, elle est beaucoup plus rapprochée des tégumens en arrière qu'en devant. Outre les vertèbres du cou, on trouve dans cette région l'os hyoïde, qui est comme suspendu au milieu des parties molles, au-dessus du larynx, et semble un appendice de la tête, par ses connexions avec les temporaux.

Les muscles du cou, extrêmement nombreux, sont différemment disposés en avant et en arrière. Ceux de la région antérieure sont situés, les uns devant le larynx et la trachée-artère ou à leur niveau, les autres sur un plan plus postérieur, immédiatement au devant ou sur les côtés de la colonne vertébrale. Parmi les premiers, les peauciers et sterno-mastoïdiens seuls s'étendent à toute la longueur du cou; les autres sont bornés par l'hyoïde, et placés, soit au-dessus, soit au-dessous de cet os. Les muscles peauciers sont immédiatement sous la peau, qu'ils doublent, pour ainsi dire, et à laquelle ils tiennent par un tissu cellulaire serré. Les sterno-mastoïdiens, situés obliquement le long des parties latérales du cou, et beaucoup moins étendus en largeur que les peauciers, leur sont partout subjacens, si ce n'est à leur extrémité supérieure, prolongée au delà de ces muscles, et en partie sous-cutanée, en partie cachée par la glande parotide. Les muscles que l'on trouve au-dessous de l'os hyoïde sont, de chaque côté, le sterno-hyoïdien, le sterno-thyroïdien, le thyro-hyoïdien et l'omoplat-hyoïdien. Les trois premiers sont près de la ligne médiane, et reposent sur la trachée-artère et le larynx; le sterno-hyoïdien est situé devant les deux suivans, placés l'un au-dessus de l'autre, mais moins large que ceux-ci, qui le débordent en dehors, et dont la direction, un peu différente de la sienne, fait aussi que supérieurement il est plus en dedans qu'eux. Tous trois ne sont recouverts, en haut, que par le peaucier; mais inférieurement les sterno-hyoïdien et sterno-thyroïdien s'enfoncent derrière le sterno-mastoïdien. L'omoplat-hyoïdien, subjacent à ce dernier, qu'il croise obliquement, le dépasse en avant et en arrière, et n'est recouvert, dans l'un et l'autre sens, que par le peaucier; sa partie antérieure est presque parallèle aux trois autres muscles, et en partie appliquée sur eux. Tout-à fait en arrière, ce muscle devient très-profond en s'enfonçant sous le trapèze et la clavicule. Les muscles sus-hyoïdiens sont le digastrique, les stylo-, mylo-, génio-hyoïdiens et les stylo-, hyo-, génio-glosses. Le digastrique, le plus superficiel et le plus étendu de ces muscles, n'est séparé du peaucier que vers son milieu, où la glande maxillaire le recouvre, et à son extrémité postérieure, qui s'enfonce sous le sterno-mastoïdien et les splénius et petit complexus de la région postérieure. Sous le digastrique sont, en arrière, le stylo-hyoïdien, en avant, le mylo-hyoïdien : celui-ci le dépasse de chaque côté, et est en partie immédiatement sous le peaucier et la glande maxillaire. Le génio-hyoïdien est sous le mylo-hyoïdien, le stylo-glosse sous le stylo-hyoïdien, le digastrique et la glande maxillaire. L'hyo-glosse, en partie subjacent aux mylo- et génio-hyoïdiens, s'étend plus loin qu'eux en arrière, où les digastrique, stylo-hyoïdien et stylo-glosse le recouvrent aussi. Le génio-glosse, adossé à son semblable, est sous l'hyo-glosse, qu'il dépasse en avant, où il se trouve sous les mylo- et génio-hyoïdiens et sous la glande sublinguale. Les muscles qui avoisinent la colonne vertébrale sont les grands et petits droits antérieurs de la tête, les longs du cou, les droits latéraux, les inter-transversaires antérieurs du cou, et les scalènes antérieurs et postérieurs. Le grand droit est en dehors et au devant du long du cou, qui est situé très-près de la ligne médiane; le petit droit en partie derrière le grand, en partie au delà de son bord externe. Ces trois muscles sont placés, au milieu, derrière le pharynx et l'œsophage, et séparés, sur les côtés, des muscles du plan antérieur, par un grand intervalle occupé par les principaux vaisseaux et nerfs du cou; ils reposent immédiatement sur la partie antérieure des vertèbres et sur leurs articulations entre elles et avec la tête. Les droits latéraux sont, en dehors des petits droits antérieurs, et un peu plus en arrière, les inter-transversaires, derrière les grands droits; les scalènes, sur les côtés de la colonne, derrière le sterno-mastoïdien et l'omoplat-hyoïdien : le scalène postérieur, dépassant le premier de ces muscles en dehors, est en partie sous-cutané, ou séparé de la peau seulement par le peaucier et du tissu cellulaire et adipeux plus ou moins abondant. Outre tous ces muscles, ceux qui sont propres au LARYNX et au PHARYNX appartiennent encore à la partie antérieure du cou.

Une aponévrose d'enveloppe partielle recouvre les muscles de la partie moyenne et antérieure du cou. Cette aponévrose se fixe, en haut, à la mâchoire inférieure, derrière les muscles peauciers, en se continuant latéralement avec les ligamens stylo-maxillaires, descend de là sur la glande maxillaire et les muscles sus-hyoïdiens, puis sur les sous-hyoïdiens, se fixe à la saillie du cartilage thyroïde, et se divise inférieurement en deux lames, une antérieure ou superficielle, et une postérieure ou profonde. La lame antérieure, placée immédiatement sous la peau, dans l'intervalle des muscles peauciers, unit les tendons des sterno-mastoïdiens ; la postérieure, séparée de la précédente par l'épaisseur du sternum, s'attache à la partie postérieure de cet os, et recouvre immédiatement les sterno-hyoïdiens, en même temps qu'elle occupe leur intervalle : du tissu cellulaire graisseux, des veines et des glandes lymphatiques sont contenus entre ces deux lames. L'aponévrose dont il s'agit se confond en divers endroits, particulièrement sur les côtés, avec le tissu cellulaire ; elle est elle-même très-mince et celluleuse dans certains sujets, tandis que, dans d'autres, comme dans ceux qui sont maigres et fortement musclés, on la trouve quelquefois aussi distincte que les aponévroses des membres : sa partie supérieure et ses deux lames inférieures en sont les points les plus apparens. Cette aponévrose joint aux usages généraux des gaînes aponévrotiques celui de former par son adhérence au cartilage thyroïde et au sternum une sorte de cloison qui ferme le haut de la poitrine et la sépare du cou, soutient les parties molles, et les empêche de céder à la pression de l'air dans l'inspiration, et de comprimer la trachée-artère, ou de s'enfoncer du côté de la poitrine. Sa disposition fait que, dans les maladies, les tumeurs situées au-devant d'elle se développent librement à l'extérieur, ne gênent point la respiration, sont éloignées des vaisseaux et des nerfs importans, et par-là même faciles à extirper, qu'il en est à peu près de même de celles qui sont placées entre ses deux lames, et qu'au contraire les tumeurs qui ont leur siége au-dessous de la lame profonde se distinguent par leur forme aplatie, leur peu de mobilité, causent des accidens graves par la compression qu'elles exercent sur la trachée-artère et l'œsophage, et entraînent de grands dangers dans leur extirpation.

Les muscles de la partie postérieure du cou se prolongent presque tous au dos, quelques-uns même tout le long de la colonne vertébrale; un petit nombre seulement est borné au cou. Le premier qui se présente sous la peau est le trapèze; il tient à cette membrane par un tissu cellulaire dense, comme fibreux à la partie supérieure du cou. Sur un second plan se trouvent le splénius et l'angulaire, celui-ci plus en dehors que le splénius, et le recouvrant un peu; tous deux se dégagent, en haut, de dessous le trapèze, pour s'enfoncer sous le sterno-mastoïdien; l'angulaire est sous-cutané entre ce dernier et le trapèze. Une troisième couche est formée par le sacro-lombaire, que cache l'angulaire, le transversaire, couvert par ce muscle et le splénius, les petit et grand complexus, subjacens à ce dernier. Ces quatre muscles sont comme imbriqués et couchés les uns sur les autres de dehors en dedans; le grand complexus est placé, en haut et en dedans, sous le trapèze, dans un intervalle que les splénius laissent entre eux. Enfin on trouve, sur un quatrième plan, le transversaire épineux, caché par le grand complexus, les inter-transversaires postérieurs, situés sous les muscles splénius, transversaire et sacro-lombaire, et les droits postérieurs et obliques de la tête, entièrement subjacens aux petit et grand complexus, excepté l'oblique supérieur, qui, entre ces deux muscles, est couvert par le splénius : sous le transversaire épineux, sont encore les inter-épineux du cou. Cette dernière couche musculaire touche immédiatement les vertèbres et leurs ligamens.

Des troncs artériels et veineux considérables traversent le cou, en y laissant différentes branches, dont les unes sont bornées à cette région, et les autres s'étendent à la tête, au dos, ou aux membres supérieurs. Les troncs, tous situés à la partie antérieure, où ils occupent des espaces qui restent entre les muscles, et que remplissent, en outre, du tissu cellulaire abondant, des nerfs et des glandes lymphatiques, sont, d'une part, l'artère carotide primitive et ses deux divisions, les carotides externe et interne, et la veine jugulaire interne, d'autre part les portions sous-clavière et axillaire du tronc brachial et les veines correspondantes; la veine jugulaire externe est encore un tronc veineux, mais superficiel, et non renfermé dans un espace celluleux, comme les précédens. (*Voyez* CAROTIDE, JUGULAIRE, etc.) Les branches principales, propres au cou, sont, à la partie antérieure, les vaisseaux thyroïdiens supérieurs et inférieurs, l'artère et la veine pharyngiennes inférieures ; à la partie postérieure, l'artère cervicale profonde, et au milieu, de chaque côté, la veine vertébrale. Celles qui s'étendent plus loin sont les artères linguale, labiale, occipitale, auriculaire postérieure et les veines du même nom, les artères vertébrale, cervicale transverse et scapulaire supérieure. Les vaisseaux occipitaux, les artères vertébrale et cervicale transverse sont en partie situés en arrière ; les autres n'occupent que le devant du cou. Tous ces vaisseaux sont placés, soit dans les espaces qui logent les troncs ou dans des espaces propres, soit entre les différentes couches musculaires ; en devant, les plus superficiels sont encore séparés de la peau par le peaucier.

Les nerfs du cou, tant ceux qui lui appartiennent en propre que ceux qui viennent s'y terminer ou ne font que le traverser, sont les nerfs cervicaux et leurs divisions, ainsi que le plexus cervical et ses différentes branches, le plexus brachial et le nerf sus-scapulaire, le nerf spinal, les branches inférieures du facial, le pneumo-gastrique et ses rameaux laryngé et récurrent, la portion cervicale du grand nerf sympathique, l'hypoglosse et son rameau descendant, le glosso-pharyngien, le lingual. Les uns suivent le trajet des vaisseaux sanguins ; les autres sont isolés et logés, comme ceux-ci, dans des espaces celluleux propres, ou couchés entre les muscles : il en est de superficiels et de profonds.

Le tissu cellulaire du cou, quoique très-abondant, contient en général peu de tissu adipeux, si ce n'est dans les grands intervalles que les muscles laissent entre eux, comme entre le trapèze et le sterno-mastoïdien : cependant cela varie suivant les individus. C'est principalement de la quantité de graisse accumulée, du volume du larynx et de celui de la glande thyroïde, que dépendent les différences que présente la forme du cou, suivant l'âge, le sexe, etc.

En raison du grand nombre de parties qui entrent dans sa composition, le cou est le siége de beaucoup de maladies. Outre celles qui peuvent survenir dans toutes les parties du corps, comme les plaies, les abcès, les ulcères, on y observe différens anévrysmes, le goître, le torticolis, l'engorgement des ganglions lymphatiques, des luxations des vertèbres, etc. La bronchotomie, l'œsophagotomie, la ligature des artères carotide, sous-clavière et axillaire; la saignée de la veine jugulaire externe, l'opération du séton, y sont pratiquées. (A. BÉCLARD.)

COUCHE ou COUCHES, s. f., *puerperium; temps des couches* ou *suites de couches*: espace de temps qui suit l'accouchement, pendant lequel l'utérus, les autres organes génitaux et même toute l'économie reviennent à leur état ordinaire, d'où la gestation les avait fait sortir. H. Eichèle (*Diss. inaug. de Puerperio.*) en donne cette définition : *L'accouchement avec ses suites est l'effort qui réprime la force expansive qui a prédominé jusqu'alors, ramène la force contractive au plus haut degré qu'elle puisse atteindre, et replace les parties génitales dans l'état indifférent d'où la conception les avait tirées.* Le mot *couches*, de même que le mot latin qui lui correspond, se prennent quelquefois dans un sens plus étendu, et expriment l'accouchement et ses suites; d'autres fois leur signification est plus restreinte, et ils indiquent seulement l'écoulement des lochies. Je ne dois pas m'occuper ici des autres acceptions de ce mot. On a divisé les suites de couches en *naturelles* et *non naturelles* ou *morbides*: les naturelles sont l'état physiologique dont je viens de présenter le tableau; les non naturelles sont les diverses maladies qui peuvent se manifester pendant la durée du temps des couches. Je n'adopterai pas cette dénomination surannée; mais, conformément au plan que je me suis tracé, et que j'ai indiqué au mot ACCOUCHEMENT, je vais m'occuper d'abord, dans cet article, des conditions anatomiques et physiologiques qui caractérisent cet état, et des soins qu'il exige de la part du médecin; puis je traiterai des cas qui s'écartent de l'ordre naturel, me bornant à des considérations générales, relatives à l'influence des suites de couches sur la production des maladies, sur leur marche, et aux modifications qu'elles nécessitent de faire à leur traitement, ainsi qu'à l'influence que les maladies exercent sur ces phénomènes, en renvoyant, pour les détails, aux articles où ces maladies seront exposées en particulier.

Lorsque le terme de la gestation est arrivé, l'utérus, qui est alors parvenu à son plus haut point de développement, et a subi dans sa situation, son volume, sa figure, sa texture et ses propriétés, les changemens les plus notables, commence à se contracter lentement et faiblement d'abord, puis avec une énergie toujours croissante jusqu'à l'expulsion du fœtus. Cette contration intermittente et douloureuse, tant qu'elle a éprouvé de la résistance, se fait ensuite d'une manière continue et rapide, et sans que la femme en ait la conscience, jusqu'à ce que les parois de l'organe se soient appliquées sur le délivre et le sang plus ou moins coagulé qui l'accompagne. La résistance qu'elles rencontrent alors rend à leur contraction son premier caractère, mais à un degré moindre et proportionné à l'intensité de cette même résistance. Le délivre expulsé, la contraction continue jusqu'à ce que l'utérus soit revenu au volume qu'il avait avant la conception, ce qui a lieu au bout d'un temps plus ou moins considérable, qu'on peut, en terme moyen, évaluer à douze ou quinze jours. Il est à remarquer : 1° que la contraction de l'utérus, insensible et continue tant qu'il n'existe point de résistance, devient intermittente et douloureuse, quand elle en éprouve, soit de la part de caillots contenus dans la cavité de cet organe, soit de la part des sucs qui abreuvent ses parois, ce qui constitue ce qu'on appelle *tranchées utérines*; 2° que cet organe reste toujours un peu plus volumineux qu'il n'était avant que la femme ait conçu. Dans les premiers temps, les parois de l'utérus diminuant rapidement d'étendue en largeur, leur épaisseur augmente à mesure qu'elles se resserrent. En effet, les divers tissus qui composent cet organe ne reviennent pas sur eux-mêmes avec autant d'énergie et de promptitude que le tissu musculaire; et il ne suffit pas que, les vaisseaux reprenant graduellemnt leur flexuosité et leur calibre, le sang afflue avec moins d'abondance dans les artères, et soit poussé plus promptement des branches veineuses dans les troncs, de même que la lymphe dans les veines lymphatiques; il faut encore qu'il y ait absorption d'un excès de substance, qui s'est produit pendant la gestation par l'activité augmentée de la nutrition. Il résulte de ce mode de contraction, que les parois ne peuvent s'appliquer exactement l'une contre l'autre, et que la cavité qu'elles circonscrivent reste et plus spacieuse et plus béante, de sorte que le sang s'y amasse en quantité plus ou moins grande. Bientôt cependant la diminution a lieu proportionnellement dans toutes les dimensions, et la cavité reprend son exiguité ordinaire. La disposition que je viens de décrire, et qui signale le prémier temps du retour de l'utérus à son état primitif, est d'autant plus marquée, que les parois de cet organe ont été plus fortement distendues, qu'elles l'ont été plus souvent et à des époques plus rapprochées, que leur distension a cessé d'une manière plus rapide, que, par cela même, leur resserrement a été l'effet d'un moindre nombre de contractions énergiques, et qu'elles restent plus engorgées après l'accouchement.

La surface de la cavité utérine reste recouverte par une portion de la membrane caduque, que Noortwick et d'autres ont prise pour les restes du tissu cellulaire qui attachait l'œuf; dans le lieu où était inséré le placenta, elle est très-inégale, légèrement proéminente, et d'une couleur plus foncée. Ces inégalités ont été regardées par quelques anatomistes comme des crêtes destinées à s'enfoncer dans des sillons du placenta, et des cavités qui recevaient les lobes ou cotylédons de ce corps; mais nous verrons (articles PLACENTA et OEUF) que la surface utérine de ce corps est plane, et que l'idée qu'on s'était faite de son mode d'adhérence à l'utérus est dénuée de fondemens. Ces inégalités paraissent dépendre de l'excessive distension des vaisseaux, et surtout des veines dans cet endroit pendant la grossesse, et de ce que ces vaisseaux sont par conséquent plus longs à revenir sur eux-mêmes. La surface interne de l'utérus devient le siége d'une sécrétion que l'on désigne sous le nom de *lochies*. L'orifice reste fort dilaté après l'accouchement; ses bords minces et flasques sont pendans dans le vagin. Il revient ensuite sur lui-même proportionnellement au reste de l'organe, et reprend sa constitution primitive, si ce n'est qu'il reste un peu plus volumineux, et que, si ses lèvres ont éprouvé quelque déchirure lors du passage du fœtus, elles en conservent les cicatrices, qui les rendent inégales et bosselées. Le vagin se raccourcit; ses rides, effacées pendant le dernier temps de l'accouchement, reparaissent; il perd l'excès de dilatation qu'il avait acquis, mais il ne revient pas aussi complétement que l'utérus. L'orifice de ce conduit et la vulve éprouvent les mêmes changemens, mais avec plus de promptitude. D'abord les grandes lèvres sont minces et distendues, ainsi que le périnée; et la partie postérieure du contour de la vulve est flasque, froncée et proéminente en dehors. Souvent il y a quelque éraillement de l'épiderme qui occasionne un sentiment de cuisson d'autant plus vif, que le sang qui s'écoule baigne les houpes nerveuses nouvellement découvertes ; quelquefois même il existe quelque déchirure au bord antérieur du périnée ou des grandes lèvres ; et après un premier accouchement, la fourchette est presque infailliblement rompue. Les ligamens larges semblent se reformer par le rapprochement des deux feuillets qui les composent; les ligamens ronds se raccourcissent et se resserrent. Les parois antérieures de l'abdomen, excessivement lâches, n'exercent plus sur les viscères et les vaisseaux contenus dans cette cavité cette pression douce et continue si favorable à l'exécution de leurs fonctions. La cessation de cette pression, qui a été plus forte dans les derniers temps de la grossesse qu'à toute autre époque de la vie, a des effets d'autant plus sensibles qu'elle s'est faite brusquement. Le sang afflue avec rapidité dans le système capillaire et dans les veines, et s'y accumule, tandis que d'un autre côté l'utérus en reçoit beaucoup moins ; ainsi il y a une sorte de compensation, et la cavité abdominale ne paraît pas recevoir une plus grande quantité de sang que pendant la grossesse. Cependant c'est à cette espèce de dérivation du sang que Van-Swieten et d'autres pathologistes attribuent en grande partie les syncopes auxquelles sont sujettes les nouvelles accouchées. Mais ces syncopes s'observent bien moins fréquemment qu'ils ne le disent ; et quand elles ont lieu, ou elles sont la suite d'une grande hémorrhagie interne ou externe, ou elles tiennent à l'hystérie, causes auxquelles ces auteurs ont trop peu accordé. C'est aussi ce changement dans la circulation abdominale que quelques médecins, tels que Stoll, regardent comme la principale cause qui rend les péritonites si fréquentes chez les femmes en couches.

L'état de ces femmes présente encore, sous le point de vue physiologique, des modifications remarquables. Le pouls, immédiatement après l'accouchement, est serré et fréquent ; mais bientôt il perd sa fréquence, et devient souple et développé, et il n'éprouve plus de changement que pendant la *fièvre de lait*. Le sang conserve encore pendant quelque temps les qualités que lui a imprimées l'état de grossesse ; aussi celui qui s'écoule à l'instant de la délivrance, ou peu après, forme-t-il un caillot ferme et tenace. La femme est dans un état de faiblesse et d'abattement proportionné à la quantité de sang qu'elle a perdu, ainsi qu'à la longueur et à l'intensité du travail de l'enfantement. Souvent même, par cette dernière cause, elle ressent une lassitude générale. La sensibilité est fort exaltée, tant par l'effet des deux causes dont je viens de parler, que parce qu'elle avait déjà reçu cette modification pendant la grossesse. L'appétit est ordinairement assez vif ; mais il ne serait pas prudent de le satisfaire, car on conçoit facilement par ce qui vient d'être dit que les fonctions digestives sont affaiblies. La peau, sèche d'abord, ne tarde pas à se couvrir d'une douce moiteur, qui se change facilement en une sueur abondante. La matière excrétée par la transpiration a une odeur particulière, tirant sur l'aigre. Elle excite souvent, en traversant la peau, un sentiment de picotement; et, lorsque la sueur est augmentée par quelque circonstance, il est très-ordinaire de voir paraître une éruption miliaire. On peut le plus souvent faire naître cette éruption à volonté, soit sur toute la surface du corps, soit sur une partie seulement, en accumulant des couvertures. Aussi doit-on la regarder, non comme le résultat d'un travail dépuratoire, mais comme l'effet local de la sueur. J'ai toujours cherché à éviter des sueurs trop copieuses, et je n'ai vu que rarement de ces éruptions; à l'exemple des meilleurs praticiens, je n'ai jamais hésité à les faire disparaître, en diminuant les sueurs avec les précautions convenables. Non-seulement il n'en est résulté aucun mal, mais même les femmes en ont éprouvé un grand soulagement. Long-temps on a cru que cette transpiration était destinée à évacuer le lait, qui, sécrété dans les mamelles, ne reçoit pas sa destination naturelle pour la nourriture de l'enfant, ou au moins les matériaux qui devaient servir à sa formation. L'abondance de cette transpiration, son odeur particulière, ce sentiment de picottement qu'elle excite, cette disposition aux éruptions milliaires, semblaient donner du poids à cette opinion. On pensait aussi qu'elle servait à débarrasser le sang de la sérosité surabondante qui s'y est mêlée dans les derniers mois de la grossesse. Ce dernier point n'a pas été contesté, mais on a rejeté la première idée comme tenant trop à une physiologie humorale. Cependant on ne peut nier que le lait, une fois sécrété dans la mamelle, ne doive être résorbé par les vaisseaux lymphatiques, s'il ne trouve pas son écoulement par ses conduits excréteurs, et être reporté dans le torrent de la circulation pour être ensuite éliminé par les divers émonctoires. On sait en même temps que souvent, chez les femmes qui n'allaitent pas et chez celles qui ont sevré, la sécrétion du lait continue encore long-temps, et qu'une petite quantité seulement s'écoule par le mamelon. Or, l'augmentation de la transpiration, qui se perpétue pendant long-temps après l'accouchement, tandis que les autres sécrétions ne subissent aucun changement, indique assez que la nature a choisi cette voie pour se débarrasser des humeurs superflues. Mais il ne s'ensuit pas que le lait en nature et avec toutes ses qualités physiques et chimiques passe dans le sang, et circule dans toute l'économie. Ce n'est pas ici le lieu d'examiner les questions de pathologie qui se rapportent à ce point; elles seront traitées ailleurs. (*Voyez* LAITEUSES (maladies). La sécrétion de l'urine ne présente rien de remarquable; son excrétion éprouve souvent de la difficulté à cause du gonflement du méat urinaire, lorsque celui-ci a été fortement comprimé par la tête du fœtus, et que cette pression a duré long-temps. Il y a ordinairement constipation, soit que cette constipation soit la suite de celle qui a souvent lieu vers la fin de la grossesse et qu'elle dépende des mêmes causes, soit qu'elle dépende de l'abondance de la transpiration et de la déperdition qui a lieu par les lochies.

Après avoir tracé le tableau de l'état des nouvelles accouchées, il convient de revenir en particulier sur les principaux phénomènes dont je n'ai pas parlé avec assez de détail : ce sont les *tranchées* et les *lochies*. Nous avons vu que les *tranchées* sont dues à la contraction de l'utérus, et quelles conditions de cet organe influent sur leur production et leur intensité; nous pouvons, d'après cela, nous rendre compte des différences qu'elles présentent. En général, les femmes en sont exemptes à leurs premières couches, et ces tranchées deviennent de plus en plus intenses aux couches suivantes. Elles sont aussi plus intenses après un accouchement très-facile qu'après un accouchement long et un peu difficile. Cependant, lorsqu'il l'a été à un degré fort considérable, les tranchées sont souvent fort douloureuses, parce que l'utérus est tout endolori par suite de la fatigue extrême qu'il a éprouvée. Ces tranchées commencent peu d'instans après la délivrance, elles acquièrent bientôt leur plus haut degré d'intensité, et vont ensuite en s'éloignant et en diminuant jusqu'à l'époque de la fièvre de lait, où elles cessent souvent. Quand l'utérus renferme un caillot volumineux, elles deviennent de plus en plus vives jusqu'à ce qu'il soit expulsé; après quoi elles se trouvent fort diminuées. Dans quelques cas, elle se prolongent bien au delà de la fièvre de lait; elles diminuent seulement pendant la durée de cette fièvre. Les tranchées utérines se distinguent des autres douleurs, parce qu'elles reviennent à des intervalles assez grands et réguliers, que pendant la douleur le globe de l'utérus durcit, et qu'elles sont suivies de l'expulsion de quelque caillot ou d'une plus grande quantité de liquide. Lorsque l'enfant saisit le mamelon, la douleur qu'il excite dans cette partie détermine souvent aussi le développement d'une tranchée. Il est superflu de combattre le ridicule préjugé : que plus l'enfant a de tranchées, moins la mère en éprouve, et *vice versâ*.

Les *lochies* se présentent dans l'ordre suivant : immédiatement après la délivrance et l'issue du flot de sang qui l'accompagne, tout écoulement est suspendu, probablement parce que le sang qui transsude de la surface de l'utérus s'accumule dans la cavité de cet organe; mais bientôt du sang pur commence à couler. Au bout de douze à quinze heures, ce sang perd de sa consistance, sa couleur devient moins foncée; et après quelque temps, il ne s'écoule plus qu'une sérosité sanguinolente. La fièvre de lait survient quarante-huit heures après l'accouchement. L'écoulement des lochies est alors complétement suspendu, quelquefois il est seulement diminué. Lorsque la fièvre de lait est terminée, les lochies reparaissent, mais alors elles sont d'un blanc jaunâtre, et plus ou moins épaisses. Elles continuent ainsi pendant quinze jours, trois semaines, ou un mois; chez quelques femmes qui n'allaitent pas, elles ne cessent qu'à l'époque où les règles reparaissent, ce qui a ordinairement lieu six semaines ou deux mois après l'accouchement, et ce que l'on appelle vulgairement le *retour de couches*. Les lochies, suivant leur couleur, ont été distinguées en *lochies sanguinolentes*, *lochies séreuses*, et *lochies laiteuses*, *puriformes* ou *purulentes*. Ces dernières dénominations ont été données, non-seulement en raison de la couleur de la matière excrétée, mais encore par suite de l'idée qu'on s'est faite de la nature de cette matière. Aussi les gardes disent-elles que *le lait coule par en bas* pour désigner les lochies du troisième temps. L'odeur des lochies est d'abord fade, c'est celle du sang lui-même; mais peu à peu elles prennent un caractère de fétidité particulière, que l'on retrouve toutes les fois que des caillots ou quelque autre substance se putréfie dans l'utérus ou le vagin, et qui est sûrement due à la décomposition d'une portion de la membrane caduque ou de quelque caillot. Dans ce dernier cas, les lochies prennent souvent une couleur noirâtre. Vers les derniers temps, leur odeur est uniquement celle de la mucosité qu'elles entraînent. On a comparé l'odeur des lochies à celle d'un civet de lièvre. Pour moi, je n'ai jamais trouvé d'analogie entre ces deux odeurs; mais la manière de juger les odeurs varie suivant les personnes. C'est à cette odeur des lochies qu'on attribue surtout ce qu'on appelle l'*odeur des couches*, *gravis odor puerperii*, odeur qui est plus ou moins forte, suivant qu'on entretient plus ou moins de propreté autour des nouvelles accouchées, et d'après laquelle quelques personnes assurent pouvoir juger d'un accouchement précédent. Mais à l'odeur des lochies se joint aussi celle de la transpiration et celle du lait, qui, en suintant du mamelon, imbibe les linges et s'y aigrit. Les lochies sont en général plus abondantes chez les femmes dont la menstruation est copieuse, chez celles qui ont déjà eu plusieurs enfans, ou qui font usage d'un régime trop nourrissant ou échauffant, et chez celles qui n'allaitent pas. Les lochies sanguinolentes se prolongent souvent bien au delà du terme ordinaire; souvent aussi le sang, qui avait cessé de teindre la matière de l'écoulement, reparaît par intervalle, ce qui tient ordinairement à quelque écart de régime. On a vu des femmes n'avoir pas de lochies; mais malgré ces exemples très-rares, l'absence de cette excrétion ne doit pas moins inspirer des craintes, car c'est le plus souvent à quelque maladie grave, déclarée ou imminente, qu'on doit l'attribuer. Van-Swicten, Joerg et d'autres médecins ont comparé la surface interne de l'utérus après la séparation du placenta et des membranes de l'œuf à une large plaie qui doit suppurer, et ensuite se couvrir d'une cicatrice. L'écoulement des lochies leur offrait l'image des fluides qui s'écoulent d'une plaie récente, et il y a en effet une analogie assez grande. Ceux qui regardaient la membrane caduque comme le produit de l'exfoliation de la membrane interne de l'utérus trouvaient dans cette circonstance une nouvelle preuve. Astruc, appliquant à la théorie de cette excrétion son hypothèse sur la menstruation, attribuait les changemens successifs de l'écoulement sanguin au resserrement progressif des orifices des sinus utérins, et l'écoulement puriforme à la lymphe laiteuse qui suintait des appendices vermiformes qu'il supposait entourer ces sinus. L'opinion la plus généralement répandue actuellement, et qui paraît la plus vraisemblable, se rapproche beaucoup de cette dernière. On pense que le sang qui s'écoule vient des orifices qui le versaient dans les sinus du placenta. En effet, ce sang sort avec beaucoup moins d'abondance, et devient de plus en plus séreux, à mesure que les vaisseaux utérins se contractent. Si la contraction de l'utérus se fait lentement, qu'il y ait *inertie* de cet organe, l'écoulement de sang augmente presque immanquablement, au point de constituer une hémorrhagie souvent très-grave. La matière, qui est ensuite excrétée est regardée comme le produit d'une sécrétion de la membrane muqueuse de l'utérus, et on y reconnaît un mucus altéré analogue à celui qui est excrété dans d'autres circonstances, mucus qui, en affluant dans la cavité de l'utérus, achève de détacher, et entraîne avec lui les restes de la membrane caduque. Peut-être doit-on admettre que l'épiderme de la membrane muqueuse se sépare alors; mais si l'existence de la membrane muqueuse elle-même est si difficile à prouver que des anatomistes très-habiles se croient fondés à nier son existence, comment pourrait-on prouver la séparation et la régénérescence de cet épiderme? Les rapports qui existent entre les menstrues et les lochies donnent du poids à cette opinion. Eichèle cherche encore à la fortifier en remarquant que l'utérus, outre ses autres fonctions, exerce aussi celles d'organe sécréteur, et qu'après avoir subi un si grand développement pendant la gestation, après que sa vitalité a été si notablement exaltée, il est dans les circonstances les plus propres à fournir une sécrétion abondante, et que ce n'est qu'au moyen de cette sécrétion qu'il peut revenir à son état ordinaire. D'ailleurs, s'il était vrai que la cavité de l'utérus présentât alors une large surface, d'abord saignante, et ensuite suppurante, ne devrait-il pas se développer une fièvre traumatique proportionnée? Peut-être regardera-t-on comme telle la fièvre de lait? Mais cette fièvre n'est nullement en rapport avec la marche de cette prétendue plaie; elle appartient évidemment à un autre ordre de phénomènes. Comment concevoir aussi qu'une surface qui offrirait une cicatrice tant de fois renouvelée, pourrait encore être apte à exercer les fonctions qu'elle doit remplir pendant la menstruation et la gestation?

Je n'ai jusqu'à présent parlé que des phénomènes qui appartiennent exclusivement à l'état de couches; mais en même temps que ces phénomènes ont lieu, il s'en développe d'autres qui sont relatifs à la sécrétion du lait, et dont l'exposition sera faite à l'article LACTATION. Je me bornerai à les indiquer seulement ici, pour faciliter l'intelligence de ce qui va suivre. Pendant les deux premiers jours qui suivent l'accouchement, la sécrétion du lait est peu abondante, et les mamelles n'augmentent pas notablement de volume. Après ce temps, la fièvre de lait se déclare et dure ordinairement vingt-quatre heures; les mamelles se gonflent, se durcissent; mais ce n'est que vers le déclin de la fièvre qu'elles arrivent au plus haut degré de distension. Bientôt elles décroissent, et la sécrétion du lait ou s'établit d'une manière régulière et continue, si la femme allaite, ou va en diminuant progressivement dans le cas contraire.

Régime des femmes en couches. — La connaissance exacte de l'état dans lequel se trouvent les nouvelles accouchées nous met à même d'apprécier les vues qu'on doit se proposer dans la fixation des règles diététiques qui leur conviennent, de juger ce qu'il y a de véritablement utile ou de minutieux et de superflu dans celles qu'on a généralement tracées, de ridicule et de dangereux dans certaines pratiques vulgaires, enfin d'estimer l'influence que la constitution des femmes, leur manière de vivre antérieure, les circonstances de leur grossesse et de leur accouchement doivent exercer sur l'état des organes et des fonctions pendant le temps des couches, et quelles modifications il convient de faire subir aux règles générales dans leur application aux cas particuliers. Ici, comme dans bien d'autres cas, il y a plus de préjugés à combattre, que de règles positives à établir. On a comparé la condition d'une femme en couches à celle d'une personne qui aurait reçu une grande plaie ou subi une grande opération. Cette comparaison cadrait parfaitement avec l'idée qu'on s'était faite de l'état de l'utérus. Sous certains rapports elle est assez juste, et elle ne pouvait induire en aucune erreur grave dans la pratique; mais il me semble préférable de se guider d'après des considérations plus sûres que des analogies. C'est dans cet esprit que je vais indiquer ce régime dans sa plus stricte rigueur.

Après la délivrance, on laisse la femme sur le petit lit où elle est accouchée. Elle s'y repose un peu, et se débarrasse d'une portion du sang qui, s'écoulant dans les premiers instans avec abondance, salirait les linges dont on va l'envelopper. Ensuite on fait étuver les parties avec de l'eau tiède, simple ou mêlée de vin, pour enlever le sang et les caillots qui salissent ces parties. Le vin est employé dans l'intention de les raffermir et de dissiper la contusion qu'elles ont éprouvée. On fait aussi nettoyer les autres parties qui ont été salies; puis on fait changer les vêtemens également salis par la sueur, les écoulemens, et souvent par les matières fécales, et on en fait mettre qui soient propres, bien secs, suffisamment échauffés, et en rapport avec la température de la saison. Peu importe la forme de ces vêtemens, pourvu qu'ils ne gênent aucune partie et qu'ils puissent être changés promptement et facilement. Les parties supérieures du corps doivent surtout être bien abritées de l'impression de l'air froid, pour que l'on ne soit pas obligé d'astreindre les femmes à les tenir sous les couvertures du lit. Après quoi, la femme sera transportée dans le lit où elle doit rester, lit qui sera garni d'alèzes suffisamment épaisses, et que l'on puisse changer facilement; les couvertures de ce lit ne doivent pas être plus chaudes que celles que la femme emploie ordinairement; mais pour régler ce point, il ne faut pas avoir égard à ce qui avait lieu pendant la grossesse. Alors, en effet, l'augmentation de la chaleur du corps force la femme à se vêtir plus légèrement. On entoure ordinairement l'abdomen avec un bandage de corps médiocrement serré, et les femmes attachent un grand prix à cette précaution, dans la persuasion qu'elle doit empêcher le ventre de rester trop volumineux par la suite. Les médecins ont en vue de suppléer par ce moyen à la pression que les parois abdominales ne peuvent plus exercer sur les viscères et les vaisseaux, de prévenir l'afflux et la stase des fluides, de s'opposer à l'engorgement des parois de l'utérus et à la dilatation de sa cavité, d'obvier aux syncopes et de diminuer les tranchées. Lorsque ce bandage est bien appliqué, et qu'il ne cause ni gêne, ni douleur, je ne vois pas d'inconvénient à ce qu'on en fasse usage; mais à dire vrai, j'ai toujours vu qu'il se dérangeait promptement, et qu'il ne pouvait produire aucun effet; je n'ai pas remarqué que les femmes s'en soient trouvées plus mal. L'air de l'appartement doit être modérément chaud : trop chaud, il causerait de l'agitation, exciterait des sueurs trop copieuses, et pourrait même déterminer une hémorrhagie utérine; trop froid, il s'opposerait à l'établissement de cette douce moiteur, si utile aux femmes en couches, et venant à frapper la surface du corps de la femme, lorsque quelque circonstance la force à en découvrir quelque partie, l'interception brusque de la transpiration produirait presque infailliblement une inflammation aiguë ou chronique, maladies si fréquentes dans le temps des couches. L'augmentation de la sensibilité indique que l'air doit être pur, exempt d'odeurs, bonnes ou mauvaises. Pour obtenir ces qualités de l'air, il convient que l'appartement où la femme est couchée soit spacieux, que les rideaux du lit soient assez écartés pour permettre le renouvellement de la portion d'air qui enveloppe immédiatement l'accouchée, que l'air de l'appartement lui-même soit souvent renouvelé, en prenant les précautions nécessaires pour que celle-ci ne soit pas frappée par l'air froid ou en mouvement pendant que l'on admet l'air extérieur. La même disposition nerveuse exige que l'on évite l'impression d'une lumière trop vive et de tout bruit violent. Il faut aussi entretenir autour d'elle la plus grande propreté. Les linges qui reçoivent immédiatement les lochies doivent être souvent renouvelés. Les parties génitales doivent être souvent étuvées avec de l'eau tiède ou une liqueur émolliente, soit pour les nettoyer de la matière des lochies qui les salit, soit pour diminuer les cuissons et l'inflammation, suite de la distension qu'elles ont éprouvées. Le lait coupé d'une décoction de cerfeuil est la liqueur que l'on emploie le plus communément à cet usage. Il convient de même de faire changer tous les jours le linge de corps, les alèzes et les draps du lit, s'ils sont salis; mais il faut que ce changement s'opère avec toutes les précautions nécessaires pour éviter l'impression du froid.

On doit ne donner que des alimens en petite quantité, de facile digestion et qui ne soient pas excitans. Nous n'accordons ordinairement que deux ou trois petits potages par jour jusqu'à l'époque de la fièvre de lait, pendant laquelle on tient les femmes au bouillon. D'autres praticiens même ne donnent que du bouillon pendant les trois premiers jours. Eichèle attribue à la sévérité de la diète, et à ce qu'on ne met pas d'empêchement à la lactation, la rareté de la fièvre de lait chez les femmes reçues à l'institut de Wurtzbourg. Après la fièvre de lait, on augmente progressivement la quantité des alimens, jusqu'à ce que la femme ait repris sa manière de vivre habituelle. Celles qui allaitent doivent être soumises à une diète moins sévère. On n'accordera que des boissons douces et nullement excitantes. En effet, les substances échauffantes, telles que le vin chaud, sucré et aromatisé, les bouillons de perdrix, etc., dont on fait souvent encore un grand abus dans le petit peuple, ont tous les inconvéniens que j'ai reprochés à un air trop chaud, et sous l'influence de certaines constitutions épidémiques, leur usage pourrait déterminer le développement de péritonites ou autres inflammations. Ce que je dis des boissons usuelles s'applique également aux tisanes dont les accouchées doivent faire usage pour favoriser la transpiration et la sécrétion des urines. Ainsi j'ai vu souvent des symptômes graves de péritonite survenir immédiatement après l'administration d'infusions de camomille romaine ou d'absinthe, employées dans la vue de combattre des douleurs attribuées à des vents, et qui dépendaient d'un léger état inflammatoire que la diète et des boissons délayantes auraient promptement dissipé. La boisson aux repas sera, selon l'habitude et le goût des femmes, de l'eau vineuse, de la bière, du cidre léger, ou mieux encore de l'eau sucrée. Ces mêmes boissons peuvent également tenir lieu de tisanes; mais si, pour satisfaire l'esprit de quelques femmes qui ne verraient pas dans des choses aussi simples un préservatif assez sûr contre les maladies laiteuses qui sont un épouvantail continuel pour elles, on juge à propos d'employer quelques substances médicamenteuses, il faut les choisir dans la nombreuse classe des délayans et des adoucissans. Les décoctions d'orge, de chiendent, les infusions de graine de lin, de racine de guimauve, de fleurs de violette ou de mauve, de pariétaire, de capillaire, sont les plus employées. On prescrit souvent une décoction de chiendent dans laquelle on fait infuser de la fleur de tilleul. Les acidules conviennent également, mais seulement chez les femmes qui n'allaitent pas. Une opinion vulgaire attache une grande importance à la canne de Provence pour chasser le lait. L'emploi de cette racine presque inerte est sans inconvéniens, et on peut bien l'accorder pour calmer les imaginations toujours effarouchées par la crainte des ravages du lait. La pervenche partage avec la canne la confiance de beaucoup de personnes. Cette plante ne me semble pas pouvoir être prescrite indifféremment; en effet, j'ai observé qu'elle augmente presque constamment la quantité des lochies. Sous ce point de vue, son usage, utile dans quelques cas, peut être nuisible dans d'autres.

J'ai fait remarquer que l'excrétion des urines éprouve quelquefois de la difficulté; pour y remédier, il suffit le plus souvent de faire exposer les parties génitales à la vapeur de l'eau chaude ou d'une décoction émolliente. Dans quelques cas cependant le cathétérisme peut être nécessaire. La constipation exige l'emploi de lavemens émolliens ou légèrement laxatifs. Souvent elle ne cesse entièrement que lorsque la femme a repris son régime et ses exercices accoutumés. Beaucoup de praticiens administrent des sels neutres pour lâcher le ventre, et aussi dans la vue de produire une dérivation sur le canal intestinal, et d'évacuer le lait chez les femmes qui n'allaitent pas. Van-Swieten approuve beaucoup cet usage. Le *sel de duobus* (sulfate de potasse) est même regardé presque comme spécifique. On le donne, à la dose d'un ou deux gros, dissous dans les boissons, ou dans des lavemens. Je ne vois d'autre raison de préférence que son activité un peu plus grande, qui permet de le donner à doses moindres que les autres sels. J'ai souvent administré des purgatifs, soit par condescendance pour les idées du vulgaire, soit dans l'intention de diminuer la sécrétion laiteuse trop abondante ou trop prolongée; mais bien rarement j'ai obtenu ce dernier effet. Enfin, c'est une pratique assez générale de purger une ou deux fois les femmes après le neuvième jour des couches. Si on négligeait de le faire, beaucoup d'entre elles ne se croiraient pas en sûreté. La diminution de l'appétit, qui a ordinairement lieu à cette époque, semble autoriser cette pratique; mais il faut remarquer que cette diminution dépend souvent alors uniquement de ce qu'on satisfait plus largement le besoin d'alimens. Bien des fois les purgatifs, que je permettais plus que je ne les ordonnais, ont achevé de faire disparaître le peu d'appétit qui restait, et il m'a fallu prescrire un long usage des boissons délayantes et une longue diète pour remédier au mal qu'ils avaient fait. Aussi je ne les emploie que lorsqu'il y a des indications précises, et je n'ai pas observé qu'il soit résulté aucun inconvénient de cette omission. A l'article LACTATION, j'examinerai plus en détail les soins diététiques et médicaux qu'exige la cessation de cette fonction, soit que la femme n'allaite pas, soit qu'elle sèvre son enfant après un allaitement plus ou moins long.

L'état de laxité des organes génitaux exige que la femme garde le repos jusqu'à ce qu'ils aient récupéré leurs dimensions et leur fermeté. La station et l'exercice qu'elle prendrait dans cette situation, impossibles quand les symphyses sont fort relâchées, l'exposeraient dans les autres cas aux déplacemens de l'utérus. Cependant il n'est pas rare de voir des femmes du peuple se livrer peu après leur accouchement à leurs travaux accoutumés. Aussi voit-on beaucoup plus souvent des descentes de matrice et d'autres maladies graves être la suite des couches chez ces malheureuses que chez les femmes à qui leur fortune permet de prendre plus de soin d'elles-mêmes. On tient ordinairement celles-ci au lit pendant neuf ou dix jours, non que l'on attache beaucoup d'importance à cet espace de temps, mais parce qu'il est suffisant en général pour le but qu'on se propose, et parce qu'il faut offrir à l'esprit du public une règle fixe. Autrefois, pendant tout ce temps, les femmes devaient rester couchées sur le dos, et soigneusement enfermées sous les couvertures d'un lit dont on changeait à peine les garnitures. Il est facile de sentir quelle gêne pénible et quels autres inconvéniens résultaient de cette absurde coutume. La femme doit pouvoir changer de situation toutes les fois qu'elle le désire; il faut seulement qu'elle évite les mouvemens trop fréquens et trop grands, qui, en introduisant continuellement de l'air frais dans le lit, et en mettant la surface du corps en contact avec les parties du lit qui ne sont pas échauffées, s'opposeraient à l'établissement de la transpiration. Lorsque l'accouchée quitte le lit, elle est dans un grand état de faiblesse, suite de la fatigue de l'accouchement, des évacuations abondantes, de la diète, et peut-être aussi du séjour au lit. Aussi ne peut-elle d'abord rester levée que peu de temps; mais ses forces reviennent bientôt. Le sommeil et la veille ne demandent d'autres considérations que celles qui sont relatives aux premières heures qui suivent la délivrance. Mauriceau et Van-Swieten regardent le sommeil, auquel les femmes sont alors très-disposées, comme éminemment favorable pour dissiper la fatigue du travail, ramener le calme, et rétablir l'équilibre dans le cours des liquides. Ils combattent avec raison le préjugé qui faisait tenir les femmes dans un état de veille dans la vue de prévenir les hémorrhagies utérines que l'on a vues quelquefois produire la mort, sans qu'on ait eu le moindre soupçon du danger qui était survenu. L'excitement que produit la veille est en effet plus propre à produire les hémorrhagies qu'à les prévenir. Ce dernier médecin recommande l'usage des opiacés pour favoriser cette disposition au sommeil. Je ne crois pas que l'administration d'une petite quantité d'opium puisse être nuisible; mais je n'ai jamais vu qu'elle fût utile, et je me suis toujours dispensé d'en faire prendre aux femmes que j'ai soignées, lorsqu'elles n'offraient aucun accident qui en réclamât l'emploi. J'ai toujours permis aux femmes de se livrer au sommeil dès qu'elles étaient transportées dans leur lit; mais, pour écarter toutes craintes, j'ai exigé que l'on examinât, sans les réveiller, si le sang ne paraissait pas avec trop d'abondance, ou si l'utérus ne se développait pas d'une manière remarquable.

J'ai déjà indiqué quelques-unes des précautions que commande le développement de l'excitabilité nerveuse chez les nouvelles accouchées. J'ai peu de choses à ajouter. Il est évident qu'il faut éloigner d'elles tout ce qui peut affecter vivement soit leurs sens, soit leur imagination, soit leur moral. Les observateurs fourmillent d'exemples de maladies les plus graves, produites chez elles par des émotions légères qui auraient été sans effets dans d'autres circonstances. Il n'est pas de médecin qui ne puisse ajouter des faits nombreux à ces exemples. Dans quelques pays même les lois prescrivaient des mesures pour assurer la tranquilité des femmes à cette époque. Je ne saurais trop recommander d'éloigner d'elles les réunions un peu nombreuses. Je ne répéterai pas ce que j'ai dit de leurs inconvéniens à l'article ACCOUCHEMENT; il me suffit d'assurer que j'ai souvent vu cette cause produire de la céphalalgie, de la fièvre, une agitation qui s'opposait au sommeil, même chez des femmes accouchées depuis dix à douze jours.

Quelques femmes, dans la vue de rendre aux parties sexuelles leurs dimensions et leur fermeté premières, emploient des lotions astringentes. Les anciens livres sur les accouchemens et les maladies des femmes contiennent une foule de formules relatives à cette intention. Dans le plus grand nombre des cas, ces astringens sont inutiles. Ils ne peuvent avoir d'avantages que dans quelques cas particuliers; et même alors il ne faut les mettre en usage que lorsque les lochies ont presque cessé.

Influence réciproque des phénomènes des couches sur les maladies, et des maladies sur ceux-ci. — On ne peut pas dire qu'il y ait des maladies absolument particulières aux femmes en couches; mais la condition spéciale que présente leur économie, et qui est produite par les modifications causées par la grossesse et qui subsistent encore, par les phénomènes de l'accouchement, et par les évacuations qui existent alors, rend chez elles certaines maladies plus fréquentes, et leur imprime un certain caractère. Les nouvelles accouchées sont, plus qu'en tout autre temps de leur vie, disposées à recevoir l'impression de la constitution épidémique régnante; mais ce sont surtout les maladies inflammatoires qui sont fréquentes chez elles, et ces maladies attaquent principalement les parties qui ont été distendues ou comprimées pendant la grossesse et l'accouchement. La péritonite, l'entérite, la métrite, l'inflammation des ovaires, du tissu cellulaire du bassin, sont celles que l'on observe le plus souvent; mais on voit aussi des inflammations des organes contenus dans le thorax et dans le crâne. Ces affections ont ordinairement une marche plus rapide, et une grande propension à se terminer promptement par des épanchemens séroso-purulens, ou par la suppuration; et comme elles déterminent le plus souvent la suppression de la sécrétion du lait, ainsi que des lochies, on les a long-temps regardées comme produites par le transport du lait sur les surfaces séreuses, dans le parenchyme des organes ou dans le tissu cellulaire. La suppression de sécrétions aussi abondantes que celles du lait et des lochies, qui arrive symptomatiquement dans le cours des maladies, et que l'on peut attribuer à une irritation vive fixée sur un organe autre que celui qui est le siége de la sécrétion, et dans quelques cas aussi à l'inflammation de cet organe lui-même, est toujours une complication grave, et mérite une grande attention dans le traitement, quoiqu'elle ne doive pas faire la base des premières indications. Mais la suppression de ces sécrétions n'est pas toujours le symptôme d'une maladie déjà existante; elle est quelquefois la suite immédiate d'une affection de l'âme, de l'impression brusque du froid ou de toute autre cause, et elle devient alors la cause de ces mêmes maladies, et de quelques autres, telles que l'apoplexie, improprement appelée apoplexie laiteuse. Dans ce cas, c'est elle qui doit d'abord fixer l'attention du médecin, car s'il parvient à rappeler la sécrétion supprimée, il voit le plus souvent disparaître les symptômes menaçans qui s'étaient manifestés. L'interception de la transpiration donne lieu à des rhumatismes aigus ou chroniques, qui, lorsqu'ils attaquent les articulations des os du bassin, et même quelquefois les autres, déterminent souvent des dépôts dans ces articulations et la carie des surfaces articulaires. Elle produit aussi quelquefois l'inflammation des ganglions et vaisseaux lymphatiques des membres, connue sous le nom d'engorgement laiteux, et souvent l'inflammation des mamelles, que le vulgaire appelle *poil*. A ces maladies, déjà si nombreuses, il faut joindre les déchirures des organes génitaux, les déplacemens de quelques-uns d'entre eux, quelques névroses, telles que l'hystérie et la manie, qui souvent sont symptomatiques, et les maladies qui ne sont autre chose que les phénomènes mêmes de la couche portés au-delà du degré naturel, telles que les tranchées très-vives et l'hémorrhagie utérine. J'ai déjà indiqué que je me bornerais à des considérations générales ; je ne pourrais les développer sans répéter ce qui sera dit bien plus à propos en traitant de chacune des affections que j'ai nommées dans le cours de cet article. *Voyez* PÉRITONITE, MÉTRITE, LAITEUSES (maladies), MAMELLES (maladies des), TRANCHÉES, HÉMORRHAGIE UTÉRINE, etc. (DESORMEAUX.)

COUCHES DES NERFS OPTIQUES ou simplement COUCHES OPTIQUES, *thalami*, s., *colliculi nervorum opticorum*. On nomme ainsi deux parties du cerveau distinctes par leur forme, leur structure, l'isolement de leur surface, qui se trouve à nu dans les ventricules latéraux et dans le troisième ventricule, et avec lesquelles les nerfs optiques ont des connexions intimes, quoiqu'ils n'en tirent pas leur origine, comme on l'a cru pendant long-temps. *Voyez* ENCÉPHALE. (A. BÉCLARD.)

COUDE, s. m., *cubitus ;* angle saillant formé par la jonction du bras avec l'avant-bras. On appelle *pli du coude* l'angle rentrant qui lui est opposé, et qu'indique un pli de la peau. Ces angles, qui s'effacent dans l'extension complète du membre, correspondent aux parties postérieure et antérieure de l'articulation de l'humérus avec les os de l'avant-bras, que l'on nomme *articulation du coude*.

L'apophyse olécrane du cubitus forme le point le plus saillant du coude. Cette apophyse est entre les tubérosités externe et interne de l'humérus, plus rapprochée pourtant de l'interne. Entre elle et cette dernière se trouvent le nerf cubital, l'anastomose de l'artère récurrente cubitale postérieure avec la collatérale interne et celle des veines correspondantes ; l'intervalle qui sépare l'olécrane de la tubérosité externe est rempli par des fibres du triceps brachial, une portion de l'anconé, l'anastomose de l'artère et des veines récurrentes radiales postérieures avec les vaisseaux collatéraux externes. Les trois saillies osseuses que présente le coude sont sur la même ligne quand l'avant-bras est étendu ; mais, dans la flexion de ce membre, l'olécrane descend au-dessous des tubérosités de l'humérus, et le tendon du triceps recouvre seul l'articulation. La peau du coude est assez épaisse, ordinairement dépourvue de poils, quoiqu'il en existe aux parties voisines du bras et de l'avant-bras, et unie aux parties subjacentes par un tissu cellulaire lâche, à l'olécrane le plus souvent par une vraie bourse synoviale.

Le pli du coude est borné, en dedans, par la saillie des muscles fixés à la tubérosité interne de l'humérus; en dehors, par celle plus considérable que constituent le grand supinateur, le premier radial externe et les muscles qui s'attachent à la tubérosité externe; de sorte que son milieu forme une espèce de creux comparable aux creux de l'aine, de l'aisselle, du jarret. Ce creux se continue à l'avant-bras. (*Voyez* ce mot.) Il est plus apparent dans la flexion que dans l'extension. Le tendon du muscle biceps soulève la peau vers son milieu, un peu plus près de la tubérosité externe que de l'interne : la saillie de ce tendon est plus grande dans la flexion et la supination de l'avant-bras que dans l'extension et la pronation; l'expansion qu'il fournit à l'aponévrose de l'avant-bras peut également être sentie à travers la peau, qu'elle soulève même dans de fortes contractions du biceps. Plusieurs veines se dessinent sur les tégumens du pli du coude : il y en a ordinairement quatre ou cinq, savoir, la médiane, la basilique ou les deux cubitales, la médiane céphalique et la céphalique. Les cubitales ou la basilique sont sur la saillie musculaire interne, la céphalique sur l'externe, la médiane céphalique entre cette dernière saillie et le tendon du biceps; la veine médiane proprement dite est placée en dedans de ce tendon, sur son expansion aponévrotique, et plus éloignée de lui en haut qu'en bas, où elle correspond à sa face antérieure, à l'endroit où s'en détache l'expansion. On sent les battemens de l'artère brachiale entre la veine médiane et le tendon du biceps, et plus bas, sous la veine et l'expansion de ce dernier : cependant la situation de l'artère, et surtout celle de la veine, n'étant pas exactement les mêmes chez tous les sujets, cela peut offrir des différences; l'attitude et les mouvemens de l'avant-bras ont aussi quelqu'influence sur la situation relative des parties. Le nerf médian est facile à distinguer sous la peau et l'aponévrose, entre l'artère brachiale et la saillie musculaire interne. Outre ces diverses parties, dont on peut reconnaître la présence à travers les tégumens communs, la dissection montre au pli du coude, 1° des nerfs superficiels, qui sont le musculo-cutané, placé sous la veine médiane céphalique, plusieurs filets du cutané interne, ayant des rapports variables avec la médiane basilique, et un rameau sous-cutané du nerf radial, situé près de la tubérosité externe, sur la partie postérieure de la saillie musculaire qui l'avoisine; 2° les veines brachiales, accolées aux deux côtés de l'artère; 3° le nerf radial, l'artère et les veines récurrentes radiales antérieures, placés en dehors du biceps, sous le muscle grand supinateur; 4° l'anastomose de l'artère et des veines récurrentes cubitales antérieures avec les vaisseaux collatéraux internes, cachée par la saillie musculaire interne; 5° l'extrémité inférieure du muscle brachial antérieur, obliquement dirigée en bas et en dedans, et que recouvrent toutes les autres parties, spécialement, en dehors, le grand supinateur et le tendon du biceps, au milieu, l'artère brachiale, en dedans, le nerf médian et le muscle rond pronateur. La peau du pli du coude est mince, blanche, ridée en travers, et munie de follicules sébacés. Le tissu cellulaire est abondant dans cette région; il contient une certaine quantité de tissu adipeux, tant sous la peau que profondément.

On observe, au pli du coude, des abcès, des ulcères, des anévrysmes vrais, mais surtout faux et variqueux, l'inflammation des veines, etc. On y pratique l'opération de la saignée et la ligature de l'artère brachiale. On voit, au coude proprement dit, la fracture de l'olécrane.

COUDE (articulation du). On l'appelle encore *huméro-cubitale*, du nom des os qui la forment principalement. C'est un ginglyme angulaire parfait, qui résulte du contact de la surface articulaire inférieure de l'humérus avec les surfaces articulaires supérieures du radius et du cubitus. Trois éminences, de grandeur et de forme différentes, et deux enfoncemens intermédiaires, composent la première de ces surfaces; trois cavités et deux saillies constituent les secondes : sur celles-ci comme sur celle-là, les élévations et dépressions sont rangées suivant une ligne transversale. Les éminences que présente l'humérus sont la petite tête de cet os, ou plutôt son condyle, et les deux bords de sa poulie; les enfoncemens sont la partie moyenne ou la gorge de cette dernière, et une rainure qui est entre elle et le condyle. Les cavités des os de l'avant-bras sont la cavité circulaire de l'extrémité supérieure du radius et les deux moitiés latérales de la grande cavité sigmoïde du cubitus, les saillies sont la ligne longitudinale qui sépare ces deux moitiés et le côté interne du rebord de la cavité du radius. (*Voyez* HUMÉRUS, CUBITUS, RADIUS.) Il résulte de cette disposition que les os se reçoivent mutuellement pour cette articulation ; mais, en outre, la grande cavité sigmoïde du cubitus embrasse obliquement d'arrière en avant et de bas en haut la poulie articulaire de l'humérus. Ces os, ainsi articulés, ne sont pas exactement sur la même ligne, lors de l'extension du membre ; l'humérus forme avec le radius et le cubitus un angle obtus, saillant en dedans : cela dépend de ce que le bord interne de la poulie du premier de ces os dépasse le niveau des autres éminences qui lui appartiennent, ce qui incline en dehors la totalité de sa surface articulaire. La ligne qui indique extérieurement le point de contact des surfaces est transversale, presque droite, en avant, et seulement plus antérieure vers la partie interne, à cause de la saillie de l'apophyse coronoïde, et un peu plus élevée au niveau de la partie antérieure externe de cette apophyse : cette ligne reste à la même hauteur en dehors et à la partie postérieure externe, au niveau du radius ; mais, en dedans et en arrière, elle remonte de chaque côté de l'olécrane, en décrivant un arc de cercle, et n'est de nouveau horizontale qu'au sommet de cette éminence, qui fait une grande saillie derrière elle.

L'articulation du coude est maintenue par quatre ligamens, un antérieur, un postérieur, un externe et un interne; une membrane synoviale tapisse tout son intérieur, et des cartilages encroûtent ses surfaces.

Les ligamens, quoique très-distincts par leur disposition les uns des autres, se confondent par leurs bords voisins, de manière à entourer l'articulation circulairement. L'antérieur et le postérieur sont membraneux et minces, surtout le second; les latéraux sont beaucoup plus forts. Le ligament antérieur s'attache, en haut, au-dessus des enfoncemens qui surmontent la petite tête et la poulie et au-devant des tubérosités de l'humérus, en bas, à l'apophyse coronoïde du cubitus et au ligament annulaire du radius; ses fibres latérales sont obliques, les moyennes verticales et séparées, en haut, par des intervalles celluleux, qui les rendent très-apparentes. Le ligament postérieur, fixé, en haut, au bord de la cavité olécranienne de l'humérus et à la partie postérieure des tubérosités, s'attache, en bas, au sommet et au bord externe de l'olécrane ; ses fibres forment deux bandes obliques qui se confondent et se croisent en partie en descendant l'une vers l'autre. Le ligament externe est attaché, par son extrémité supérieure, au bas de la tubérosité externe de l'humérus; ses fibres descendent de là en divergeant : les moyennes et les antérieures s'unissent au ligament annulaire du radius, tandis que les postérieures passent sur ce ligament, et parviennent au côté externe du cubitus, où elles se fixent; ces dernières sont confondues par en haut avec le ligament postérieur, dont les sépare, près du cubitus, une ouverture par laquelle pénètrent des vaisseaux. Le ligament interne est plus large que le précédent, auquel il ressemble d'ailleurs assez bien; il naît de la tubérosité interne, dont il embrasse toute la partie inférieure, et se termine, d'une part, au côté interne de l'apophyse coronoïde du cubitus, de l'autre, au bord interne de l'olécrane, en sorte que ses fibres forment deux faisceaux distincts par leur situation et leur direction : il existe entre ces faisceaux, près de leur insertion au cubitus, une ouverture vasculaire. Le ligament antérieur est recouvert par le muscle brachial antérieur, le ligament postérieur par le triceps et l'anconé, l'externe par le tendon du court supinateur, qui lui adhère intimement, surtout en arrière, et le sépare du tendon commun à plusieurs muscles de l'avant-bras, implanté à la tubérosité externe de l'humérus; le faisceau antérieur du ligament interne est assez fortement uni au tendon commun aux muscles fixés à la tubérosité interne, et le postérieur est en contact avec le nerf cubital, les muscles triceps et cubital antérieur.

Tous ces ligamens sont appliqués sur la membrane synoviale. Celle-ci, qui leur est unie d'une manière très-serrée, si ce n'est aux endroits où des paquets synoviaux l'en séparent, les abandonne à leurs extrémités, pour recouvrir les surfaces articulaires. Sur l'humérus, elle revêt, en avant et en arrière, avant d'arriver au cartilage, les cavités qui sont au-dessus de la poulie et de la petite tête. Du côté des os de l'avant-bras, elle ne parvient à la cavité articulaire du radius qu'après avoir tapissé le ligament annulaire de cet os, une partie de son col et la circonférence de son extrémité supérieure; elle forme un cul-de-sac assez lâche entre le radius, d'une part, son ligament annulaire et le cubitus, de l'autre, et ne revêt pas seulement la grande, mais aussi la petite cavité sigmoïde de ce dernier, de sorte qu'elle est commune aux articulations huméro-cubitale et radio-cubitale supérieure. Cette membrane est soulevée par des paquets graisseux synoviaux vis-à-vis les enfoncemens qui surmontent la poulie et le condyle de l'humérus, ainsi qu'autour des cavités sigmoïdes du cubitus, particulièrement au sommet de l'olécrane, dans l'échancrure qui existe au côté interne de la grande cavité sigmoïde et entre cet os et le radius; les plus considérables sont ceux que l'on trouve sous les ligamens antérieur et postérieur, au niveau des cavités coronoïde et olécranienne de l'humérus: des replis synoviaux se remarquent sur la plupart.

Les cartilages qui adhèrent aux surfaces sont assez épais, particulièrement sur les points saillans de la poulie et de la petite tête de l'humérus. Le cartilage du cubitus, commun aux deux cavités sigmoïdes, est interrompu dans son milieu, sur la grande, par un enfoncement transversal, excepté dans les très-jeunes sujets; celui de la cavité du radius se prolonge sur le contour de son extrémité supérieure.

L'articulation du coude jouit d'une grande solidité, surtout en travers, par l'étendue plus grande et l'espèce d'enclavement qu'offrent, dans ce sens, les surfaces osseuses, et par la résistance des ligamens latéraux; la disposition de l'olécrane la rend aussi plus capable de résister en arrière qu'en avant. Les muscles qui environnent cette articulation, principalement ceux qui occupent ses parties latérales, contribuent puissamment à l'affermir. Sa solidité est la plus grande possible, dans une situation moyenne entre la flexion et l'extension, parce que les surfaces se correspondent plus exactement alors, et qu'elles s'arc-boutent mutuellement, leurs axes étant confondus.

La flexion et l'extension sont les seuls mouvemens qui se passent entre l'humérus et le cubitus : le mode de jonction de l'os du bras avec le radius permet, de plus, un mouvement de rotation. L'articulation du coude, simple quant à ses ligamens, sa synoviale, etc., est donc réellement double quant à ses mouvemens: l'articulation de l'humérus avec le cubitus constitue seule un ginglyme angulaire parfait, tandis que celle du même os avec le radius, considérée à part, est une variété de l'arthrodie, réunissant les mouvemens d'opposition bornée et de rotation, bien que les premiers n'aient jamais lieu isolément. Bichat a admis des mouvemens latéraux des os de l'avant-bras, possibles seulement dans la demi-flexion; mais il est impossible de les produire, dans quelque attitude que soit le membre. On peut, à la vérité, quelquefois imprimer ces mouvemens à l'articulation, sur le cadavre, quand les muscles ont été enlevés; mais on n'y parvient qu'en écartant préliminairement les surfaces, que la présence des muscles maintenait rapprochées auparavant. Ce sont ordinairement les os de l'avant-bras qui se meuvent, dans la flexion, ainsi que dans l'extension : souvent néanmoins l'humérus se meut en même temps ; dans quelques circonstances même, les os de l'avant-bras sont immobiles, et c'est l'humérus qui se meut sur eux. Dans la flexion, le radius et le cubitus glissent d'arrière en avant, sur l'humérus, ou celui-ci glisse sur eux d'avant en arrière; l'olécrane est éloigné des tubérosités; la partie postérieure de la poulie et du condyle de l'humérus se place sous la membrane synoviale; celle-ci est tendue en arrière et relâchée en avant, ainsi que les fibres qui la fortifient; l'apophyse coronoïde s'engage dans la cavité coronoïdienne, en soulevant le paquet adipeux qui la remplit, et si la flexion est très-grande, le côté antérieur de l'extrémité supérieure du radius se loge dans l'enfoncement qui surmonte la petite tête de l'humérus : c'est particulièrement la rencontre de ces parties osseuses avec le fond des cavités qui les reçoivent, qui borne le mouvement. Cette flexion n'est pas directe, à cause de la direction de l'avant-bras par rapport au bras; le premier est porté un peu en dedans du second. Dans l'extension, le glissement des surfaces se fait en sens inverse, en sorte que l'olécrane remonte, que c'est la partie antérieure de la petite tête et de la poulie qui se découvre, etc. : ce mouvement est borné par le contact de l'olécrane avec le fond de la cavité olécranienne de l'humérus, et par la tension du ligament antérieur et de la partie antérieure des ligamens latéraux; lorsqu'il est porté aussi loin que possible, l'extrémité inférieure de l'humérus devient très-saillante en avant, et soulève fortement toutes les parties situées au pli du coude. Le mouvement de rotation dont l'articulation huméro-radiale est le siége, est exécuté par le radius ou par l'humérus. La radius tourne sur la petite tête de l'humérus, dans les mouvemens de pronation et de supination de la main, mouvemens très-fréquens et qui appartiennent spécialement à l'articulation RADIO-CUBITALE. L'humérus tourne sur le radius, quand, la main étant fixée, on fait exécuter au bras des mouvemens de rotation en dehors ou en dedans; il entraîne avec lui le cubitus, de sorte qu'il y a en même temps supination ou pronation de l'avant-bras : cela ne peut avoir lieu, comme on le conçoit, qu'autant que le membre est étendu.

L'articulation du coude peut être affectée de déplacemens des os par des violences extérieures, de carie des extrémités articulaires, d'inflammation de la membrane synoviale, de gonflement des os et des parties molles avec ou sans dégénération, d'hydropisie, de plaies, etc., etc. *Voyez* LUXATION, CARIE, TUMEUR BLANCHE, HYDARTHROSE, etc. (A. BÉCLARD.)

COUDE-PIED, s. m.; partie la plus élevée du PIED, située audevant de son articulation avec la jambe. (A. B.)

COUENNE, s. f. Ce mot exprime, en pathologie, une altération congéniale de la peau qui, semblable en quelque sorte à celle du cochon, est, dans une surface plus ou moins étendue, saillante, dure, brunâtre, et couverte de poils différens de ceux qui s'y développent communément. — On donne aussi le nom de couenne à la partie plus ou moins épaisse et solide, d'un blanc grisâtre, qui se forme ordinairement à la surface du caillot, lorsque le sang tiré des veines est resté dans un vase pendant un certain temps. Comme la formation de cette couche couenneuse, d'un aspect différent du reste du caillot, a été regardée comme dépendante de l'existence de quelque phlegmasie, et qu'on l'observe presque constamment dans les inflammations de la poitrine, plusieurs auteurs l'ont désignée sous le nom de couenne inflammatoire, couenne pleurétique (*crusta inflammatoria, pleuritica*.) *Voyez*, pour la formation de cette couenne, et pour les signes qu'on peut tirer, dans les maladies, de son existence, de sa forme, etc., l'article SANG. (R. DEL.)

COULEURS (PALES). *Voyez* CHLOROSE.

COULISSE, s. f.; enfoncement en forme de gouttière pratiquée sur un os, et servant au glissement d'un tendon, ordinairement tapissé par un périoste lisse, et comme cartilagineux. (A. B.)

COULOIR, s. m., *colatorium*, *ductus*. On désignait jadis sous ce nom tout canal ou conduit par lequel s'écoulent les humeurs qui sont le produit des diverses sécrétions. C'est ainsi qu'on disait : les couloirs de la bile, de la sueur, etc. Les ulcères, les exutoires, étaient des couloirs accidentels, artificiels. On considérait les couloirs naturels et artificiels comme des voies par lesquelles l'économie se débarrasse des matières morbifiques. Cette expression appartient à la pathologie humorale, et est rejetée maintenant avec la théorie surannée qui l'employait. (R. D.)

COUP, s. m., *ictus*; effet produit par le choc de deux corps. Cette expression est prise en médecine dans plusieurs sens.

COUP, synonyme de percussion; c'est une des causes les plus fréquentes des contusions, plaies, luxations, fractures.

COUP DE FEU, plaie produite par une arme à feu. *Voyez* PLAIE.

COUP DE MAÎTRE; manière particulière de pratiquer le cathétérisme, qui consiste à introduire la sonde de sorte que sa convexité regarde le ventre du malade, et à lui faire exécuter ensuite un demi-tour vers l'aine droite, lorsque son extrémité est parvenue sous la symphyse des pubis. *Voyez* CATHÉTÉRISME.

COUP DE SANG, *sanguinis ictus*. Par un concours de phénomènes dont Wepfer a expliqué d'une manière très-satisfaisante l'influence mutuelle et l'enchaînement réciproque, il arrive que la circulation du sang se trouve tout à coup empêchée dans les vaisseaux de l'encéphale et de ses enveloppes d'où résulte cette espèce de congestion à laquelle nous réservons exclusivement le nom de *coup de sang*.

Plusieurs organes éprouvent sans doute des congestions analogues. Sous ce rapport, il pourrait paraître convenable, au lieu de donner une définition restreinte à un cas particulier, d'en adopter une générique. Nous répondrons à cela, que l'existence de ces mêmes congestions et surtout les symptômes qui les caractérisent, présumés plutôt que réellement connus, sont très-loin d'être exactement décrits; qu'ainsi il sera temps d'étendre la signification du terme *coup de sang*, lorsque les progrès de la science en feront sentir la nécessité. A plus forte raison devons-nous refuser de l'appliquer à diverses affections qui l'ont assez généralement reçu; telles sont les suffusions sanguines que l'on observe quelquefois dans les conjonctives, dans les paupières, sur différens points de la peau, etc. Ordinairement déterminés par de violens efforts, comme ceux du vomissement, ces accidens ont d'autres fois lieu sans cause appréciable. Mais il y a là plus qu'un simple engorgement des vaisseaux; il s'est évidemment fait une extravasation de sang, une véritable hémorrhagie. (*Voyez* ce mot.) On y voit le premier degré de ce qui arrive dans des cas plus graves, lorsque le tissu de nos parties se déchire spontanément, genre de lésions auxquelles certains organes sont spécialement exposés, par exemple le cerveau (*Voyez* APOPLEXIE): ensuite le poumon, dont les déchirures spontanées ont été désignées par plusieurs médecins, notamment par M. Laënnec, sous le nom d'*apoplexie pulmonaire*. Hormis pour ces deux organes, de pareilles affections n'ont guère reçu de dénomination particulière. Par cette raison il sera traité de toutes, celles du cerveau exceptées, au mot HÉMORRHAGIE, et sous le nom des organes ou des tissus dans lesquels on a pu les observer. Maintenant revenons à la congestion cérébrale, que l'on reconnaît aux symptômes suivans.

Les individus qu'elle atteint sont en général sujets à éprouver des vertiges. Un de ces accidens, devenant plus fort, leur fait perdre instantanément toute connaissance, et arrête en même temps les mouvemens volontaires. Presque toujours alors la face est rouge, vultueuse, et offre les principaux caractères désignés par les auteurs comme indiquant l'apoplexie sanguine. Le pouls est ordinairement fort, plein, développé, modérément fréquent; la respiration libre, très-rarement stertoreuse. Au bout de cinq ou six heures au plus tard, mais dans la grande majorité des cas beaucoup plus tôt, le malade recouvre la connaissance. Le plus ordinairement il commence, dès ce moment, à se plaindre de douleur de tête, souvent accompagnée d'obscurcissement de la vue, de gêne dans l'articulation des mots, de faiblesse et de fourmillement tantôt dans tous les membres, tantôt d'un seul côté, qui quelquefois est paralysé presque complétement. Quelques heures plus tard, ces mêmes accidens ont déjà beaucoup perdu de leur intensité; enfin, il est rare de ne pas les voir se dissiper complétement au bout de six ou huit jours.

Divers auteurs, notamment MM. Bricheteau et Moulin, ont prétendu que la simple congestion des vaisseaux du cerveau pouvait, à elle seule, amener la mort. Toutefois ils sont loin d'avoir établi leur opinion sur des preuves convaincantes. En effet, on ne peut reconnaître pour telles trois exemples de congestion cérébrale rapportés par le premier de ces médecins (*Journ. supplém.* octob. 1818), puisque dans tous, la congestion sanguine se trouvait compliquée au moins avec une maladie grave, l'anévrysme du cœur; et que de plus, le second malade avait une péripneumonie, et le troisième, outre cette maladie, une entérite assez étendue. Assurément, lorsqu'il existe déjà des altérations intérieures considérables, il est aisé de concevoir qu'une forte congestion du cerveau peut, en arrêtant médiatement et d'une manière plus ou moins complète les fonctions des autres organes principaux, les mettre dans l'impossibilité de jamais les reprendre: mais quand il n'existe aucun désordre dans l'organisme, les choses se passent bien différemment. Par suite de la compression du cerveau, il s'établit un collapsus général sous l'influence duquel l'engorgement des vaisseaux ne tarde pas à se dissiper. L'organe comprimé revient bientôt à ses fonctions, et exerce sans obstacles son action sur les autres. D'ailleurs, rien n'autorise à admettre que la congestion cérébrale, étant seule, peut déterminer la mort en quelques instans, lorsque, réunie à un épanchement considérable, comme cela a lieu fréquemment dans les fortes apoplexies, elle ne la produirait cependant qu'au bout d'un temps en général assez long. D'après ces motifs et d'autres qu'il serait possible de faire valoir, nous nous croyons autorisés à regarder le coup de sang comme une affection *toujours légère de sa nature.*

La promptitude avec laquelle ses symptômes disparaissent, et surtout cette particularité de ne jamais produire de paralysie prolongée, forment un caractère des plus saillans, qui doit nécessairement le distinguer des autres affections cérébrales, notamment de l'apoplexie, malgré des grandes ressemblances qu'à son début il offre avec cette maladie. Les résultats fournis par les ouvertures de cadavres établissent, à leur tour, l'incontestable vérité de cette manière de voir, en nous montrant des altérations profondes et indélébiles de la substance du cerveau, chez tous les apoplectiques, et une intégrité parfaite de cet organe, lorsqu'on a occasion de le disséquer, chez les sujets qui ayant eu un coup de sang, viennent à périr par suite de maladies d'une autre nature, comme j'ai pu le constater cinq ou six fois. Ainsi, malgré les vains efforts des gens intéressés à méconnaître l'utilité de l'anatomie pathologique, cette science, dont les données sont si positives, montre entre l'apoplexie et le coup de sang des différences telles, que cette dernière maladie ne semble même pas un degré de l'autre, et peut tout au plus en être considérée comme le prélude, l'avant-coureur (*molimen hemorrhagiæ*). Néanmoins beaucoup de médecins ont fréquemment pris ces maladies l'une pour l'autre. Par exemple, l'apoplexie de Turgot, dont la cure, au rapport de M. Portal, fit tant d'honneur à Bouvart, était tout simplement une congestion cérébrale, et l'on pourrait citer des centaines de faits analogues. Peut-être aussi convient-il de rapporter à des affections du même genre, la plupart des cas décorés du nom d'*apoplexie nerveuse* ou de *névrose apoplectiforme*, comme les appelle M. Moulin. Ils présentent, en effet, presque tous, dans leur marche, leurs symptômes, leur terminaison habituelle, l'ensemble des caractères que nous avons reconnus appartenir au coup de sang, si l'on en excepte la rougeur et le gonflement de la face. Au reste, je ne prétends pas dire pour cela que, par suite d'une affection purement nerveuse du cerveau, et sans aucun trouble dans sa circulation, il ne puisse jamais se développer des accidens plus ou moins graves, susceptibles même d'amener la mort; mais de pareils cas bien constatés sont infiniment rares, et leur nombre, comparativement à celui des autres, diminue progressivement, à mesure que des connaissances plus exactes en anatomie pathologique nous apprennent à mieux apprécier la valeur des désordres organiques. En outre, on a plus d'une fois cru reconnaître l'apoplexie nerveuse, lorsqu'il existait une autre maladie, telle qu'un anévrysme du cœur, et que la mort était l'effet d'une syncope. (*Voyez* ce mot.) Cela nous porte à conclure que si l'existence de la névrose apoplectiforme est bien prouvée, cette maladie au moins n'est pas encore exactement décrite.

Toutes les causes capables d'apporter un certain obstacle à la circulation du sang dans le cerveau, peuvent y produire une congestion. Sous ce rapport, elles sont de deux sortes. Les unes empêchent le retour du sang au cœur; les autres le portent en quantité excessive à la tête. On doit compter, parmi les premières, les efforts violens, les ligatures de diverses espèces, une cravate trop serrée, etc. Aux secondes appartiennent la plupart des vives affections morales, une grande joie, un violent mouvement de colère, les excès de liqueurs spiritueuses, une disposition anévrysmatique du ventricule gauche, etc. Peut-être aussi convient-il d'admettre au nombre des causes de la congestion cérébrale un mouvement fluxionnaire plus ou moins indépendant de la circulation générale.

L'état du cœur, quoi qu'il en soit, exerce en général une grande influence sur la production du coup de sang, tandis qu'il en a très-peu, comme nous l'avons vu (*Dict.*, tom. II, p. 546), pour amener l'apoplexie. C'est encore là un caractère distinctif important de ces deux affections. Il nous suffira, pour en montrer l'exacte vérité, de rappeler brièvement les résultats de quelques faits dont M. Ravier a tiré une conclusion entièrement opposée à la nôtre. Dans l'intention d'établir l'influence du cœur sur le cerveau, par rapport à l'apoplexie, ce médecin rapporte neuf observations accompagnées de l'ouverture des cadavres.

Tous les malades dont il est fait mention avaient une affection anévrysmatique du cœur, jointe à des phlegmasies des plèvres, des poumons et des méninges, compliquées entre elles, en plus ou moins grand nombre, à l'exception d'un seul, qui ne présentait aucune de ces complications. Tous, pendant leur vie, avaient éprouvé de fortes congestions cérébrales : la mort de quelques-uns même pouvait en partie être attribuée à ce phénomène. Cependant un seul de ces malades a été réellement atteint de l'hémorrhagie du cerveau. Or, si le développement morbide du cœur contribuait beaucoup à la produire, on en trouverait certainement plus d'un exemple sur neuf cas choisis à dessein pour prouver qu'elle dépend en grande partie de l'influence exercée par cet organe sur le cerveau. J'ajouterai à l'appui de ma manière de voir, que les hommes sanguins, robustes, fortement constitués, qui, en un mot, présentent tous les caractères indiqués par beaucoup d'auteurs comme devant faire craindre l'apoplexie, sont néanmoins ordinairement enlevés par les maladies du cœur, et très-rarement par l'affection dont tout le monde les menace.

La connaissance des causes de la congestion cérébrale nous met à même de lui opposer un traitement prophylactique, méthodique et efficace. Ainsi, pour maintenir la libre circulation du sang, on bannira avec soin l'usage des vêtemens ou portions des vêtemens susceptibles d'y apporter des obstacles. Le même motif déterminera le choix des attitudes que l'on doit garder long-temps, soit durant la veille ou pendant le sommeil : dans ce dernier cas, il est indispensable de coucher sur un lit fortement incliné de la tête aux pieds. Afin de prévenir l'afflux excessif du sang au cerveau, le sujet observera un régime sobre, délayant, ou au moins exempt de toute qualité stimulante. Il évitera de se livrer à des exercices violens et de s'abandonner aux affections morales susceptibles d'activer brusquement la circulation. Que si, malgré ces précautions et autres faciles à déterminer, l'imminence d'une congestion cérébrale se faisait encore remarquer, l'attaque elle-même serait sans doute facilement prévenue par une saignée du bras ou l'application de sangsues à l'anus, suivant qu'il y aurait indication pour préférer l'une de ces évacuations sanguines à l'autre. Quant au traitement de l'affection déclarée, sa nature légère fait qu'ordinairement les accidens sont déjà beaucoup diminués d'intensité lorsque le médecin arrive auprès du malade. Cela ne doit cependant pas l'empêcher de continuer à les combattre. Il le fera efficacement par une ou tout au plus deux saignées; par des lavemens purgatifs et l'usage d'une tisane délayante donnée abondamment. Néanmoins la maladie pourrait se montrer avec un caractère plus grave que nous ne le supposons ici. Dans ce cas, il faudrait lui appliquer un traitement en tout semblable à celui que nous avons proposé pour l'apoplexie. (*Voyez* ce mot.)

(ROCHOUX.)

COUP DE SOLEIL. On a désigné sous ce nom les diverses affections qui peuvent être produites par l'action du soleil sur la tête, et particulièrement sur les tégumens de cette partie et du reste du corps. *Voyez* INSOLATION.

COUPE-BRIDE, s. m. *Voyez* KIOTOME.

COUPEROSE, s. f.; nom sous lequel on désigne souvent dans le commerce les sulfates de fer, de cuivre et de zinc, que l'on distingue par la couleur. La *couperose verte* est le proto-sulfate de fer, mêlé de sous-deuto ou de sous-trito-sulfate; la *couperose bleue* est du deuto-sulfate de cuivre plus ou moins effleuri; enfin, la *couperose blanche* est du sulfate de zinc, contenant du sulfate de fer, et quelquefois du sulfate de cuivre. *Voyez* CUIVRE, FER et ZINC.

(ORFILA.)

COUPEROSE ou GOUTTE-ROSE, s. f., *gutta rosæa*. Maladie de la peau, caractérisée par des pustules peu étendues, séparées les unes des autres, environnées d'une aréole rosée, plus ou moins dures à leur base, répandues sur le nez, les joues, le front, et quelquefois s'étendant sur les oreilles et les parties supérieures du cou. Le mot *couperose*, adopté par les pathologistes français, a été introduit par les écrivains de la basse latinité, *cuperosa*; son étymologie est entièrement inconnue.

La couperose, que M. Alibert a classée parmi les dartres pustuleuses, est désignée sous des noms différens par les auteurs qui ont écrit sur les maladies cutanées: Chiarugi lui a donné celui de *rosa*; Willan et Bateman ont voulu lui consacrer la dénomination de *acne* qui lui avait été jadis imposée par Aëtius, et plus récemment par Sauvages: quelques autres enfin ont cherché à lui conserver le nom insignifiant de *varus*, en usage chez les Romains.

L'incertitude qui existe sur la nomenclature de cette maladie se retrouve dans le caractère qu'on lui assigne. Les uns, à l'exemple de Cullen, la considèrent comme une inflammation phlegmoneuse; les autres, tels que Willan, Bateman et M. Macartney, la rangent parmi les tubercules; enfin, quelques pathologistes, à la tête desquels on doit placer M. le professeur Alibert, la regardent comme une affection éminemment pustuleuse. En effet, si l'on suit avec soin le développement et la marche de la couperose, on peut y retrouver, presqu'à toutes les époques de la maladie, des pustules très-bien caractérisées, car celles-ci ne se manifestent point simultanément, mais se succèdent sans cesse sur les divers points de la face. Les tubercules que les pathologistes anglais adoptent comme caractère spécifique ne se forment que consécutivement; ils sont la suite de l'inflammation plus ou moins profonde qui précède et accompagne les pustules. Fréquemment renouvelée et ne se terminant jamais par une résolution complète, cette inflammation laisse sur une foule de points une sorte d'induration qui constitue les tubercules cutanés. Mais ces petites tumeurs, n'ayant point lieu constamment, ne se développant que lorsque la maladie existe depuis longtemps, et que, par une succession non interrompue de pustules, le tissu cellulaire a participé à cette irritation permanente, ne peuvent point être prises pour caractère fondamental, et M. Alibert s'est appuyé sur des observations plus rigoureuses, plus exactes, en préférant pour ce symptôme spécifique les pustules, dont la présence est constatée dans tous les cas.

Les apparences diverses que l'âge du malade, l'intensité de l'inflammation ou la fréquence des récidives peuvent imprimer à la couperose, ont été considérées comme des degrés différens. Fort anciennement, Nicolas Falcucci, plus connu sous le nom de *Nicolaus Florentinus*, et plus tard Sennert et Paré en ont indiqué trois degrés : le premier, marqué par la simple rougeur de la peau; le second par les pustules, et le troisième par l'ulcération. D'autres pathologistes envisagent chacun de ces degrés comme une espèce distincte : c'est ainsi qu'Astruc en admet une espèce *simple*, une seconde qu'il désigne sous le nom de *variqueuse*, caractérisée par la dilatation des petites veines superficielles de la face, et une troisième nommée *squammeuse*. C'est ainsi que dans ces derniers temps Chiarugi en a aussi décrit trois espèces sous les noms de *rosa vera*, *rosa discreta*, *rosa herpetica*. Enfin, c'est ainsi encore que Bateman a composé son genre *acne* de quatre espèces qu'il distingue par les dénominations de *acne simplex*, *acne punctata*, *acne rosacœa* et *acne indurata*.

Quelques-unes de ces distinctions, il faut en convenir, pourraient être jusqu'à un certain point justifiées, puisqu'elles existent et qu'on peut les observer sur un grand nombre d'individus. Sans les adopter comme espèces fondamentales, il faudrait peut-être les noter comme variétés, puisque chacune d'elles présente des indications particulières.

Dans sa forme la plus simple, la couperose se manifeste par quelques boutons rouges, disséminés sur les joues, le nez et le front, se développant successivement et ne donnant lieu qu'à une inflammation légère, sans chaleur et sans autre douleur qu'un fourmillement à peine sensible. La suppuration qu'ils contiennent s'accumule lentement; et, vers le milieu du second septenaire, le sommet de la petite pustule s'amincit, se déchire, et l'ouverture se recouvre d'une croûte mince, légère, qui est formée par les dernières gouttes du liquide séro-purulent. Quoique simple, peu intense et ne se liant à aucun trouble des viscères abdominaux, la couperose sous cette forme n'en est pas moins quelquefois une maladie fort opiniâtre. Elle constitue dans cet état la *gutta rosæa hereditaria* de Darwin, et l'*acne simplex* de Willan. Assez fréquemment ces boutons pustuleux sont entremêlés de pointes noirâtres plus ou moins saillantes, desquels on fait sortir par la pression une humeur épaisse, onctueuse, qui est fournie par les follicules sébacés. S'ils sont nombreux, rapprochés, la peau du nez prend un aspect gras, et celle des joues devient rude et inégale.

D'autres fois les boutons pustuleux sont plus nombreux, plus rapprochés, d'un volume plus considérable; ils ont une base large et dure, une forme conoïde; leur couleur est d'un rouge violacé; ils sont indolens, et la suppuration qui s'y forme ne se fait jour qu'après plusieurs semaines. On en voit qui, réunis en groupes et confondus en quelque sorte, forment une tumeur plus large dans laquelle l'appareil inflammatoire est mieux exprimé. Dans cette forme, qu'il faut rapporter à l'*acne indurata* de Willan, le réseau muqueux est plus profondément affecté, et le tissu cellulaire lui-même s'irrite et s'engorge. La plupart des pustules laissent sur le siége qu'elles ont occupé une teinte livide et une dépression qui ne s'efface jamais. Chez quelques individus jeunes, sanguins, vigoureux, ces pustules sont habituellement plus animées et s'exaspèrent au moindre écart de régime ou par un séjour un peu prolongé dans un appartement chaud. Elles s'affaissent alors plus promptement, mais en revanche on les voit se succéder en plus grand nombre.

La couperose, sous les formes que nous venons de décrire, est en général plus fréquente dans la jeunesse. Celle qui semble particulière à l'âge adulte (*acne rosacœa* de Willan) présente des caractères différens : elle commence le plus ordinairement par quelques pointes rouges sur le nez et les joues, qui deviennent le siége d'une sorte de chaleur et de tension après le repas, surtout après l'ingestion de vins forts ou de liqueurs alcooliques. Bientôt ces points s'étendent, se réunissent, et l'on voit se développer de petites pustules, peu nombreuses d'abord, mais qui vont en se multipliant et en se succédant sans cesse. Cette irritation permanente affaiblit peu à peu le système capillaire cutané; il reste habituellement injecté sur une grande surface; la peau se gonfle et conserve une teinte d'un rouge violacé qui devient plus vif autour des pustules. Les points sur lesquels elles se sont renouvelées plusieurs fois se tuméfient, se durcissent; les traits perdent leur harmonie et grossissent d'une manière notable. Les veinules extérieures, dilatées par les obstacles nombreux qu'éprouve la circulation de la face, ajoutent encore par leur couleur bleuâtre à cet aspect repoussant.

Du reste, on conçoit que cette maladie doit offrir des nuances infinies sous le rapport de la gravité. Quelquefois bornées à un petit espace, les pustules sont rares, isolées, et ne laissent à leur suite qu'une rougeur légère. D'autres fois elles se succèdent, se multiplient, envahissent toute la face et s'étendent même jusque sur les oreilles et le cou. Lorsque la couperose est parvenue à ce degré d'intensité, les membranes muqueuses voisines prennent bientôt part à cette irritation si vive : les conjonctives s'enflamment; les gencives deviennent douloureuses, se tuméfient; les dents s'ébranlent, et plusieurs autres symptômes d'une complication scorbutique viennent ajouter à cet état si déplorable. Dans quelques cas assez rares, la couperose n'étend pas son siége au delà du nez, et elle y épuise en quelque sorte ses effets. Tous les tissus se gonflent, au point de donner à cette partie de la face une dimension double ou triple de celle qui lui est ordinaire. On voit s'élever sur divers points, surtout autour des ailes du nez, des tumeurs plus ou moins considérables, rugueuses, livides, qui offrent une difformité dégoûtante. Les observateurs ont noté plusieurs faits de ce genre.

Causes. — La couperose paraît être plus fréquente à certaines époques de la vie : chez les hommes, de trente à quarante ans ; chez les femmes, à l'âge critique. Une des variétés que nous avons signalées se montre plus particulièrement dans la jeunesse. Les vieillards en sont plus rarement atteints. Relativement au sexe, il est à croire que les femmes y sont plus disposées que les hommes ; au moins avons-nous pu constater pendant plusieurs années de suite, au traitement externe de l'hôpital Saint-Louis, qu'elles se présentaient en plus grand nombre : cependant plusieurs praticiens célèbres regardent cette question comme étant encore indécise.

Le tempérament bilieux est celui qui prédispose le plus à la couperose dans l'âge adulte ; dans la jeunesse, c'est le tempérament sanguin.

Dans certains cas, la couperose paraît se lier à un dérangement des fonctions des viscères abdominaux, particulièrement de celles du foie et de l'estomac. Cette observation, qui est fort ancienne, a été reproduite par Darwin ; il regarde même cette cause comme si commune, qu'il a cru devoir la prendre pour base de ses distinctions spécifiques et qu'il a admis une *goutte-rose stomacale* et une *goutte-rose hépatique*.

Les rapports de cette éruption, chez les femmes, avec les fonctions de la matrice, semblent établis sur des faits plus exactement observés : c'est à la puberté, où cet organe si important reçoit une activité nouvelle, et à l'époque critique, où ses fonctions se terminent, que la couperose se manifeste le plus souvent. On la voit survenir encore après la suppression du flux menstruel, et disparaître après le retour de cette évacuation naturelle. Souvent elle coïncide avec une simple dysménorrhée. Enfin, la grossesse elle-même exerce une influence marquée sur ces éruptions, soit quelquefois en les aggravant lorsqu'elles existent, ou plus fréquemment encore en les faisant disparaître pendant tout le temps de la gestation.

Tous les praticiens s'accordent à regarder l'hérédité comme une des causes les plus ordinaires de la couperose ; on a vu cette maladie se transmettre successivement à plusieurs générations.

Les climats froids et humides paraissent exercer une influence marquée sur le développement de cette éruption; au moins est-elle plus fréquente en Angleterre et dans le nord de l'Allemagne que dans les contrées méridionales.

Les excès de table, quelques habitudes vicieuses, l'influence de certaines professions ou de certains travaux qui exigent une longue application dans une attitude qui favorise une circulation plus active vers la tête, sont les causes qui concourent le plus puissamment à produire la couperose.

D'autres fois elle doit son origine à des affections morales, soit lentes, profondes, comme les chagrins, les passions concentrées, soit rapides, instantanées, comme la frayeur et la colère.

Enfin, il y a des causes plus directes, plus immédiates, dont l'action est surtout nuisible lorsqu'il existe déjà des prédispositions : telles sont les applications de certains fards, des lotions avec des liqueurs styptiques, astringentes, et en général l'abus de la plupart des cosmétiques dont les femmes se servent au déclin de l'âge.

Différences de la couperose d'avec quelques autres éruptions. — La couperose, sous les diverses formes que nous avons décrites, présente le plus ordinairement des caractères qui peuvent la faire reconnaître facilement, mais d'autres éruptions se manifestent sur la face, et comme il est possible de les confondre, il ne sera peut-être pas inutile d'en exposer les différences. Ces maladies sont la dartre squammeuse humide de M. Alibert, ou du moins la variété qui se rapporte au *lichen agrius* de Willan, la dartre rongeante scrophuleuse et la syphilis tuberculeuse.

Cette variété de la dartre squammeuse humide est caractérisée par des *papules* plus ou moins rapprochées, enflammées à leur base, ulcérées à leur sommet. Les *pustules* de la couperose sont également enflammées à leur base, mais elles ne s'ulcèrent point; chacune d'elles renferme une petite collection de pus, tandis que les *papules* sont pleines, solides, et que c'est par leurs points ulcérés qu'elles fournissent le liquide séro-purulent qui humecte leur surface. Les *pustules* se développent successivement et suivent une marche isolée; les *papules*, réunies sur une surface étendue, et marchant simultanément, deviennent confluentes, s'accompagnent d'une irritation profonde qui s'étend du corps muqueux au derme, mais rarement au tissu cellulaire. Dans la couperose parvenue à une certaine intensité, l'irritation se propage toujours jusqu'au tissu cellulaire, et y laisse des empreintes durables. Le *lichen agrius* occupe ordinairement le front, les joues, les lèvres. La couperose établit son siége sur le nez et les joues. Cette dernière est accompagnée d'une sorte de fourmillement qui devient plus marqué, plus incommode après le repas, auprès du feu ou dans un lieu chaud. Le prurit de la dartre squammeuse humide est plus vif, plus profond, et devient quelquefois intolérable pendant la nuit ou après l'ingestion de quelque boisson stimulante. La suppuration qui s'écoule des *pustules* de la couperose se transforme quelquefois en petites croûtes légères qui se détachent promptement. Les *papules* du *lichen agrius* se recouvrent aussi de petites croûtes, mais plus minces, plus étendues, et se confondant le plus souvent avec des squames épidermoïques.

La dartre rongeante scrophuleuse est beaucoup plus facile à distinguer de la couperose, surtout quand elle est ancienne et qu'elle a porté ses ravages au delà de son siége primitif. Mais dans les premiers temps, lorsque les tubercules par lesquels elle débute sont superficiels, peu élevés, on peut confondre cette maladie avec celle qui fait l'objet de cet article. Plus tard ces tubercules s'élargissent, prennent une teinte livide, se répandent du nez sur les joues, et détruisent en s'ulcérant tous les tissus sous-jacens; alors le diagnostic est évident et toute méprise impossible.

La syphilis constitutionnelle se manifeste souvent sur la face par des pustules ou des tubercules, mais il est rare que ces éruptions se bornent à cette seule partie; presque toujours elles s'étendent sur la totalité de la peau, ou au moins sur une grande surface, et cette circonstance éclaire suffisamment le diagnostic. Mais si, comme on le voit quelquefois, les tubercules syphilitiques se développent seulement sur quelque point du visage, on peut trouver dans leurs caractères propres des traits qui les font très-bien distinguer de la couperose. Ils sont d'une couleur cuivrée, d'un aspect luisant; ils siégent de préférence autour de l'aile du nez, aux commissures des lèvres, et presque toujours ils sont inégaux, fendillés de manière à se rapprocher des végétations.

Pronostic. — Le pronostic de la couperose varie selon les diverses formes de l'éruption, l'âge des individus, l'ancienneté de la maladie et les causes qui l'entretiennent. Lorsque l'éruption est récente, légère, que ces pustules sont peu nombreuses, séparées, que le malade est jeune, on peut espérer de triompher de la maladie. Lorsqu'elle est ancienne, étendue, profonde; qu'elle commence dans l'âge adulte et se lie au trouble des fonctions des viscères abdominaux, le pronostic est plus fâcheux, et les efforts les mieux combinés parviennent rarement à surmonter les obstacles qui s'accumulent.

Traitement. — Le traitement de la couperose présente des différences remarquables, non-seulement selon les modifications variées que l'éruption peut offrir dans ses formes, mais encore selon les causes qui l'ont produite et qui l'entretiennent. Si ces idées fondamentales ne président pas au choix d'une méthode curative, on peut être presque sûr d'échouer dans le traitement d'une maladie qui est environnée d'ailleurs de tant d'autres difficultés.

Lorsque l'éruption est légère, que les pustules sont rares, isolées et accompagnées d'une inflammation peu marquée, qu'elle se manifeste chez des sujets jeunes, pléthoriques, et chez lesquels on ne voit point de causes qui aient altéré la constitution; le traitement doit se borner à des applications topiques qui modifient la marche de cette éruption. Ces applications se composent en général de substances stimulantes, qui excitent plus ou moins la surface avec laquelle on les met en contact. Nous imitons en cela les procédés des Anciens, qui faisaient, comme on sait, un fréquent usage de lotions ou de linimens dont la térébenthine ou d'autres fois le vinaigre, le savon, la myrrhe, la terre cimolée, etc., faisaient la base. On donne la préférence aux lotions faites avec de l'eau distillée de roses, de petite sauge, de lavande, etc., dans laquelle on ajoute une proportion d'alcohol qui doit varier selon l'état des pustules : un tiers ou moitié de cette liqueur détermine un accroissement sensible de l'irritation, qui prend chez quelques individus la marche et l'acuité de l'érysipèle, et se termine avec assez de promptitude. Cette disposition inflammatoire est-elle moins marquée, on augmente la proportion d'alcohol, et dans certains cas on y ajoute quelques grains de deuto-chlorure de mercure. On emploie beaucoup à Londres une préparation secrète, connue sous le nom de *liqueur de Gowland*, qui ne paraît être autre chose qu'une dissolution de ce sel mercuriel avec addition d'une substance émulsive. L'*eau rouge* de l'hôpital Saint-Louis est une dissolution analogue.

Ces médications locales, stimulantes, proscrites à une époque où l'on a considéré les éruptions de la face comme une sorte de dépuration salutaire qu'il était dangereux de contrarier, ont été remises en vogue dans ces derniers temps par M. le professeur Alibert, qui en fait presque la base des méthodes curatives qu'il emploie contre la couperose. Déjà Darwin avait fait voir les bons effets qu'on peut obtenir en produisant, à diverses reprises, une légère vésication sur toute la face; mais ce procédé curatif, qui, du reste, appartient à notre Ambroise Paré, ne peut être mis en usage qu'avec beaucoup de réserve.

Les substances caustiques, dont M. Alibert se sert le plus ordinairement, sont l'acide hydrochlorique et le nitrate d'argent fondu. En appliquant l'une ou l'autre de ces substances, il produit une irritation plus vive, qui donne à cette éruption chronique une marche presque aiguë; mais il faut tout le discernement de cet habile thérapeutiste, pour distinguer les cas dans lesquels ces applications peuvent être utiles, de ceux où elles sont nuisibles. J'ai vu la cautérisation des tubercules produire chez la sœur d'un peintre célèbre un érysipèle si grave, qu'on craignit pendant quelques instans la complication d'une phlegmasie cérébrale. D'autres fois l'irritation produite par les caustiques, en pénétrant trop profondément, donne lieu à des ulcérations qui laissent des cicatrices indélébiles, bien plus fâcheuses que la maladie elle-même.

L'éruption se compose-t-elle de pustules nombreuses, rapprochées, confluentes, de tubercules enflammés et réunis à leur base; les applications stimulantes, bien que préconisées par des praticiens distingués, ne doivent être employées qu'avec beaucoup de précautions, surtout chez les individus sanguins, jeunes et vigoureux. J'avoue que j'ai souvent employé avec plus de succès une méthode entièrement opposée, et que, dans une foule de cas, les saignées générales, et les applications réitérées de sangsues derrière les oreilles, aux tempes, aux ailes du nez, ont produit des changemens aussi prompts que favorables. C'est lorsque cette disposition inflammatoire est arrêtée, et qu'on a diminué peu à peu cette congestion sanguine de l'appareil tégumentaire de la face par des saignées répétées, qu'on peut essayer quelques lotions stimulantes, propres à déterminer la résolution des tubercules.

La couperose se lie souvent, ainsi que nous l'avons vu, à la suppression des menstrues ou du flux hémorrhoïdal. Dans ce cas, il est plus utile d'appliquer les sangsues à la vulve ou à l'anus, aux époques correspondantes à celles de ces évacuations périodiques. Ces médications simples et rationnelles ont souvent guéri en peu de semaines des couperoses d'un aspect très-grave.

La plupart des moyens généraux conseillés par les auteurs sont peu utiles dans les couperoses que nous avons signalées comme tenant à une disposition locale; ils sont plus fréquemment indiqués dans la variété qui est particulière à l'âge mûr, et qui paraît liée dans nombre de cas avec un trouble profond des fonctions du bas-ventre. Dans quelques circonstances où la couperose coïncidait avec une hépatite chronique, on a obtenu des succès très-marqués de l'emploi du proto-chlorure de mercure, continué jusqu'à ce qu'il eût produit un léger engorgement des gencives. D'autres fois on a vanté les émétiques et les purgatifs drastiques; mais en général il ne faut point user trop légèrement de ces moyens irritans, puisque l'on sait que cette *torpeur* du canal alimentaire est bien plus souvent la suite d'une irritation chronique profonde que d'une véritable faiblesse. Il est évident que les excitans de tout genre doivent être alors rigoureusement proscrits, et qu'on ne peut espérer des effets utiles que de l'usage des mucilagineux et d'une diète sévère.

Les praticiens qui se donnent la peine de vérifier les observations de ceux qui les ont précédés, et qui n'adoptent pas sur parole tous les jugemens portés sur l'action des subtances médicamenteuses, savent quel fond on doit faire de ces sucs dépuratifs de quelques plantes en réputation. Qu'on y ait recours comme à un moyen accessoire qui n'est peut-être pas sans une sorte d'utilité, cela peut se concevoir; mais qu'on fonde l'espoir d'une guérison complète sur les effets d'un remède aussi insignifiant, c'est aussi se montrer par trop crédule.

On a reconnu depuis long-temps l'utilité des bains tièdes généraux dans le traitement de la couperose; mais leur température doit constamment être modérée : les délayans à l'intérieur, les demi-lavemens, etc., concourent avantageusement à l'effet des bains.

M. le professeur Alibert loue avec raison les eaux minérales sulfureuses, comme un des moyens les plus avantageux dans le traitement de la couperose ancienne; il conseille surtout celles de Baréges, d'Aix en Savoie, de Cauteretz, d'Enghien, de Bade en Suisse, etc.: elles peuvent être employées à l'intérieur pendant un temps plus ou moins considérable ; mais c'est surtout en lotions, en bains, en douches, qu'on en obtient les meilleurs résultats.

Parmi les moyens que j'ai pu employer et varier à l'infini dans la pratique d'un grand hôpital, il en est dont j'ai constaté nombre de fois les excellens effets; je veux parler des douches et des bains de vapeurs : mais je dois avertir que ces mêmes moyens employés dans des établissemens particuliers, ne m'ont pas toujours paru agir avec la même énergie; ce qui tient sans doute à l'imperfection des appareils.

Les douches de vapeurs, dirigées pendant douze ou quinze minutes sur les divers points occupés par l'éruption, produisent des effets très-remarquables : la peau s'anime d'abord, la circulation devient plus active, la chaleur plus marquée; bientôt la sueur ruisselle, et à ce mouvement fluxionnaire si rapide succède une détente très-sensible; quelques heures après la surface irritée est plus molle, plus douce au toucher. On conçoit que la circulation capillaire de la face, modifiée, activée par un moyen si énergique, doit finir par éprouver des changemens permanens. Les indurations se ramollissent, se résolvent, les foyers sans cesse renaissans d'inflammations partielles disparaissent, et peu à peu les couches dermoïdes se rapprochent de leur état naturel. Les douches de vapeurs peuvent être employées dans les couperoses légères comme dans celles qui sont parvenues à une grande intensité; mais, dans ce dernier cas, on doit avoir recours d'abord aux saignées locales, aux applications émollientes et aux divers moyens propres à combattre cette congestion locale. Ce n'est que lorsque cette première indication a été remplie qu'on peut commencer l'emploi des douches.

Les bains de vapeurs aqueuses dans l'étuve humide ont des effets presque semblables; mais leur action est plus générale, plus énergique; et par cela même ils ne doivent être conseillés qu'aux individus vigoureux et chez lesquels on a moins à craindre les congestions vers la tête ou à la poitrine. Ces bains sont très-fréquemment employés dans les cas de couperose qui affluent au traitement externe de l'hôpital Saint-Louis, et je puis assurer que j'ai vu nombre de fois des éruptions très-graves se dissiper par ce seul moyen.

On peut faire utilement concourir à la guérison de la couperose quelques applications locales, trop louées par les uns et trop dépréciées par les autres. Lorsque les pustules diminuent, et que l'inflammation qui les accompagne s'éteint peu à peu, on hâte la résolution des tubercules par des onctions répétées avec une pommade dont le proto-chlorure ammoniacal ou le proto-sulfate de mercure forment la base. On introduit en même temps dans l'excipient graisseux, où ces sels sont dans la proportion de $\frac{1}{16}$, une petite dose de camphre. Les pommades saturnines sont nuisibles, puisqu'on sait que les fards sont énumérés parmi les causes extérieures.

C'est une remarque faite par plusieurs pathologistes, que, pour obtenir une guérison solide et durable, il faut prolonger les soins même après que l'éruption n'existe plus. Il reste encore long-temps après une sorte de tension légère sur la face, et une rougeur qui augmente et s'anime par les causes les plus légères. C'est dans ces circonstances qu'on emploie avec avantage les lotions avec du lait chaud, l'émulsion d'amandes amères, la décoction de semences de coing, etc.; mais le moyen qui m'a paru agir avec le plus d'efficacité pour ramener la peau à son état naturel, est l'eau sulfureuse froide, appliquée en douches, en arrosoir, particulièrement celle d'Enghien, que j'ai souvent prescrite dans le bel établissement thermal qu'on a élevé près de la source de ce nom.

Du reste, le plan curatif le mieux combiné, et suivi avec le plus de persévérance, n'aurait que des effets passagers, si les malades n'adoptaient un régime propre à favoriser l'action des remèdes. Ne sait-on pas que tous les soins, tous les efforts sont infructueux chez les individus adonnés aux excès de la table, qui se gorgent de viandes succulentes, épicées, et boivent des vins forts, des liqueurs spiritueuses? Une vie sobre et régulière, un régime habituel composé de viandes blanches, de légumes frais, de fruits aqueux et fondans; le soin constant d'éviter les exercices fatigans, les travaux de cabinet, le séjour prolongé dans des lieux chauds ou près du feu, etc., sont les règles hygiéniques les plus salutaires et les seules qui puissent, avec les autres parties du traitement, compléter la cure de cette maladie si opiniâtre. (BIETT.)

COUPURE, s. f., *cesura*. Expression qu'on emploie vulgairement pour désigner une division peu profonde faite par un instrument tranchant. *Voyez* PLAIE.

COURAGE, s. m. *Voyez* PASSION.

COURBATURE, s. f. On désigne sous ce nom une indisposition dont les principaux phénomènes sont des lassitudes douloureuses dans tous les muscles, un malaise général et un dérangement peu marqué, mais sensible, dans la plupart des fonctions. Cette légère maladie est le plus souvent produite par un exercice inaccoutumé, tel qu'une marche forcée, une course longue et rapide à pied, à cheval, en voiture, la danse, la lutte, une attitude incommode long-temps conservée. Mais si la fatigue des muscles est la cause la plus ordinaire de la courbature, elle n'en est pas la cause exclusive; une émotion vive, de peine ou de plaisir, le travail d'esprit, la privation du sommeil, donnent souvent lieu à des phénomènes tout-à-fait semblables; et dans quelques cas, plus rares à la vérité, un simple écart de régime, ou même l'exposition à un froid rigoureux ou à une chaleur vive, ont produit le même effet.

Aucun tempérament n'est à l'abri de cette affection, aucun âge n'en est exempt. Elle est plus commune chez les enfans et les jeunes gens, chez les personnes qui jouissent habituellement d'une bonne santé, parce que, dans ces conditions, on s'expose davantage à plusieurs des causes propres à la produire.

L'invasion a quelquefois lieu immédiatement après que la cause a cessé d'agir, ou même lorsqu'elle agit encore, comme on l'observe pendant une marche forcée. Ailleurs, les symptômes ne commencent à se montrer que plusieurs heures après, pendant le sommeil, ou même seulement au réveil.

Un malaise général, des lassitudes dans tous les membres, une sensation de brisement ou de contusion dans les muscles, la lenteur des mouvemens, la paresse de l'esprit, l'insomnie ou un sommeil agité, l'inappétence, l'élévation passagère de la chaleur, la sécheresse de la peau ou la sueur, la couleur foncée de l'urine, sont les symptômes ordinaires de la courbature. Quelquefois il s'y joint un peu de douleur et de pesanteur de tête.

Cette indisposition ne dure pas ordinairement plus de un à trois jours. Quelquefois elle cesse en douze ou quinze heures. Les phénomènes qui la constituent se modèrent et disparaissent simultanément ou successivement. Quelques heures de sommeil suffisent souvent pour les dissiper.

Le repos du corps et de l'esprit, quelquefois l'abstinence des alimens solides, l'usage de boissons adoucissantes, sont les seuls moyens à employer. Un bain tiède peut être fort utile lorsque la courbature est produite par une émotion vive ou par un exercice inaccoutumé. (CHOMEL.)

COURBURES DE L'ESTOMAC. On entend par-là les deux bords courbes de ce viscère, l'un étant la grande, l'autre la petite courbure.

COURONNE, s. f., *corona*. Cette expression est employée en médecine dans plusieurs acceptions différentes.

COURONNE DES DENTS; partie des dents qui dépasse la gencive et se voit à l'extérieur.

COURONNE DU GLAND; saillie circulaire formée par la base du gland. Elle est interrompue par l'insertion du frein du prépuce.

COURONNE DE TRÉPAN : on donne ce nom à la petite scie circulaire qu'on adapte à l'arbre du trépan. *Voyez* TRÉPAN.

COURONNE DE VÉNUS, *corona Veneris*. On donne ce nom, et quelquefois aussi celui de chapelet, à la réunion d'un certain nombre de petites pustules, tantôt sèches, tantôt suppurantes, dont la base est d'un rouge brun, et qui surviennent au front de quelques individus affectés d'une maladie syphilitique ancienne. Une éruption à peu près semblable, quant aux caractères extérieurs, et qui paraît chez les sujets livrés à la déplorable habitude de la masturbation, a aussi été décrite par plusieurs auteurs sous cette dénomination. *Voyez* PUSTULES.

(L. V. LAGNEAU.)

COURONNEMENT. Expression vulgaire dont on se sert quelquefois pour désigner la disposition de la tête du fœtus, lorsque, après la rupture des membranes, elle vient se présenter à l'orifice de la matrice, dont le contour lui forme une espèce de couronne. *Voyez* ACCOUCHEMENT. (DÉSORMEAUX.)

COURS DE VENTRE. Nom vulgaire de la diarrhée. *Voyez* ce mot.

COURSE, s. f., *cursus*, du verbe latin *currere*; l'un des modes de progression de l'homme et des animaux terrestres, celle de toutes les progressions qui se font sur la terre qui est la plus accélérée. Comme la course, dans son mécanisme, participe à la fois de la marche et du saut; qu'il y a d'ailleurs avantage à opposer sans cesse les uns aux autres ces trois modes de progression, nous aimons mieux en traiter au même lieu; et à cause de cela nous renvoyons ce que nous avons à dire sur la course au mot PROGRESSION, où nous parlerons aussi de la *marche* et du *saut*. Voyez PROGRESSION. (ADELON.)

COURT ABDUCTEUR, COURT EXTENSEUR, COURT FLÉCHISSEUR (muscles), etc. *Voyez* ABDUCTEUR, EXTENSEUR, etc.

COURTS (os). *Voyez* OS.

COURTS (vaisseaux); rameaux artériels et veineux que les vaisseaux SPLÉNIQUES envoient au grand cul-de-sac de l'estomac. M. Chaussier les nomme *spléno-gastriques*. (A. B.)

COUSIN, s. m., *culex pipiens*, Linnæus. On nomme ainsi un insecte de l'ordre des diptères et de la famille des Clérostomes, lequel se trouve à la campagne, dans toute la France, pendant l'été, et est reconnaissable à ses antennes en filet et de la longueur du corselet, à sa trompe longue, avancée, filiforme, renfermant un suçoir piquant et composé de plusieurs soies très-fines et dentelées.

Cet insecte est des plus importuns pour nous, par les douloureuses piqûres qu'il fait, surtout dans les lieux aquatiques, où il se trouve en plus grande abondance. Les individus femelles, plus particulièrement avides de notre sang que ne le sont les mâles, nous poursuivent partout de leur bourdonnement ou plutôt de leur sifflement incommode, entrent même vers le soir dans nos habitations, et percent notre peau, quelquefois même nos vêtemens, avec leur suçoir, dont le fourreau se replie vers le thorax et forme un coude à mesure que ses soies pénètrent dans la chair, et distillent dans la plaie une liqueur vénéneuse, cause des accidens que procure leur piqûre.

Ces accidens sont, pour chaque blessure, la formation d'une petite tumeur œdémateuse, avec chaleur, rougeur et vive démangeaison, et le développement, aux alentours, d'une auréole érysipélateuse. Si ces blessures sont nombreuses, il survient de la fièvre et de l'insomnie.

Les remèdes qu'on a proposés pour combattre les effets de la piqûre des cousins sont en grand nombre, et, parmi eux, nous trouvons plus fréquemment indiqués la salive, l'eau salée, l'eau de guimauve, la chaux vive, l'ammoniaque, l'huile, le vinaigre, et l'acétate de plomb liquide. En général, on parvient ainsi à calmer assez promptement les accidens; mais une précaution indispensable est celle de ne se point gratter.

Outre le cousin commun, dont nous venons de parler, on trouve encore assez souvent dans nos contrées le *culex pulicaris*, le *culex reptans*, et le *culex minimus lapponicus*, qui déterminent les mêmes accidens. Le dernier, spécialement, oblige, dans plus d'une circonstance, les habitans du bas Languedoc de se renfermer chez eux à la chute du jour.

Il paraît que les *moustiques* et les *maringouins* d'Amérique et des autres contrées chaudes du globe, lesquels causent de si cruels tourmens aux hommes qu'ils attaquent, appartiennent au même genre que notre cousin. Celui-ci, d'ailleurs, donne lieu à une remarque curieuse; c'est qu'il s'attache à certains individus de préférence, et que l'on voit des personnes n'être jamais piquées par lui, sans qu'il soit facile de deviner la cause de cette singularité. (HIPP. CLOQUET.)

COUSSINET, s. m., *pulvinar*. Cette pièce d'appareil se fait avec du vieux linge piqué, ou avec de la peau de mouton ou de chamois matelassée avec du coton, de la laine, du crin, de l'étoupe. On donne aux coussinets, suivant l'usage auquel ils doivent servir, la forme d'un coin, d'un disque, d'une demi-sphère, d'un carré, d'un parallélogramme. Leurs dimensions et leur consistance doivent aussi varier suivant l'emploi auquel on les destine. On se sert des coussinets pour fournir des points d'appui à des leviers, comme dans les fractures de la clavicule, du péroné; pour préserver les parties molles contre l'action des lacs, des attelles; pour garnir les machines de compression. Les coussinets trop durs, laissés long-temps en place et fortement comprimés, occasionent quelquefois des escarres gangréneuses profondes.

On donne aussi le nom de coussinet à des petits sacs allongés, remplis de balles d'avoine, que l'on place entre les attelles et les bandages dans les pansemens des fractures. Ils remplacent avantageusement les remplissages de linge et les faux fanons; ils doivent être un peu plus longs et un peu plus larges que les attelles. On donne encore quelquefois le même nom aux petits oreillers en crin, en balles d'avoine, destinés à soutenir les membres blessés ou fracturés; ils sont bien préférables aux coussins remplis de plumes ou de laine. (MARJOLIN.)

COUTEAU, s. m., *culter*, *cultellus*, instrument tranchant dont on se sert en chirurgie pour diviser les parties molles, et qui ne diffère du bistouri que parce qu'il est ordinairement plus grand, et que sa lame est fixée à demeure sur le manche. La forme et les dimensions des couteaux varient suivant les opérations dans lesquelles on en fait usage. Tout ce qui a été dit sur la fabrication et le mode d'action de la lame du bistouri étant applicable aux couteaux, ainsi qu'à la plupart des instrumens tranchans, je crois inutile d'entrer dans de nouveaux détails à cet égard.

Les *couteaux à amputation*, dont on se sert pour retrancher les membres, sont ceux qui offrent les plus grandes dimensions; leur manche doit être assez volumineux pour être tenu à pleine main, et taillé à pans, afin de ne point vaciller et d'être fixé solidement par les doigts qui l'embrassent. La lame, pourvue à sa base d'une coquille qui la sépare du manche, est montée sur ce dernier, au moyen d'une longue et forte soie. Sa longueur varie de quatre à neuf pouces, suivant le volume du membre que l'on doit amputer. Autrefois on se servait pour les amputations d'énormes couteaux, concaves sur le tranchant, et convexes sur le dos. Ces instrumens, qui s'appliquaient à la fois sur une surface très-étendue, avaient l'inconvénient de nécessiter une forte pression pour couper les parties molles, et encore la section de celles-ci était-elle inégale et fort douloureuse. On a renoncé depuis long-temps à leur emploi. Aujourd'hui tous les couteaux à amputation ont une lame droite, qui doit avoir assez d'épaisseur vers le dos, afin d'offrir une résistance suffisante, et dont le tranchant est en général moins fin que celui du bistouri. La lame se réunit à la coquille sans présenter de talon. La pointe ne doit pas être trop aiguë, dans la plupart des cas du moins, parce qu'elle ne ferait qu'érailler, ou couperait difficilement le tissu cellulaire, lorsqu'on l'emploie à la dissection de ce tissu dans quelques amputations; il est préférable qu'elle soit fort tranchante et légèrement arrondie.

Pour certaines amputations, on se sert de couteaux à deux tranchans, qu'on appelle *interosseux*; leur lame, longue, étroite, terminée par une pointe aiguë, est munie de chaque côté, à sa partie moyenne, d'une vive arête, de laquelle partent les plans inclinés, qui vont former deux tranchans en sens opposé. Quelquefois le tranchant du bord supérieur n'occupe que la moitié de la lame, l'autre moitié étant un simple bord mousse et arrondi, comme tous les couteaux ordinaires. Les couteaux interosseux servent à pratiquer quelques amputations dans les articles (tel est celui auquel M. Larrey a donné le nom de *désarticulateur*), à diviser les chairs qui remplissent l'intervalle que laissent entre eux les os de l'avant-bras ou de la jambe dans les amputations de ces membres, etc. Je pense qu'on peut, dans tous les cas, remplacer ces instrumens par des couteaux ordinaires, à lame longue, étroite et fort pointue à son extrémité.

Il y a encore d'autres espèces de couteaux qui offrent des dimensions, des formes particulières, et servent exclusivement à pratiquer certaines opérations, comme les suivans.

COUTEAUX A CATARACTE ; instrumens destinés à faire la section de la cornée transparente, dans l'opération de la cataracte par extraction. Les principaux couteaux à cataracte, inventés par Richter, Wenzel, Ware, bien que différens les uns des autres, se ressemblent en cela qu'ils remplissent exactement la plaie, et s'opposent ainsi à l'écoulement de l'humeur aqueuse, jusqu'à ce que la section de la cornée soit achevée. Le couteau de Wenzel ressemble à une lame de lancette montée sur un manche à pans, et émoussée dans les cinq sixièmes postérieurs de l'un de ses bords : ceux-ci sont droits, et la lame a dix-huit lignes de longueur, et trois lignes seulement de largeur dans sa partie la plus large, c'est-à-dire à sa base. A partir de ce dernier point, la lame se rétrécit insensiblement jusqu'à la pointe. Le couteau de M. Ware présente les mêmes dimensions que celui de Wenzel; il en diffère en ce que sa pointe est moins allongée. Le couteau de Richter est formé par une lame pyramidale, tranchante dans toute la longueur de son bord inférieur, émoussée dans les cinq sixièmes postérieurs de l'autre, et montée inamovible sur un manche d'ébène. On a encore imaginé plusieurs espèces de couteaux à cataracte, qui ne sont plus en usage. Quel que soit celui de ces instrumens que l'on emploie, ses tranchans doivent être parfaitement affilés, et ils doivent traverser la cornée par une très-légère pression.

COUTEAU LITHOTOME. Foubert donnait ce nom à un grand couteau, dont la lame étroite, longue de quatre pouces et demi, était tranchante dans toute sa longueur, et faisait avec son manche un angle obtus; il s'en servait pour la taille latérale. (Inusité.)

COUTEAU DE CHESELDEN ; couteau à lame fixe sur le manche, convexe sur son tranchant, concave sur son dos, que Cheselden employait pour inciser le périnée dans l'opération de la taille. *Voyez* LITHOTOMIE.

COUTEAU EN SERPETTE ; sorte de couteau à lame forte et recourbée en serpette, que Desault employait pour ouvrir les parois du sinus maxillaire, dans les cas d'extraction de fongus de cette cavité.

COUTEAU LENTICULAIRE. Instrument dont on se sert dans l'opération du trépan, pour couper et enlever les inégalités de la table interne des os du crâne, que la couronne du trépan a laissées sur le contour de l'ouverture. Cet instrument est formé par un bouton lenticulaire, fixé à l'extrémité d'une tige d'acier. Celle-ci est convexe d'un côté, plane de l'autre, terminée de chaque côté par un bord tranchant, et solidement articulée sur un manche de bois d'ébène. *Voyez* TRÉPAN.

COUTEAU POUR LA RESCISION DES AMYGDALES; instrument inventé par Caqué de Reims, pour l'ablation des amygdales engorgées. C'est un couteau dont la lame, longue de quatre pouces, courbée sur sa longueur, émoussée à son extrémité, est montée sur un manche de trois pouces et demi, avec lequel elle fait un angle de 160°. L'angle que la lame forme avec le manche empêche la main qui tient l'instrument de masquer les parties sur lesquelles on opère. Sa pointe émoussée s'oppose à la lésion des parois du pharynx et à l'ouverture des gros vaisseaux qui rampent sur les côtés de cette cavité. (J. CLOQUET.)

COUTURIER (muscle), *musculus sartorius*, ilio-prétibial (Ch.); muscle de la cuisse, très-long, étroit, aplati, assez mince. Son extrémité supérieure est fixée à l'épine iliaque antérieure et supérieure, et à la partie voisine de l'échancrure qui est au-dessous, par un tendon court et aplati. Le corps charnu descend de là obliquement en dedans et en arrière, sur la surface antérieure de la cuisse, puis verticalement le long de sa partie interne, et enfin de nouveau obliquement, mais d'arrière en avant et de dedans en dehors. Il se termine par un tendon long et étroit, qui passe derrière le côté interne du genou, s'élargit sur la partie supérieure de la face interne du tibia, et s'y implante très-près de la tubérosité du bord antérieur de cet os. Ce tendon est continu par en haut à l'aponévrose crurale, et fournit, par en bas, une expansion à l'aponévrose de la jambe. Toutes les fibres de ce muscle sont longitudinales et parallèles; quelques-unes naissent successivement du côté interne du tendon supérieur, et toutes s'insèrent, les unes au-dessous des autres, au côté postérieur et interne du tendon inférieur, ce qui rend le corps charnu plus étroit à son extrémité supérieure, et surtout à l'inférieure que dans sa partie moyenne.

Le muscle ilio-prétibial fléchit la jambe sur la cuisse, en faisant éprouver en même temps à celle-ci un mouvement de rotation qui dirige le pied en dedans et le porte par-dessus celui du côté opposé, comme on le voit dans l'attitude accroupie propre aux tailleurs; de là le nom de *couturier* qu'on lui a donné. Il peut encore produire la flexion de la cuisse, la flexion et la rotation du bassin.

F. Meckel dit avoir vu une fois ce muscle manquer : il est double dans quelques cas. Ses fibres sont quelquefois interrompues par une intersection aponévrotique, fortement adhérente au *fascia-lata*. (A. BÉCLARD.)

COUVRE-CHEF, s. m., *cuculus;* bandage destiné à maintenir un appareil appliqué sur la voûte du crâne : il se fait avec une serviette fine pliée en deux suivant sa longueur, de manière que l'un de ses bords dépasse l'autre de trois à quatre travers de doigt. Le chirurgien tenant cette pièce de linge sur les mains tournées en supination, en pose le milieu sur le sommet de la tête, de telle sorte que le bord le plus court et qui est en contact avec ses pouces puisse descendre au niveau des sourcils. Les angles de ce bord sont noués ou attachés sous le menton. On replie ensuite de bas en haut et d'avant en arrière le bord le plus long qui couvre le nez, pour le fixer sur les côtés de la tête avec des épingles, après l'avoir tiré à soi pour qu'il s'applique plus exactement sur tout le contour du crâne. Ce bandage est embarrassant à placer; quelque précaution que l'on prenne, il forme toujours des plis qui compriment douloureusement la peau. Le *petit couvre-chef* ou mouchoir en triangle et le *bandage des pauvres* lui sont préférables. *Voyez* BANDAGE. (MARJOLIN.)

COXAL (os). *Voyez* ANCHE (os de la.)

COXO-FÉMORALE (articulation). Nom donné à l'articulation de la hanche. *Voyez* HANCHE.

CRABE, s. f., *carabus*, de *κάραβος*, écrevisse de mer. On désignait autrefois sous ce nom un symptôme de syphilis invétérée, affectant la paume des mains et la plante des pieds, espèce de dartre dans laquelle l'épiderme, devenu calleux, se lève par écailles, et laisse à découvert des excoriations de couleur livide, qui fournissent quelquefois un peu de suppuration. Cette dernière circonstance servait à distinguer deux sortes de crabes, la sèche et l'humide. Les nègres sont fort sujets à des ulcérations des pieds, et surtout des orteils, qui ont reçu le même nom, bien qu'elles soient indépendantes de la maladie vénérienne. *Voyez* SYPHILIS et RHAGADES. (L. V. LAGNEAU.)

CRACHAT, s. m., *sputum*. On donne le nom de crachats à

des matières qui proviennent des bronches, de la trachée, du larynx, du pharynx, de l'isthme du gosier, de la partie la plus profonde des fosses nasales ou de la bouche, et qui sont rejétées par l'ouverture de cette dernière cavité, ordinairement sous forme liquide, et en petites masses à la fois. Ces matières sont le plus souvent le produit d'une sécrétion morbide de la membrane muqueuse qui tapisse ces organes, ou des glandes et des follicules qui leur sont annexés; elles peuvent aussi avoir été formées dans l'épaisseur même de ces parties, ou provenir de plus loin, et s'être frayé une voie jusque dans leur cavité.

La formation des crachats n'est pas incompatible avec l'état de santé : beaucoup d'individus en rejettent chaque jour une certaine quantité, soit de la bouche ou du pharynx, soit des voies aériennes, sans que pour cela ils puissent être regardés comme malades.

Les crachats, considérés indépendamment de leur origine et seulement sous le rapport de leurs qualités physiques, offrent des variétés très-nombreuses.

Ils sont le plus souvent clairs et semblables à de la sérosité (*séreux*) dans le début des affections catarrhales. Dans le progrès de la maladie, ils reprennent l'aspect du mucus (*crachats muqueux*), et acquièrent par degrés une consistance plus considérable, et une couleur plus opaque. Dans quelques affections, ils sont formés de sang ou de pus, ou d'un mélange de mucus avec l'un ou l'autre de ces liquides. Les crachats formés de *sang* pur, ou mêlés de sang, méritent une attention spéciale. Les crachats de sang pur viennent le plus souvent des fosses nasales ou des bronches; ils sont rendus par exputition dans le premier cas; ils sont mêlés d'air et expectorés dans le second. Les crachats mêlés de sang peuvent en être simplement tachés; tels sont les crachats muqueux, parsemés de petits caillots rouges ou noirâtres, qui viennent ordinairement de l'arrière-bouche et des fosses nasales. Ils peuvent être striés de sang, comme on l'observe dans quelques pleurésies et dans beaucoup de catarrhes pulmonaires; ils peuvent être semblables à de l'eau dans laquelle on aurait dissous quelques gouttes de sang, comme on l'observe dans quelques flux salivaires et dans certaines pneumonies mortelles : dans ce dernier cas, ils sont mêlés à une certaine quantité d'air, qui forme dans le vase où ils sont expectorés une écume blanchâtre. Enfin, d'autres crachats sont composés d'un mélange intime de mucus et de sang, ou de sang et de pus. Le sang contenu dans les crachats est le plus ordinairement le produit d'une sécrétion morbide de la membrane muqueuse; mais il peut avoir d'autres sources, telles que l'ulcération de cette membrane, la rupture d'une tumeur anévrysmale dans le conduit aérien, ou d'un vaisseau sanguin, dans une des cavernes produites par la fonte des tubercules. Dans tous ces cas, le sang peut être versé en abondance dans le conduit aérien, et être rejeté pur et par flots, ou y être porté en petite quantité, et être expectoré par petites masses, et mêlé à du mucus, à de l'air, à du pus. Les crachats sont rarement formés entièrement de pus. Les crachats *purulens* ont presque toujours leur source, soit dans des abcès formés dans les parties contiguës, et spécialement dans les amygdales et dans les plèvres, soit dans les masses tuberculeuses ramollies, ou dans les excavations qui leur succèdent. Ces derniers, c'est-à-dire ceux qui sont dus à la fonte et à l'ulcération de tubercules, offrent d'abord quelques stries ou quelques grumeaux opaques, mêlés à un mucus d'une autre nuance, ou même à une sorte de sérosité claire : la proportion de matière purulente augmente par degrés, à mesure que celle du mucus diminue; et dans les dernières périodes de la maladie, les crachats deviennent tout-à-fait purulens. On observe, en général, une marche inverse lorsque le pus vient d'une collection purulente formée dans le tissu des amygdales ou dans la cavité des plèvres. Le pus est tout d'un coup rejeté pur ou presque pur; et, si le malade guérit, la proportion du pus dans les crachats diminue progressivement. Quant au pus fourni par les simples ulcères du pharynx et des voies aériennes, il ne forme jamais que des stries ou de petites taches dans les crachats.

Le produit de la sécrétion de la membrane muqueuse des voies aériennes offre, dans quelques cas, l'aspect du pus qui provient de son ulcération, de celle des tubercules, ou de la rupture d'abcès formés dans les parties voisines. On a senti de tout temps combien il serait important de distinguer les crachats purulens de ceux qui sont simplement puriformes, et l'on a cherché des signes propres à établir cette distinction. De nombreuses expériences chimiques ont été tentées, le microscope a été mis en usage pour examiner le pus et le mucus; mais ces travaux n'ont été jusqu'ici d'aucune utilité pratique. *Voyez* PUS et MUCUS,

Les crachats offrent encore d'autres différences très-nombreuses. Leur *couleur* présente beaucoup de variétés; ils peuvent être blancs, jaunâtres, rouillés, verdâtres, rouges, bruns, noirs ou gris, tantôt transparens, et tantôt opaques, souvent incolores: ils peuvent aussi présenter plusieurs nuances très-tranchées. Leur *forme* est arrondie quand ils se détachent bien et qu'ils ne se collent pas aux parois de la bouche; il sont, au contraire, allongés, filamenteux ou étoilés lorsqu'ils sont gluans. Tantôt ils sont fermes, distincts encore les uns des autres dans le vase qui les reçoit, et presque hémisphériques; tantôt mous, aplatis et confondus les uns avec les autres, de manière à former une masse homogène. Leur *consistance* n'offre pas moins de variétés; elle est quelquefois aqueuse, ailleurs semblable à celle d'une dissolution de gomme arabique, du blanc d'œuf, de la glu. Ils sont plus épais encore dans quelques catarrhes chroniques, où ils se présentent sous forme de pelotons presque solides. Leur *odeur* est le plus souvent fade, quelquefois très-fétide chez les phthisiques, ammoniacale dans l'ulcère des poumons, alliacée dans quelques pleurésies chroniques avec perforation du parenchyme pulmonaire. Leur *saveur* est douceâtre ou sucrée chez quelques sujets, amère ou âcre chez d'autres; mais souvent la saveur que les malades attribuent aux crachats appartient à l'enduit qui couvre la membrane de la bouche, ou aux boissons dont ils font habituellement usage. Chez quelques sujets, les crachats causent une sensation de froid ou de chaud dans les parties qu'ils traversent; mais le plus souvent leur *température* est la même que celle du corps. Leur *volume* est très-variable chez les mêmes sujets; cependant chez quelques-uns ils sont remarquables par leur petitesse ou par leur extrême largeur. Leur *quantité* varie à l'infini : tel malade n'en rend que quelques-uns chaque jour; tel autre crache presque sans interruption, au point de remplir plusieurs fois en vingt-quatre heures le vase destiné à cet usage. Du reste, il est encore à observer que, chez les mêmes individus, les crachats offrent sous tous ces rapports des différences très-grandes, non-seulement dans les diverses périodes d'une même maladie, mais même dans chaque nycthémère : ils sont en général plus abondans, plus consistans, plus opaques, plus facilement rejetés le matin que dans le reste du jour. Il n'est pas rare de voir le même individu rejeter, dans l'espace de quelques minutes, plusieurs crachats très-différens les uns des autres, principalement sous le rapport de la couleur et de la consistance.

Enfin, les crachats offrent quelques particularités remarquables sous le rapport de certaines matières qu'ils contiennent, ou qui sont rejetées avec eux. Les diverses poussières portées avec l'air dans les voies aériennes peuvent donner leur couleur aux crachats; la vapeur de l'huile ou du suif en combustion leur communique une couleur noire. Certaines substances formées dans le poumon lui-même, ou transmises dans les voies aériennes par suite de perforations accidentelles, telles que des calculs, des fragmens de tubercules, des hydatides, des kystes, quelquefois même des vers lombricoïdes, et, au rapport de quelques auteurs, de petites portions du parenchyme même du poumon, ont été ainsi rejetées avec les crachats.

Les crachats présentent des différences assez remarquables, relativement aux parties d'où ils proviennent.

Les crachats formés dans la bouche sont le plus souvent dus à une augmentation de sécrétion des glandes parotides, sous-maxillaires et sublinguales. Ils sont ordinairement clairs, et presque séreux comme la salive elle-même; ils n'acquièrent presque jamais beaucoup de consistance et d'opacité, si ce n'est dans les maladies aiguës les plus graves. Quelquefois ils sont mêlés au tartre détaché des dents, à l'enduit muqueux de la langue, à des fragmens d'aphthes, à des résidus d'alimens, rarement à du sang exhalé dans la bouche elle-même, à du pus provenant d'un abcès formé dans ses parois. Ils peuvent s'écouler de la bouche par leur seul poids; ils peuvent en être retirés sans le concours de l'organe qui les contient, mais le plus souvent ils sont expulsés par un acte particulier, auquel on donne spécialement le nom de *crachement*. Cet acte consiste en une expiration prompte qui écarte brusquement les lèvres, et qui entraîne avec l'air les matières préalablement réunies sur la langue.

Les crachats de l'isthme du gosier et du pharynx sont presque toujours dus à l'inflammation de ces parties : ils sont clairs, tenaces et filans, quelquefois mêlés à de petits grumeaux caséiformes fournis par les follicules des tonsilles, et dans certains cas à du pus formé, soit dans le tissu de ces glandes, soit, ce qui est rare, dans les parois du pharynx. L'excrétion de ces crachats (*expuition*) a lieu par un mécanisme analogue à celui du crachement; seulement c'est à l'isthme même du gosier, et non aux lèvres, que l'air rapidement expiré rencontre l'obstacle qui ajoute à sa force d'impulsion. *Voyez* EXPUITION.

Les crachats qui viennent du larynx et de la trachée sont en général peu abondans; du reste, ils diffèrent peu de ceux qui viennent des ramifications bronchiques dans des affections analogues.

Ces derniers (*matière expectorée*) sont les plus importans à étudier sous tous les rapports : ils sont le plus souvent le résultat d'une sécrétion morbide de la membrane muqueuse; mais, dans beaucoup de cas aussi, ils viennent d'autres parties, et spécialement du parenchyme des poumons, de la plèvre, quelquefois des grosses artères voisines, du foie même, ou du moins du tissu cellulaire qui unit ce viscère au diaphragme. L'acte qui détermine la sortie de ces crachats se nomme *expectoration*. (*Voyez* ce mot.) Celle-ci se présente sous deux formes différentes, selon que la quantité de matière à expectorer est peu abondante ou très-considérable. Dans ce dernier cas, une forte contraction des muscles expirateurs comprime en quelque sorte le poumon, et pousse par flots hors de la bouche le liquide amassé dans les bronches : c'est ce qu'on observe dans quelques *vomissemens* de pus et dans les hémoptysies très-graves : dans les cas beaucoup plus fréquens où la quantité des crachats est médiocre, ils sont poussés dans le pharynx par une expiration prompte, jointe à l'occlusion ou au rétrécissement momentané de la glotte.

Les crachats expectorés offrent beaucoup plus de variétés que ceux dont il a été précédemment question. Ils peuvent être, comme ceux-ci, clairs et séreux, muqueux et opaques, sanieux dans quelques affections ulcéreuses, mêlés à des concrétions membraneuses qui sont moins fermes en général et moins distinctes que celles qui viennent du larynx et de la trachée; ils ont de plus quelques conditions qui leur sont propres : leur quantité peut être beaucoup plus grande, leur viscosité plus marquée; ils offrent assez souvent des stries de sang qu'on ne rencontre presque jamais dans les autres; ils présentent seuls un mélange intime de mucus et de sang (*crachats sanguinolens de la pneumonie*), et peut-être de sang et d'air (*crachats rouges et spumeux de l'hémoptysie*); ils sont, dans un plus grand nombre de cas, purulens, et peuvent former une masse de pus ou de sang beaucoup plus considérable; ils contiennent, dans quelques cas, des concrétions calculeuses, des fragmens de tubercules, etc., etc., qu'on ne rencontre point dans les crachats des autres parties.

Les crachats, examinés enfin relativement à la séméiotique, méritent aussi quelque intérêt; leur étude n'est pas, il est vrai, pour le pronostic, d'une aussi grande utilité qu'on le pensait autrefois; mais elle fournit au diagnostic des signes toujours importans, et quelquefois même caractéristiques. Dans le croup, dans l'inflammation aiguë, dans l'hémorrhagie, dans l'ulcère des poumons, dans la pleurésie chronique avec perforation de ce viscère, dans le catarrhe pulmonaire, dans la phthisie tuberculeuse, les signes fournis par les crachats doivent être, avec quelques autres symptômes, placés en première ligne. *Voyez* CATARRHE PULMONAIRE, CROUP, PNEUMONIE, PLEURÉSIE, PHTHISIE, ULCÈRES INTERNES, HÉMOPTYSIE. (CHOMEL.)

CRACHEMENT, s. m., *expuitio;* action par laquelle on rejette de la bouche les matières que l'expectoration y a fait parvenir ou celles qui sont sécrétées dans cette cavité. *Voyez* EXPUITION et EXPECTORATION.

Quelques auteurs ont donné le nom spécial de *crachement de pus* à la phthisie pulmonaire et à d'autres maladies de la poitrine dans lesquelles on observe ce symptôme; l'hémoptysie a été aussi désignée sous le nom de *crachement de sang*, qui n'est que la traduction des mots grecs dont le premier est composé. *Voyez* HÉMOPTYSIE, VOMIQUE, PHTHISIE. (R. DEL.)

CRAIE. *Voyez* CHAUX (sous-carbonate de).

CRAINTE, s. f. *Voyez* PASSION.

CRAMPE, s. f., *crampus;* contraction involontaire, passagère et douloureuse d'un ou de plusieurs muscles. La crampe résulte ordinairement d'une extension forcée des fibres musculaires, ou d'une fausse position des muscles; elle est encore produite par la compression, la commotion, la piqûre ou la contusion d'un nerf. C'est à la compression des nerfs sacrés, que les accoucheurs attribuent les crampes qui se manifestent dans les muscles de la partie postérieure de la cuisse et de la jambe, lorsque la tête de l'enfant est engagée dans le petit bassin. Quelquefois la crampe ne reconnaît pas seulement une cause locale; elle est liée à un état du cerveau et des nerfs, et fait partie de cette foule d'accidens dits *nerveux*, qu'on observe chez les hystériques, les hypocondriaques et toutes les personnes irritables, susceptibles, chez beaucoup de femmes, pendant la grossesse ou la période menstruelle, chez les individus qui se livrent à des excès vénériens; cette espèce précède souvent le développement des convulsions générales de l'attaque hystérique. Dans ces cas, les crampes surviennent et se répètent fréquemment sans être excitées par l'action des muscles. Cet accident est plus particulier aux muscles du mollet, de la plante des pieds et des doigts.

On appelle quelquefois *crampe d'estomac* une gastralgie très-violente, et *crampe de poitrine* une constriction douloureuse du thorax, à laquelle on a encore donné le nom d'angine de poitrine. *Voyez* GASTRALGIE, ANGINE DE POITRINE.

On fait cesser instantanément une crampe en étendant fortement le muscle convulsé, et l'empêchant de se contracter de nouveau pendant plusieurs secondes ou quelques minutes. Si l'on était pris de crampe au mollet durant le sommeil, il faudrait sortir du lit, appuyer le pied sur le sol, étendre promptement et avec force la jambe sur la cuisse. C'est en remédiant aux lésions des nerfs et à l'état de susceptibilité nerveuse, que l'on fait cesser les crampes qui dépendent de ces causes. Lorsqu'on tarde à rétablir l'action des muscles atteints de cette espèce de convulsion, la douleur devient horrible, et peut causer une syncope: aussi les individus qui sont sujets aux crampes dans les mollets doivent-ils se livrer avec beaucoup de réserve et de précaution à l'exercice de la natation. (GEORGET.)

CRANE, s. m., *cranium*, *calvaria*, κρανίον; partie osseuse de la tête, qui contient et protége le cerveau et ses enveloppes. Situé au-dessus de la face et prolongé très-loin derrière elle, le crâne la surpasse de beaucoup en volume chez l'homme. Sa forme est celle d'un ovoïde, ayant sa grosse extrémité tournée en arrière; son étendue est un peu plus grande en travers que de haut en bas. Sa partie supérieure, arrondie et courbée assez régulièrement, prend le nom de *voûte;* l'inférieure, plus plate et très-inégale, celui de *base*. Huit os le composent, savoir: le FRONTAL ou *coronal*, l'ETHMOÏDE, les PARIÉTAUX, le SPHÉNOÏDE, les TEMPORAUX et l'OCCIPITAL. Le frontal occupe la partie de la tête qu'indique son nom, par conséquent le devant de la voûte, et se recourbe inférieurement de chaque côté, pour se prolonger à la base; l'ethmoïde remplit le vide qui reste, à la base, entre les deux moitiés du frontal; les pariétaux sont situés derrière la partie supérieure de ce dernier, et forment une grande étendue de la voûte, dont ils occupent spécialement le haut; le sphénoïde, placé derrière l'ethmoïde et la partie inférieure du frontal, appartient à la base, mais gagne latéralement le bas de la voûte et atteint le pariétal; les temporaux sont au-dessous des pariétaux et derrière la partie latérale du sphénoïde, et concourent à la fois à la formation de la voûte et de la base; enfin, l'occipital complète la première au-dessous et en arrière des pariétaux, et constitue une grande partie de la seconde en se prolongeant entre les temporaux, jusque derrière le milieu du sphénoïde. Plusieurs de ces os se confondent, en devant, avec ceux de la face, et contribuent à former les cavités de celle-ci, comme les orbites, les fosses nasales. Les *sutures* qui réunissent les os du crâne, se manifestent par des lignes irrégulières, dessinées à sa surface, tant à l'extérieur qu'à l'intérieur, quoiqu'elles soient plus apparentes en dehors.

La voûte du crâne, considérée extérieurement, présente plusieurs saillies plus ou moins marquées. On y voit, en effet, en bas et en avant, la protubérance nasale et les arcades surcilières; un peu au-dessus, les bosses frontales, et, beaucoup plus en arrière, les bosses pariétales. De plus on y remarque de chaque côté une ligne courbe, légèrement saillante, qui en circonscrit la partie latérale inférieure, et occupe une partie de l'os frontal, du pariétal et du temporal. La surface que borne cette ligne est excavée en devant, ce qui fait ressortir sa convexité en arrière, et rétrécit le crâne dans le premier sens; elle se continue, du côté de la base, jusqu'à l'apophyse zygomatique, et à une crête qu'offre la grande aile du sphénoïde, et forme la plus grande partie de la fosse temporale, qui n'est complète que lorsque le crâne est joint à la face, et dont la description appartient à celle de la tête entière. Plusieurs sutures sont apparentes en dehors de la voûte du crâne; les principales entourent les pariétaux, et résultent de leur jonction entre eux et avec les os qui les environnent. Celle qui est entre les pariétaux, sur la ligne médiane, est appelée *suture sagittale;* elle tombe, à ses deux extrémités, sur le milieu de deux sutures tranversales, dont l'antérieure, nommée *coronale* ou *fronto-pariétale*, joint les pariétaux à l'os frontal; et la postérieure, dite *lambdoïde*, les mêmes os à l'occipital. Les extrémités de ces deux dernières sont réunies, de chaque côté, par les sutures *temporale* ou *écailleuse* et *sphéno-pariétale*, qui indiquent l'union du temporal et du sphénoïde avec le pariétal. La suture coronale se continue, à chacune de ses extrémités, avec une suture que l'on voit dans la fosse temporale entre le sphénoïde et l'os frontal, la lambdoïde avec une autre qui appartient principalement à la base, et est formée par la jonction de l'occipital avec la portion mastoïdienne du temporal; enfin, une suture *sphéno-temporale* part du point de réunion des sutures écailleuse et spheno-pariétale, et se dirige également vers la base du crâne. Dans les jeunes sujets, quelquefois même dans les adultes, il y a encore une suture *frontale*, située entre les deux moitiés de l'os du même nom, et continue à la sagittale; elle est le plus souvent remplacée, dans l'âge adulte, par une ligne plus ou moins prononcée. Il existe presque toujours, dans quelques-unes de ces sutures, comme la lambdoïde, celle qui est entre le pariétal et la portion mastoïdienne du temporal, la coronale, des os surnuméraires ou WORMIENS, qui les rendent plus irrégulières et multiplient les lignes qu'elles forment. Toute la surface externe de la voûte du crâne est lisse et unie, à part quelques inégalités et des sillons que l'on remarque dans la fosse temporale; il existe aussi assez ordinairement un ou deux sillons vasculaires en dehors et au-dessus des bosses frontales. Les trous pariétaux sont les seuls que présente cette surface; ils sont situés en arrière, près de la suture sagittale, et quelquefois sur cette suture.

La base du crâne, à l'extérieur, ne présente de convexité analogue à celle de la voûte qu'en arrière, où l'occipital forme, de chaque côté de la crête occipitale externe, une sorte de protubérance large, qui correspond aux fosses occipitales inférieures; une saillie du même genre, mais plus petite, existe souvent de chaque côté de la protubérance occipitale externe, au commencement des lignes courbes qui en partent, et au niveau des fosses occipitales supérieures. Le reste de la surface est aplati, ou n'offre que des éminences qui n'ont point de rapport avec la forme intérieure. La plupart sont des éminences d'insertion : telles sont les apophyses mastoïde, styloïde, vaginale, jugulaire, ptérygoïde, zygomatique, l'épine du sphénoïde. Toutes ces saillies occupent les parties latérales moyennes de la base du crâne; les apophyses mastoïdes et zygomatiques sont tout-à-fait en dehors, les jugulaires un peu plus en dedans que les mastoïdes, la styloïde, la vaginale, l'épine du sphénoïde et l'apophyse ptérygoïde sur une même ligne oblique d'arrière en avant et de dehors en dedans, qui part de l'apophyse mastoïde, et se termine près de la ligne médiane, vis-à-vis de l'apophyse zygomatique. Cette dernière série d'éminences partage le milieu de la base du crâne en trois portions, une moyenne et deux latérales. La portion moyenne, comprise entre les deux lignes d'apophyses, est une surface triangulaire à sommet tronqué et tourné en avant; on y voit, au milieu, les condyles de l'occipital, placés sur la même ligne que les apophyses mastoïdes et jugulaire, si ce n'est qu'ils se prolongent un peu plus en devant, la surface basilaire du même os et la face inférieure du corps du sphénoïde: les côtés de cette surface sont formés par la face inférieure du rocher, le bord interne des grandes ailes du sphénoïde, et un peu par l'occipital. Les portions latérales, également triangulaires, présentent, en arrière, la cavité glénoïde du temporal et la racine transverse de l'apophyse zygomatique; en avant, une surface plane formée par la grande aile du sphénoïde et la portion écailleuse du temporal, faisant partie de la fosse zygomatique, et se continuant, sous l'apophyse du même nom, avec la fosse temporale : cette surface est bornée en dedans par l'apophyse ptérygoïde; la cavité glénoïde l'est, dans le même sens, par l'épine du sphénoïde, en dehors par la racine longitudinale de l'apophyse zygomatique, en arrière par une lame osseuse appartenant au conduit auditif externe et continue à l'apophyse vaginale. La partie antérieure de la base du crâne se joint à la face par le sommet des apophyses zygomatiques, le bas de la face antérieure et le côté interne des ptérygoïdes, une crête médiane et la partie latérale de la face inférieure du corps du sphénoïde, le côté externe inférieur de la face antérieure de ce corps, un bord saillant que forme la grande aile du même os devant la fosse temporale, les apophyses orbitaires externe et interne, l'échancrure et l'épine nasales du coronal, la lame verticale, les bords antérieur et inférieur de l'*os planum*, les masses latérales, de l'ethmoïde. Les masses de ce dernier os font une saillie considérable de chaque côté de la ligne médiane; en dedans de cette saillie est une rainure qui fait partie des fosses nasales, que la lame verticale sépare de celle du côté opposé, et dans le fond de laquelle se trouve la lame criblée de l'ethmoïde et la face antérieure du corps du sphénoïde, avec l'ouverture du sinus sphénoïdal : en dehors est une excavation profonde, qui appartient aux orbites, et que circonscrivent l'arcade et les deux apophyses orbitaires du frontal, l'ethmoïde, le corps du sphénoïde, le bord articulaire de la grande aile et un autre bord qui est continu à celui-ci, et qui forme avec la face la fente sphéno-maxillaire. Cette excavation est échancrée en arrière, et se continue avec la surface plane qui appartient à la fosse zygomatique, ainsi qu'avec la face antérieure de l'apophyse ptérygoïde. Les sutures de la base du crâne sont assez nombreuses : en arrière, la suture *mastoïdienne*, formée par l'occipital et la portion mastoïdienne du temporal, descend de la voûte de chaque côté, passe entre la rainure mastoïdienne et l'apophyse jugulaire, et se termine devant cette apophyse en se continuant avec la suture *pétro-occipitale* : celle-ci se porte en dedans, entre le rocher et l'occipital, et finit au corps du sphénoïde. D'un autre côté, la suture spléno-temporale, partie également de la voûte, traverse les fosses temporale et zygomatique, passe entre l'épine du sphénoïde et la cavité glénoïde, et s'unit à la suture *pétro-sphénoïdale*, qui vient se terminer, comme la précédente, au corps du sphénoïde. La suture *basilaire*, placée en travers entre cet os et l'occipital, réunit les sutures pétro-occipitales et pétro-sphénoïdales des deux côtés. En avant, une suture *ethmoïdale* joint l'ethmoïde à l'échancrure de l'os frontal; elle tombe en arrière sur la suture *sphénoïdale*, qui résulte de la jonction du corps du sphénoïde avec l'ethmoïde et des petites et grandes ailes du premier de ces os avec le frontal : cette dernière se manifeste jusque dans la fosse temporale, où elle produit cette suture continue à la coronale, dont il a été parlé à l'occasion de la voûte. Un grand nombre de trous s'ouvrent au dehors de la base du crâne ; la plupart conduisent dans le crâne, quelques-uns dans les cavités de l'oreille. Les trous mastoïdiens sont les seuls qu'on trouve en arrière, au delà des apophyses mastoïdes ; ils existent sur la portion mastoïdienne du temporal, et quelquefois dans la suture mastoïdienne. Au niveau des apophyses mastoïdes, on voit, sur la ligne médiane, le grand trou occipital, et un peu latéralement les trous condyliens postérieurs ; mais le plus grand nombre de trous se rencontrent à la partie moyenne de la base du crâne, entre la série d'apophyses qui s'y voit en dehors, et l'occipital, qui en forme le milieu. Là, en effet, se trouvent réunis les trous de la face inférieure du rocher, ou le stylo-mastoïdien, l'orifice inférieur du canal carotidien, celui de l'aquéduc du limaçon, et l'ouverture d'un double conduit qui pénètre dans la caisse du tympan entre le rocher et l'épine du sphénoïde d'abord, puis entre le premier et la portion écailleuse du temporal, les trous ovale et sphéno-épineux de la grande aile du sphénoïde, l'orifice postérieur du conduit vidien, placé au-dessus de la partie postérieure interne de l'apophyse ptérygoïde, le trou condylien antérieur de l'occipital, enfin, les trous *déchirés* postérieur et antérieur, formés, le premier, par la jonction de l'occipital avec la portion pierreuse du temporal, le second par celle des mêmes os et du sphénoïde, et situés aux deux extrémités de la suture pétro-occipitale. Le trou déchiré postérieur avoisine le condyle de l'occipital ; il est d'une forme irrégulière, allongé d'arrière en avant et de dehors en dedans, incliné en dehors, et divisé en deux portions, une antérieure interne, et une postérieure externe, par une petite cloison en partie osseuse, en partie cartilagineuse, fournie par l'occipital ou le temporal, quelquefois par tous les deux : la portion postérieure, plus grande que l'antérieure, s'ouvre dans un enfoncement profond formé par le rocher et la partie antérieure de l'apophyse jugulaire, étendu en dehors jusque près de l'apophyse styloïde, et appelé *fosse jugulaire*. Cette fosse et le trou déchiré lui-même sont assez ordinairement plus grands à droite qu'à gauche, quoique le contraire ou leur égalité des deux côtés puissent avoir lieu. Le trou déchiré antérieur est moins un trou qu'un intervalle analogue à celui qui reste entre les os dans les sutures, et qui est surtout marqué dans quelques-unes; sa largeur n'est qu'un résultat nécessaire de la disposition du rocher par rapport aux deux autres os qui le forment : aussi son contour est-il très-inégal, et le trou est-il fermé, dans l'état frais, par un cartilage continu à celui des sutures voisines et disposé de même. Deux autres ouvertures, la scissure glénoïdale et l'orifice du conduit auditif externe, sont situées plus en dehors que toutes les précédentes, au delà des apophyses qui bornent celles-ci. Enfin, la partie de la base du crâne, qui se confond avec la face, offre des trous qui appartiennent aux fosses nasales, aux orbites et au sommet de la fosse zygomatique ou à la fosse sphéno-maxillaire : ces trous sont ceux de la lame criblée et sa fente, les orifices externes des conduits orbitaires internes, le trou optique, la fente sphénoïdale, le trou grand rond et l'orifice antérieur du conduit vidien, qui s'ouvre par là des deux côtés à l'extérieur du crâne, disposition qu'on ne retrouve point dans les autres conduits. Beaucoup d'inégalités d'insertion se remarquent à la surface externe de la base du crâne, comme sur la convexité de l'occipital, la portion mastoïdienne du temporal, la surface basilaire du premier de ces os, à la face inférieure du rocher, dans la partie qui concourt à former la fosse zygomatique, etc.

La surface interne du crâne présente, dans presque toute son étendue, 1° de petites saillies connues sous le nom d'*éminences mamillaires*, et des enfoncemens intermédiaires, appelés *impressions digitales;* 2° des sillons artériels ramifiés de bas en haut, occupant surtout les parties latérales et supérieures du crâne. La face interne de la voûte correspond assez bien, dans sa configuration, à la face externe; on y voit les *fosses coronales* et *pariétales*, vis-à-vis les bosses du même nom, les fosses occipitales supérieures, la trace des sutures sagittale, coronale, lambdoïde, et l'orifice interne des trous pariétaux. Il n'y a point, à la vérité, d'enfonçemens qui représentent la protubérance nasale, les arcades sourcilières, et il règne le long de la ligne médiane une gouttière creusée sur le coronal, les pariétaux et l'occipital, qui ne forme point de saillie extérieurement : cette gouttière finit en avant à la crête coronale, qui n'a point non plus de partie qui lui corresponde en dehors. On remarque dans le fond et sur les côtés de cette gouttière, principalement en arrière, un grand nombre de petites ouvertures qui sont le commencement de conduits veineux pratiqués dans l'épaisseur des os; on voit aussi, sur ses parties latérales, de petites cavités irrégulières, différentes des impressions digitales. La base du crâne offre moins de rapports que la voûte entre sa conformation externe et sa disposition intérieure. Cependant elle est, à l'intérieur, comme en dehors, plus élevée antérieurement, moins haute au milieu, et plus abaissée encore postérieurement; sa partie la plus basse correspond au trou occipital, de sorte que c'est au niveau de ce trou que la cavité du crâne a le plus de hauteur. La saillie du bord inférieur du coronal, celle des petites ailes du sphénoïde et d'une crête plus ou moins marquée qui occupe leur intervalle, séparent la partie antérieure de la moyenne, et celle-ci est séparée de la postérieure par le bord supérieur des rochers et une lame quadrilatère, appartenant au corps du sphénoïde. La partie antérieure est un plan légèrement relevé vers ses bords, aux endroits où il se continue avec la voûte, et déprimé dans son centre, qui constitue la *fosse moyenne antérieure* de la base du crâne : cette fosse, qui correspond aux fosses nasales et aux sinus sphénoïdaux, présente, en avant, le trou borgne, et est divisée, dans le reste de son étendue, par l'apophyse *crista-galli* et une élévation du sphénoïde, en deux gouttières latérales, plus étroites et plus profondes en devant, où leur fond présente la lame criblée, ses trous, sa fente et les orifices internes des conduits orbitaires internes. Les parties latérales du plan sont, au contraire, convexes, ce qui n'a pas empêché de les appeler les *fosses* latérales antérieures de la base du crâne ; formées par le frontal et les petites ailes du sphénoïde, elles répondent aux orbites et sont remarquables par les éminences mamillaires, plus prononcées que dans tout autre point de la surface interne du crâne, appartenant au premier de ces os ; elles offrent souvent, en arrière et en dehors, un enfoncement qui produit à l'extérieur, dans la fosse temporale, une saillie particulière. On voit dans cette partie antérieure de la base du crâne, la trace des sutures ethmoïdale et sphénoïdale. La partie moyenne comprend trois enfoncemens, qui forment les *fosses* moyenne et latérales moyennes. La première se compose de la fosse pituitaire, d'une gouttière transversale située au-devant, et des gouttières caverneuses ; elle répond au sinus sphénoïdal et présente l'ouverture interne des trous optiques. Les fosses latérales, plus profondes et beaucoup plus étendues, formées par la grande aile du sphénoïde, la portion écailleuse du temporal et la face supérieure du rocher, présentent les sutures sphéno-temporale, pétro-sphénoïdale, écailleuse, spéno-pariétale, les trous de la face supérieure de la grande aile du sphénoïde, l'hiatus de Fallope, la fente sphénoïdale, complétée par le coronal, le trou déchiré antérieur, le canal carotidien, des éminences mamillaires assez prononcées, un enfoncement particulier, placé près du trou grand rond, répondant en partie à la paroi externe de l'orbite, et deux sillons considérables, qui naissent par un trou commun du trou sphéno-épineux pour se répandre sur une grande partie de la voûte, et dont l'antérieur est souvent un canal vis-à-vis l'angle antérieur et inférieur du pariétal. L'orifice interne du trou déchiré antérieur est très-différent de l'externe ; son contour est arrondi, formé par une petite échancrure du sommet du rocher, une échancrure plus grande du corps du sphénoïde, et une petite lame qui s'en détache et se porte vers le rocher : sous cette lame, le trou se continue avec le canal carotidien, et l'ouverture que celui-ci présente derrière elle est fermée, dans l'état frais, par la dure-mère, de sorte que l'artère carotide interne entre réellement dans le crâne par cet orifice du trou déchiré antérieur, en passant au-dessus du cartilage qui ferme l'autre. La troisième portion de la base du crâne, ou sa partie postérieure, est une grande cavité formée par l'occipital, la portion mastoïdienne du temporal, la face postérieure du rocher et la lame quadrilatère du corps du sphénoïde; on y distingue, comme aux autres parties, trois fosses, qui sont la moyenne postérieure et les latérales postérieures, quoiqu'il n'y ait pas entre ces fosses de ligne de démarcation bien tranchée. On y observe, 1° deux gouttières latérales, une droite, ordinairement plus large, et une gauche, commençant de chaque côté de la protubérance occipitale interne, où le plus souvent la droite seule, quelquefois toutes les deux, plus rarement la gauche seule, se continuent avec la gouttière longitudinale de la voûte; se portant de là en dehors sur l'occipital et l'angle mastoïdien du pariétal, se contournant à la base du rocher, sur la portion mastoïdienne du temporal, pour revenir sur l'occipital, et se terminant au trou déchiré postérieur; 2° les fosses occipitales inférieures, situées de chaque côté de la crête occipitale interne, complétées par la portion mastoïdienne du temporal, circonscrites en partie par les gouttières précédentes, et remarquables par le défaut absolu d'impressions digitales et d'éminences mamillaires dans toute leur étendue ; 3° la face postérieure du rocher, qui augmente la profondeur de ces fosses, dont elle est séparée par la fin de la gouttière latérale, et sur laquelle on voit le trou auditif interne et l'orifice de l'aquéduc du vestibule; 4° la gouttière basilaire, formée principalement par l'occipital, mais appartenant aussi en partie au sphénoïde, et les gouttières plus petites qui sont sur ses bords; 5° le grand trou occipital, l'orifice interne du trou condylien antérieur; ceux des trous condylien postérieur et mastoïdien, qui se trouvent dans le fond des gouttières latérales, et le trou déchiré postérieur, qui offre, à la partie supérieure de son contour, l'orifice de l'aquéduc du limaçon, que l'on voit aussi par dehors ; 6° les sutures qui unissent les bords inférieurs et l'angle basilaire de l'occipital aux temporaux et au sphénoïde.

Les os du crâne sont formés, comme tous les os *plats* en général, de deux tables de substance compacte, séparées par une table de substance spongieuse ou *diploé* : quelques parties de la base, comme l'apophyse basilaire de l'occipital, la partie postérieure du corps du sphénoïde, se rapprochent des os courts, en ce qu'elles contiennent beaucoup de tissu spongieux; la portion pierreuse du temporal est entièrement compacte, et présente d'ailleurs des particularités de structure qui dépendent de ce qu'elle renferme une partie des organes de l'ouïe. Le frontal, le sphénoïde sont creusés de *sinus* qui s'ouvrent dans les fosses nasales : l'ethmoïde semble n'appartenir au crâne que par sa lame criblée; le reste est rempli de cavités anfractueuses, qui augmentent l'étendue des fosses nasales. Le sinus frontal correspond extérieurement à la protubérance nasale et aux arcades sourcilières, de sorte que ses dimensions influent sur la saillie de ces éminences; celle du front en général, celle de la voûte orbitaire, peuvent aussi dépendre uniquement de l'étendue de ce sinus qui rétrécit la cavité du crâne d'autant plus qu'il est plus développé. La voûte du crâne a une épaisseur assez uniforme dans ses différens points, si ce n'est dans la fosse temporale où elle est très-mince; la base, très-épaisse au niveau du rocher, du corps du sphénoïde, de l'angle antérieur de l'occipital, des crètes et protubérances de ce dernier os, est en général fort mince dans les fosses occipitales inférieures, dans le fond des gouttières de la lame criblée, dans la partie qui correspond aux orbites, et souvent au niveau de la cavité glénoïde : dans ces divers endroits, ainsi qu'au niveau des fosses temporales, la substance spongieuse manque, les deux tables compactes sont confondues en une seule, que son peu d'épaisseur rend demi-transparente. La structure et la disposition de plusieurs os de la base leur donnent quelque ressemblance avec une vertèbre dont les différentes parties seraient agrandies et formeraient des pièces séparées. L'apophyse basilaire, jointe au corps du sphénoïde, représente le corps de la vertèbre; la partie de l'occipital qui est derrière le trou correspond à l'apophyse épineuse, la grande aile du sphénoïde à l'apophyse transverse, etc. Il est digne de remarque que c'est la partie du crâne où est logé le prolongement de la moelle de l'épine qui offre cette analogie. Le périoste qui revêt en dehors les os du crâne prend le nom de *péricrâne;* c'est la *dure-mère* qui leur sert de périoste interne.

Le crâne est d'abord entièrement membraneux ; son ossification, qui a lieu de très-bonne heure, procède de la base à la voûte ; le contour du trou occipital est la partie qui s'ossifie la première (*Voyez* os (développement des). A la naissance, les os de la voûte sont très-minces, dépourvus de substance spongieuse, et la compacte y affecte la forme de rayons partant du point primitif d'ossification, et dont la longueur inégale produit de légères dentelures sur les bords : ceux-ci sont séparés par des intervalles membraneux, formés par l'adossement du péricrâne et de la dure-mère, et plus larges là où les os se rencontrent par leurs angles, à cause de la distance plus grande qui éloigne ces derniers du point central d'ossification. On appelle ordinairement *fontanelles* ces espaces membraneux, plus considérables, situés au point de jonction de plusieurs os ; on compte six fontanelles, savoir, deux à chaque extrémité de la suture sagittale, et deux de chaque côté à la réunion de la suture écailleuse avec les sutures coronale et lambdoïde. Les premières sont beaucoup plus marquées : l'antérieure, placée entre les pariétaux et les deux moitiés de l'os frontal, est la plus grande ; sa forme est celle d'un losange ; la postérieure, qui sépare les pariétaux de l'occipital, est triangulaire. Les secondes ont une figure irrègulière ; l'une occupe l'intervalle que laissent entre eux le frontal, le pariétal, le sphénoïde et le temporal ; l'autre, celui qui existe entre le pariétal, le temporal et l'occipital. Les os de la base, à la naissance, ne contiennent de substance spongieuse que dans les parties épaisses de l'occipital et du sphénoïde ; ils sont séparés en divers endroits par des cartilages. Le crâne du nouveau-né est encore remarquable par la saillie plus grande des bosses frontales, et du milieu des fosses temporales et pariétales, et par l'aplatissement de l'occipital. Il n'y a point de sinus à cette époque.

Après la naissance, le crâne acquiert graduellement les caractères qu'il présente chez l'adulte ; les fontanelles s'effacent de bonne heure, quoiqu'on les voie quelquefois persister dans l'âge adulte. L'épaisseur des parois augmente jusqu'à la fin de l'âge viril ; mais, chez le vieillard, elles s'amincissent de nouveau, par une sorte d'atrophie qu'éprouve particulièrement le tissu spongieux, qui disparaît en beaucoup d'endroits : cette atrophie est surtout marquée dans les parties naturellement convexes, comme au milieu des bosses pariétales, dont la saillie est quelquefois remplacée alors par la dépression de la table externe, l'interne n'ayant point varié. Dans quelques cas pourtant, l'épaisseur des parois est conservée ou même augmentée chez le vieillard, parce que les aréoles du tissu spongieux se sont singulièrement agrandies, la substance qui les forme ayant de même été en partie absorbée. Le crâne se rétrécit, en outre, un peu dans la vieillesse, comme Ténon s'en est assuré; les sinus augmentent, au contraire, beaucoup d'étendue, bien que quelquefois on observe le contraire. L'ossification envahit les sutures, et les os se soudent en totalité ou en partie.

Le crâne offre, suivant le sexe, les races, des particularités de conformation, qui seront examinées avec la TÊTE en général. Il varie également, suivant les individus, relativement, 1° à sa capacité intérieure ; 2° au rapport de ses trois diamètres, transversal, vertical et longitudinal ; 3° à sa forme, qui dépend en partie de ce rapport, et qui quelquefois n'est pas exactement symétrique ; 4° au développement plus ou moins grand de ses différentes parties, ce qui donne lieu à des *protubérances* très-variables ; 5° à l'épaisseur de ses parois ; 6° à l'existence des sutures, quelquefois soudées long-temps avant l'époque où cela pourrait n'être qu'un résultat de l'âge. Des déviations véritables de la conformation naturelle du crâne se remarquent dans diverses monstruosités ; elles se lient, en général, à des vices de conformation du cerveau. *Voyez* ACÉPHALE, ANENCÉPHALE, MONSTRE.

Le crâne des animaux mammifères est composé du même nombre de pièces que celui de l'homme; mais la proportion de ces pièces, ainsi que la forme de l'ensemble, varient beaucoup. Dans les ovipares, les os du crâne sont très-variables suivant les classes, et se soudent en général de très-bonne heure.

L'usage principal du crâne est de garantir le cerveau des lésions extérieures, de le soutenir dans toutes ses parties, soit par lui-même, soit par l'attache qu'il fournit aux replis de la méninge tendus entre les différentes portions de l'encéphale. De plus il concourt à former, par ses portions orbitaire, nasale, les cavités qui logent les organes des sens, et contient seul celles qui appartiennent au sens de l'ouïe. Ses portions temporale et zygomatique logent plusieurs muscles servant à la mastication, et leur donnent attache. Les apophyses et les aspérités nombreuses de sa base sont les points d'origine ou de terminaison de beaucoup de muscles qui meuvent la tête ou prennent un point fixe sur elle. Les trous du crâne servent au passage des vaisseaux et des nerfs qui se portent des cavités de la face ou de l'extérieur de la tête à l'intérieur, et *vice versâ*. C'est par le crâne que la tête est articulée avec le reste du tronc; enfin, c'est lui qui sert de point d'appui aux mouvemens que la mâchoire inférieure exerce sur la supérieure.

Les principales maladies du crâne sont des fractures directes ou par contre-coup, de simples enfoncemens qui ont quelquefois lieu dans les jeunes sujets; des nécroses, des caries, des destructions par des fongus de la dure-mère ou des diverses parties de la face, des exostoses extérieures ou intérieures.

CRANE (articulations des os du). *Voyez* SUTURES. (A. BÉCLARD.)

CRANIEN, adj., qui appartient, qui a rapport au crâne: *trous crâniens*, *cavité crânienne*, *nerfs crâniens*. (A. B.)

CRANIOSCOPIE, s. f., de κρανίον, crâne et de σκοπέω, j'examine; exploration du crâne. Ce mot a été introduit dans la langue médicale depuis les travaux de M. Gall sur l'anatomie et la physiologie du cerveau; et, synonyme de celui de *craniologie*, il désigne le système divinatoire qu'a proposé ce médecin, et qui a pour but de faire apprécier jusqu'à un certain point, par l'examen extérieur du crâne, le degré de développement du cerveau et de ses diverses parties, et par suite, les diverses dispositions intellectuelles et affectives des animaux et des hommes.

Depuis long-temps, à la vérité, on avait cherché à juger le cerveau, qui est caché, par le crâne, qui est apparent, et à apprécier par le volume de celui-ci le volume de celui-là, et par conséquent le degré de l'intelligence. On évaluait la capacité respective des crânes; on déterminait leur figure; on mettait surtout en opposition leur volume avec celui de la face, et l'on s'efforçait ainsi d'apprécier le volume et la forme des cerveaux, et par suite, le caractère et l'étendue des actes intellectuels dont cet organe est l'instrument. A cela se rapportent en effet les principaux procédés employés jusqu'à M. Gall pour préjuger l'intelligence des animaux, comme l'angle facial de Camper, l'angle occipital de Daubenton, le parallèle des aires de la face et du crâne de M. Cuvier, et les méthodes plus compliquées encore d'Oken et de Spix. Mais par ces procédés on n'évaluait que la masse totale du cerveau, ou que son rapport de volume avec la face; par conséquent, on ne pouvait déduire que des généralités sur le degré et le caractère des facultés intellectuelles. Ces généralités étaient toujours vagues, souvent hasardées. Ce qu'on appelle aujourd'hui *cranioscopie* a quelque chose de bien plus précis : admettant que chaque partie cérébrale a une faculté spéciale, elle fait déterminer le degré de développement de chaque partie cérébrale, et par suite le degré d'activité de la faculté intellectuelle ou affective dont cette partie est l'instrument. Nous n'entrerons pas plus avant dans ce point de physiologie du cerveau, nous proposant de lui donner, dans un autre article, les développemens nécessaires. *Voyez* ENCÉPHALE (physiologie.) (ADELON.)

CRAPAUD, s. m., *bufo vulgaris*, *rana bufo*, Linnæus. On appelle ainsi un reptile indigène de l'ordre des batraciens et de la famille des anoures, lequel se tient dans les lieux obscurs et étouffés, et passe l'hiver dans des trous qu'il se creuse. Il est fort commun dans les jardins, dans les champs humides en particulier, et il a été, dans tous les temps et dans tous les pays, mis au nombre des animaux que l'opinion repousse, et que l'on ne voit qu'avec dégoût, on peut même dire avec horreur. On le regarde généralement aussi comme venimeux, et la réputation que ce préjugé lui a donné le fait proscrire avec fureur. Son aspect hideux et dégoûtant semble justifier d'ailleurs les sentimens qu'il inspire; son corps est gros, court, verruqueux, bas sur pattes; une bave visqueuse coule sans cesse de sa gueule énorme; une humeur laiteuse suinte de tous les pores de sa peau, dont la teinte est constamment plus ou moins livide; sa démarche est lente et pesante; son cri sourd a quelque chose de l'aboiement du chien; il recherche les lieux abondans en plantes fétides, et, comme dit Linnæus, *delectatur cotulâ*, *actæâ*, *stachyde*. Quand il est surpris dans sa marche rampante, loin de chercher à fuir, il s'arrête subitement, enfle son corps, lance un fluide fétide par l'anus sur l'ennemi qui l'attaque, et cependant il ne paraît réellement propre à causer aucun accident, comme on le croit universellement. Le fluide qu'il lance par l'anus n'a aucune propriété vénéneuse. Celui qui suinte des tubercules cutanés n'est pas tout-à-fait dans le même cas, car on prétend que quand on mange, sans les avoir lavés, les fruits, les légumes, les champignons sur lesquels ces liqueurs avaient été déposées, on éprouve des vomissemens et des symptômes morbides variés et plus ou moins graves. Il est certain, d'ailleurs aussi, que ceux qui avalent de ces liqueurs sont exposés à des nausées et à des accidens gastriques divers. M. Bosc assure même que si, pendant les chaleurs de l'été, après avoir manié le crapaud, on porte sa main au nez, on est tourmenté par les mêmes symptômes pénibles, et G. Chrit. Schelhammer nous a conservé l'histoire d'un enfant qui éprouva une éruption pustuleuse grave, parce qu'un autre enfant lui avait tenu pendant quelques instans un crapaud devant la bouche. Boissier de Sauvages et Bernard de Jussieu ont fait des expériences dont les résultats sont tout-à-fait en contradiction avec ceux de Schelhammer et des anciens observateurs; mais notre collaborateur Pelletier a lu, il y a quelques années, à la société médicale d'émulation, une analyse chimique de la liqueur cutanée des crapauds d'après laquelle il semblerait bien qu'on est en droit de lui attribuer des qualités nuisibles, puisqu'elle est âcre, caustique, qu'elle contient un acide particulier à l'état libre et une matière grasse d'une extrême amertume.

D'après cela, il est peu de personnes certainement qui voudraient manger sciemment du crapaud. Cependant, à Paris même, ce sont des cuisses de ces animaux que l'on vend presque toujours pour des cuisses de grenouilles. En Afrique et en Amérique, les nègres en font un objet de nourriture habituelle.

Les médecins anciens, au reste, ont célébré les propriétés thérapeutiques du crapaud, et ont fait entrer cet être dégoûtant dans un grand nombre de préparations pharmaceutiques. Desséché et réduit en poudre, ils le regardaient comme diurétique et diaphorétique; ils l'appliquaient vivant sur le front et sur le scrobicule du cœur, dans les cas de céphalalgie et d'épigastralgie. Son macératum huileux passait pour anodin et détersif, mais le temps a fait justice de toutes ces propriétés médicales vaines et illusoires, malgré les assertions d'Ettmuller, de Paullini, de Vallisnieri, de Kœnig et autres. (HIPP. CLOQUET.)

CRANSON, s. m.; l'un des noms français du genre cochléaria. *Voyez* COCHLÉARIA. (A. R.)

CRASE, s. f., *crasis*, de κρᾶσις, de κεράννυμι, je mêle. Cette expression, dont l'acception est assez vaguement déterminée, paraît avoir été employée, dans certains cas, par les anciens auteurs, pour exprimer cet état de l'économie animale que l'on a également désigné par les noms de tempérament, de constitution. Dans d'autres circonstances, le mot crase a un sens moins général, et désigne, d'après leur système humoral, l'état particulier des liquides animaux, la proportion qui existe dans les divers principes qui les constituent. C'est ainsi que l'on dit la crase du sang, etc. *Voyez* HUMORISME, TEMPÉRAMENT. (R. DEL.)

CRASSULACÉES, s. f., *crassulaceæ*. C'est ainsi qu'on appelle une famille naturelle des plantes dicotylédones polypétales, à étamines périgynes, dont le genre *crassula* forme le type. Tous les végétaux réunis dans cet ordre naturel sont remarquables par leurs feuilles épaisses et charnues, dont la saveur fraîche ou légèrement astringente est due à la présence de l'acide malique, dont M. Vauquelin a démontré l'existence dans la joubarbe des murailles (*sempervivum tectorum*, L.). Une plante de cette famille s'y fait remarquer par une âcreté assez prononcée, c'est le *sedum acre*, L., qui est légèrement purgatif et a été conseillé par quelques médecins contre les affections scorbutiques et la goutte. Du reste, cette famille, peu intéressante sous le rapport médical, ne contient point de végétaux dangereux. (A. RICHARD.)

CRÉMASTER, s. m., *cremaster*, κρεμαστήρ, de κρεμάω, je suspends. Cette expression désignait, chez les Grecs, le cordon testiculaire, ou l'ensemble des parties par lesquelles le testicule est comme suspendu; elle sert, depuis Vésale, à dénommer un faisceau musculaire situé sur la partie antérieure de ce cordon et sur la tunique vaginale du testicule. Le muscle crémaster est formé par les fibres les plus inférieures de l'oblique interne et du transverse de l'abdomen, qui, après s'être fixées à l'arcade crurale, sortent par l'anneau inguinal du grand oblique, et descendent sur le côté antérieur externe du cordon et la partie correspondante de la tunique vaginale, pour remonter à leur côté interne, et venir s'insérer au pubis, derrière le pilier interne de l'anneau. Ces fibres représentent par-là des espèces d'arcades à convexité inférieure, plus courtes et plus rapprochées en haut qu'en bas, où elles sont très-écartées les unes des autres; peu marquées et souvent tendineuses dans le faisceau interne, elles forment constamment, en dehors, un faisceau charnu très-apparent. Elles manquent même quelquefois totalement en dedans, ce qui fait que la plupart des anatomistes n'ont indiqué que le faisceau externe. C'est particulièrement en étudiant le mode de développement du testicule et de ses enveloppes, que l'on a reconnu la véritable disposition de ce muscle. En effet, avant la descente du testicule, le crémaster forme des arcades tournées en sens inverse, remontant dans le ventre, au-dessus des petit oblique et transverse, et s'attachant au testicule; ses fibres concourent, avec le *gubernaculum testis*, à entraîner cet organe dans le scrotum, et changent de direction et de situation à mesure qu'il descend. (*Voyez* TESTICULE.) Le crémaster a quelquefois des fibres placées à la partie postérieure du cordon, et disposées de même qu'à l'antérieure, ce qui dépend de ce qu'alors le testicule s'est logé dans un écartement de ce muscle au lieu de passer simplement au-dessous de lui. La couleur de ce muscle est généralement fort pâle, surtout en bas et en dedans.

Le crémaster a pour usages de soutenir le testicule et de lui imprimer de légers mouvemens de bas en haut, mouvemens qui sont surtout marqués dans le coït, où la compression qu'il exerce sur cet organe sert sans doute à favoriser la sécrétion et l'excrétion du sperme. (A. BÉCLARD.)

CRÈME, s. f., *cremor;* matière onctueuse, épaisse, d'un blanc-jaunâtre, qui se sépare du lait lorsqu'on abandonne ce liquide à lui-même, et qui se rassemble à sa surface. *Voyez* LAIT.

Par analogie avec la consistance ou la saveur de la crème de lait, on a donné le nom de *crème* à diverses préparations alimentaires plus ou moins composées, qui sont servies sur les tables délicates, et dont nous ne devons pas nous occuper ici. Mais il est quelques autres préparations qui ont reçu la même dénomination, et qui sont presque entièrement médicales; ce sont les crèmes de pain, de riz, d'orge, d'avoine, etc., sortes de bouillies faites avec ces substances cuites dans de l'eau ou dans un liquide nourrissant, comme le lait, le bouillon, et qu'on édulcore et qu'on aromatise pour les rendre agréables au goût. Ces crèmes, qui présentent une quantité assez considérable de matières alimentaires sous un petit volume, sont d'un fréquent usage dans les maladies, et surtout dans le commencement des convalescences dans lesquelles on veut procurer une alimentation non excitante. (R. DEL.)

CRÈME DE CHAUX; nom donné au carbonate de chaux, qui se produit, sous la forme d'une pellicule, à la surface de l'eau de chaux, lorsqu'elle est en contact avec l'air atmosphérique, et qu'elle en absorbe de l'acide carbonique.

CRÈME DE TARTRE. *Voyez* TARTRATE ACIDULE de potasse,

désigné ainsi dans l'ancienne nomenclature, à cause de la manière dont il se rassemble à la surface du liquide qui le tient en dissolution.

CRÉPITATION, s. f., *crepitatio*, de *crepitare*, pétiller, éclater avec bruit. Ce mot a été employé en chirurgie pour exprimer, 1° le bruit que rendent par leur rencontre et leur frottement mutuel les fragmens d'un os fracturé; 2° le bruit occasioné par le passage de l'air ou du gaz dans les aréoles du tissu cellulaire, lorsqu'on comprime une partie affectée d'emphysème. *Voyez* FRACTURE, EMPHYSÈME. (J. CLOQUET.)

CRESSON, s. m. Ce nom a été donné à plusieurs plantes de la famille des Crucifères de genres différens. Nous allons mentionner les principales :

1° Le CRESSON DE FONTAINE. C'est le *sisymbrium nasturtium*, L., petite plante vivace qui croît sur le bord des ruisseaux et des eaux courantes. Ses tiges sont rampantes; ses feuilles composées de folioles arrondies, inégales, très-glabres; ses fleurs blanches et petites; ses siliques grêles et cylindriques. Ce sont ses feuilles que l'on vend spécialement sous le nom de cresson. Elles ont une saveur piquante et agréable, et sont fort employées, soit pour faire des salades, soit pour servir d'assaisonnement aux viandes, et particulièrement à la volaille. Cette plante est en quelque sorte un remède populaire contre les symptômes du scorbut, comme au reste la plupart des autres plantes de la famille des Crucifères. On l'administre, soit en nature, soit en exprimant le suc qu'elle renferme, que l'on clarifie à froid et que l'on donne à la dose de deux à quatre onces. Les feuilles de cresson de fontaine entrent dans la plupart des préparations pharmaceutiques désignées sous le nom d'*antiscorbutiques*.

2° Le CRESSON DES PRÉS, OU CARDAMINE, est le *cardamina pratensis*, L. *Voyez* CARDAMINE.

3° Le CRESSON ALÉNOIS. On appelle ainsi le passerage cultivé (*lepidium sativum*, L.) dont M. Desfontaines a fait une espèce de thlaspi sous le nom de *thlaspi sativum*, Desf. *Voyez* PASSERAGE.

4° Le CRESSON SAUVAGE. On nomme ainsi le *cochlearia coronopus*, petite plante étalée, qui appartient également à la famille des Crucifères.

5° Le CRESSON DU PARA est une espèce du genre spilanthe de la famille des Synantherées. *Voyez* SPILANTHE.

6° Le CRESSON D'INDE n'est rien autre que la capucine (*tropœolum majus*, L.) *Voyez* CAPUCINE. (A. RICHARD.)

CRÊTE, s. f., *crista*. On donne ce nom, en anatomie, à des saillies osseuses, étroites et allongées à la surface des os, donnant le plus souvent attache à des parties fibreuses ou musculaires : telles sont la crête *ethmoïdale*, les crêtes *occipitales*, la crête du SPHÉNOÏDE qui sépare les fosses temporale et zygomatique, la crête de l'ILIUM, celle du tibia, etc. (A. B.)

En pathologie, on appelle *crête de coq* (*crista galli*), une excroissance syphilitique, aplatie, tenant à la peau par un de ses bords, qui est ordinairement assez épais, tandis que le bord libre, beaucoup plus mince, se trouve sillonné par des découpures transversales plus ou moins régulières, ou couvert de poireaux qui donnent à cette masse charnue l'aspect d'une crête de coq. On l'observe à l'anus, entre les grandes lèvres et les cuisses, au périnée, à la vulve, ou entre le prépuce et le gland. *Voyez* EXCROISSANCE. (L. V. LAGNEAU.)

CRETIN, CRETINISME. Les cretins sont des idiots ou des imbécilles plus particulièrement remarquables sous deux rapports : 1° ils présentent presque toujours certaines difformités des parties extérieures, que l'on n'observe presque jamais chez les idiots ordinaires; 2° leurs infirmités paraissent être le résultat de causes endémiques, d'influences locales et d'une nature particulière. Chez les cretins, comme chez les idiots, depuis l'absence de toute intelligence, de toute sensibilité, depuis une existence purement végétative jusqu'à un état voisin de la santé parfaite, se présentent une foule de degrés intermédiaires qui remplissent sans interruption le vide immense existant entre ces deux extrêmes. Les cretins, comme les idiots, sont paresseux, indolens, apathiques; ils sont peu sensibles, et néanmoins gourmands, lascifs et adonnés à la masturbation : quelques-uns sont aveugles, sourds et muets; ils sont à peu près tous sales et dégoûtans. Mais on distingue les cretins à leurs goîtres volumineux, à leurs chairs molles et flasques, à leur peau flétrie, ridée, jaunâtre, ou pâle et cadavéreuse, couverte de gale et de dartres. Ils ont la langue épaisse et pendante, les paupières grosses et saillantes, les yeux chassieux et rouges, saillans et écartés, le nez épaté, la bouche béante et inondée de salive, la figure écrasée, souvent bouffie et violacée, la mâchoire inférieure allongée. Beaucoup ont le front large inférieurement, aplati et déjeté en arrière supérieurement, ce qui donne au crâne la forme d'un cône arrondi vers sa petite extrémité. La stature des cretins est généralement petite, dépassant à peine quatre pieds et quelques pouces ; leurs membres sont souvent contrefaits, et ils les tiennent presque toujours fléchis. Tous ne sont pas goîtreux ; quelques-uns ont le cou gros et court, quelques autres ont cette partie maigre et allongée. Ceux qui appartiennent à des familles aisées, et qui par conséquent reçoivent tous les soins nécessaires à l'entretien de la santé, ne présentent pas aussi généralement, ni d'une manière aussi prononcée, cet extérieur hideux et dégoûtant. On en rencontre même qui sont seulement idiots ou imbécilles, goîtreux, et d'ailleurs assez bien constitués. Les cretins, comme les idiots, ne prolongent pas ordinairement leur carrière fort loin ; la plupart meurent avant d'avoir atteint leur trentième année.

Les auteurs ont varié d'opinion sur les causes du cretinisme. Cette infirmité s'observe à peu près exclusivement dans les vallées basses, profondes et étroites, dans les gorges circonscrites par de hautes montagnes : les cretins sont surtout fort communs dans cette partie des Alpes qu'on appelle le Valais, la vallée d'Aost, la Maurienne. On en rencontre également dans tous les pays formés de hautes montagnes et de vallées profondes, tels qu'une partie de la Suisse, de l'Écosse, de l'Auvergne, des Pyrénées, du Tyrol, etc. Il s'agit de savoir quelles espèces d'influences règnent en ces lieux, et peuvent être regardées comme les causes du cretinisme. De Saussure (*Voyage dans les Alpes*, Genève, 1786.) observe qu'il n'y a pas de cretins dans les hautes vallées, qu'on n'en rencontre aucun dans les villages situés à la hauteur de 5 ou 600 toises au-dessus du niveau de la Méditerranée. Le docteur Ferrus, qui a séjourné long-temps dans les hautes Alpes, a en effet parcouru ces contrées sans rencontrer un seul cretin. Dans une même vallée, les familles qui habitent les hauteurs jouissent d'une santé parfaite ; ce n'est qu'en descendant que l'on commence à trouver des cretins ; ces derniers sont en plus grand nombre dans les lieux les plus bas : enfin ils diminuent dans la même proportion, à mesure que l'on gagne du côté où la vallée s'ouvre dans la plaine. Les mêmes eaux, *crues*, *plâtreuses*, de *neige* ou de *glace fondue*, servent de boisson aux habitans des hauteurs, des vallées, et des plaines, sans produire de cretinisme chez les premiers et chez les derniers : elles sont cependant moins saines à leur source, par conséquent sur les montagnes, que lorsqu'elles se sont aérées par un cours rapide à travers les rochers. De Saussure conclut de ces faits que les eaux ne sont pour rien dans la production de cette infirmité. Ce naturaliste célèbre ne pense pas non plus que les vapeurs marécageuses, la mauvaise nourriture, l'ivrognerie et la débauche, puissent être rangées au nombre des causes du cretinisme, parce que les effets de ces influences, dans les plaines, ou hors des vallées qui ne présentent point de cretins, quelque fâcheux qu'ils soient, ont fort peu de rapport avec cette singulière maladie. Il croit qu'il faut attribuer le cretinisme à l'air échauffé, stagnant, étouffé et corrompu qu'on respire habituellement dans ces vallées, et fait observer que, dans une même vallée, c'est dans les villages exposés aux rayons du midi que l'on rencontre le plus de cretins. De Saussure a aussi remarqué que les enfans qui ne sont pas cretins avant 8 ou 10 ans, sont exempts de le devenir; que les enfans des étrangers qui viennent se fixer dans les lieux où règne le cretinisme, y sont sujets comme ceux des indigènes; que, dans les villages les plus *infectés*, les habitans les mieux portans ont généralement un mauvais teint, quelque chose d'éteint et de flasque dans toute l'habitude du corps. Le docteur Lachaise a de plus observé en eux une disposition presque générale aux ophthalmies chroniques; ils ont habituellement les yeux rouges et chassieux.

Dans un mémoire inédit sur le cretinisme (que M. Esquirol a bien voulu nous permettre de consulter), adressé en 1813 au ministre de l'intérieur, M. de Rambuteau, alors préfet du département du Simplon (Valais), fait observer que la grande vallée du Rhône est enfermée entre deux chaînes de glaciers et de montagnes très-élevées, large à peine d'une lieue, entrecoupée d'une infinité de sinuosités, de vallons ou ramifications de vallées, parcourue dans toute sa longueur par le Rhône, lequel, grossi par des torrens multipliés, surtout lors de la fonte des neiges, déborde et répand ses eaux dans la plaine, où il laisse, en se retirant, de vastes marais *pestilentiels;* que les gorges où se trouvent le plus de cretins sont étroites, entourées de hautes montagnes, exposées quatre mois de l'année aux rayons d'un soleil ardent, réfléchis et concentrés par des rocs brûlans, qu'elles sont habituellement soumises à l'influence pernicieuse de l'auster ou vent du midi. A ces causes l'auteur croit devoir ajouter l'usage des eaux, qui, en descendant des montagnes et parcourant de longues distances, se chargent de sels calcaires; l'inertie et l'indolence des habitans, le défaut d'éducation, l'insalubrité des maisons, la mauvaise nourriture, l'ivrognerie, la débauche. Il ne pense pas que les eaux de neige ou de glace fondue aient de mauvaises qualités, puisque les habitans des montagnes en boivent sans inconvénient. Il présume que l'analyse de l'air des vallées ferait découvrir qu'il est privé d'une grande partie de son oxygène, et abondamment chargé d'acide carbonique et autres gaz délétères.

Suivant M. de Rambuteau, les aveugles, les maniaques et les sourds-muets ne sont pas plus nombreux dans le Valais que partout ailleurs; les pères et mères qui sont bègues (chose qui n'est pas très-rare dans ce pays) donnent souvent le jour à des cretins; dans les familles où le premier-né est cretin, les enfans qui viennent après le sont ordinairement aussi. Des cretins mariés avec des individus bien portans ont engendré des enfans sains et spirituels, tandis que des parens d'une santé parfaite ont produit des cretins (on n'observe pas d'unions entre cretins); d'où cette conclusion, que le cretinisme ne paraît pas être un vice héréditaire. Les Valaisannes qui s'unissent à des Savoyards donnent plutôt le jour à des cretins que celles qui se marient avec des gens du pays; et les filles qui épousent des hommes nés sur les hautes régions des montagnes, accoutumés à faire beaucoup d'exercice et à vivre avec sobriété, ou des Français, qui mènent une vie active et réglée, procréent presque toujours des enfans sains et robustes. L'auteur croit que cette différence en faveur de ces trois dernières classes d'individus (les gens du pays, les montagnards et les Français) tient a ce que les Savoyards qui viennent se réfugier dans le Valais, sont, pour la plupart, des hommes sans éducation, sans principes, habituellement livrés à l'ivrognerie et à la débauche, et par-là plus susceptibles de recevoir la fâcheuse influence du climat, d'être énervés par la chaleur excessive. M. de Rambuteau observe encore, que partout où il y a des cretins, il y a aussi des goîtreux, mais que ces derniers se rencontrent dans des lieux où l'on ne trouve pas de cretins; ce qui porte cet observateur à penser que le principe des deux maladies est le même, et qu'il est seulement plus actif là où règnent le cretinisme et le goître, et plus faible là où le dernier existe sans le premier. Il est assez remarquable que les pays de goîtreux avoisinent les vallées de cretins. En approchant de celles-ci, le goître commence à se montrer d'abord rarement, puis plus fréquemment; on voit ensuite beaucoup de goîtreux et quelques cretins; enfin, ces derniers deviennent plus nombreux, à mesure que l'on s'éloigne de la plaine en gagnant les gorges. Les régions élevées n'offrent ni goîtreux ni cretins.

M. Fodéré, dans son *Traité du cretinisme*, à l'exemple de Saussure, rejette l'influence des eaux, comme cause de cette affection, et la fait principalement dépendre de l'air concentré, humide et chaud que l'on respire dans les gorges des montagnes. M. Rambuteau et M. Fodéré assurent que, depuis la fin du siècle dernier, le nombre des cretins a diminué d'une manière très-sensible dans le Valais. Le premier attribue cette amélioration au diguement du Rhône et au desséchement des marais, qui ont eu lieu dans plusieurs communes; à des défrichemens qui ont procuré une végétation abondante; à un changement dans le genre de vie des habitans, qui sont plus laborieux et plus actifs, moins adonnés à la crapule et à l'ivresse. Le second considère surtout comme ayant été très-avantageux, l'habitude plus générale de faire élever les enfans sur les montagnes, l'esprit de liberté, d'industrie, de commerce, qui s'est répandu dans le Valais, les communications avec les autres pays rendues plus faciles au moyen de la route du Simplon, et l'usage très-répandu du café. M. Ferrus croit aussi que l'on excite davantage les cretins au travail, et que certains de ces individus qui autrefois seraient restés toute leur vie dans l'inaction, sont employés utilement, suivant le degré de leur intelligence. Il paraîtrait même, d'après l'observation de ce médecin, que la tendresse excessive, la compassion, les égards infinis qu'avaient les familles pour des infortunés incapables d'aucun mal, et en quelque sorte prédestinés, prodigués sans discernement à des enfans d'ailleurs bien constitués, pouvaient contribuer à les rendre indolens et apathiques, ignorans et stupides, cretins, en un mot. Aujourd'hui, sans manquer des soins dus à des êtres aussi disgraciés de la nature, les cretins ne sont pourtant plus l'objet d'une prédilection aussi marquée.

De tous ces faits, que peut-on raisonnablement conclure relativement aux causes du cretinisme? Cette question importante nous paraît loin d'être suffisamment éclaircie, si l'on remarque, d'une part, que l'assainissement des lieux, les progrès de la civilisation, le développement de l'industrie, et par suite l'aisance des habitans, ont exercé une heureuse influence sur la diminution du cretinisme; et, d'autre part, que toutes les causes énumérées, sans même excepter l'air chaud et humide, règnent isolément ou collectivement dans des lieux où l'on ne voit point de cretins. N'est-on pas naturellement, d'après cela, porté à élever des doutes sur les rapports que l'on a prétendu établir entre ces causes et la production du cretinisme? Comment se fait-il, par exemple, que les vallées situées à 5 ou 600 toises au-dessus du niveau de la mer ne renferment pas de cretins, quoiqu'elles soient profondes et étroites, chaudes et humides? Cette dernière circonstance ne conduirait-elle pas à admettre quelque influence cachée, telle que serait une action particulière des forces électriques et magnétiques, par exemple? Le cretinisme est-il le résultat d'un vice congénial? Sa cause organique est-elle toujours un vice de conformation du crâne, et par conséquent du cerveau? Ne serait-il pas souvent une maladie accidentellement acquise, le cerveau étant primitivement bien conformé, ou seulement prédisposé à cette affection. L'historien du Valais, Josias Simler, qui écrivait en 1574, assure que, de son temps, les sage-femmes connaissaient, au moment de l'accouchement, si l'enfant serait cretin. Si le fait était vrai et général, il ne serait pas douteux que les enfans apportassent en naissant, non-seulement le germe du cretinisme, mais aussi un vice de conformation de la tête, propre à le faire reconnaître; et alors on ne concevrait guère de quelle utilité pourraient être l'habitation sur les montagnes, une éducation soignée, les soins de propreté, etc., pour développer l'intelligence chez un individu dont le front serait rétréci, aplati et déjeté en arrière, dont la tête serait trop petite ou gonflée par une hydrocéphale. M. de Rambuteau dit, au contraire, qu'il est très-rare aujourd'hui qu'on puisse reconnaître si l'enfant naissant sera cretin, ou non. Il me paraît donc extrêmement probable que le cretinisme, mais au reste comme l'idiotie ordinaire, n'est pas toujours le résultat d'un vice de conformation de la tête, et que cette infirmité est aussi le produit accidentel des causes sous l'influence desquelles elle survient. Autrement, je le répète, comment se rendre compte de la possibilité d'en prévenir le développement par des soins appropriés? comment expliquer l'amélioration qu'a éprouvée la population du Valais, par l'effet de circonstances extérieures? Il est vraisemblable, aussi, que des notions précises sur les différentes formes du crâne des cretins, comparées à celles des idiots de nos contrées, et prises à plusieurs époques de leur existence, sur la conformation, l'apparence de leurs parties extérieures au moment de la naissance, le développement et la succession de leurs infirmités, les maladies qui s'observent habituellement dans les lieux où règne le cretinisme, les affections auxquelles succombent ordinairement les cretins, et les résultats de dissections multipliées, surtout du cerveau, jeteraient de vives lumières sur un point encore si obscur du domaine de la pathologie.

Doit-on rapprocher des cretins ces êtres rabougris, galeux ou dartreux, fort peu intelligens, connus sous les noms divers de *cagots*, *gahets*, *capots*, *capons*, *cagneux*, *colibets*, *gezitz*, etc., qui habitent quelques contrées pauvres, incultes, marécageuses, et presque abandonnées des hommes, telles que certains endroits de la Navarre, du Béarn, des Landes, de la Saintonge, de la basse Bretagne, etc.? Les faits nous manquent pour tenter la solution de cette question. (GEORGET.)

CREVASSE, s. f., *rima*, *fissura*; solution de continuité, ordinairement produite par la distension des parties. Lorsque les crevasses ont leur siége à la peau, elles portent plus communément le nom de *gerçures*; lorsqu'elles se forment sur des organes creux, ce sont des *ruptures*. Telles sont les crevasses qui surviennent dans les voies urinaires, dans l'utérus, dans les tumeurs anévrysmales, etc. *Voyez* GERÇURE et RUPTURE. (R. D.)

CRI, s. m., *clamor*, *vagitus*; sorte de voix commune à l'homme et aux animaux, qui consiste en sons inarticulés, de caractères variés, et produits avec effort.

Les cris, éminemment propres à attirer sur ceux qui les poussent l'attention de ceux qui les entendent, commencent à la naissance, et sont alors le seul langage de l'enfant : ils constituent cette sorte de voix que l'époque de son développement pourrait permettre de nommer *native*, et qui porte le nom de *vagitus* ou de vagissement.

Le vagitus ou le cri particulier de l'enfant se prolonge pendant un certain temps; mais peu à peu, associé à la langue articulée, qui se forme sous l'influence de l'éducation et de l'exemple, il devient de moins en moins nécessaire, et il finit même, en recevant un caractère nouveau du développement des organes, par ne plus être, ainsi qu'on le voit pour les cris de l'adulte, qu'un moyen d'expression supplémentaire de la parole, accidentellement produit par les grands mouvemens de l'âme.

Ainsi que l'enfant, les petits de la plupart des animaux crient ou gémissent, chacun à leur manière, et presque aussitôt qu'ils sont nés; mais insensiblement ces sortes de cris se changent en la voix propre et distinctive de chaque espèce. C'est ainsi que l'oiseau vient à chanter, le chien à aboyer, le cheval à hennir, l'âne à braire, le taureau à mugir, etc., etc. Remarquerons-nous à l'égard de ces diverses voix, que bien qu'on les désigne encore collectivement sous le nom de cri des animaux, néanmoins chacune d'elles en particulier ne saurait être confondue sans erreur avec le cri véritable? Personne n'ignore, en effet, que le chien, par exemple, qu'on menace, qu'on fouette ou qu'on blesse, ainsi que la poule qui fuit à la vue du milan, s'expriment alors par de vrais cris, qui ne ressemblent assurément plus en rien ni à l'*aboiement* ni au *chant* qu'on leur connaît, et qui forment leur voix propre.

Les cris ne sont pas bornés à l'état d'enfance; ajoutés à la voix articulée, ils forment chez l'homme adulte une partie importante du langage, et ils deviennent un moyen rapide et énergique de communication affective et passionnée. La plupart des animaux en poussent encore dans les mêmes circonstances, et ceux-ci sont, ainsi que nous venons de le dire, plus ou moins différens de leur voix propre.

Les cris reçoivent du caractère propre de chaque sentiment un accent distinctif qui ne permet pas de les confondre. C'est ainsi que chez l'homme, les cris de la douleur qui dévore, ceux de la terreur et de l'effroi à la vue d'un imminent péril, etc., émeuvent très-diversement ceux qui les entendent; qu'ils attirent la compassion, commandent la défensive, ou déterminent la fuite; tandis que les cris bruyans du plaisir causent la joie, et que les lamentations du désespoir remplissent de tristesse. Les animaux blessés, ceux menacés de devenir la proie de leur ennemi, ceux qu'agitent la faim et le besoin de la reproduction, décélent également, par autant de cris variés, leurs maux, leurs dangers et leurs appétits: or, tous ces accens, parfaitement compris par les animaux des mêmes espèces, suffisent, en effet, en les agitant très-diversement pour les attirer les uns vers les autres, pour précipiter leur fuite, ou pour réveiller leurs désirs.

La formation du cri dans le larynx ne différant pas essentiellement de celle des autres modes de voix, sera examinée au mot *voix*. Les efforts particuliers et fatigans des organes respiratoires et vocaux dans la production des cris, ressemblant, d'ailleurs, en grande partie à ceux que produisent certains modes de chant; c'est encore à ce dernier mot, auquel ils ont été exposés avec étendue, qu'il conviendra de recourir pour s'en former une idée complète. *Voyez* CHANT.

L'utilité des cris ressort particulièrement de l'état d'enfance: seuls ils peuvent faire connaître à la mère les besoins sans cesse renouvelés de l'enfant qu'elle allaite; ils appellent sa présence, excitent sa sollicitude et réclament son contact. On sait, à l'occasion de ce dernier, que l'enfant et les petits des animaux crient le plus souvent en l'absence de leur mère, et qu'ils se taisent aussitôt qu'elle leur est rendue, alors même qu'ils n'ont aucun besoin de téter. Les cris semblent alors réclamer la chaleur d'une sorte d'incubation secondaire.

Le langage que le cri établit dans les autres âges de la vie est lié, comme il a déjà été dit, à l'exercice des affections vives et soudaines de l'âme; il est, par conséquent, en quelque sorte accidentel et plus ou moins temporaire : néanmoins ce langage instinctif est des plus puissans, il ébranle fortement ceux auxquels il s'adresse, excite leurs sentimens les plus énergiques, et provoque leurs déterminations les plus soudaines. Tels sont en particulier, parmi plusieurs exemples, les cris de guerre qui animent les combattans, et ceux de l'épouvante, dont le caractère sinistre et contagieux répand en un instant, parmi les armées même les plus aguerries, ces terreurs paniques dont l'histoire nous offre tant d'exemples.

C'est une sorte de cri, associé le plus souvent aux pleurs, qui produit le sanglot, les gémissemens et les plaintes. Remarquons, néanmoins, que dans l'affliction très-profonde, la douleur est muette. Les cris que la suffocation et le resserrement de la gorge étouffent manquent alors à son expression. Il en est ainsi de l'extrême frayeur et du saisissement. Cet effet ressemble, en quelque sorte, alors, à ce qui arrive dans le cauchemar où les efforts pour crier sont, comme on sait, si pénibles et si impuissans.

Les cris offrent encore à l'homme un moyen d'action sur les animaux. Ce langage rapproché du leur en paraît, en effet, souvent compris. Buffon remarque que la plupart d'entre eux sont surtout émus par le cri de la douleur : on sait que les cris menaçans des bergers éloignent souvent les loups de leurs troupeaux et suffisent même, quelquefois, pour faire lâcher à ces animaux la proie dont ils se sont emparés.

Les cris sont dans l'état de vive douleur comme celle que causent les grandes opérations de la chirurgie, l'enfantement et quelques maladies, un moyen de soulagement; il semble alors, comme le dit Montagne, qu'ils peuvent à l'*évaporer*. On les regarde donc, avec raison, comme légitimes; aussi les chirurgiens engagent-ils souvent, dans le cours des opérations, certains malades trop courageux à ne les point retenir outre mesure. C'est au mot *douleur*, auquel nous renvoyons, qu'on devra rechercher, d'ailleurs, tout ce qui tient aux variétés du cri que comporte l'expression de ce sentiment. Un grand nombre de circonstances modifient puissamment alors les cris de l'homme souffrant. Le médecin doit les avoir présentes à l'esprit, pour se garantir de bien des erreurs de jugement. On sait; à ce sujet, que, tandis que parmi les hommes, les uns jettent les *hauts cris* pour la souffrance la plus légère, les autres supportent sans se plaindre aucunement les plus cruelles douleurs, telles que les tourmens du martyre et le supplice de la torture.

Les cris deviennent un symptôme particulier de quelques maladies. Dans celles de la première enfance, ils dénotent généralement tout état de malaise et d'anxiété; annoncent souvent la pousse des dents, leur persistance fait craindre ou accompagne l'état convulsif. On connaît le cri très-distinct qui dans la toux spasmodique caractérise spécialement la coqueluche, et c'est encore par un cri particulier que se dénote principalement le *croup*, qui atteint un si grand nombre d'enfans. Dans les autres âges, on sait encore que les cris accompagnent les convulsions générales, qu'ils signalent l'invasion des accès d'épilepsie, qu'ils commencent et qu'ils terminent ceux d'hystérie. Les fous crient et vocifèrent dans la manie avec délire; ils poussent encore des hurlemens de loup ou aboient comme des chiens dans les variétés de la mélancolie, nommées par cette raison *lycanthropie* et *cynanthropie*. L'hydrophobie, les inflammations du cerveau et de ses membranes, la fièvre et l'état ataxiques, se manifestent encore dans le plus grand nombre des cas par des cris plus ou moins violens et prolongés.

Les cris, présentant un des phénomènes de l'état maladif le plus pénible à observer et le plus effrayant pour le vulgaire, seraient déjà, par là même, dignes de l'attention du médecin; mais l'intérêt qu'ils présentent redouble encore, quand on réfléchit qu'en se prolongeant beaucoup, surtout lorsqu'il ont une grande intensité, ils disposent aux convulsions, à la suffocation, à l'angine, qu'ils peuvent produire le goître, l'apoplexie, et qu'ils occasionnent assez fréquemment enfin la hernie abdominale, la chute de rectum et le collapsus de matrice. On s'efforcera donc de remédier aux cris, de les modérer, de les prévenir ou de les faire cesser. Or, on emploiera, à cet effet, des moyens différens dans le détail desquels nous ne croyons pas devoir entrer, attendu, d'une part, qu'ils sont subordonnés aux diverses circonstances de la production des cris, et que de l'autre, la plupart seront naturellement reproduits à divers articles de ce dictionnaire.

Remarquons, en terminant cet article, que le mot cri s'emploie dans plusieurs acceptions que nous avons dû négliger : tels sont les prétendus cris des personnes qui s'emportent ou parlent très-haut, ceux qui nous frappent dans la confusion des voix de la multitude comme dans la clameur publique, dans le cri de *vivat*. Il en est encore ainsi des cris des marchands et de ceux des *crieurs publics*. Dans tous ces exemples, nous ne trouvons, en effet, que la parole à voix haute ou forcée, mais il n'y a point de véritable cri, dans le sens du moins qu'il convient d'attacher à ce mot. (BULLIER.)

CRIBLÉ ou CIBLEUX, ad., *cribratus*, *cribrosus* ; qui a des trous comme un crible. On appelait autrefois l'ethmoïde *os cribleux*, et l'on dit encore la *lame criblée* ou *cribleuse* de l'ethmoïde. (*Voyez* ETHMOÏDE.) Le tissu CELLULAIRE a aussi reçu le nom de *corps cribleux*, *corpus cribrosum*. (A. B.)

CRICO-ARYTÉNOIDIENS (muscles), *musculi crico-arytenoïdei* ; ainsi nommés à cause de leur insertion aux cartilages cricoïde et aryténoïde, ils sont, de chaque côté, au nombre de deux, distingués en *postérieur* et *latéral*. Voyez LARYNX.

CRICOIDE, adj., *cricoïdes*, *cricoïdeus*, κρικοειδής, de κρίκος, anneau, et de εἶδος, forme ; nom d'un cartilage en forme d'anneau, qui entre dans la composition du LARYNX. *Voyez* ce mot.

CRICO-THYROIDIEN (muscle), *musculus crico-thyroideus* ; muscle pair, qui tire son nom des cartilages auxquels il est attaché, et dont la description appartient à celle du LARYNX.

CRICO-THYROÏDIENNE (membrane) ; membrane fibreuse qui unit les cartilages cricoïde et thyroïde du larynx. (A. B.)

CRINON, s. m., *crino*. Ettmuller, dans le courant du dix-septième siècle, a fait connaître une maladie à laquelle les enfans sont, dit-il, sujets, et qu'il regarde comme causée par de petits vers qui se logent sous la peau, déterminent de vives démangeaisons, des inquiétudes, de l'agrypnie, et conduisent enfin à une véritable consomption. Suivant lui, ces vers, que les médecins ont, d'après son autorité, nommés *crinons* ou *comedones*, sont d'une couleur cendrée-noire; ils ont deux antennes et une queue terminée par un pinceau de poils. Aujourd'hui on s'accorde assez généralement à regarder les observations d'Ettmuller comme erronées; et, malgré celles, plus récentes, qu'a publiées M. Bassignot en 1776, les crinons sont encore rangés parmi les entozoaires dont l'existence est douteuse, et semblent parfois avoir été confondus avec les dragonneaux.

Il ne faut point, au reste, identifier les crinons dont nous parlons avec le crinon des naturalistes, animal qui forme un genre parmi les entozoaires à corps cylindrique, et que M. Rudolphi regarde comme une espèce de strongle. Ce dernier crinon habite les intestins du cheval et les parois de ses grosses artères. On le trouve aussi dans les chiens; mais il n'est pas généralement admis qu'on l'ait rencontré dans l'homme, malgré les observations de Bruguières et de MM. Bosc et Fortassin. (H. CLOQUET.)

CRISE, s. f., dérivé du grec κρίσις qui signifie jugement et qui est lui-même formé de κρίνω juger, combattre. Le mot crise est emprunté du barreau suivant Galien et plusieurs autres, ou de l'art militaire suivant Gorrée le fils; on s'en sert pour exprimer un mouvement violent et accompagné de trouble, qui paraît terminer la lutte entre les forces médicatrices et la cause morbifique, et qui décide ordinairement de la mort ou de la guérison du malade. Le plus souvent le mot crise est pris dans un sens favorable et fait supposer que la nature est parvenue à se débarrasser plus ou moins complétement de ce qui l'incommodait, au moyen d'une excrétion quelconque, mais surtout par une hémorrhagie, par les sueurs, les urines ou les selles. Lorsqu'elle a lieu lentement et sans aucune excrétion sensible, c'est ce que les anciens ont appelé *lysis*.

De tous les observateurs connus dans l'antiquité, Hippocrate est le premier qui ait parlé des crises; ce qu'il en dit se trouve épars dans ses différens traités; mais au lieu d'en extraire des propositions isolées et sans liaison entre elles, il sera mieux de les réunir en un seul tableau qui offrira l'ensemble de la doctrine de ce grand homme sur ce point important de pathologie. Suivant Hippocrate, la cause de la fièvre consiste dans un vice quelconque des humeurs, et dans toute maladie fébrile la nature est constamment occupée à réduire la matière morbifique à un état tel qu'elle puisse être expulsée au moyen d'une ou de plusieurs évacuations naturelles. Quelquefois, à la vérité, la constitution du malade est si forte ou la matière morbifique si peu active qu'elle est évacuée peu à peu et par une *solution* insensible; mais le plus souvent ce travail de la nature, et l'expulsion de la matière morbifique qui en est la suite, se manifestent par une crise plus ou moins complète. Quelquefois, et particulièrement dans les climats chauds ou les saisons chaudes et chez les individus d'un tempérament ardent et sanguin, la crise se fait par une hémorrhagie des vaisseaux du nez, de l'anus ou de l'utérus; mais le plus communément elle a lieu au moyen d'une excrétion abondante par les sueurs, les urines, la salivation, le vomissement ou les selles. Il peut arriver aussi que la nature soit incapable de préparer et d'*altérer* suffisamment la matière morbifique pour qu'elle puisse être librement évacuée par l'un des émonctoires naturels : dans ce cas, elle est seulement expulsée de la masse du sang et déposée en quelque point de l'économie, ce qui amène plus tard une terminaison heureuse ou funeste, suivant la structure, les usages ou l'importance de la partie où le dépôt s'est fait, et suivant les forces du malade.

Dans le commencement et l'accroissement d'une maladie fébrile, la matière morbifique est intimement unie à la masse du sang, et l'on dit alors que la maladie est dans son état de *crudité*; à cet état succède la *coction* lorsque cette matière, dans un espace de temps déterminé, est graduellement préparée, *digérée* et rendue apte à être séparée de la masse sanguine et expulsée au dehors. C'est cette séparation et cette expulsion qui constituent véritablement l'évacuation critique.

Quelquefois la matière morbifique est d'une telle malignité ou le malade d'une constitution si mauvaise, ou enfin son traitement a été tellement irrégulier, qu'avant la fin de la maladie il éprouve un grand nombre de paroxysmes désordonnés et d'évacuations partielles, soit qu'il guérisse, soit qu'il succombe. Mais le plus souvent la maladie marche avec régularité, les signes d'un commencement de coction paraissent, et quand elle est accomplie, on voit suivre bientôt la *perturbation critique* annoncée par l'apparition de quelque symptôme violent et par un trouble général, comme s'il existait entre la nature et la maladie un combat véritable, mais de courte durée : l'une ou l'autre, en effet, ne tarde pas à être vaincue, et dans les cas les plus favorables qui sont aussi les plus ordinaires, la crise est suivie d'une prompte guérison; mais si la crise est insuffisante ou imparfaite, le malade n'est pas complétement délivré de sa maladie, ou enfin il demeure exposé au danger d'une rechute.

Les crises peuvent à la rigueur se faire chacun des jours de la maladie, mais en général elles ont lieu certains jours plutôt que d'autres, et sont alors plus favorables au malade. Ainsi, Galien qui s'est donné beaucoup de peine pour rassembler en corps de doctrine toutes les observations d'Hippocrate et qui a été suivi en cela par la plupart des médecins qui ont écrit après lui, Galien, dis-je, prétend avoir observé que le plus grand nombre des fièvres se terminent heureusement le septième plutôt que tout autre jour, un grand nombre aussi le quatorzième: après ces deux jours, sans contredit les plus heureux, venaient dans l'ordre de leur efficacité le neuvième, le onzième, le vingtième (ou le vingt-unième), le dix-septième, le cinquième, le quatrième, le troisième, le dix-huitième, le vingt-septième (ou le vingt-huitième). Il n'était pas impossible que les crises arrivassent aussi un autre jour et particulièrement le sixième, mais alors elles avaient lieu d'une manière irrégulière, obscure ou imparfaite, et elles étaient souvent suivies de la mort, d'une guérison incomplète ou d'une rechute. Ce sixième jour, était le plus à redouter; aussi Galien l'avait-il surnommé le *tyran* en le comparant à un tyran qui condamne à mort, par opposition à un bon roi qui juge favorablement ses sujets. Sur la même ligne que le redoutable sixième, quoique un peu moins mauvais que lui, sont placés le huitième, le dixième, le douzième, le seizième et le dix-neuvième. Le treizième est moins heureux que ceux de la première classe, moins malheureux que ceux de la seconde, et placé en quelque sorte entre les deux. Aux jours heureux Dioclès ajoutait le premier et le deuxième, et il préférait, ainsi qu'Archigène, le dix-huitième au dix-septième, et conséquemment le vingt-unième au vingtième, le vingt-cinquième au vingt-quatrième et le vingt-huitième au vingt-septième.

Dans les fièvres qui se terminent dans l'intervalle de quatorze jours, on observe en général des symptômes violens; ils peuvent être encore assez intenses quand elles se prolongent jusqu'au vingtième; mais depuis ce jour jusqu'au quarantième les symptômes perdent de leur force et de leur gravité, la maladie marche lentement et se termine soit par des abcès, soit insensiblement, et plus rarement par des évacuations manifestes. Après cette époque le calcul des jours perd beaucoup de son importance; toutefois les plus remarquables sont le soixantième, le quatre-vingtième, le centième et le cent-vingtième: alors les maladies prennent un autre cours et changent de caractère.

Les crises heureuses peuvent être prévues et annoncées même à jour fixe par l'observation attentive de quelques circonstances de la maladie, et principalement par les signes d'un bonne coction. Ces signes favorables commencent eux-mêmes à se montrer environ trois jours avant la crise. Ainsi, on juge le quatrième si l'on peut raisonnablement espérer une crise pour le septième, et c'est pour cela que le quatrième est regardé comme indicateur du septième. Par la même raison le onzième est l'indicateur du quatorzième, le dix-septième du vingtième et ainsi du reste.

Aussitôt que la doctrine d'Hippocrate sur les jours critiques fut connue, elle prévalut généralement : elle fut même adoptée par plusieurs de ceux qui, en d'autres points, étaient loin de partager les idées du père de la médecine. Elle trouva néanmoins, dès son origine, des contradicteurs. La première difficulté consistait à déterminer ce que c'est qu'un jour en médecine? Malgré tout ce qu'ont écrit les anciens, ils n'ont jamais pu s'entendre sur cette question; et au milieu des contradictions sans nombre dans lesquelles ils sont tombés à cet égard, on voit seulement qu'ils sont généralement d'accord sur la durée du jour médical, qui est de vingt-quatre heures comme le jour naturel, mais qu'ils diffèrent sur le point essentiel qui est de déterminer avec précision le point de départ, c'est-à-dire le moment d'où il faut compter le commencement du premier jour. Ce fut pour eux une difficulté d'autant plus grande que le début d'une maladie est le plus souvent impossible à fixer avec précision. De là prirent naissance ces disputes continuelles sur les jours en médecine et ces objections qui jadis portèrent de si fortes atteintes à la doctrine des crises, et qui de nos jours n'ont pas peu contribué à augmenter le discrédit où elle est tombée. Après la difficulté qui consistait à marquer la première heure du premier jour médical, il s'en éleva de plus fortes encore. Une crise ayant quelquefois une durée de plusieurs jours, mettait dans l'indécision sur le jour critique; on ne savait précisément où placer cette crise, ni décider du moment où elle avait véritablement eu lieu. D'autres fois une rechute, un état aigu remplaçant un état chronique, fesaient naître des méprises et des mécomptes trop apparens pour qu'ils ne devinssent pas des armes puissantes dans les mains des antagonistes de la doctrine des jours critiques. Hippocrate lui-même avait été trouvé en contradiction avec ses propres principes; car il rapporte dans ses épidémies de fréquentes observations de crises qui ont eu lieu dans des jours indiqués par lui comme n'étant point critiques. Ce législateur de la médecine avait encore donné lieu de croire que sa théorie était en grande partie arbitraire en conseillant à son fils Thessalus de s'adonner à la science des nombres qui devait, disait-il, le mener à la connaissance de tout ce qui doit arriver durant le cours d'une maladie. Or, la science des nombres, appliquée à la médecine, paraissait d'autant plus incertaine, qu'Archimède, qui l'enseignait, ne comptait nullement comme Hippocrate dont le vingtième jour se trouvait être le vingt-unième d'Archimède. Telles étaient dans les premiers temps de la médecine les principales difficultés qu'on opposait à la doctrine des jours critiques. Cependant, la plus grande partie des médecins de l'antiquité adoptèrent une théorie qui leur paraissait importante et dont la pratique leur démontrait quelquefois la vérité. Dans des temps postérieurs, on renouvela contre cette théorie les raisonnemens que nous venons d'exposer, et on en ajouta d'autres; mais on observait d'un autre côté qu'une médecine plus active devait nuire considérablement à la régularité des crises. Leurs partisans s'appuyaient même de l'assertion de plusieurs de leurs adversaires qui n'avaient pas fait difficulté d'avancer que l'emploi des médicamens n'avait pas toujours empêché qu'on observât l'influence des jours critiques. On soutenait encore qu'ils s'observaient continuellement chez les habitans de la campagne, dont les maladies sont presque abandonnées à la nature, et on traitait de rêverie l'opinion de ceux qui, pour se tirer d'une dispute qui n'était pas de peu d'importance, avaient avancé que les jours critiques pouvaient bien exister sous le beau ciel de la Grèce, mais non dans la température inconstante de nos climats septentrionaux. Enfin une foule de médecins, et c'était les plus sages, n'osaient rien décider et voulaient s'en remettre à de nouvelles expériences.

On conçoit sans peine que des argumens aussi plausibles en sens contraire ne devaient pas peu contribuer à entretenir la désunion entre les médecins, et à rallumer sans cesse des controverses qui de nos jours ne sont pas encore complétement éteintes. Aussi les modernes ont-ils formé à ce sujet plusieurs partis bien distincts, dont aucun n'est privé de l'avantage de compter dans son sein quelque homme célèbre. Les uns croyaient religieusement aux jours critiques, d'autres les tournaient en dérision, plusieurs tâchaient de prendre un parti moyen qui fût capable de tout concilier, les derniers enfin avaient l'air de dédaigner cette étude et ne s'en occupaient point. Que si l'on nous demande notre opinion sur cette question tant débattue, nous nous bornerons à faire remarquer que les actes de la vie, soit qu'ils s'accomplissent ordinairement dans l'espace d'un jour, de quelques semaines, ou de plusicurs années, soit qu'ils n'aient lieu qu'une seule fois dans le cours de la vie entière, sont réglés suivant certaines périodes de temps et affectent tous une sorte de régularité. Mais aucune de ces périodes n'a une durée fixe, et cette régularité est rarement parfaite. Les diverses révolutions de l'âge, la pousse des dents, l'éruption des menstrues, les phénomènes de la puberté chez les hommes, la gestation même, la digestion, la circulation et les autres fonctions vitales s'exécutent dans un temps plus ou moins variable, mais qui, toutefois, ne saurait dépasser certaines limites. Il en est de même des maladies dont la marche est la plus régulière; les changemens qui marquent les différentes époques de leurs cours se succèdent dans un ordre déterminé, mais dans un laps de temps d'une durée toujours incertaine. Peut-on mettre en doute qu'il n'en soit de même des phénomènes critiques (quand il est possible de les observer), et serait-il raisonnable de leur accorder le privilége d'une précision numérique qui ne se rencontre nulle part? Des faits seuls bien constatés pourraient détruire les conclusions tirées de cette analogie. Mais si ces faits étaient aussi réels que quelques-uns l'ont dit, depuis deux mille ans qu'ils ont fixé l'attention des médecins ils seraient hors de doute et ne permettraient plus de disputer.

Il n'en est pas ainsi des crises considérées en elles-même, les praticiens se sont assez généralement accordés sur leur existence; on ne saurait méconnaître en effet certains phénomènes apparens, et principalement les excrétions par divers émonctoires qui quelquefois précèdent de très-près la terminaison des maladies aiguës; ce sont ces sortes de phénomènes auxquels on a donné le nom de crises. Mais ce fait étant reconnu, on a varié sur la manière de l'expliquer; ainsi, les humoristes et les solidistes se sont trouvés opposés sur ce point de doctrine comme sur tous les autres. Toutefois les crises ont été plutôt admises et expliquées d'après une théorie humorale que dans toute autre hypothèse, et le travail critique a été généralement considéré, d'après Hippocrate lui-même, comme l'altération et l'expulsion d'une matière morbifique. Aujourd'hui, cette théorie surannée ne saurait plus se soutenir : dans le système de l'organisme, vers lequel nous sommes poussés de toutes parts, on ne voit le plus souvent dans les crises que des changemens de siége de la maladie, des déplacemens de l'irritation morbide qui se porte d'un point à un autre, déplacemens funestes ou salutaires selon que l'organe qui se trouve secondairement affecté est plus ou moins important par ses fonctions, plus ou moins délicat dans son tissu, ou plus ou moins défavorablement situé que l'organe primitivement malade. C'est ainsi que toute crise qui se dirige de l'intérieur à l'extérieur est généralement heureuse, comme toutes celles qui se font par les membranes muqueuses, par la raison que ces membranes peuvent verser directement leurs excrétions hors du corps. On appelle encore *crise* le travail sécrétoire d'un organe parvenu au terme de sa maladie, et *matière critique* celle qui précède immédiatement le rétablissement de l'état normal d'une sécrétion altérée. Par exemple l'expectoration d'une matière muqueuse, blanche et de consistance convenable, est la crise naturelle de l'inflammation du poumon, et la néphrite se juge par des urines abondantes et sédimenteuses qui annoncent le retour prochain de l'état naturel de cette excrétion.

La doctrine des crises mériterait d'autant plus aujourd'hui d'être éclairée et mise en rapport avec l'état actuel de la science, qu'elle occupe une plus grande place dans les théories médicales des temps passés. Mais cette question délicate, étroitement liée aux plus grandes questions de pathologie générale et de pathologie spéciale, peut difficilement être traitée d'une manière isolée. Elle se reproduira toutes les fois qu'on aura à traiter d'une maladie aiguë, puisque chacune de ces maladies a son mode ordinaire de solution et des signes propres qui l'annoncent. Il sera donc plus utile à l'intelligence complète de la chose d'approfondir la théorie de chaque crise en particulier, à mesure que l'occasion s'en présentera dans le cours de nos études nosologiques.

(COUTANCEAU.)

CRISPATION, s. f. Ce mot exprime, en pathologie, une sorte de malaise musculaire et de besoin de contracter les muscles qui rapprochent les mâchoires, ceux qui meuvent les bras, les mains, le thorax, etc. Ce phénomène est aux actes musculaires ce qu'est l'*agacement* aux actes sensoriaux. On éprouve des *crispations nerveuses* à la suite de contrariétés. Les personnes dites *nerveuses* y sont surtout fort sujettes; c'est un des symptômes précurseurs des attaques hystériques. Les *inquiétudes*, les *impatiences* et les *agitations* musculaires sont d'autres espèces de malaise très-voisines de la crispation, et qui s'observent dans les mêmes circonstances. *Voyez* HYSTÉRIE. (GEORGET.)

CRISTA-GALLI (apophyse), *processus crista-galli*; la plupart des anatomistes nomment ainsi la crête qui surmonte la lame criblée de l'ethmoïde, parce que sa forme a été comparée à celle d'une crête de coq. (A. B.)

CRISTAL MINÉRAL ou SEL DE PRUNELLE. Nom donné au nitrate de potasse fondu dans son eau de cristallisation, coulé en plaques blanches et mélangé d'un peu de sulfate de potasse: on l'obtient en mettant une partie de soufre sublimé dans 128 parties de nitre en fusion. Il s'emploie plus rarement, mais dans les mêmes cas que le nitrate de potasse. *Voyez* POTASSE.

CRISTAUX DE LUNE, nitrate d'argent. *Voyez* ARGENT.

CRISTAUX DE TARTRE, tartrate acidule de potasse. *Voyez* POTASSE.

CRISTAUX DE VÉNUS, acétate de cuivre. *V.* CUIVRE. (ORFILA.)

CRISTALLIN, s. m., *lens crystallina*; corps lenticulaire, transparent, contenu dans l'intérieur de l'œil, et entouré d'une membrane propre, que l'on appelle *la capsule du cristallin*. *Voyez* ŒIL. (A. B.)

CRISTALLINE, s. f., *cristallina*. On désigne vulgairement sous ce nom la maladie syphilitique, lorsque les symptômes qui la caractérisent siégent exclusivement à l'anus, dans l'un ou l'autre sexe, et qu'elle a été contractée par l'application immédiate du virus sur cette partie. Plusieurs médecins ont adopté, assez légèrement, je pense, cette dénomination, qui est tout-à-fait impropre. Aucun des accidens vénériens qui affectent cette position ne présente la transparence du cristal, comme ce titre semblerait l'indiquer. *Voyez* RHAGADES, PUSTULES HUMIDES, VÉGÉTATIONS et ÉCOULEMENS SYPHILITIQUES DE L'ANUS.

Quelques auteurs ont supposé, et c'est une opinion très-répandue parmi les gens du monde, que cette maladie, dont on a prétendu faire une espèce particulière de syphilis, était de sa nature infiniment plus grave et plus difficile à guérir que celle qui attaque les autres régions du corps : nul doute que ce ne soit une erreur. La disposition des parties et les fonctions qu'elles ont à remplir peuvent bien, il est vrai, apporter à la marche et au traitement de cette affection des modifications assez importantes ; mais l'opiniâtreté qu'elle montre parfois ne doit pas être attribuée à une virulence plus grande du principe contagieux qui l'a produite.

Tanequin Guillaumet, Hartmann, Charles Musitan, Jean Colle et quelques autres écrivains du dix-septième siècle, ont, avec plus de raison, donné le nom de cristallines (*cristallinæ*) à de petites phlyctènes ou tumeurs vésiculaires, aqueuses, molles, transparentes, quelquefois réunies en forme de grappe, et environnées d'un cercle rouge, qui surviennent au prépuce, au gland ou aux grandes et petites lèvres chez les femmes, à la suite de l'application du virus vénérien, et très-souvent aussi par le seul fait du froissement que ces parties éprouvent lors de la copulation, quand il y a défaut de proportion entre les organes qui y concourent immédiatement. Dans le dernier cas, ces tumeurs, simples résultats d'une cause mécanique, ne peuvent constituer une maladie essentielle. L'ouverture des vésicules et l'usage des fomentations émollientes sont le seul traitement qui leur conviennent. Celles qui reconnaissent la syphilis pour cause doivent être combattues, comme tous les autres signes de cette infection, sans avoir égard aux conseils de plusieurs anciens médecins, qui employaient dans cette vue une forte infusion de tabac dans le vin d'Espagne ; moyen trop irritant dans la plupart des circonstances, et qui d'ailleurs ne pouvait remplir l'indication principale, la destruction du vice intérieur.

Je comprendrai encore sous le titre de *cristallines* les tuméfactions séreuses, transparentes, compressibles et indolentes du prépuce, ou de l'un des replis du pudendum, qui paraissent avec ou sans ulcération de ces parties, dans quelques cas de phimosis, de paraphimosis, de blennorrhagie chez les femmes, ainsi que celles qui surviennent à la portion du prépuce qui avoisine le filet, pendant certains écoulemens urétraux, lorsque la fosse naviculaire est le siége d'un engorgement inflammatoire très intense. *Voyez*, pour leur traitement, les articles PHIMOSIS, PARAPHIMOSIS et BLENNORRHAGIE. (L. V. LAGNEAU.)

CRISTALLOIDE, s. f. *crystalloïdes;* qui ressemble au cristal. On appelle quelquefois le cristallin humeur cristalloïde. (A. B.)

CRITIQUE, adj, *criticus;* qui appartient aux crises. On dit une sueur critique, une hémorrhagie critique, et plus généralement une évacuation critique; le pouls critique est celui qui annonce qu'une crise est sur le point de s'opérer. (*Voyez* POULS.) On dit aussi dans un autre sens *âge critique*, en parlant de l'époque plus ou moins dangereuse de la vie des femmes, qui est marquée par la cessation de la menstruation. *Voyez* ce mot. (C.)

CROCHET, s. m., *hamus, uncus, uncinus.* Instrument de chirurgie formé d'une tige de métal recourbée à une de ses extrémités de manière à intercepter un sinus plus ou moins ouvert. Une sorte de crochet de petite dimension, à tige arrondie et à pointe aiguë est fort employée sous le nom d'*érigne*. (*Voyez* ce mot). Je ne m'occuperai ici que des crochets proprement dits. La tige qui les forme est arrondie ou aplatie, leur extrémité est aiguë ou mousse; dans ce dernier cas, elle est quelquefois élargie. Ils servent dans différentes opérations, soit pour soulever la paupière supérieure, soit pour tenir les lèvres écartées, soit pour soutenir les parois divisées de l'abdomen ou de la vessie. Celse indique de se servir d'un crochet, en forme de cuiller recourbée, pour extraire le calcul de la vessie.

C'est surtout dans l'*art des accouchemens* que l'on a fait usage des crochets. Ce sont les premiers instrumens que l'on ait employés pour extraire le fœtus; mais leur usage est devenu de plus en plus rare à mesure que l'art s'est perfectionné. D'abord, ils offraient une tige droite recourbée seulement à l'extrémité, et cette extrémité était ordinairement aiguë, quelquefois cependant mousse, d'autres fois même élargie et aplatie, et enfin dans quelques crochets elle était divisée en deux pointes plus ou moins longues. On dût bientôt remarquer que de tels instrumens ne pouvaient s'accommoder ni à la courbure de la tête, ni à celle du canal que l'enfant doit traverser. On imagina alors d'attacher un ou plusieurs crochets sans tige à des chaînes fixées elles-mêmes à un manche. Cette construction leur permettaient de se courber selon la forme des parties; mais quand on venait à faire les tractions, ces chaînes, se tendant, venaient frotter contre la partie antérieure du col de l'utérus et du vagin, devaient contondre ces parties et donner à la tête une direction vicieuse en la portant contre le pubis, au lieu de la faire descendre suivant l'axe du détroit supérieur. Mesnard, chirurgien de Rouen (en 1743) donna à la tige du crochet une courbure qui lui permit de s'adapter à celle de la tête du fœtus et d'embrasser une plus grande épaisseur de parties dans le sinus qu'il forme vers la pointe, perfectionnement véritablement utile. Il se servait aussi d'un forceps dont chaque branche était terminée par un crochet qu'il implantait sur les parties latérales de la tête; il l'appelait *tenette à crochets*. Son dessein était de prévenir l'inconvénient de renverser la tête en faisant porter les tractions sur un seul côté; inconvénient qui paraît avoir frappé les observateurs de tous les temps, car pour y obvier, ils recommandaient de maintenir cette partie dans sa rectitude avec les doigts placés du côté opposé à celui où est fixé le crochet, et long-temps avant Mesnard, Roëslin ou Rhodion, en 1532, prescrivait de placer deux crochets, un de chaque côté de la tête, et de tirer alternativement sur chacun pour faire avancer cette partie plus facilement. C'est aussi à cette intention probablement qu'ont été inventés ces crochets fixés à des chaînes, figurés par Scultet et dont j'ai déjà parlé. L'idée de réunir deux crochets a été adoptée depuis Mesnard, par d'autres accoucheurs, tels que Smellie et Saxtorph père. Sa tenette à crochets a aussi été imitée avec plus ou moins de modifications par beaucoup de chirurgiens. (*Voyez* FORCEPS). Levret, Smellie, Stein, Baudelocque, Saxtorph et d'autres ont plus ou moins modifié, en l'adoptant, la courbure de la tige du crochet. Aitken, chirurgien anglais, pour en obtenir encore plus d'avantages, proposait de se servir, au lieu de crochet, de son *levier flexible*, à l'extrémité duquel il fixait divers crochets aigus ou obtus. (*Voyez* LEVIER). Mais cet instrument formé de pièces mobiles, articulées entre elles, est loin de présenter la solidité que doit offrir un instrument destiné à exercer d'aussi fortes tractions.

L'écartement qui se trouve nécessairement entre la pointe et la tige du crochet, donne à l'extrémité de l'instrument une épaisseur considérable qui dans beaucoup de cas nuit à son introduction, surtout si cette extrémité, au lieu d'une tige cylindrique, offre une lame plus ou moins large pour embrasser une plus grande étendue de parties. Pour éviter ou diminuer cet inconvénient, ou on a diminué la grandeur du sinus, et alors on ne saisit pas une assez grande épaisseur de parties; ou on a recourbé cette extrémité en sens opposé de la pointe, de manière à figurer à peu près la partie supérieure d'une S, ce qui remplit mal le but qu'on se propose. Saxtorph a imaginé une correction ingénieuse, mais peu utile, suivant moi, parce qu'elle diminue la solidité de l'instrument. La pointe de son crochet est mobile, de sorte qu'elle reste appliquée contre la tige pendant qu'on introduit le crochet, et qu'elle s'en éloigne ensuite au moyen d'un ressort que l'on fait mouvoir.

Les crochets, lorsqu'ils sont maniés avec peu de prudence et d'habileté, peuvent, en s'échappant de la partie sur laquelle ils sont implantés, produire des désordres terribles, inconvénient qui a déjà été signalé avec énergie par Celse. Pour prévenir ce danger, quelques accoucheurs ont recommandé de ne se servir que de crochets mousses; mais cette précaution est bien insuffisante. Fabrice de Hilden se servait d'un crochet garni d'une pièce mobile qu'il appelait *défenseur* (*defensorium.*) Cette pièce forme d'abord un angle droit avec la tige, puis elle se recourbe de manière que son extrémité vient répondre à la pointe du crochet, lorsque la pièce elle-même glisse le long de la tige. Il espérait que, le crochet venant à lâcher prise, sa pointe rencontrerait bientôt le défenseur et ne pourrait plus blesser les parties. Levret a proposé pour le même objet son *crochet à gaine*. Il s'en faut de beaucoup que ces instrumens offrent les avantages qu'on s'en promettait, et leur usage a bientôt été abandonné.

Jusqu'à présent je n'ai parlé que de crochets plus ou moins aigus, et destinés à pénétrer dans le tissu des parties; mais les accoucheurs se servent aussi de *crochets mousses* qui doivent embrasser dans leur sinus quelqu'un des membres, en s'appliquant au pli du genou, de l'aisselle, de l'aine, et ne font au fœtus aucune blessure. Je m'occuperai d'abord de l'usage des crochets aigus.

Il est évident que ces instrumens ne doivent être appliqués que sur le fœtus mort; et même dans ce cas il faut, autant qu'on le peut, éviter de présenter aux parens et aux assistans un cadavre couvert de blessures qu'ils accuseraient peut-être d'être les causes de la mort. Aussi est-on assez généralement d'accord qu'on ne doit les employer que quand les autres moyens sont insuffisans. Mais si la disproportion entre le bassin de la mère et la tête du fœtus est si grande, qu'on ne puisse amener celle-ci après l'avoir convenablement saisie avec le forceps, qui diminuera d'autant plus son épaisseur qu'elle est plus ramollie, et qui servira à lui imprimer la direction la plus favorable, que pourra-t-on espérer du crochet qui ne présente aucun de ces avantages ? D'après cette réflexion, je pense que tant que la tête est entière, il n'y a aucune utilité à se servir du crochet. Si cependant il fallait l'employer dans ce cas, ce serait du crochet courbe qu'il faudrait se servir, et on devrait, comme le conseille Baudelocque, le placer sur l'occiput dans le cas où la tête se présenterait la première, et dans l'orbite ou la fontanelle antérieure dans le cas où le corps serait déjà amené au dehors. En agissant de cette manière, on disposerait la tête de la manière la plus convenable pour traverser les détroits. Mais c'est après avoir ouvert le crâne, évacué le cerveau, et par là diminué le volume de la tête, que le crochet est surtout utile. Alors on peut l'implanter à l'extérieur, sur la base du crâne où il trouve un point d'appui solide, soit vers le trou occipital, ce qui est préférable, soit vers les apophyses mastoïdes, soit vers la face. On peut aussi porter le crochet à l'intérieur du crâne, et le fixer soit sur le corps du sphénoïde, soit sur la partie pierreuse du temporal. On trouve à cela l'avantage que, s'il vient à s'échapper du lieu où il est implanté, sa pointe porte sur la surface interne des os du crâne qui garantissent de toute atteinte les parties de la mère. Mais j'ai remarqué que l'on n'est pas toujours maître de fixer cet instrument sur le point où on désire, qu'il porte quelquefois sur un lieu où les parois du crâne offrent peu d'épaisseur, et que sa pointe faisant saillie en dehors peut déchirer l'utérus, le vagin et les parties voisines. Les accoucheurs anciens, après avoir ouvert et vuidé le crâne se servaient souvent, au lieu de crochet, d'une pince plus ou moins recourbée, à mords très-forts et garnis d'aspérités à l'intérieur, avec laquelle ils saisissaient les os et les tégumens du crâne. Cette pratique offre dans le plus grand nombre des cas tous les avantages de l'usage du crochet, sans en avoir les inconvéniens. Quelquefois même, après avoir diminué le volume de la tête, on parvient à l'entraîner avec les doigts seuls. Cette pratique a été recommandée de nouveau par quelques accoucheurs modernes : je l'ai vu employer, et je l'ai employée moi-même avec succès. Le docteur Davy a proposé, en 1817, dans un journal de médecine de Londres, une pince destinée à cet usage et qu'il désigne sous le nom de *craniotomy-forceps.*

Le crochet aigu s'applique aussi sur le bassin du fœtus, lorsque dans l'accouchement par les pieds, les membres inférieurs ont été arrachés ou menacent de se séparer par suite de la putréfaction. On le porte alors sur le corps des pubis, ou, ce qui vaut mieux, sur la partie postérieure du bassin. Lorsque le tronc est resté dans la matrice après l'évulsion de la tête, et qu'on éprouverait trop de difficultés à introduire la main pour saisir soit les pieds, soit les deux bras, pour l'entraîner, on se sert du crochet que l'on implante soit sur la colonne vertébrale, soit entre deux côtes, mais alors il est à craindre que dans les tractions que l'on fera, les côtes ne se brisent successivement et que le crochet n'échappe. Dans un cas semblable, j'essayerais d'abord d'extraire le tronc au moyen d'un crochet mousse ou des doigts placés au creux de l'aisselle. Le crochet aigu sert encore pour extraire la tête restée seule dans l'utérus; mais à moins que l'on ne trouve sur la mâchoire inférieure un point d'appui suffisant pour vaincre la résistance qu'on éprouve à amener la tête, ce qui suppose que cette résistance est peu considérable, l'usage de cet instrument est peu sûr; car la tête venant à rouler sur elle-même par suite des tractions que l'on fait, l'instrument s'échappe bientôt. Baudelocque veut que l'on ne s'en serve dans ce cas que pour fixer la tête jusqu'à ce qu'on l'ait saisie avec le forceps; cet avis me semble fort judicieux. (*Voyez* EMBRYOTOMIE.) Enfin le crochet aigu est quelquefois employé pour ouvrir le crâne. *Voyez* PERCE-CRANE.

J'ai dit que le crochet mousse devait se placer sur quelqu'un des plis que forment les membres. Ainsi, lorsque la tête a franchi la vulve, et que le tronc est retenu par son volume, ou que quelque raison force d'accélérer la terminaison de l'accouchement, au lieu de faire des tractions sur la tête, il est bien préférable de passer un crochet mousse sous l'aisselle pour agir directement sur le tronc. Quand, les fesses ou les genoux se présentant les premiers, les mêmes circonstances se rencontrent, et que le corps de l'enfant est trop avancé dans l'excavation pour qu'on puisse les repousser et amener les pieds, le crochet mousse placé sur le pli de l'aine ou du genou est le meilleur moyen a employer pour l'extraction du fœtus. Mais il n'est pas nécessaire d'avoir un crochet fait exprès, celui qui termine les branches du forceps peut le suppléer dans beaucoup de cas; et dans le plus grand nombre de ceux où le crochet mousse est indiqué, le doigt le remplace avec beaucoup d'avantages. Smellie, Baudelocque, Steidèle et d'autres ont proposé de réunir deux crochets mousses en forme de forceps, ou de se servir de la même manière des crochets qui terminent certains forceps pour entraîner les fesses; mais la pratique n'a pas montré l'utilité de cette modification. Enfin, on a aussi proposé d'employer des lacs au lieu de crochets mousses, mais ils sont d'une application plus difficile sans offrir d'avantages réels. *Voyez* LACS.

Toutes les fois qu'un accoucheur porte un crochet dans la matrice, il faut qu'avec les doigts il le guide, il couvre sa pointe pour défendre les parties de la mère contre son atteinte; et quand le crochet est placé, la main doit encore rester à l'intérieur du vagin du côté opposé à celui où se trouve le crochet, pour soutenir la tête, l'empêcher de se renverser dans les cas où on veut l'amener dans la situation où elle se trouve, faciliter son inclinaison dans ceux où on veut que la base du crâne encore trop volumineuse se présente obliquement ou de champ au passage qu'elle doit traverser. Cette main servirait encore à garantir l'utérus et le vagin de l'atteinte du crochet, s'il venait à échapper. Le pouce de cette main doit être appuyé sur la tige du crochet, non pour le fixer, mais pour percevoir le bruissement qui résulterait du déchirement des os, et avertir l'accoucheur du déplacement de son instrument. Les tractions qu'un accoucheur peut exercer avec une main doivent toujours suffire, quand on opère avec la dextérité convenable. Aussi ne doit-on jamais attacher un lacs au manche du crochet pour se faire aider par quelque personne. Comment pourrait-on maîtriser l'action de cet aide au point de la modérer à temps ou de l'arrêter, si l'instrument s'échappe ou si le fœtus obéit promptement aux efforts que l'on fait sur lui? C'est par l'application inhabile d'une force qui n'est pas réglée par la prudence et le savoir qu'on voit encore arriver de si terribles accidens. (DESORMEAUX.)

CROCHU (os), os unciforme, *os hamatum;* os court, appartenant à la seconde rangée du CARPE, dont il occupe l'extrémité interne. Il a la forme d'un coin ayant sa base tournée en bas. Sa surface, inégale en avant et en arrière, est articulaire dans le reste de son étendue; elle est surmontée, en avant et en bas, d'une éminence courbée de dedans en dehors en forme de crochet, qui a fait donner à cet os les noms qu'il porte : cette éminence fait partie des saillies qui bornent latéralement la face antérieure du carpe. L'os crochu s'articule, 1° avec le semi-lunaire de la première rangée, par une facette étroite, qui forme son sommet; 2° avec le pyramidal, par sa face interne, inclinée en haut, lisse, convexe supérieurement, concave inférieurement; 3° avec le grand os de la seconde rangée, par sa face externe, inégale seulement en bas et en avant, pour l'insertion de fibres qui l'unissent à cet os; 4° avec le quatrième et surtout avec le cinquième os du métacarpe, par deux facettes inégales que présente sa face inférieure. Cet os offre la structure des os courts; son développement se fait par un point d'ossification. Il sert à supporter les quatrième et cinquième os métacarpiens et concourt pour beaucoup à la solidité du carpe; son éminence unciforme fournit insertion à plusieurs muscles, ainsi qu'au ligament annulaire antérieur du poignet, et concourt à former la concavité qui reçoit les tendons des fléchisseurs des doigts. (A. B.)

CROCIDISME, s. m., *crocidismus*, de κροκιδίζω, je ramasse de petits flocons. Mouvement automatique par lequel les malades enlèvent sans cesse le duvet des draps ou des couvertures de leur lit. C'est une des variétés de la carphologie. *Voyez* ce mot. (R. D.)

CROISSANCE, s. f., *incrementum*; crue, accroissement. C'est le développement en tous sens, et plus particulièrement en hauteur, que prennent les corps vivans depuis la naissance jusqu'à ce qu'ils aient acquis le complément de taille que comporte leur organisation. Les principales époques, la durée, les phénomènes et les maladies de la croissance ayant été exposés au mot ACCROISSEMENT, nous renvoyons à celui-ci. (RULLIER.)

CROISÉ, adj., *cruciatus*. On appelle *ligamens croisés* deux ligamens de l'articulation du genou, qui se croisent en effet mutuellement; l'un est antérieur et externe, et l'autre postérieur et interne. *Voyez* GENOU (articulation du). (A. B.)

CROIX, s. f. Heister et quelques autres auteurs ont proposé de se servir d'une croix ou plutôt d'un T en fer dont la branche transversale est garnie à ses deux extrémités de courroies qui passent autour des articulations scapulo-humérales, tandis que l'extrémité inférieure de la branche verticale est fixée à une ceinture, pour maintenir réduites les fractures de la partie moyenne de la clavicule. L'expérience a prouvé que cet appareil ne remplit pas les indications pour lesquelles il a été proposé.

On se sert encore de croix en fer ou en acier, avec ou sans crémaillère, pour soutenir le poids de la tête et des parties supérieures du corps, et pour maintenir ces parties dans leur situation naturelle dans différens cas de contracture musculaire, de paralysie, de rachitis. *Voyez* ORTHOPÉDIE.

CROIX DE MALTE, *splenium cruciatum* : compresse carrée dont les quatre angles sont incisés diagonalement et dans une étendue égale. On ne l'emploie plus guère, parce que son application régulière est difficile. Cependant on s'en sert encore quelquefois dans les pansemens des plaies et des ulcères du pénis, et alors on pratique une ouverture à son centre.

(MARJOLIN.)

CROSSE, s. f., *arcus*. Cette expression, appliquée, en anatomie, à quelques courbures artérielles dont la forme se rapproche de celle d'une crosse, n'est guère employée que pour désigner l'arc ou courbure sous-sternale de l'AORTE. (A. B.)

CROTALE. *Voyez* SERPENT A SONNETTES.

CROTAPHITE, s. m., *crotaphites*, κροταφίτης, de κρόταφος, la tempe ; nom donné anciennement au muscle TEMPORAL. (A. B.)

CROUP. Nom écossais qui signifie étranglement, et qui d'abord a été employé par Home pour faire connaître une inflammation aiguë du larynx et de la trachée-artère, caractérisée par la prompte formation d'une fausse membrane. Cette expression, maintenant généralement adoptée par les médecins de tous les pays, est devenue commune à toutes les langues. C'est à elle que se rapportent les synonymes suivans et beaucoup d'autres : *affectio orthopnoica*, Baillou ; *angina strepitosa*, Ghisi ; *suffocatio stridula*, Home ; *angina polyposa sive membranacea*, Michaëlis ; *cynanche stridula*, Crawford ; *tracheitidis infantum*, Albers ; *angina laryngea exudatoria*, Hufeland, etc.

Le croup n'est certainement point une maladie nouvelle, mais les passages d'Hippocrate et d'Arétée, qui paraissent lui appartenir, sont d'autant plus obscurs, que ces premiers observateurs ont décrit les symptômes communs à l'angine gangréneuse et au croup qui se trouvent si fréquemment réunis dans les épidémies, et qu'on reconnaît très-bien dans la belle description de l'ulcère syriaque d'Arétée. Ce n'est qu'en 1567 que Baillou signala le premier la formation de la fausse membrane dans cette maladie ; Ghisi, ensuite, ayant eu occasion d'observer le croup à Crémone, dans l'épidémie de 1747 et 1748, constata de nouveau l'existence de la concrétion membraneuse, et établit les signes différentiels de cette angine, qu'il appelait strépiteuse, d'avec l'angine gangréneuse qui régnait alors dans toute l'Italie. Mais c'est à Home et à Michaëlis que nous devons les premières bonnes monographies sur le croup. Presque dans le même temps où Home venait de publier son excellente dissertation, Millar s'efforça de distinguer du croup une maladie très-voisine, qu'on peut facilement confondre avec lui; mais le nom très-impropre d'asthme aigu qu'il lui donna, les caractères peu précis qu'il assigna à cette maladie, ne servirent qu'à embrouiller davantage le sujet. Les uns admirent, chacun à leur manière, l'asthme de Millar sans trop le connaître; les autres le réunirent avec le croup. (*Voyez* ce que nous avons dit de la confusion qui règne à cet égard, à l'article ASTHME AIGU.) Plusieurs mémoires ou dissertations remarquables ont depuis cette époque été publiés sur le croup, surtout à l'occasion du concours proposé par le gouvernement français, au commencement de ce siècle. Les ouvrages de Swilgué, de Jurine, d'Albers, de Vieusseux, de Double, de Royer-Collard et plusieurs autres, ont sans doute contribué beaucoup à perfectionner le diagnostic et la thérapeutique du croup; mais, malgré tous ces travaux importans, plusieurs points sont encore restés dans l'obscurité. Jonhston avait avancé que l'angine maligne et le croup étaient des maladies de la même nature; Starr, Double et plusieurs autres écrivains avaient prouvé que ces maladies étaient souvent réunies; cependant tous les praticiens, jusqu'à ce jour, rejetaient les idées de Johnston. M. Bretonneau a dissipé tous les doutes à cet égard, dans un travail très-remarquable présenté à l'Académie royale de Médecine et encore inédit. Il a démontré que l'angine maligne épidémique n'est point de nature gangréneuse, comme on l'avait cru jusqu'alors; mais qu'elle est une véritable inflammation pelliculaire semblable à celle du croup, et que ces plaques qu'on avait prises pour des escarres, ne sont que des concrétions membraneuses. Il a prouvé ensuite que ces deux maladies, identiques quant aux altérations pathologiques, ne diffèrent que par rapport au siége qu'elles occupent, et se sont presque toujours présentées réunies dans toutes les épidémies d'angine maligne dont ont parlé les auteurs, comme elles l'ont été dans l'épidémie de Tours, qu'il a eu occasion d'observer. Ce pas très-important dans l'histoire du croup ne dissipe cependant pas toutes les incertitudes qui règnent encore sur les maladies voisines, et qu'on confond tous les jours avec lui. Malgré les efforts de Wichman, Dressig, Double et plusieurs autres, pour donner un caractère à l'asthme de Millar et le distinguer du croup, beaucoup de médecins s'obstinent à les confondre; mais alors ils admettent un croup spasmodique quelquefois mortel, et dans lequel on ne trouve jamais, à l'ouverture du cadavre, aucune trace de fausse membrane. Ils reconnaissent par conséquent des croups sans un des caractères essentiels et pathognomoniques de la maladie, car la fausse membrane est un des effets aussi inhérens au croup que l'exsudation purulente ou membraniforme dans la pleurésie et la péritonite qui ne se terminent pas par résolution; et, en supposant qu'on admette que le croup se termine quelquefois de cette manière, on ne peut pas supposer de résolution dans une maladie mortelle, au bout de plusieurs jours de son invasion. Il est impossible, dans l'état actuel de nos connaissances, d'admettre des maladies semblables avec des caractères anatomiques entièrement différens. Dans quelques cas très-rares, le malade, à la vérité, peut succomber au croup, sans qu'on retrouve à l'ouverture du cadavre aucune trace de fausses membranes; mais on a d'ailleurs la preuve qu'elle a existé ou qu'elle a été rejetée pendant la vie, et on reconnaît sur la membrane laryngo-trachéale des traces de cette inflammation particulière. A un très petit nombre d'exceptions près, la fausse membrane est donc un des caractères anatomiques principaux du croup; cependant la formation d'une fausse membrane dans une partie quelconque des voies aériennes ne suffit pas pour caractériser le croup; cette altération pathologique peut exister dans d'autres maladies voisines. Ces différens points de contact entre plusieurs altérations distinctes, mais qui affectent les mêmes organes, ont donné lieu de confondre, sous le nom général de croup, des maladies très-différentes. La distinction qu'il est nécessaire d'établir entre elles est d'autant plus importante, qu'elles réclament des traitemens évidemment différens, et que par conséquent les méprises ont ici des conséquences graves; il suffit pour prouver cette vérité de rappeler que, dans plusieurs cas, et tout récemment encore, des médecins très-distingués ont pratiqué la trachéotomie sur des individus affectés de suffocation et de voix croupale, qu'ils regardaient comme dépendantes du croup. L'opération d'abord, et l'ouverture du cadavre ensuite, ont prouvé qu'il n'y avait pas de fausses membranes, et par conséquent point de croup.

Nosographie du croup. — Lorsqu'on jette un coup d'œil général sur toutes les maladies désignées maintenant sous le nom de croup, on voit qu'elles se présentent, par rapport à leurs caractères principaux, sous deux divisions distinctes. Tantôt on reconnait dans ces maladies une voix dite croupale, que nous décrirons plus loin, un sifflement laryngo-trachéal, de l'aphonie, de la suffocation, et ces symptômes s'accompagnent toujours de la prompte formation d'une exsudation membraneuse dans une partie plus ou moins étendue du tube laryngo-trachéal. Nous donnerons à ces croups le nom de croups proprement dits. Dans les maladies de la seconde division, improprement appelées croup, on ne retrouve point les deux ordres de phénomènes physiologiques et pathologiques qui caractérisent les croups proprement dits. Les unes sont sans voix croupale, sans aphonie, sans sifflement, et cependant s'accompagnent toujours de la formation de fausses membranes. Avec les autres, au contraire, on remarque presque tous les symptômes particuliers au vrai croup, mais seulement dans un ordre un peu différent; et cependant, à l'ouverture du cadavre, on ne trouve aucune trace de fausse membrane dans les voies aériennes. Pour exposer avec le plus d'ordre possible l'histoire pathologique du croup, qui est loin d'être aussi claire et aussi facile que le prétendent certains écrivains qui pratiquent la médecine dans les bibliothéques, et font des livres avec d'autres livres, nous établirons donc trois sections dans les maladies désignées sous le nom de croup. Première section, croups proprement dits; seconde section, maladies faussement appelées croup, quoique avec formation de fausses membranes; troisième section, maladies faussement appelées croup, avec voix croupale seulement, mais sans formation de fausses membranes. Nous proposerons de donner à celles-ci le nom de *pseudo-croups*, puisque cette dernière expression est maintenant commune à toutes les langues.

Première section. Des croups proprement dits. — Nous examinerons successivement, dans cette première section, le croup simple, ses variétés et ses complications.

A. *Du croup simple.*—La marche analytique nous oblige de commencer par la maladie dans son état de simplicité, quoiqu'elle soit beaucoup plus rare que lorsqu'elle est compliquée.

Sur six ou sept exemples, à peine trouve-t-on un croup simple.

Caractères physiologiques. — On peut les distribuer en trois périodes. La première, ou celle de l'invasion, renferme les symptômes précurseurs du croup; la seconde, ou celle de l'état de la maladie, comprend tous les symptômes caractéristiques du croup confirmé; la troisième renferme ceux qui sont propres au plus haut degré de cette affection et à sa terminaison fâcheuse. Les symptômes d'invasion du croup sont ordinairement ceux d'un catarrhe du larynx avec ou sans coryza, avec fièvre ou sans fièvre. La toux est d'abord plus ou moins légère, assez sèche, un peu rauque ou aiguë; le malade se plaint quelquefois d'une légère douleur à la partie antérieure du cou, qui, dans certains cas, offre du gonflement. En examinant le pharynx, on n'aperçoit aucune trace d'inflammation ni de tuméfaction. Cette première période peut durer un ou plusieurs jours; cependant, dans quelques cas rares, elle se termine promptement sur la fin du premier jour ou au bout de quelques heures, mais jamais elle ne manque complétement.

Tout ce qu'on a dit du début brusque du croup appartient ordinairement à des maladies dont nous traiterons dans la troisième section. Les croups proprement dits ne se manifestent jamais sans être précédés d'une petite toux catarrhale pendant quelques heures au moins; mais souvent cette toux est si rare et si légère que les personnes qui entourent le malade n'y font aucune attention, de sorte que, lorsque la première quinte survient, on la regarde comme le début de la maladie; c'est ce qui arrive surtout dans les croups qui marchent très-rapidement et qu'on a appelés foudroyans.

Dans la seconde période, où la maladie est confirmée, on observe des petites quintes de toux courtes, composées de secousses rapprochées, dans lesquelles la voix est sèche, sonore, avec des intonations un peu différentes, qui, tantôt ressemblent à la voix d'un petit chien qui aboie, ou d'une poule qui glousse, tantôt à la voix d'un jeune coq. Ces comparaisons grossières ne donnent qu'une idée très-imparfaite de la toux croupale, qu'il est impossible de décrire, mais que les personnes les moins exercées reconnaissent aisément quand elles l'ont entendue une fois. Chaque secousse de la toux est accompagnée et suivie d'un petit sifflement remarquable dans l'inspiration, et qui fait partie de la quinte que nous venons de décrire; mais, indépendamment de ces inspirations sifflantes, entre chaque éclat de la voix qui constitue la toux, on entend, en écoutant attentivement, entre les quintes, un frémissement ou sifflement continu, pendant chaque inspiration, comme si l'air passait alors dans un tube étroit et métallique; ce qui a fait donner à cette espèce d'angine le nom de *striduleuse*. Chaque quinte de toux s'accompagne d'une sorte d'essoufflement, avec apparence de strangulation, qui paraît beaucoup au-dessus de ce qu'elle devrait être, en raison des quintes de toux, qui sont très-courtes. Les quintes déterminent souvent un peu de douleur au larynx, à la trachée-artère ou à la partie antérieure du sternum. Pendant l'intervalle des quintes, la voix reste enrouée, faible et basse, il y a quelquefois même aphonie. Il faut donc, pour caractériser le croup, une voix sonore, particulière, avec sifflement, un bruissement ou un sifflement laryngo-trachéal à toutes les inspirations, une aphonie ou un enrouement entre les quintes, et une suffocation remarquable pendant les accès de toux. A ces signes caractéristiques se joignent un peu de bouffissure de la face et de la pâleur, excepté dans les quintes de toux et les exacerbations fébriles. Les lèvres sont ordinairement un peu violettes; la somnolence et la tristesse sont prononcées. La toux s'accompagne quelquefois de vomissement; le pouls et les mouvemens de la respiration sont fréquens: on remarque très-rarement chez les jeunes enfans des mouvemens convulsifs, mais jamais de délire. Lorsque les quintes de toux sont suivies de vomissemens glaireux ou membraniformes, spontanés ou sollicités par l'art, la gêne de la respiration diminue momentanément, l'abattement cesse, et le malade revient pour quelques instans à sa gaieté naturelle. Si le croup tend à se terminer d'une manière favorable, les intervalles entre les quintes s'éloignent, la toux est moins sèche, le pharynx se remplit de mucosités, et le malade régurgite ou expectore des crachats visqueux, transparens ou opaques, et quelquefois mêlés de lambeaux membraneux. On voit cependant très-souvent de longs intervalles de calme après l'expuition de tubes membraneux, suivis de nouveaux accidens et promptement funestes. Si le malade guérit, c'est ordinairement dans cette seconde période qu'il entre en convalescence, soit après avoir rejeté par l'expuition et le vomissement, des parties de fausses membranes, soit lorsque la résorption s'est faite, car il est probable que cette résorption de la fausse membrane peut avoir lieu dans le larynx comme dans le pharynx, où je l'ai observée. (*Voyez* ANGINE COUENNEUSE.) La guérison s'opère aussi par l'adhérence intime de la fausse membrane à la muqueuse, comme le prouvent quelques observations, et en particulier la pièce d'anatomie pathologique que Sœmmering conserve dans son cabinet. Quand la maladie se termine d'une manière favorable, la guérison complète se fait souvent attendre quinze jours et plus; mais ce qu'on a dit des croups chroniques n'appartient pas au croup proprement dit.

La troisième et dernière période du croup commence plus ou moins promptement, quelquefois au bout de vingt-quatre heures à dater du moment de l'invasion; d'autres fois après trois, cinq ou sept jours seulement. Quand la maladie est d'abord précédée d'angine couenneuse, la dernière période peut arriver plus tard encore; mais, dans le croup simple, la marche est plus rapide. Cette dernière période est caractérisée par l'accroissement de tous les symptômes, l'accélération de la respiration et du pouls : il est petit, fréquent, irrégulier, intermittent; la toux est rare ou nulle, moins sonore, mais conserve toujours les mêmes caractères. L'aphonie est complète, le sifflement entre les inspirations est très-fort; et, si on applique le stéthoscope sur les régions latérales du larynx ou le trajet des bronches, on entend un bruit absolument semblable aux inspirations sifflantes des asthmatiques, pendant les quintes et dans l'intervalle d'une quinte à l'autre. Mais l'application de cet instrument ne m'a fourni aucun signe caractéristique particulier au croup; il augmente seulement l'intensité des sons que nous avons décrits. Plus la maladie s'aggrave, plus l'assoupissement augmente, et le malade n'en sort que lorsqu'il est tourmenté par les angoisses de la suffocation, qui se répètent souvent très-fréquemment. Alors il s'agite avec effort pour respirer, porte sa tête en arrière, et la main à la partie antérieure du cou, comme s'il voulait arracher quelque chose qui l'étouffe. Souvent il se lève à son séant, se jette à bas du lit, court quelquefois pendant plusieurs minutes, et retombe ensuite dans l'abattement. Dans ce dernier dégré de la maladie, tous les muscles qui servent à l'inspiration, jusqu'aux muscles même du cou, sont dans un état de contraction convulsive. Les ailes du nez sont agitées par les mêmes mouvemens convulsifs qu'on observe dans l'agonie de tous ceux qui succombent à des maladies des organes de la respiration. A cette époque, la tête et le corps sont couverts d'une sueur froide, et le malade périt dans un état d'angoisse inexprimable, ou s'éteint dans un affaissement extrême, avec pâleur et décomposition de la face. Il n'y a presque point d'exemples que des enfans aient guéri lorsque le croup est arrivé à sa troisième période. Cependant Jurine en cite un cas très-remarquable.

Caractères anatomiques du croup. — La première altération, la plus apparente et la plus constante, est la concrétion pseudo-membraneuse, qui offre plus ou moins d'étendue. Tantôt elle est bornée à l'orifice de la glotte et au larynx; les petites plaques couenneuses qui recouvrent ces parties sont ordinairement très-adhérentes, et paraissent recouvertes par l'épithélium. Cette disposition de la fausse membrane est toujours évidente sur les bords de la glotte comme sur le voile du palais, dans l'angine couenneuse, si le malade a succombé promptement à la maladie; mais si la mort n'arrive que plusieurs jours après l'invasion, l'épiderme alors est souvent ramolli et détruit, la fausse membrane paraît à nu. A la partie interne du larynx, les plaques couenneuses sont aussi plus ou moins adhérentes, mais ne paraissent jamais placées sous l'épiderme; elles sont le plus souvent recouvertes d'un mucus puriforme et écumeux. Tantôt toute la face interne du larynx est seule encroûtée de cette production membraneuse, tantôt elle se prolonge dans la trachée-artère, où elle forme un tube complet ou une simple lame appliquée à la face antérieure ou postérieure de cet organe. Dans quelques cas enfin, la fausse membrane se prolonge dans une partie des bronches, et quelquefois même dans leurs dernières ramifications : elle est ordinairement flottante dans la trachée entre deux couches de matière puriforme; elle est toujours plus ou moins adhérente dans les ramifications bronchiques; dans quelques cas enfin elle est aussi très-adhérente dans la trachée.

La consistance et l'épaisseur de cette fausse membrane sont très-variables. Quand la maladie marche très-rapidement, et que le malade succombe au bout de vingt-quatre ou quarante-huit heures, la fausse membrane est mince, presque comme la membrane externe de l'œuf : elle est, au contraire, plus épaisse lorsque la maladie se prolonge plusieurs jours. On voit des cas où elle a presque l'épaisseur d'une ligne : elle est tantôt blanche, transparente, tantôt jaunâtre, opaque ou piquetée de points rouges ou de stries de la même couleur, du côté qui regarde la membrane muqueuse. Elle n'offre pas toujours dans sa texture un tissu homogène; on observe quelquefois même à l'œil nu qu'elle est composée de petits flocons arrondis, agglomérés, opaques, disséminés dans une trame plus claire et plus transparente. La consistance de la fausse membrane est très-variable; dans certains cas elle est ferme et presque coriace; dans d'autres, au contraire, elle est molle et diffluente, surtout à mesure qu'elle s'éloigne du larynx.

Indépendamment de la concrétion membraneuse, la trachée et les bronches sont souvent remplies d'un mucus d'un blanc-verdâtre presque puriforme, qui se retrouve quelquefois entre la fausse membrane et les parois du canal aérien, d'autres fois au milieu du tube membraneux seulement. Cette mucosité est plus abondante, surtout lorsqu'on a fait usage de calomel.

Les caractères que présente la membrane muqueuse au-dessous de la fausse membrane ne sont pas moins importans; sur l'épiglotte et les bords de la glotte, elle est ordinairement rouge et boursouflée; dans le larynx et dans une partie de la trachée-artère, elle est pointillée de petites taches rouges, distribuées le plus souvent suivant des lignes longitudinales. Dans beaucoup de cas cependant on ne trouve aucune rougeur à la surface de la membrane muqueuse dans le larynx et la trachée-artère, surtout chez les très-jeunes enfans et sur ceux qui sont affaiblis par des maladies antécédentes.

Les autres altérations qu'on observe dans les différens organes, lorsque le croup est simple, sont le gonflement et la rougeur des cryptes muqueux de la base de la langue et du pharynx, l'engouement sanguin à la partie postérieure des poumons, la dilatation des cavités droites du cœur et du système de la veine-cave supérieure, jusque dans le cerveau. Toutes les autres lésions pathologiques qu'on rencontre encore sur les cadavres de ceux qui ont succombé au croup sont dues à des complications différentes, et n'appartiennent point au croup lui-même.

L'analyse chimique a fourni les mêmes résultats pour toutes les concrétions pseudo-membraneuses des voies aériennes. Quelles que soient d'ailleurs les différences qu'elles présentent, elles sont toutes insolubles dans l'eau, se ramollissent et prennent la consistance de mucosités transparentes dans les solutions fortement chargées de nitrate de potasse, sont complétement solubles dans les liqueurs alcalines chaudes ou froides, se dissolvent également dans les principaux acides, fournissent par l'incinération du phosphate de chaux et du carbonate de soude, et se comportent enfin, avec tous les réactifs, comme l'albumine.

B. *Variétés du croup.* — Le croup présente, quant à ses caractères physiologiques et anatomiques, des nuances ou variétés qui ne dépendent pas toujours de rapports constans entre les lésions vitales et les effets dont les traces se retrouvent sur les cadavres, mais qui tiennent à des modifications individuelles, dont la cause nous est toujours inconnue, et qui cependant sont importantes dans la pratique par rapport au traitement. On peut ainsi distinguer des croups inflammatoires, muqueux, adynamiques, spasmodiques, etc. Le croup inflammatoire se présente ordinairement chez les enfans doués d'un tempérament sanguin, et qui sont au delà de la première dentition. Cette variété est surtout caractérisée par la force du pouls, la coloration de la face et des lèvres, l'augmentation de la chaleur de la peau et la gêne que présente la respiration. A l'ouverture du cadavre de ceux qui succombent à cette variété, on trouve presque toujours une concrétion pseudo-membraneuse très-étendue, et la membrane muqueuse offre des traces manifestes de rougeur.

Le croup qu'on pourrait appeler simplement muqueux est peut-être celui qui est le plus généralement répandu, surtout chez les jeunes enfans d'un tempérament lymphatique, qui sont très-chargés de graisse, et dont la peau est blanche et fine; il est presque toujours précédé de coryza, s'accompagne de très-peu de fièvre dans la première période; et on observe presque toujours dans la seconde, même lorsqu'il se termine d'une manière funeste, un afflux de mucus dans le pharynx et quelquefois dans les bronches : c'est la variété qui offre le plus de chances de guérison.

Le croup spasmodique s'observe plus ordinairement chez les enfans très-irritables, colères et d'un tempérament éminemment nerveux; il est caractérisé par un pouls petit, fréquent, serré, quelquefois irrégulier, et par les variations successives que présente la coloration de la face, enfin par l'agitation du malade et les accès extrêmes de suffocation qu'on observe dans la seconde période. On trouve dans le larynx de ceux qui succombent à cette espèce de croup des concrétions quelquefois étendues, mais le plus souvent de très-petites plaques isolées.

Le croup adynamique affecte particulièrement les jeunes enfans à la mamelle ou ceux qui sont nouvellement sevrés, et qui se trouvent rassemblés en grand nombre dans les asiles des orphelins ou dans les hôpitaux. Cette variété est presque toujours compliquée avec l'angine couenneuse pharyngienne. Je ne répéterai pas ici ce que j'en ai dit à ce dernier article.

Jurine admet une variété particulière de croup, qu'il appelle intermittent. Les trois observations sur lesquelles il a fondé cette distinction n'appartiennent réellement point à des croups, mais à des laryngites, des trachéites ou des bronchites ordinaires avec voix croupale, comme il est facile de s'en convaincre par la description qu'il donne de ces maladies et par le résultat de l'ouverture du cadavre. On n'a trouvé dans les voies aériennes du seul individu qui ait été ouvert que des mucosités épaisses. Ainsi les observations de Jurine se rapportent à des catarrhes intermittens ; et l'on sait que ces phlegmasies, comme celles de la conjonctive et de quelques autres organes, affectent quelquefois cette espèce de type; mais je ne connais pas un seul exemple de croup vraiment intermittent. Il ne faut pas prendre pour tels ceux qui offrent des rémittences plus ou moins longues entre les accès, puisque, pendant ces intervalles, on retrouve toujours du sifflement, de la gêne dans la respiration, et plusieurs autres caractères propres au croup. J'ai vu seulement dans un cas de croup foudroyant une intermittence bien prononcée entre la première et la seconde période. L'enfant, après avoir très-peu toussé, et éprouvé un accès de voix croupale pendant la nuit, avait repris complétement ses habitudes et sa gaieté, et avait été promener et jouer jusqu'à la fin du jour dans un jardin public. La nuit suivante, tous les caractères du croup se déclarèrent, et, malgré les secours les plus actifs, administrés pendant la nuit même par M. Magendie, l'enfant était agonisant à dix heures du matin, quand je fus appelé. Tous les moyens ordinaires ayant été inutiles, et la mort de l'enfant étant très prochaine, nous proposâmes la trachéotomie, comme dernier moyen, et sur lequel nous n'osions compter. Elle fut pratiquée par M. Magendie, et nous pûmes extraire des voies aériennes plusieurs lambeaux membraneux très-minces qui s'étendaient facilement dans l'eau. Il n'y avait pas alors quinze heures que le croup était vraiment caractérisé, car l'intermittence s'était manifestée entre les symptômes de l'invasion et ceux de la maladie confirmée. On conçoit en effet qu'il peut y avoir une ou plusieurs intermittences complètes dans les premiers symptômes du croup, comme dans ceux de toutes les autres phlegmasies; mais il est difficile d'admettre une suspension absolue de tous les symptômes, dès que la fausse membrane est une fois formée.

C. *Complications du croup.* — Le croup peut se compliquer avec un grand nombre de maladies, mais principalement avec l'angine pharyngienne couenneuse, la bronchite, la pneumonie, la phthisie pulmonaire, la gastrite et les entérites, ou simplement avec un embarras gastrique ou intestinal; enfin on le rencontre aussi avec les éruptions cutanées aiguës, telles que la rougeole, la scarlatine, la variole.

La complication la plus fréquente est celle du croup avec l'angine pharyngienne couenneuse; elle est presque constante dans toutes les épidémies de croup; et j'ai dit ailleurs que, dans les cinq sixièmes environ des croups sporadiques qui s'étaient présentés à moi, j'avais observé des plaques couenneuses dans le pharynx ou sur les amygdales (*Voyez* l'article ANGINE COUENNEUSE, où nous avons traité de cette complication). J'ajouterai seulement ici quelques considérations importantes sur cette espèce de complication chez les enfans à la mamelle, parce qu'elles ont été omises dans l'article ANGINE. La plupart des croups qu'on a décrits chez les enfans à la mamelle appartiennent à l'angine couenneuse pharyngienne. Je n'ai jamais vu un croup simple chez les enfans d'un à deux ans; mais la fausse membrane qui tapisse le pharynx s'étend quelquefois jusque dans l'œsophage, et donne lieu à des vomissemens de lambeaux membraneux qui viennent le plus souvent de cet organe, et non pas, comme on l'a toujours cru, du larynx; néanmoins la concrétion pseudo-membraneuse se propage quelquefois aussi à l'orifice de la glotte, et alors la toux est aiguë, la voix éteinte. On entend dans le pharynx un râle guttural qui est dû à l'abondance des mucosités qu'il contient. La déglutition des liquides est facile, mais la succion est difficile ou même impossible; les amygdales sont ordinairement gonflées et les ganglions sous-maxillaires engorgés, comme dans toutes les complications d'angine couenneuse avec le croup.

La bronchite plus ou moins étendue accompagne souvent le croup, et ajoute encore à la gravité de la maladie, en augmentant la gêne de la respiration. Dans cette complication les quintes croupales sont souvent suivies d'une toux plus humide et d'un râle analogue à celui du catarrhe; il peut arriver même quelquefois que l'abondance des mucosités dans les bronches masque tout-à-fait la voix croupale. J'ai vu un cas dans lequel le malade, qui était affecté de phthisie pulmonaire et d'une bronchite très-étendue, succomba dans l'espace de quatre jours à un croup très-intense, compliqué d'angine couenneuse, et dans lequel la fausse membrane s'étendait dans le larynx et la trachée-artère, quoique la voix n'eût pas été une seule fois croupale, à cause de la grande quantité de mucus et de pus qui était rejetée dans la trachée à chaque secousse de la toux. L'aphonie et le sifflement laryngo-trachéal étaient les seuls caractères qui, avec ceux de l'angine couenneuse, eussent pu faire soupçonner le croup.

Les auteurs n'ont point parlé de la complication du croup avec la pneumonie, qui se rencontre cependant assez souvent chez les enfans, et ajoute encore à la gravité de la maladie. L'expectoration n'ayant point lieu chez les jeunes enfans ne peut fournir aucun signe; mais l'application de l'oreille ou du stéthoscope sur la poitrine réunie à la percussion, ne peut laisser aucun doute sur le caractère de la maladie.

J'ai observé plusieurs fois le croup dans une période avancée de la phthisie pulmonaire, et il a toujours été alors promptement mortel.

La complication de la gastrite avec le croup n'est pas très-rare, quoique les auteurs n'en parlent pas; et cependant il est très-important de faire attention à cette complication par rapport au traitement. J'ai trouvé plusieurs cas dans lesquels la face interne de l'estomac était recouverte d'une fausse membrane absolument semblable à celle qu'on observe dans le larynx. Lorsque le docteur Albers vint visiter, il y a deux ans, l'hôpital des Enfans malades, il assista à l'ouverture d'une petite fille qui avait succombé au croup et à cette gastrite pseudo-membraneuse qu'il n'avait jamais eu occasion d'observer.

Les inflammations des intestins grêles et des gros intestins sont, comme on sait, des maladies assez fréquentes chez les enfans. Aussi l'entérite et la colite compliquent souvent le croup, et peuvent exiger quelques modifications essentielles dans le traitement.

L'embarras gastrique intestinal, qu'il faut bien se garder de confondre avec la gastro-entérite, se rencontre quelquefois avec le croup chez les enfans voraces ou mal nourris, et qui sont sujets aux affections vermineuses.

J'ai vu des exemples de croup avec la rougeole; mais ils sont assez rares, et on prend souvent pour cette complication un faux croup avec voix croupale, qui s'observe au début de cette maladie.

Les auteurs citent des exemples de complication du croup avec la variole et la scarlatine : je l'ai observé trois fois dans la variole, et une fois seulement à la suite de la scarlatine; mais je pense qu'on a pu facilement confondre avec le croup une espèce de laryngo-trachéite qui n'est pas rare dans le cours de la variole, et malheureusement presque aussi funeste que lui. Dans cette maladie, la voix est enrouée et éteinte, la toux n'est pas croupale, mais sèche, aiguë, douloureuse et même déchirante dans le trajet des parties affectées. A l'ouverture du cadavre, on trouve les bords de la glotte et une partie du larynx et de la trachée-artère couverts de taches oblongues, arrondies ou linéaires, d'une couleur grise, livide, comme si ces parties avaient été cautérisées avec de l'acide hydrochlorique. Cette altération pénètre dans toute l'épaisseur de la membrane muqueuse, qui est d'ailleurs plus ou moins rouge dans toutes les parties qui ne semblent point cautérisées. On trouve à la surface de cette membrane un mucus grisâtre, floconneux, pultacé, mêlé quelquefois de petits lambeaux membraneux. Il est vraisemblable que cette maladie, assez voisine d'une de celles que nous décrirons dans la seconde section, est due au développement de pustules varioliques dans le larynx et la trachée-artère.

Deuxième section. Des maladies improprement appelées croups, et dans lesquelles on retrouve des fausses membranes dans la trachée-artère ou dans les bronches, mais sans toux croupale et les autres caractères qui distinguent le croup. — La distinction ingénieuse proposée par Jurine et adoptée par quelques auteurs en croup laryngé, trachéal et bronchique, ne peut être adoptée sous le rapport nosographique, et ne peut être admise que dans les caractères anatomiques. La fausse membrane, en effet, est quelquefois bornée au larynx, à la trachée-artère ou aux bronches; mais les caractères physiologiques que présentent ces altérations différentes ne coïncident plus alors avec ceux que nous avons assignés au croup; ceux-ci ne s'observent que lorsque le larynx est compromis seul ou avec la trachée-artère; mais, lorsque la phlegmasie couenneuse n'intéresse en rien le larynx, et est bornée à la trachée-artère ou aux bronches, ses symptômes n'ont plus rien de commun avec ceux du croup. C'est donc à tort que ces maladies ont été désignées sous le nom de croup : ce ne sont que des trachéites ou des bronchites pseudo-membraneuses. Nous en traiterons cependant ici, pour ne pas trop nous écarter des idées adoptées par les auteurs.

Du croup trachéal ou de la trachéite pseudo-membraneuse. — Jurine donne le nom de croup trachéal à une variété du croup ordinaire qu'il présume devoir commencer par la trachée : il diffère seulement du croup laryngé, parce que la marche en est moins rapide et les accidens moins prononcés dès le début. En supposant que cette nuance légère dépende de la différence du point de départ de la phlegmasie, cette maladie n'est point distincte d'ailleurs du croup qui commence par le larynx; celle, au contraire, à laquelle nous donnons le nom de croup trachéal n'a d'autres rapports avec le croup que dans la formation d'une fausse membrane.

La toux, dans la première période de cette espèce de phlegmasie, est plus ou moins fréquente, aiguë, sèche, cause une douleur à la partie antérieure du cou, qui est quelquefois déchirante. Le malade parle à voix basse, parce qu'il souffre chaque fois qu'il rend quelques sons; mais il n'y a pas aphonie et enrouement comme dans le croup, à moins que la glotte ou le larynx ne soient affectés, comme dans la laryngo-trachéite variolique, dont il est question à la fin du chapitre précédent, et qui fait, pour ainsi dire, le passage du croup proprement dit au croup trachéal. La fièvre est très prononcée dès le début de la maladie, et se continue sans interruption jusqu'à la convalescence.

Dans la seconde période, la toux devient bien plus humide; la respiration, quoique très-gênée entre les quintes de toux, n'offre rien de comparable à la suffocation croupale; on ne remarque point le sifflement laryngo-trachéal particulier au croup; on entend seulement une espèce de râle analogue à celui des autres affections catarrhales de la trachée : le malade n'a point de régurgitations de mucosités accumulées dans le pharynx, à moins que la maladie ne soit compliquée avec une angine pharyngienne; il éprouve seulement des envies de vomir dans les quintes de toux.

Dans la troisième période, les malades rejettent ordinairement, après de fortes quintes de toux, de larges lambeaux membraneux, plus ou moins étendus, qui offrent les mêmes caractères que dans le croup. Si l'inflammation est bornée à la trachée-artère, l'évulsion de la fausse membrane fait ordinairement cesser tous les accidens, et le malade entre de suite en convalescence; mais, si cette trachéite membraneuse est compliquée de bronchite, alors la respiration est extrêmement gênée, et offre tous les caractères d'un catarrhe pulmonaire plus ou moins étendu. A l'ouverture du cadavre, on trouve la fausse membrane flottante dans la trachée-artère, au milieu d'un mucus abondant et presque puriforme, qui se propage jusque dans les dernières ramifications des bronches. La membrane muqueuse des voies aériennes est dans cette maladie simplement colorée en rouge, comme dans les trachéites ou les bronchites ordinaires. J'ai eu occasion d'observer plusieurs fois cette maladie simple ou dans l'état de complication; j'en ai eu plusieurs exemples au commencement du printemps dernier, sur les enfans affectés de rougeole.

Du croup bronchique, ou *de la bronchite pseudo-membraneuse.* — On remarque cette maladie à l'état aigu ou chronique. Je n'ai vu jusqu'à présent qu'un seul exemple de croup aigu des bronches, et cette maladie n'a été reconnue que par l'expectoration des tubes membraniformes. Le sujet de cette observation était un jeune homme de treize à quatorze ans; il présenta d'abord tous les caractères d'une pleuro-pneumonie à droite; et, quoique la maladie parût légère et circonscrite, le malade se plaignait de beaucoup d'oppression, et les mouvemens de la respiration étaient très-accélérés. Après des quintes de toux très-fortes et des efforts de vomissement, il rejeta dans son crachoir plusieurs tubes ramifiés de la longueur de quelques pouces, et dont les parois étaient évidemment de la nature de la concrétion croupale. Dès le lendemain de cette expectoration, le malade a promptement marché vers la convalescence. Les exemples de bronchites pseudo-membraneuses aiguës, rapportés dans les auteurs, tels que ceux du docteur Leppi, sont moins tranchés et plus douteux.

Le croup chronique des bronches est moins rare que la variété précédente : on en connaît plusieurs exemples bien remarquables. Horstius, sous le titre d'*Asthma rarum*, a décrit un véritable croup bronchial chronique ; on en trouve aussi un autre dans les *Transactions philosophiques* de Londres. J'ai vu avec plusieurs de mes confrères, à la Clinique du professeur Corvisart, un militaire sujet à des accès d'étouffement et de toux, qui, pendant deux ou trois mois qu'il séjourna à l'hôpital, expectora, à plusieurs reprises et après de violens accès de suffocation, des portions assez longues de tubes membraneux. Mais l'observation la plus remarquable de croup chronique des bronches est celle qui a été communiquée par M. Raickem à la société de l'École de Médecine. Dans ce cas, la malade était presque toujours sans fièvre ; la toux était plus ou moins sonore, glapissante, revenait par quintes. A des intervalles plus ou moins éloignés, elle était prise de dyspnée, d'accès de toux convulsive ; la respiration devenait sibillante, l'oppression extrême ; la poitrine résonnait bien, le décubitus était facile des deux côtés, pourvu que le tronc fût un peu élevé. Après plusieurs quintes longues et pénibles et des efforts continuels, la malade parvenait à expectorer quelquefois de vingt-cinq à vingt-six concrétions ramifiées et tubuleuses. Cette malade a guéri comme le militaire de la Clinique de M. Corvisart.

Il ne faut pas confondre cette bronchite pseudo-membraneuse avec les concrétions fibrineuses qui sont quelquefois rejetées par l'expectoration à la suite d'accès d'hémoptisie. On trouve plusieurs exemples de ces concrétions, auxquelles on a donné le nom de polypes des bronches dans Tulpius et dans d'autres auteurs.

Troisième section. Des maladies improprement appelées croups, avec toux croupale et sifflement laryngo-trachéal, sans formation de fausse membrane. — Ces maladies peuvent, quant à présent, se séparer en deux groupes distincts, le faux croup ou pseudo-croup simple et le pseudo-croup compliqué.

A. *Le pseudo-croup simple* est une maladie beaucoup plus commune que le croup proprement dit. On peut y reconnaître deux périodes. Il débute ordinairement tout à coup vers le soir, dans la nuit, ou rarement sur le matin, par une toux sèche, sonore, rauque, sifflante, simulant quelquefois la voix d'un chien qui aboie ; l'enfant paraît près de suffoquer, comme s'il avait avalé un corps étranger qui aurait passé dans la trachée. Si cette toux se manifeste lorsqu'il est endormi, la frayeur se joint à l'angoisse qu'il éprouve, et les cris qu'il cherche à pousser, et qui sont étouffés par les secousses de la toux, semblent encore ajouter à la suffocation. Les accès de toux, qui succèdent à cette première quinte, sont ordinairement moins graves. Vers la fin de l'accès, la figure de l'enfant, qui d'abord était très-rouge, devient pâle et couverte de sueur, les lèvres violettes, comme dans les quintes de toux qu'on observe vers le dernier degré du croup, de sorte que cette maladie commence comme le croup finit, et que ces deux affections morbides, quoique ayant quelque analogie, présentent dans la série de leurs symptômes une marche inverse. Après deux ou trois quintes ainsi décroissantes, la voix reste souvent un peu enrouée, et la respiration s'accompagne quelquefois d'un léger sifflement laryngo-trachéal assez analogue à celui du croup, mais qui cesse peu de temps après la quinte. Lorsque l'enfant est pris de la maladie étant tout éveillé et en jouant, comme je l'ai observé, les premiers accès sont en général moins violens que lorsqu'il est endormi. Dans tous les cas, les symptômes se dissipent ordinairement au bout d'une ou plusieurs heures. Le malade reprend sa gaieté, et ne tousse plus, pendant le jour, que de loin en loin; mais la voix conserve toujours quelque chose de croupal. Vers le soir, ou la nuit suivante, l'enfant est ordinairement pris à peu près de la même manière; mais les accès sont moins forts. Pendant toute cette première période, le petit malade ne présente ordinairement point de fièvre; son pouls est seulement fréquent pendant et après la quinte; il revient peu à peu à son état naturel; la chaleur de la peau n'est point ordinairement augmentée, l'enfant n'est point assoupi, et conserve toutes ses habitudes ordinaires; on n'observe dans le pharynx ni gonflement ni rougeur.

Le pseudo-croup simple se présente presque constamment sous la forme que nous venons de décrire; mais dans quelques cas, rares cependant, la toux croupale ne se manifeste pas dès le début; elle est alors précédée d'un léger rhume, et dans ce cas la maladie a beaucoup plus d'analogie avec le croup à sa première période. On ne tarde pas toutefois à distinguer ces deux maladies en faisant attention à leur marche différente et à l'ensemble des symptômes. L'aphonie et le sifflement laryngo-trachéal sont très-prononcés dans le croup entre chaque quinte, tandis que, dans le pseudo-croup, il y a seulement un peu d'enrouement, et jamais d'aphonie après la toux; et, quand le sifflement laryngo-trachéal existe, ce qui arrive rarement, il cesse peu de temps après les quintes. Enfin, dans le pseudo-croup, l'enfant n'a point de fièvre ou très-peu et très-rarement; il n'est jamais assoupi, n'a point de tristesse; la fréquence et l'élévation des inspirations ne sont point augmentées; les quintes de toux vont en général en diminuant d'intensité, tandis que tous les symptômes contraires s'observent constamment dans le croup proprement dit.

La seconde période du pseudo-croup commence quelquefois dès le premier jour, ou au plus tard dès le troisième; elle se distingue facilement aux caractères de la toux, qui n'est plus aussi sèche, et qui commence à s'humecter. Vers la fin des quintes, celles-ci deviennent de plus en plus courtes, et le sifflement laryngo-trachéal, qui leur succède, prend peu à peu le caractère du râle muqueux. Enfin, cette maladie suit entièrement la marche d'un simple rhume, et se termine de la même manière, tantôt dans l'espace de trois à quatre jours, tantôt au bout de douze à quinze au plus. Si l'affection catarrhale est assez grave, elle s'accompagne quelquefois de fièvre dans une partie de son cours, et quelquefois même d'un peu de gêne dans la respiration; mais alors on ne peut confondre cette maladie avec le croup, parce que la toux croupale ne revient que de loin en loin, ou même n'existe plus du tout, et est remplacée par la toux catarrhale ordinaire. Le plus souvent, au reste, la fièvre et la durée de cette maladie sont le résultat de toutes les médications plus ou moins actives qu'on ne manque jamais de mettre en usage pour la combattre, parce qu'on la confond généralement avec le croup. Quand on n'emploie que des moyens simples, elle se juge assez facilement d'elle-même, presque toujours par une légère expectoration. Comme je n'ai jamais vu succomber un seul individu à cette maladie, à moins qu'elle ne fût compliquée, je ne puis donner les caractères anatomiques du pseudo-croup simple, qui me sont inconnus.

B. *Du pseudo-croup compliqué.* — Le pseudo-croup se complique quelquefois avec la pneumonie, et alors les signes propres à cette dernière maladie chez les enfans se trouvent réunis à ceux du pseudo-croup. La toux, qui était d'abord semblable à celle de la pneumonie, devient sèche, aiguë, sonore et plus ou moins croupale; et l'enfant succombe, soit avec un peu de gêne dans la respiration, mais jamais avec les angoisses de la suffocation croupale, ou bien il tombe dans une espèce d'état adynamique. A l'ouverture du cadavre, on retrouve l'altération pathologique propre à la pneumonie, et quelquefois un peu de rougeur dans les bronches correspondantes au côté malade; mais je n'ai jamais observé alors dans le larynx ou la trachée-artère rien de remarquable qui puisse expliquer la cause de la toux croupale : j'ai vu plusieurs exemples semblables qui en avaient imposé complétement pour le croup; et M. Guibert, dans sa thèse sur cette maladie, rapporte une observation intéressante de M. Nauche, qui appartient à cette complication.

Une complication plus rare et plus embarrassante encore pour le diagnostic est celle du pseudo-croup avec l'angine couenneuse. Comme cette dernière maladie précède souvent ou accompagne le croup proprement dit, et que la présence des fausses membranes dans le pharynx est déjà une forte présomption en faveur du croup, il est très-difficile dans ce cas de ne pas s'y tromper lorsque la toux croupale et l'enrouement surviennent; mais je n'ai vu cette complication que deux fois seulement, et chez de très-jeunes enfans. Comme, au reste, dans ce cas, le traitement est tracé par les caractères de l'angine couenneuse, qui sont évidens, et qu'il se rapproche beaucoup de ceux du croup, l'erreur ne peut être ici de grande conséquence.

C'est aussi au pseudo-croup compliqué que je crois devoir rapporter, quant à présent, les prétendus croups nerveux dans lesquels on ne retrouve ni aucuns vestiges de fausse membrane ni même aucunes traces de phlegmasies pointillées par taches analogues à celle du croup proprement dit. Tous ces pseudo-croups nerveux, graves et mortels, s'accompagnent de deux sortes de symptômes, adynamiques ou ataxiques. C'est dans la première variété qu'on doit ranger d'abord les trois cas cités par Vieusseux, dans son chapitre intitulé : *des Croups suivis d'accidens nerveux graves*. On doit aussi, à ce qu'il me semble, rapprocher des observations de M. Vieusseux l'histoire très-remarquable du jeune Despaillerets, publiée par le docteur Rogery, dans le *Journal général de Médecine*, tome XXXVIII, page 153. Dans ces exemples, les malades, après avoir présenté les caractères décrits dans la première période du pseudo-croup simple, éprouvent ou des vomissemens ou des angoisses, un refroidissement des extrémités, et succombent dans un état de prostation plus ou moins considérable, le corps couvert d'une sueur froide et la face extrêmement pâle, comme à la suite d'émissions sanguines trop abondantes, quoique les malades cependant n'aient point perdu une grande quantité de sang. Vieusseux considère ces malades comme guéris du croup, et comme victimes d'accidens nerveux consécutifs; mais sur quels caractères peut-on se fonder pour admettre ici l'existence du croup lorsque les malades n'ont rejeté pendant la vie aucuns lambeaux membraneux, ni même aucune mucosités épaisses qu'on puisse supposer dépendre de la dissolution de la fausse membrane? Des accidens nerveux peuvent, à la vérité, déterminer la mort dans des cas très-rares, après un véritable croup, dans lequel des tubes membraneux ont été rejetés par l'expectoration. M. Lobstein a donné, dans son mémoire sur le croup, une observation extrêmement curieuse, qui paraît appartenir ainsi à une complication du croup proprement dit et du pseudo-croup; mais c'est jusqu'à présent le seul exemple que je connaisse de cette complication; et, dans les cas rapportés par Vieusseux et Rogery, on ne peut pas admettre qu'il y eût croup.

La plupart des pseudo-croups ataxiques s'accompagnent d'accès de suffocation, quelquefois plus violens que dans le croup proprement dit; mais on ne remarque point entre ces accès autant de gêne dans la respiration, d'aphonie et de sifflement laryngo-trachéal que dans le croup. Tous les symptômes qui se rapportent à l'altération des organes de la respiration affectent dans leur marche une intermittence complète, qui ne s'observe jamais dans la dernière période du croup. Néanmoins on ne peut se dissimuler que le diagnostic de ces maladies ne soit assez difficile dans beaucoup de cas, et n'exige une extrême attention de la part des observateurs. Cette partie, la moins avancée de l'histoire du pseudo-croup, demande encore de nouvelles observations et de nouvelles recherches. L'observation de Wichman, rapportée sous le nom d'*asthme aigu*, semblerait appartenir à cette variété ataxique du pseudo-croup, ainsi que les cas de trachéotomie dans lesquels on n'a pas trouvé de fausse membrane, quoique les maladies eussent été prises pour des croups. Je n'ai jamais eu occasion d'observer le pseudo-croup nerveux; mais je pense que, dans cette maladie, l'application du stéthoscope sur le trajet de voies aériennes et sur les autres organes de la poitrine pourra peut-être fournir quelques caractères utiles au diagnostic.

Quelque obscurité qui règne encore dans l'histoire du pseudo-croup, il me paraît toutefois très-vraisemblable que c'est aux différentes variétés de cette maladie simple ou compliquée que nous venons d'indiquer qu'il faut rapporter presque tout ce qu'on a dit de l'asthme aigu des enfans.

Étiologie du croup et des maladies improprement appelées croups. — J'ai réuni ici, sous le rapport de leur étiologie, ces maladies, quoiqu'elles soient réellement distinctes, comme nous l'avons vu par leurs caractères et par la marche de leurs symptômes, parce que, si quelques-unes d'entre elles paraissent dépendre de causes particulières, toutes sont néanmoins soumises à des causes communes; c'est d'ailleurs en rapprochant ces causes et leurs effets qu'il sera possible de mieux faire ressortir les rapports et les différences qui existent entre ces maladies voisines, et qu'il sera plus facile d'éviter des répétitions inutiles.

Causes communes. — Toutes ces phlegmasies de la membrane muqueuse des voies aériennes avec ou sans fausses membranes, avec ou sans symptômes nerveux, s'observent plus fréquemment dans les pays froids, tempérés et humides. On ne les rencontre presque jamais dans les pays chauds; elles sont plus fréquentes sur les bords de la mer et des lacs ou dans l'intérieur des terres et dans des vallées humides, que dans des plaines élevées et sur les montagnes. Elles règnent presque également dans toutes les saisons de l'année : on remarque cependant quelques différences à cet égard; la trachéite pseudo-membraneuse et la bronchite pseudo-membraneuse aiguë s'observent plus particulièrement au printemps, au moment où les affections catarrhales en général prennent un caractère plus inflammatoire; mais le croup proprement dit et le pseudo-croup simple se retrouvent dans toutes les saisons de l'année. Quand le croup est compliqué avec l'angine couenneuse, on l'observe dans notre climat souvent au milieu de l'été, quoique les affections catarrhales soient alors très-rares. Pendant les chaleurs du mois de juillet dernier, il a régné à Paris un assez grand nombre d'angines couenneuses et de croup pour faire craindre une invasion épidémique. Cette maladie s'est heureusement bornée à quelques fâcheux exemples dans deux pensionnats et quelques maisons particulières. Dans les hôpitaux d'enfans on rencontre aussi cette maladie presque toute l'année, mais particulièrement en automne et au printemps, dans les temps humides et froids ; ce qui semble prouver que l'humidité surtout est très-favorable à la production du croup compliqué avec l'angine couenneuse.

Le croup épidémique appartient toujours à la complication de cette maladie ; on n'a point d'exemple d'épidémie de croup simple : on ne rencontre cette maladie dans son état de simplicité que sporadiquement. C'est aussi dans les cas de complication de l'angine gangréneuse et du croup qu'on a cru observer que cette dernière maladie devenait quelquefois contagieuse. Nous ne reviendrons pas sur ce que nous avons dit à cet égard à l'article ANGINE COUENNEUSE ; mais il est important de remarquer que les croups sporadiques ne paraissent point en général susceptibles de se transmettre par contagion.

Toutes les maladies désignées sous le nom général de croup peuvent naître dans les mêmes circonstances, et se propager sous la même influence. Les pseudo-croups ne se rencontrent jamais d'une manière épidémique ; mais ils règnent en même temps que les croups proprement dits, et au milieu même des épidémies d'angines couenneuses et de croups. M. Bretonneau a vu, pendant l'épidémie de Tours, plusieurs pseudo-croups très-légers au milieu des croups les plus graves. A Paris, où le croup, quoique assez rare, se manifeste cependant dans toutes les saisons, et peut être considéré presque comme endémique, j'ai observé plusieurs fois le pseudo-croup en même temps que le croup, et dans un cas même j'ai vu ces deux maladies régner concurremment dans la même maison.

Causes particulières. — Le croup et le speudo-croup ne sévissent pas précisément sur les mêmes individus ; le premier même, lorsqu'il n'est pas épidémique, me paraît être proportionnellement plus commun dans la classe du peuple et chez les enfans mal soignés et mal vêtus. Le second, au contraire, se rencontre beaucoup plus fréquemment chez les enfans de la classe aisée ou riche, qui sont bien vêtus, tenus chaudement et élevés en général plus mollement. Ce n'est pas, au reste, dans ce cas seulement qu'on a pu remarquer la fâcheuse influence de l'inégalité des conditions sur la production des maladies.

Le croup proprement dit, quoique se développant particulièrement chez les enfans, affecte quelquefois aussi les adultes et même les vieillards mais très-rarement ; il est assez commun sur les enfans de huit à dix ans, et peut-être un peu plus sur les garçons que sur les filles. Le pseudo-croup, au contraire, n'affecte que les très-jeunes enfans, depuis un an jusqu'à six ou sept ; je ne l'ai observé qu'une ou deux fois seulement au delà de cet âge ; ce qui semblerait prouver que l'étroitesse relative du larynx dans l'enfance est une des causes prédisposantes de cette maladie. Une autre observation qui semble confirmer que l'organisation primitive du larynx influe beaucoup sur la production de cette maladie, c'est que le pseudo-croup s'observe plus souvent chez tous les enfans d'une même famille que le croup proprement dit. Certains individus sont organisés de manière à avoir plusieurs fois cette maladie ; je l'ai vue deux, trois et quatre fois sur les mêmes enfans, et chez ces individus les attaques allaient toujours en diminuant d'intensité, à mesure qu'ils avançaient en âge. Cette marche décroissante n'est pas, au reste, toujours constante. Il est certains enfans chez lesquels tous les rhumes débutent par un ou deux accès de pseudo-croup. Je suis convaincu que les exemples de récidive de croup, cités par les auteurs, appartiennent au pseudo-croup simple; et, quoique Jurine assure avoir vu sept fois le croup sur le même individu, et Albers neuf fois, je ne crois pas qu'il y ait un seul cas bien constaté de récidive de vrai croup. La cause de l'erreur à cet égard dépend de ce qu'on a confondu des maladies différentes.

C'est aussi à la même cause qu'il faut principalement attribuer la diversité des résultats sur la mortalité du croup comparée dans les auteurs. Zobel dit que, dans l'épidémie de Wertheim, à peine a-t-il échappé trois ou quatre enfans sur quarante. Autenrieth, au contraire, prétend avoir guéri presque tous les enfans qu'il a traités dans l'épidémie de Tubingen. On peut supposer, à la vérité, de grandes différences dans la gravité de deux épidémies qui ne règnent point dans les mêmes contrées ; mais, lorsque la maladie est endémique, comme dans presque toutes les grandes villes, on ne peut plus admettre cette différence; il faut bien supposer alors qu'il y a une très-grande différence dans la méthode de traitement, ou que ces maladies ne sont pas du tout les mêmes. C'est ce qu'on est forcé de reconnaitre quand on compare, par exemple, les résultats de la mortalité du croup à Genève, où les méthodes de traitement sont à peu près semblables, et où la médecine est en général pratiquée par des hommes éclairés. Des médecins également recommandables nous ont fourni des résultats très-différens : Vieusseux évalue la mortalité du croup à la moitié des malades ; Jurine, au contraire, dans un tableau où il a rapproché vingt-huit exemples de croup, ne cite que trois terminaisons par la mort; ce qui donne à peu près pour terme moyen de la mortalité un sur neuf. Il est évident qu'une aussi grande différence dans les résultats, au milieu d'une ville où les méthodes de traitement sont les mêmes, ne peut dépendre que de la grande différence qui existe réellement entre les maladies auxquelles on donne le même nom. En effet le croup proprement dit est une maladie des plus graves et le plus souvent mortelle. Le pseudo-croup simple, au contraire, est une maladie très-légère. J'ai vu certainement plus de cinquante enfans affectés de cette dernière maladie, et je n'en ai pas vu succomber un seul, tandis que sur dix enfans affectés réellement du croup, à peine peut-on seulement en sauver deux. Cette énorme différence dans la gravité de ces deux maladies ne nous paraîtra plus maintenant aussi extraordinaire, puisque l'une est une phlegmasie très-légère, qui ne laisse presque aucune trace après elle, tandis que l'autre, au contraire, est une inflammation spécifique dont le résultat est toujours de déterminer la prompte formation d'une fausse membrane. On ne peut douter de la rapidité avec laquelle elle se produit, puisqu'on la trouve déjà toute formée au bout de quatorze ou quinze heures d'invasion de la maladie. On peut juger d'ailleurs de la rapidité du développement de la fausse membrane dans le croup, puisqu'elle s'étend presque à vue d'œil, d'une heure à l'autre, sur le voile du palais, comme je l'ai observé plusieurs fois dans l'angine couenneuse.

La gravité de la phlegmasie dans le croup tient certainement à la production de la fausse membrane; mais elle n'est pas, comme on l'a fort bien observé, la cause directe de la mort et de l'espèce d'asphyxie à laquelle succombe le malade, puisque, dans les cas même où la fausse membrane est très-épaisse et le larynx fort étroit, il reste toujours assez de passage pour que l'air puisse pénétrer dans la trachée-artère. La véritable cause de l'asphyxie croupale est due à une espèce de spasme du larynx et de la trachée-artère, qui s'étend sur tous les organes de la respiration, entrave et paralyse la fonction de l'hématose. Ce spasme n'est même point en raison, comme nous l'avons vu, de l'étendue de l'obstacle qui peut se former dans la trachée-artère. Nous avons fait remarquer que des individus succombent dans des angoisses extrêmes, quoiqu'ils n'aient que quelques lambeaux membraneux dans le larynx, tandis que d'autres s'éteignent tranquillement, quoique ce tube pseudo-membraneux se prolonge chez eux jusque dans les dernières ramifications des bronches. Si nous rapprochons de ces faits ceux du pseudo-croup, il est encore plus évident que ce spasme des organes de la respiration et l'asphyxie, qui sont les véritables causes de la mort, ne sont pas toujours des conséquences directes de la concrétion croupale.

Quoique l'anatomie pathologique n'ait encore rien appris sur la cause et le siége du pseudo-croup, il est difficile de ne pas admettre dans cette maladie, quelque légère qu'elle soit, une sorte d'irritation ou de phlegmasie éphémère du larynx. Elle s'accompagne, dans le pseudo-croup simple, d'un spasme aussi fugace que la cause qui l'a produit; mais elle devient plus ou moins fâcheuse quand le spasme est très-grave, comme dans le pseudo-croup nerveux.

L'affection laryngée, que nous regardons comme constituant le pseudo-croup et comme très-différente de celle du croup proprement dit, n'est-elle pas cependant le premier degré de cette maladie? le pseudo-croup ne peut-il jamais passer à l'état de croup? Ce qu'il y a de certain, c'est que je ne l'ai jamais observé; mais je ne prétends pas néanmoins que cela soit impossible. Il est probable même que le pseudo-croup simple dispose au croup proprement dit, puisqu'on remarque dans les auteurs que plusieurs enfans ont succombé à une dernière attaque de cette maladie, après en avoir eu plusieurs légères, qui très-vraisemblablement n'étaient que des accès du pseudo-croup. M. Desormeaux a vu un enfant qui, après avoir présenté une toux croupale pendant plusieurs mois, a fini par périr d'un véritable croup. Nous connaissons très-peu de chose, au reste, sur la transformation des maladies; il nous est même souvent impossible de saisir les nuances qui les séparent. Une pneumonie grave peut commencer par une bronchite légère : il est donc probable qu'une laryngite peut être suivie d'un croup. On ne saurait donc apporter une trop grande attention dans l'examen de toutes ces maladies voisines; et, dans les cas douteux, la prudence commande d'agir comme si on avait lieu de soupçonner l'affection la plus grave.

Thérapeutique des maladies désignées sous le nom de croups.— Tous les auteurs ayant confondu jusqu'à ce jour sous ce nom des maladies très-légères et d'autres très-graves, les moyens thérapeutiques qu'on a employés contre elles ont dû se ressentir de cette confusion. Aussi voit-on que certaines de ces maladies guérissent spontanément, et par conséquent sous l'influence de toutes les médications les plus différentes, tandis que les autres ne guérissent jamais lorsqu'elles sont abandonnées aux seules ressources de la nature, et résistent même à toutes les méthodes curatives les plus actives.

A. *Thérapeutique du croup proprement dit.* — Les praticiens ont mis en usage un grand nombre de moyens pour combattre cette maladie; ils se rapportent tous à trois indications principales. Dans la première, on a pour but de diminuer l'inflammation, et d'empêcher, s'il est possible, la formation de la fausse membrane; dans la seconde, de faciliter le décollement et la dissolution de la concrétion pseudo-membraneuse; dans la troisième, de provoquer l'expuition des lambeaux membraneux détachés, ou des mucosités qui sont le produit de sa dissolution.

Pour remplir la première indication, tous les antiphlogistiques, les vomitifs et les dérivatifs ont successivement ou même simultanément été employés; mais on s'est trompé par analogie sur les effets de ces moyens thérapeutiques, et on en a tiré de fausses conséquences. Des pseudo-croups, dans lesquels il n'y a jamais formation de fausse membrane, ont guéri plus ou moins promptement sous l'influence de ces différens moyens; et on en a conclu qu'on pouvait, en les employant promptement, empêcher la formation de la concrétion membraneuse. Le fait est cependant qu'ils ne s'opposent en rien à la formation de la fausse membrane. Nous voyons ces concrétions se développer rapidement dans le pharynx, malgré les saignées répétées et les moyens les plus propres à arrêter les autres inflammations; et, dans le vrai croup simple sans complication d'angine couenneuse, la progression rapide des symptômes prouve qu'on ne peut pas plus arrêter la production de cette concrétion dans le larynx et la trachée-artère que dans le pharynx: d'ailleurs la fausse membrane est déjà en partie formée dès que les caractères du croup sont évidens; c'est l'opinion de Jurine et de plusieurs bons observateurs : je la partage entièrement. Il n'est donc plus possible, dès que le croup est reconnu, de s'opposer à la formation de la fausse membrane, puisqu'elle existe déjà. Les antiphlogistiques tendent seulement à diminuer l'afflux du sang vers le larynx, à modifier l'état fluxionnaire de cette partie, et par conséquent à affaiblir les spasmes qui en sont le résultat. Ils ne doivent certainement pas être négligés, et il faut même les administrer le plus promptement possible, parce que la marche de la maladie est très-rapide, et que le plus léger retard peut être préjudiciable; mais cependant il faut se garder d'attacher à ces médications des propriétés qu'elles n'ont pas.

Parmi les antiphlogistiques, les tisanes et les potions adoucissantes et relâchantes se présentent d'abord, mais les saignées sont beaucoup plus importantes; elles doivent être employées dans le croup simple, sporadique ou épidémique, chez les enfans forts et sanguins; les saignées locales par les sangsues ou les ventouses scarifiées sont les seules dont on puisse faire usage chez les enfans très-jeunes ; mais, dès qu'il est possible d'ouvrir les veines du bras, du poignet ou de la jugulaire, ces saignées générales sont bien préférables, parce que les saignées locales, par l'irritation et l'afflux des liquides qu'elles produisent à la peau, et par les cris qu'elles arrachent aux enfans, augmentent nécessairement la congestion locale. Les saignées générales sont surtout indispensables dans les complications de croup avec la bronchite, la pleurésie ou la pneumonie. Les saignées ne sont pas toujours nécessaires chez les enfans faibles : dans les cas de complication d'embarras gastrique ou d'angine couenneuse asthénique, elles deviendraient même alors souvent nuisibles, et accéléreraient la mort. *Voyez* l'article ANGINE COUENNEUSE.

Les vomitifs sont en général très-recommandables dans cette maladie, par l'avantage qu'ils ont de porter à la peau, d'agir comme dérivatifs sur l'estomac et le canal intestinal, et d'augmenter l'afflux des mucosités dans le pharynx. S'ils ne facilitent pas la résolution de la phlegmasie, il est constant au moins qu'ils diminuent momentanément les spasmes et la suffocation qui en est la suite, lors même qu'ils ne provoquent l'évacuation d'aucun lambeau membraneux. Cependant les vomitifs seraient évidemment nuisibles au début du croup, et augmenteraient l'irritation, surtout dans les croups inflammatoires et nerveux. Il est indispensable, principalement dans la première variété, de faire précéder l'emploi des vomitifs par une ou plusieurs saignées. Dans le croup muqueux, et sur les enfans faibles, cette précaution n'est pas toujours nécessaire : il faut, avant d'administrer les vomitifs, faire une extrême attention à l'état de la langue, et au degré de sensibité des régions épigastrique et abdominale, surtout s'il y a des vomissemens, car le croup, comme nous l'avons dit, est quelquefois compliqué avec une gastrite assez intense, et les vomitifs alors ne feraient qu'accélérer la perte du malade.

Parmi les vomitifs, ceux qui agissent plus sûrement et plus promptement doivent être préférés : ainsi, excepté chez les très-jeunes enfans, où l'on peut se servir d'ipécacuanha ou de sirop d'ipécacuanha, je préfère en général l'émétique, dont les effets sont plus constans. J'emploie aussi souvent de préférence même à l'émétique, parce qu'il agit encore plus promptement, le sulfate de zinc, que je donne à la dose de cinq grains jusqu'à quinze, suivant l'âge des enfans.

Les dérivatifs non irritans, tels que les pédiluves, les cataplasmes émolliens et les fomentations sur les extrémités inférieures, doivent être employés de suite et dès le début de la maladie, concurremment avec les saignées, parce qu'ils tendent au même but, et ne peuvent que favoriser la résolution si elle est possible. Les dérivatifs plus actifs, mais irritans, comme les sinapismes et les vésicatoires, ne conviennent pas également dans tous les cas et chez tous les individus; ils doivent être rejetés pendant tout le temps que les symptômes inflammatoires sont intenses et chez les sujets très-irritables : ils conviennent, au contraire, particulièrement dans le croup muqueux et adynamique. Ils doivent être d'adord appliqués aux extrémités, et de préférence aux extrémités supérieures, et ensuite sur la poitrine ou à la nuque ou au-devant du cou. Lentin et quelques autres praticiens conseillent même de les poser en même temps en avant et en arrière du cou; mais il faut bien se garder d'abuser de ce moyen en plaçant plusieurs vésicatoires à la fois, surtout chez les jeunes enfans. Les vésicatoires trop multipliés irritent leur système nerveux, déjà très-mobile, et d'ailleurs se gangrènent aisément.

Dès que les symptômes inflammatoires ont été calmés par les

relâchans, les saignées, les dérivatifs et les vomitifs, dans les cas où l'on juge utile de les employer, il faut de suite passer aux moyens qui tendent à remplir la principale indication et à faciliter le décollement et la dissolution de la fausse membrane. Plusieurs préparations mercurielles, le polygala senega, l'oxymel scillitique, les hydrosulphures d'antimoine, l'ammoniaque, le carbonate d'ammoniaque, le carbonate de potasse et le sulfure de potasse ou de soude, sont les principaux moyens qui ont été recommandés et qui ont été employés seuls ou combinés de différentes manières, et quelquefois en leur associant les antispasmodiques. Les mercuriaux surtout, dont l'expérience a constaté les bons effets, méritent particulièrement la préférence; le protochlorure de mercure (calomel), à la dose d'un demi-grain ou d'un à deux grains, d'heure en heure, est un puissant moyen pour favoriser le décollement des fausses membranes, par la manière dont il augmente la sécrétion muqueuse. Quoique ce médicament détermine rarement la salivation chez les enfans, même à la dose d'un gros et plus par jour, il est inutile et peut-être nuisible de l'employer, comme Marcus l'a fait, à la dose énorme de deux cents à quatre cents grains dans l'espace de quarante-huit heures; il est même important de remarquer que, lorsque ce médicament a déterminé un afflux plus considérable de mucus dans le pharynx et la trachée, il survient ordinairement après l'excitation mercurielle une prostration assez considérable, qui oblige d'en cesser promptement l'usage. Lorsque le malade n'a pas de diarrhée, j'administre ordinairement le calomel dans le miel : cette manière me paraît surtout préférable, lorsqu'il y a complication d'angine couenneuse avec le croup, parce qu'alors ce médicament reste plus long-temps dans le pharynx, et pénètre plus facilement les parties frappées d'inflammation. Si le ventre est relâché, j'associe le calomel à la gomme, et j'insiste en même temps sur les boissons gommées; mais jamais je ne le combine avec l'opium, qui me paraît devoir en contrarier l'effet.

Les frictions mercurielles sur les parties latérales du cou secondent puissamment le calomel, et il est souvent utile de les employer concurremment avec ce médicament; mais cependant ce moyen ne doit être mis en usage qu'avec beaucoup de ménagement, lorsque les ganglions sous-maxillaires sont engorgés, parce qu'ils suppurent facilement dans cette maladie, et que l'excitation produite par les frictions mercurielles pourrait contribuer à favoriser cette terminaison toujours fâcheuse, et le plus souvent mortelle. Il faut aussi faire attention, dans l'emploi des frictions mercurielles, qu'elles provoquent facilement la salivation, qu'il faut soigneusement éviter.

Lorsque le calomel ne produit aucun effet dérivatif sur le canal intestinal, ce qui est presque toujours utile, on peut provoquer un point d'irritation sur les intestins avec différens lavemens purgatifs. Autenrieth préconise beaucoup les lavemens de vinaigre, préparés avec une décoction de son. On peut leur substituer avec avantage les lavemens de lait, dans lesquels on fait fondre un à quatre gros de cassonade : ce moyen agit puissamment, comme purgatif, sur le gros intestin.

Le polygala senega a été principalement recommandé par les médecins américains : on le donne ordinairement à la dose d'une demi-once en décoction dans huit onces d'eau, qu'on fait réduire à moitié; on administre cette décoction par cuillerée à bouche, d'heure en heure, jusqu'à ce qu'elle produise des nausées, des vomissemens ou des évacuations alvines.

L'ammoniaque, les carbonate et muriate d'ammoniaque et le carbonate de potasse ont été employés à l'extérieur en frictions, et à l'intérieur à la dose de quelques gouttes ou de quelques grains seulement dans des véhicules mucilagineux; mais les espérances qu'on avait pu concevoir en théorie n'ont pas été confirmées dans la pratique. Tous ces moyens plus ou moins irritans me paraissent devoir être proscrits du traitement du croup. Les hydrosulfures d'antimoine sont assez convenables en général, surtout dans le croup muqueux; mais ils ne peuvent occuper qu'un rang très-secondaire dans le traitement de cette maladie.

L'oxymel scillitique a des avantages incontestables, comme les hydrosulfures, surtout lorsqu'il est associé avec d'autres expectorans. On emploie avec succès, à l'hôpital des Enfans, une potion anticroupale, composée avec deux gros de polygala, trois gros d'oxymel scillitique, une once de sirop d'ipécacuanha, et un grain et demi d'émétique par quatre onces de collature : elle est surtout utile dans le croup muqueux, dans la seconde période du croup inflammatoire, pour seconder l'action du calomel, après que les saignées ont été employées en proportion convenable.

On a beaucoup vanté, à une certaine époque, le sulfure de potasse combiné avec le miel ou suspendu dans les potions gommeuses. Je ne répéterai pas ici ce que j'ai dit des effets de ce médicament à l'article ANGINE COUENNEUSE. Il a été beaucoup trop vanté, n'a pas les mêmes avantages que le calomel, et est un irritant quelquefois dangereux.

On a associé souvent les antispasmodiques aux moyens que nous venons d'indiquer; ils sont surtout recommandables dans le croup nerveux. Le camphre, l'assa-fœtida, le musc, le castoréum et l'éther ont été, suivant les cas, mis en usage avec succès pour combattre les accès de spasme. On les emploie, soit à l'extérieur en frictions et suspendus dans l'huile ou l'onguent mercuriel, soit à l'intérieur par la bouche ou par l'anus. Il ne faut pas oublier, à l'article des antispasmodiques, les bains tièdes, qui sont, dans toutes les affections nerveuses, un des moyens les plus efficaces.

On doit, autant qu'il est possible, seconder l'action de tous ces moyens par des fumigations relâchantes et antispasmodiques, comme celles qu'on peut faire avec des infusions de fleurs de tilleul ou d'oranger, ou simplement avec l'eau et l'éther. Chez les très-petits enfans, ces fumigations doivent être faites dans l'appartement et autour de leur lit. Chez les malades qui ont assez de raison pour se prêter à l'action des moyens qu'on emploie, on peut diriger plus directement les vapeurs vers les organes de la respiration, soit en se servant d'un petit vase de fer-blanc à bec recourbé et percé de trous à son goulot, semblable à celui qu'employait Jurine, soit à l'aide d'un flacon de verre à deux tubulures, dont l'une est recourbée et dirigée vers la bouche.

Les sédatifs et surtout les narcotiques, que quelques praticiens ont recommandés dans le traitement du croup, doivent être, à mon avis, retranchés dans tous les cas et sous quelques formes qu'on les emploie; ils augmentent l'assoupissement auquel les malades sont déjà très-disposés, et émoussent encore la sensibilité des organes de la respiration, qui est profondément lésée. J'ai vu un cas dans lequel un enfant affecté de croup est tombé dans un état de stupeur, après avoir pris une goutte ou deux d'acide hydrocyanique dans une potion gommeuse, et il a été impossible de le tirer de cet état, qui a été suivi d'une mort prompte.

La troisième et dernière indication qui reste à remplir est de solliciter l'expulsion de la fausse membrane, quand tous les moyens que nous venons d'indiquer n'ont pu en favoriser, soit la dissolution, soit la résorption, et que tous les accidens vont toujours croissant.

C'est ici qu'on retrouve encore des avantages dans les vomitifs, lorsque les malades ne sont pas trop affaiblis, et que l'inflammation de l'estomac ne s'oppose pas à leur emploi. Les secousses répétées produites par ce moyen ont certainement déterminé l'expuition de fausses membranes, surtout lorsqu'elles sont flottantes dans la trachée. Si les émétiques sont insuffisans ou ne peuvent être mis en usage, il faut alors provoquer le vomissement, en introduisant dans le pharynx des corps étrangers, tels qu'une plume garnie de ses barbes. Jurine avait une grande confiance dans ce dernier moyen; et elle était fondée sur l'exemple remarquable d'un malade qui a dû la vie à l'expuition d'une fausse membrane, rejetée par le vomissement, à l'aide de l'introduction d'une plume dans l'œsophage, lorsque toutes les médications avaient été inutiles, et que le malade paraissait sur le point de périr.

On peut employer avec quelque succès, dans la troisième période, plusieurs vapeurs excitantes, comme celles du vinaigre, de l'ammoniaque, mais avec beaucoup de ménagement. Quant aux vapeurs du chlore, quoiqu'un jeune chimiste ait été atteint d'une espèce de croup du pharynx et des yeux après avoir été près de suffoquer au milieu d'une explosion de ce gaz, M. Bretonneau n'a pas craint de l'essayer dans le croup; mais, malgré quelques succès, il y a renoncé lui-même, parce que ce gaz détermine des inflammations du poumon. Je ne répéterai pas ici ce que j'ai dit ailleurs des essais infructueux que j'ai faits de ce moyen, qui doit être retranché en entier du traitement du croup.

Les sternutatoires insufflés dans le nez des enfans à l'aide d'un petit tube ne doivent jamais être négligés, parce qu'ils ne peuvent pas produire d'effets nuisibles, et que les secousses répétées qu'ils impriment aux organes contenus dans la poitrine peuvent favoriser l'expuition des fausses membranes.

Quant aux affusions froides conseillées par le docteur Harders de Pétersbourg, et sur lesquelles le docteur Wandt n'ose encore se décider, je ne puis prononcer d'après ma propre expérience, mais j'ai peine à croire qu'on puisse en retirer aucun avantage dans le croup. Elles ne peuvent être mises en usage, comme antiphlogistique, dans la première ou la seconde période de cette maladie, sans exposer le malade à des suffocations et à un refroidissement toujours nuisibles dans une affection catarrhale aussi grave, et souvent compliquée d'ailleurs d'autres inflammations des organes pulmonaires. Quant à l'emploi de ce moyen dans la dernière période du croup, il ne me paraît pas moins dangereux, et je craindrais qu'il n'accélérât la mort du malade, en augmentant la suffocation et la faiblesse. Si le docteur Harders a obtenu quelques succès des affusions froides dans quelques maladies désignées sous le nom de croup, il est donc vraisemblable que c'est dans le pseudo-croup.

Lorsque tous les agens médicamenteux ont été employés le plus rationnellement possible pour déterminer l'expuition des fausses membranes, et qu'ils ont été sans succès, on a proposé différens moyens physiques pour détacher et extraire immédiatement la fausse membrane du larynx ou de la trachée. Il n'est pas impossible d'introduire dans le larynx, par les fosses nasales, ou mieux encore par la bouche, une algalie, à l'aide de laquelle on puisse détacher la fausse membrane; mais cette première opération serait souvent insuffisante pour soulager le malade, parce que les poumons et tous les organes de la respiration chez les enfans arrivés au dernier degré du croup n'ont souvent pas assez de réaction pour expulser les lambeaux membraneux flottans dans la trachée. L'introduction d'une simple sonde ne pourrait donc qu'augmenter l'irritation du larynx et les accès de spasme, sans remédier en rien à l'obstacle qui s'oppose à la respiration. Un médecin de Narbonne, frappé de cet inconvénient, avait proposé d'adapter au bout de l'algalie une seringue, à l'aide de laquelle on ferait le vide afin d'aspirer la fausse membrane. Je crois ce moyen physiquement impraticable; mais, s'il était possible d'aspirer ainsi l'air dans les bronches, et par conséquent de faire momentanément le vide dans les poumons, il est probable qu'il en résulterait une suffocation promptement mortelle. M. Dupuytren a employé une seule fois sur le vivant un moyen physique beaucoup plus ingénieux; il a plongé à plusieurs reprises, dans le larynx d'un enfant qui était suffoqué par la concrétion croupale, un petit morceau de baleine environné de toutes parts d'une éponge très-fine, et il est parvenu par ce moyen à retirer plusieurs lambeaux membraneux, et la suffocation a momentanément diminué ; mais néanmoins l'enfant a succombé, et on a reconnu que la concrétion croupale s'étendait jusque dans les bronches. L'introduction de l'éponge, qui d'ailleurs exige beaucoup de dextérité, ne pourrait être de quelque utilité que lorsque la fausse membrane est peu adhérente et bornée seulement au larynx et à la partie supérieure de la trachée-artère ; mais, lorsqu'elle se prolonge dans toute la trachée-artère et dans les bronches, l'éponge introduite par la glotte peut être plus nuisible qu'utile en refoulant les fausses membranes vers la bifurcation des bronches, et en fermant directement le passage de l'air dans les poumons.

Enfin on a conseillé, comme dernière ressource, l'opération de la trachéotomie. Cette opération, d'abord proposée dans le croup par Thomas Bartholin, René Moreau, Home, Michaelis, Vicq-d'Azyr et quelques autres praticiens, a été néanmoins rejetée par la plupart des médecins modernes, comme entièrement inutile. L'expérience acquise jusqu'à ce jour ne paraît pas en effet favorable à cette opération. On a pratiqué la trachéotomie un assez grand nombre de fois, et on ne connaît encore aucun exemple de réussite, car le succès de trachéotomie à la suite du croup, qui avait été attribué au docteur André, de Londres, par Locatelli, dans une lettre écrite à Borsieri, et dont celui-ci a parlé dans une note de ses *Institutions de Médecine*, repose, à ce qu'il paraît, sur une erreur de fait. John Raige, chirurgien distingué de Londres, dans une lettre écrite à M. Valentin, et que celui-ci a publiée par extrait dans ses *Recherches sur le Croup*, déclare positivement que l'opération de trachéotomie, faite avec succès par le docteur André, avait eu lieu à la suite de l'introduction d'un corps étranger dans le larynx, et non pas pour le croup. On n'a donc aucun fait connu de réussite de trachéotomie dans le croup. Mais les expériences ont-elles été assez nombreuses et assez bien faites jusqu'à ce jour pour être décisives, et doit-on proscrire entièrement cette opération dans tous les cas? Je ne le pense pas, et je crois qu'il ne faut pas renoncer à cette dernière ressource quand on n'a plus d'autres chances de succès. On objectera toujours, il est vrai, que nous n'avons pas de caractères certains qui puissent nous servir à constater que la concrétion membraneuse s'étend au loin dans les bronches, et que, dans ce cas, l'opération est complétement inutile et la mort certaine. Je conviens de cette chance défavorable; mais, dans ce cas même, l'opération prolonge la vie du malade, comme le prouvent la plupart des faits connus de trachéotomie. On en a vu plusieurs vivre deux, trois et même quatre jours après l'opération; chez presque tous, le mieux est sensible et prompt. Dans le cas rapporté par M. Maunoir, le malade passa, dit-il, de la mort à la vie. Mon ami M. Bretonneau, qui l'a pratiquée trois fois à Tours, a constamment observé les mêmes effets que M. Maunoir, quoique le succès n'ait pas couronné les premières espérances qu'on avait dû concevoir. Dans les deux seuls cas de trachéotomie pratiquée sous mes yeux au dernier degré du croup, la vie des malades a été certainement prolongée de plusieurs heures par l'opération. Il paraît évident d'ailleurs par plusieurs exemples de trachéotomie pratiquée dans le cas de pseudo-croup, que cette opération, loin d'augmenter le spasme laryngo-trachéal, le calme au contraire pendant quelque temps, et rend la respiration beaucoup plus facile, dans le cas même où il n'y a aucune fausse membrane qui s'oppose à la respiration. Néanmoins cette opération, qui n'est pas toujours sans danger, ne doit être tentée que dans la dernière période du croup, lorsque tous les autres moyens ont été épuisés, et que le malade paraît voué à une mort certaine. Il ne faut cependant pas attendre qu'il soit à l'agonie; car, s'il est dans un trop grand état de faiblesse, il pourrait périr dans l'opération, ou immédiatement après, comme on en a des exemples. On doit rigoureusement s'abstenir de cette opération toutes les fois que les caractères qui établissent positivement l'existence du croup proprement dit ne sont pas très-prononcés : elle ne doit jamais être mise en usage dans un cas douteux. Elle doit être également rejetée toutes les fois que, le croup étant compliqué avec une angine couenneuse pharyngienne très-intense, il y a un gonflement considérable des ganglions sous-maxillaires, et qu'ils ont suppuré, parce que cette suppuration seule suffit pour faire périr le malade. On doit encore s'abstenir de la trachéotomie, toutes les fois que le croup est compliqué avec une bronchite, une pleurésie, une pneumonie, parce que l'accès de l'air par la trachée dans les poumons ne peut qu'aggraver encore cette complication presque toujours mortelle. Les chances sont plus favorables, lorsque l'enfant a dépassé le terme de la première dentition; l'opération offre alors moins de difficultés: on n'est pas autant exposé à inciser la glande thyroïde et le thymus, parce que la trachée-artère présente plus d'étendue. Les très-jeunes enfans sont aussi beaucoup plus disposés aux convulsions dans le dernier degré du croup. J'ai vu périr instantanément dans les convulsions deux jeunes enfans chez lesquels elles avaient été déterminées par l'introduction seule d'une cuiller pour abaisser la langue et examiner le pharynx. La contrainte dans laquelle il aurait fallu les tenir pour l'opération aurait certainement provoqué les mêmes accidens; néanmoins ces raisons ne sont point suffisantes pour rejeter entièrement la trachéotomie chez les très-jeunes enfans, car ils présentent une autre chance favorable : la fausse membrane ne s'étend ordinairement chez eux qu'à l'orifice de la glotte ou dans le larynx, de sorte que les circonstances de l'opération sont à peu près les mêmes que dans le cas d'œdème de la glotte.

Pour assurer le succès de la trachéotomie, il est nécessaire, après avoir incisé trois ou quatre anneaux de la trachée avec les précautions indiquées à l'article BRONCHOTOMIE, de plonger dans la trachée une pince mousse pour saisir les lambeaux de la fausse membrane; il serait avantageux même qu'elles fussent assez étroites et assez longues pour qu'on pût les porter jusqu'à la bifurcation des bronches : de petits crochets mousses seront utiles pour remplir le même objet. Il arrive souvent en effet que les fausses membranes, détachées du larynx et de la trachée, tombent sur la bifurcation des bronches, et que le malade n'a pas assez de forces pour les expulser des voies aériennes; ce cas est précisément celui qui s'est présenté dans l'opération de trachéotomie que j'ai fait faire à l'hôpital des Enfans : quoique trois anneaux de la trachée fussent incisés, et que je pusse porter la pince à plusieurs reprises, aucun lambeau membraneux ne put être saisi, ni rejeté au dehors. A l'ouverture du cadavre, nous trouvâmes que les fausses membranes étaient en partie détachées et tombées sur l'angle formé par la bifurcation des bronches. Après les tentatives opérées avec les pinces et les crochets mousses, on pourrait encore, si elles étaient inutiles, introduire en haut du côté du larynx, et en bas du côté des bronches, une éponge fixée sur une tige de baleine semblable à celle dont s'était servi M. Dupuytren, afin de détacher les lambeaux membraneux adhérens. Ces introductions, réitérées dans la trachée-artère, ne sont pas aussi difficiles ni aussi dangereuses qu'on pourrait le penser. La trachée-artère n'est pas, à beaucoup près, aussi sensible que le larynx, et surtout que la glotte; et lorsque ces introductions sont faites avec promptitude, elles sont peu douloureuses, et ne peuvent pas compromettre la vie de l'enfant. Dans une opération de trachéotomie, faite en ma présence par M. Magendie, il introduisit à plusieurs reprises une plume garnie de ses barbes en haut et en bas de l'incision faite à la trachée, sans que le malade parût en éprouver beaucoup de douleur; on ne put détacher que par ce moyen les lambeaux membraneux qui adhéraient assez fortement à la membrane muqueuse.

B. *Thérapeutique des maladies improprement considérées comme des croups, et dans lesquelles il y a fausse membrane sans les autres caractères du croup.*— Ces maladies, qui, comme nous l'avons vu, sont ou des trachéites ou des bronchites pseudo-membraneuses, doivent être traitées comme des phlegmasies ordinaires de la trachée-artère ou des bronches. Il est presque impossible d'ailleurs de les distinguer des inflammations les plus communes de ces organes, jusqu'à ce que la fausse membrane qui forme principalement leur caractère distinctif ait été rejetée au dehors. Le traitement qui leur convient est donc celui des catarrhes aigus ou chroniques, suivant que leur marche est plus ou moins rapide. Lorsque ces maladies sont aiguës, les médications relâchantes et antiphlogistiques sont les seules qui doivent être d'abord mises en usage; cependant les vomitifs, et même les purgatifs, sont aussi quelquefois indiqués comme dans les catarrhes ordinaires. S'il était possible de soupçonner la présence de la fausse membrane, on pourrait, lorsque l'irritation a été calmée par les antiphlogistiques et que les vomitifs ont été inutilement employés pour déterminer l'expuition de la fausse membrane, faciliter cette crise salutaire, comme dans le croup, à l'aide des sternutatoires, ou recourir aux fumigations légèrement irritantes, telles que celles de vinaigre, ainsi que l'a fait avec succès M. Caigné dans un cas de trachéite pseudo-membraneuse aiguë.

Dans le croup bronchial chronique, on a obtenu des avantages des hydrosulfures d'antimoine, du sulfure de potasse et de l'oxymel scillitique, employés seuls ou combinés avec les moyens adoucissans et surtout avec le lait. Peut-être pourrait-on retirer quelques bons effets du calomel, qui est si recommandable dans le croup aigu; mais il n'a jamais encore été employé dans le croup bronchial chronique, au moins que je sache.

C. *Thérapeutique des pseudo-croups.*—Dans le pseudo-croup simple ou la laryngo-trachéite avec toux croupale, les tisanes et les potions adoucissantes et relâchantes sont, comme dans tous les rhumes légers, les principaux moyens à employer. Les sangsues et les vomitifs, auxquels on a presque constamment recours dans cette maladie, parce qu'on la confond généralement avec le croup, sont ordinairement inutiles. J'ai cependant partagé l'opinion commune et cumulé pour ces prétendus croups un appareil de médications qui heureusement n'ont jamais été suivies de fâcheux effets. Plus de cinquante malades ont guéri, quelques moyens que j'aie employés, et cela devait être, puisque ce pseudo-croup simple guérit toujours spontanément. Mais j'avoue que pendant plusieurs années je croyais réellement avoir arrêté les progrès du croup, qui me paraissait être une maladie assez commune. Cependant, à mesure que les exemples se sont multipliés, j'ai simplifié les moyens curatifs de ces prétendus croups, j'ai fini par les traiter comme de légers rhumes, et la maladie s'est alors terminée beaucoup plus promptement. Parmi les exemples qui ont contribué à me tirer d'erreur, j'en citerai un seul, qui suffira pour éclairer sur de semblables méprises. Un enfant de trois ans, de la santé la plus florissante, est pris tout à coup, à sept heures du soir, en jouant dans une cour froide et humide, d'une toux croupale avec suffocation. La mère effrayée envoie successivement chercher plusieurs médecins. Deux de mes confrères, qui étaient arrivés avant moi, et que je trouvai auprès de l'enfant, avaient déjà fait appliquer des sangsues. L'enfant avait une toux croupale, de l'enrouement, et une grande anxiété dans la respiration, qui avait été sans doute augmentée par ses cris pendant l'application des sangsues. Je crus comme mes confrères à l'existence du croup. Un vomitif fut administré après la saignée, et plusieurs heures de calme succédèrent à l'agitation et à la fatigue produites par nos médications; mais les mêmes accidens se renouvelèrent la nuit, et la toux croupale, l'oppression et la fièvre se prolongèrent pendant plusieurs jours. Les sinapismes, les vésicatoires et les autres moyens qui furent mis en usage ne contribuèrent pas peu à la durée de la maladie, qui se termina vers le huitième ou dixième jour comme un simple rhume. Quelques mois après, l'enfant fut pris tout à coup de la même manière au milieu de la nuit. La mère étant à la campagne fit appeler le chirurgien du village, qui, plus sage que nous, ne vit point de croup dans cette affection. La mère néanmoins étant très-effrayée, et reconnaissant bien la même maladie que son enfant avait eue à Paris, voulut qu'il fût traité de la même manière. Les sangsues, les vomitifs, les vésicatoires furent mis en usage; la maladie dura sept à huit jours, et se termina de la même manière que dans le cas précédent. Deux ans après, pendant l'hiver, l'enfant étant de retour à Paris, éprouva pour la troisième fois, au milieu de la nuit, les accidens que nous avons décrits plus haut. Lorsque je le vis, à six heures du matin, il avait la toux croupale, la voix enrouée et un sifflement laryngo-trachéal assez prononcé; la face était pâle et couverte de sueur; le pouls était fréquent ainsi que la respiration : on n'observait ni gonflement, ni rougeur dans le pharynx. Je rassurai la mère en lui annonçant que cette maladie, que j'avais moi-même confondue avec le croup, n'était qu'un faux croup : je conseillai seulement une infusion pectorale, un bain de pieds et la chaleur du lit. Une heure après, l'enfant jouait et demandait à manger. La toux croupale revint plusieurs fois pendant le jour, et s'accompagna encore la nuit suivante de quelques accès de suffocation; mais dès le lendemain la toux était plus humide, et l'enfant n'avait plus qu'un léger rhume, qui était complétement terminé quatre jours après. Il est bien évident, à ce qu'il me semble, que les deux premières attaques de cette maladie auraient été tout aussi légères que la dernière si elles eussent été traitées de la même manière, et qu'elles ne se sont prolongées que par l'effet des médications mises en usage. Que de cas semblables ont été pris pour des croups! et que de guérisons revendiquées par beaucoup de médecins, et acquises avec beaucoup de peine à l'aide d'un grand nombre de médicamens, qu'on aurait ainsi obtenues très-promptement avec de simples infusions mucilagineuses. Je ne pense pas cependant qu'il faille toujours s'en tenir à une médication aussi simple. Quand la toux croupale se prolonge et s'accompagne de fièvre, de gêne dans la respiration, il faut avoir quelquefois recours aux saignées, ou, dans d'autres cas, aux vomitifs. Si la maladie dépasse le terme ordinaire de dix à douze jours, et que la toux conserve le même caractère, on retire alors souvent de bons effets du sulfure de potasse ou des eaux sulfureuses. Il est toujours essentiel de faire cesser le plus tôt possible ces rhumes avec voix croupale, parce qu'ils se transforment quelquefois, comme nous en avons cité un exemple, en véritable croup. Mais autant il est prudent d'agir lorsque la maladie se prolonge ou offre quelques caractères douteux, autant il est souvent dangereux de multiplier les médications actives quand la maladie est légère. J'ai vu périr un jeune enfant couvert de vésicatoires gangrenés, qui avaient été appliqués pour un simple pseudo-croup.

Dans le pseudo-croup compliqué de pneumonie, il faut s'attacher principalement à cette dernière maladie, et la traiter suivant les préceptes indiqués, sans faire une attention particulière à la toux croupale, qui est ici de peu d'importance.

Si le pseudo-croup est réuni avec une angine couenneuse, il est alors, comme nous l'avons dit, souvent très-difficile de le distinguer du croup lui-même, mais aussi le même traitement peut être employé sans inconvénient.

Quant au traitement du pseudo-croup nerveux, il exige la plus grande attention: la méthode expectante, qui convient dans le pseudo-croup simple, serait ici très-dangereuse. Il faut lui opposer des médications actives, mais sagement dirigées. Les idées thérapeutiques de Millar sur l'asthme aigu retrouvent ici leur application, car le pseudo-croup nerveux est certainement une des maladies qu'il avait désignées sous le nom d'asthme. Il avait très-bien observé en praticien que les saignées sont ordinairement nuisibles dans cette maladie, tandis qu'elles sont souvent utiles dans le croup. Il est rare en effet qu'elles diminuent les accès de suffocation dans le pseudo-croup nerveux, et quand elles produisent cet effet, ce n'est que momentanément. Les accès suivans sont ordinairement plus forts. Le plus souvent elles n'ont d'autre résultat que d'affaiblir le malade et d'accélérer la période adynamique. Aussi est-il bien important de tâcher de distinguer cette espèce de pseudo-croup du croup proprement dit, car les moyens qui réussissent dans l'un sont ordinairement nuisibles dans l'autre. Si cependant la gêne de la respiration, la rougeur de la face, la force du pouls, obligeaient de recourir à une saignée, il vaut mieux faire dans ce cas une très-petite saignée générale qu'une saignée des capillaires, et si enfin celle-ci était la seule praticable à cause de l'âge du sujet, il faut bien se garder alors de la faire à la partie antérieure du cou ou sur la poitrine, parce qu'elle augmenterait encore, par l'irritation locale qu'elle produit, le spasme des organes de la respiration ; il faut dans ce cas les employer comme révulsives sur les extrémités. C'est aussi dans la même intention qu'on ne doit faire usage des dérivatifs que sur les parties les plus éloignées du siége de la maladie ; les sinapismes mitigés et les vésicatoires, quand ils sont indiqués par l'état de faiblesse du malade, ne doivent être appliqués que sur les jambes et les cuisses. Les vomitifs, si souvent utiles dans le croup, sont ici presque constamment nuisibles, et ne doivent pas être employés sans de fortes raisons, parce qu'ils irriteraient et affaibliraient le malade. Les mercuriaux, par la propriété qu'ils ont d'irriter la membrane muqueuse du pharynx et du larynx, contribueraient encore à fixer le spasme sur ces organes, et seraient au moins aussi dangereux que les vomitifs. Les laxatifs doux et les lavemens purgatifs, en déterminant une action dérivative vers le canal intestinal, peuvent au contraire offrir quelques avantages. Mais pendant l'action des dérivatifs, on doit surtout employer dans cette maladie les antispasmodiques. C'est sur ces derniers moyens qu'il faut principalement insister et les employer sous toutes les formes, en potions, en lavemens, en vapeurs. Le malade doit être placé dans une atmosphère chargée d'émanations de camphre, d'éther succiné, etc. Millar a surtout recommandé l'assa-fœtida en lavement ; il est possible de l'administrer sous cette forme à plus forte dose. Les bains tièdes ne doivent pas être négligés. Ils sont ici nécessaires plus que dans aucune autre maladie croupale.

Diététique des maladies désignées sous le nom général de croup. — Le régime doit être différent dans ces maladies, suivant qu'elles sont aiguës ou chroniques. Dans le croup proprement dit, dans les trachéites et les bronchites pseudo-membraneuses aiguës, la diète plus ou moins sévère est ordinairement indispensable, comme dans toutes les maladies inflammatoires dont la marche est rapide; mais dans le croup chronique des bronches, qui peut durer plusieurs mois, le malade, étant souvent sans fièvre, doit prendre des alimens substantiels entre les accès de suffocation. Le médecin permettra sans doute aussi des alimens légers, et principalement l'usage du lait, dans le pseudo-croup simple, excepté lorsqu'il s'accompagne de la fièvre. Le régime dans le pseudo-croup compliqué doit être le même que dans le croup proprement dit.

Prophylactique des maladies désignées sous le nom de croup. — Les moyens de prévenir l'invasion de ces maladies sont en entier dans les précautions hygiéniques. Tout ce qu'on a dit de l'utilité des exutoires n'est appuyé sur aucune expérience positive : on cite, au contraire, des exemples de croups mortels sur des individus qui portaient des cautères ou des vésicatoires. Les suppurations spontanées n'en préservent pas davantage : j'ai vu périr du croup des enfans qui avaient la teigne et des dartres, d'autres des ulcères scrofuleux, et plusieurs même qui étaient phthisiques au dernier degré. L'usage fréquemment répété des vomitifs et des purgatifs qu'on a conseillé comme prophylactique, est tout aussi inutile que celui des exutoires, et peut avoir de plus le grand inconvénient de déterminer des phlegmasies du canal intestinal, auxquelles les enfans sont naturellement très-disposés. On ne doit pas avoir plus de confiance dans les autres médications qui ont été proposées : les uns ont recommandé l'emploi des débilitans, et particulièrement les applications souvent renouvelées des sangsues au cou, les bains tièdes, etc.; les autres, au contraire, les excitans et les diaphorétiques. Tous ces moyens peuvent être utiles, sans doute, si l'enfant est malade, et s'ils sont d'ailleurs administrés dans les cas convenables; mais ils seront toujours plus ou moins dangereux et nuisibles, si l'enfant se porte bien, parce qu'ils altèrent la santé; et nous avons vu que les maladies ne garantissent pas plus du croup que la santé la plus florissante. Il faut donc rejeter de la prophylactique du croup tous les moyens thérapeutiques qui n'ont été proposés que d'après des observations isolées, insignifiantes et entourées du prestige des illusions, dont il est si difficile de se défendre lorsqu'on a le désir d'être utile.

On ne peut soustraire les enfans aux affections croupales qu'en les éloignant des pays humides ou froids, où ces maladies catarrhales sont fréquentes et règnent d'une manière endémique ou même épidémique. M. Valentin cite l'exemple d'un négociant qui quitta Genève parce que ses enfans y avaient eu plusieurs fois le croup, pour venir habiter Marseille, où ils jouissaient, depuis quatre ans, d'une parfaite santé. L'observation prouve, en effet, que ces maladies sont inconnues ou au moins très-rares dans certains pays; mais, lorsqu'il est impossible d'user de ce moyen prophylactique, qui, à bien dire, est le seul connu, quelles sont, dans les pays humides et froids, les précautions à prendre pour diminuer au moins l'influence des causes qui donnent lieu aux maladies croupales? Ces précautions sont les mêmes que celles qui conviennent pour préserver de toutes les affections catarrhales en général. Il est cependant nécessaire de se rappeler ici la petite distinction que nous avons établie entre la fréquence de ces maladies dans les différentes classes de la société. Quoique le croup proprement dit soit peut-être plus commun, comme nous l'avons avancé, dans la classe indigente que dans la classe aisée, parce que toutes les causes qui peuvent déterminer des affections catarrhales graves se trouvent plutôt réunies dans cette partie de la société que dans les autres, et que, lorsque cette maladie règne épidémiquement et devient quelquefois contagieuse, il soit bien plus difficile au pauvre de s'y soustraire qu'au riche, il y a cependant dans la manière dont cette maladie se manifeste et se propage quelque chose de spécifique, comme dans la maladie elle-même, et qui semble indépendant des causes qui produisent ordinairement les autres affections catarrhales. Le croup frappe en effet dans toutes les classes de la société et sur des individus qui sont voués à des manières de vivre et à des habitudes très-différentes; et la cause principale de ces attaques imprévues et insidieuses est entièrement cachée. Comment serait-il donc possible de se garantir des atteintes d'une maladie dont la cause n'est pas connue? Il faut s'en tenir aux précautions générales qui tendent à éloigner les affections catarrhales; mais, il faut en convenir, ces précautions ne sont pas toujours suffisantes.

Quant aux pseudo-croups, nous avons vu qu'ils étaient en général plus communs dans la classe moyenne et dans la classe riche, parce que les enfans dans ces conditions sont en général élevés plus mollement, plus chaudement, habitent des chambres chaudes, et sont par conséquent beaucoup plus susceptibles de l'impression des variations de l'atmosphère, et par conséquent beaucoup plus exposés aux rhumes que les enfans continuellement exposés à l'air. Il en résulte que les causes des pseudo-croups étant les mêmes que celles des affections catarrhales ordinaires, il est en général plus facile d'en préserver les enfans que du croup. On peut, jusqu'à un certain point, prévenir les pseudo-croups en fortifiant la constitution des enfans, en les exposant à un air sec et vif lorsqu'ils sont bien vêtus, et surtout lorsqu'ils peuvent y être dans un mouvement continuel. Mais, parmi les précautions dont les avantages sont incontestables, celle qui m'a paru la meilleure est de faire coucher constamment les enfans dans des chambres bien aérées, sèches, closes avec soin, exposées au midi, et toujours sans feu. J'ai constaté plusieurs fois l'utilité de cette habitude dans des familles où les enfans étaient sujets à cette espèce de catarrhe. (GUERSENT.)

CROUTE, s. f., *crusta*. On donne ce nom, en pathologie, à toute substance dure, de forme, d'aspect et de volume divers, couvrant une altération quelconque de la peau, et dépendant de la concrétion du fluide qui en découle. Les croûtes, présentant dans certains cas des apparences constantes et régulières, servent de caractères distinctifs dans plusieurs maladies cutanées; mais celles qui se forment à la suite de la plupart des exanthèmes aigus affectent une forme et un aspect différens, et ne peuvent être considérées alors comme signes diagnostiques de ces maladies. *Voyez* DARTRE, LÈPRE, TEIGNE, VARIOLE, etc.

On a désigné aussi sous le nom spécial de *croûte de lait*, une affection qui se développe particulièrement chez les enfans à la mamelle, et que les pathologistes ont rapportée, les uns à la dartre crustacée, les autres à la teigne muqueuse. *Voyez* ces deux mots.

CRUCIFÈRES, s. f., *cruciferece*. Ce nom rappelle au médecin-botaniste l'une des familles les plus naturelles du règne végétal et en même temps l'une de celles dont tous les individus offrent l'analogie la plus parfaite, sous le rapport des propriétés médicales dont ils sont doués. Peu de familles présentent des caractères plus tranchés et plus faciles à saisir : une corolle formée de quatre pétales disposés en croix; six étamines tétradynames, c'est-à-dire quatre grandes et deux plus petites, et pour fruit une silique ou une silicule; tels sont les caractères auxquels on reconnaîtra les Crucifères. Le principe dominant dans ces plantes est une huile volatile, très-âcre, qui existe dans tous leurs organes et leur communique des propriétés excitantes fort énergiques. On y trouve également une quantité assez considérable d'azote, ce qui explique l'odeur animale particulière qu'elles répandent, lors de la fermentation, et la promptitude avec laquelle elles se décomposent. Lorsque l'huile essentielle est en grande abondance et concentrée en quelque sorte dans une partie, elle lui donne une activité très-grande et la propriété d'irriter les tissus vivans avec lesquels on la met en contact. Les graines de la plupart des espèces de *sinapis* ou moutarde, les feuilles de la grande passerage, la racine du raifort sauvage, réduites en pulpe et appliquées sur la peau, l'enflamment, y attirent un afflux considérable de sérosité, qui soulève et détache l'épiderme, en un mot agissent comme les autres substances vésicantes. Mais le plus souvent l'âcreté de l'huile volatile se trouve en quelque sorte masquée naturellement par du mucilage ou de la matière sucrée, et alors les Crucifères peuvent être employées sans crainte comme médicamens ou comme alimens. C'est ainsi que l'on mange tous les jours les feuilles des différentes espèces de cresson, de choux, les racines de navet, de rave, de turneps, etc. Dans ces différens végétaux, la saveur sucrée et mucilagineuse est relevée par le goût aromatique et piquant communiqué par l'huile volatile. La culture exerce l'influence la plus marquée sur les qualités des plantes crucifères; à mesure qu'elle développe le principe sucré, elle affaiblit l'âcreté du principe excitant; le choux, le navet, dans l'état sauvage ne peuvent servir à la nourriture de l'homme, tant est grande leur âcreté, tandis que ces mêmes végétaux s'améliorent et s'adoucissent dans nos jardins potagers.

Les graines de la plupart des Crucifères, quoique en général fort petites, contiennent une assez grande quantité d'huile fixe, qui est employée à différens usages dans les arts et l'économie domestique. Ainsi, l'on cultive en grand, dans plusieurs parties de la France, le colza, la ravenelle, la cameline, uniquement pour retirer l'huile renfermée dans leurs graines.

C'est dans la classe des stimulans que l'on doit ranger les substances médicamenteuses fournies par les Crucifères. La plupart des médicamens désignés sous le nom d'*antiscorbutiques* sont empruntés à cet ordre de végétaux. (A. RICHARD.)

CRUDITÉ, s. f., *cruditas*. Cette expression, employée en pathologie, appartient au langage de l'humorisme. Elle a été tirée de la comparaison qu'on a établie entre l'état d'une prétendue matière morbifique, des humeurs et des matières des sécrétions, à certaines époques des maladies, et celui d'un fruit qui n'aurait pas acquis les qualités que doivent lui donner la maturité ou la cuisson. Dans la première période des maladies, surtout de la plupart des maladies aiguës, dans celle qu'on a nommée période d'augment, à cause de l'accroissement plus ou moins rapide des symptômes, on observe un état particulier de l'économie marqué par les signes de l'irritation générale des principaux organes; par l'altération de leurs fonctions et par les propriétés insolites des matières des sécrétions. Ainsi, dans le plus grand nombre de cas, il existe des douleurs dans diverses parties du corps, il y a augmentation de la coloration et de la chaleur animale, fréquence et dureté du pouls, difficulté de la respiration, altération de la digestion, trouble des sensations et des fonctions cérébrales, suspension des sécrétions, ou bien altération des matières sécrétées : l'urine est rouge, claire, aqueuse ou trouble sans être sédimenteuse; les déjections alvines sont séreuses, sans liaison, sans cohésion; les membranes muqueuses sécrètent un liquide séreux, filant, quelquefois âcre. C'est à cet état spécial que les humoristes ont donné le nom de crudité, par opposition à celui de coction, qui le suit lorsque la maladie doit avoir une terminaison heureuse, et dans lequel les organes tendant vers le rétablissement de leurs fonctions, les produits des sécrétions se montrent avec des qualités contraires à celles qu'elles avaient dans le premier cas. En conséquence, les matières sécrétées, suivant le caractère qui les font rapporter à l'un de ces deux cas, furent distinguées par les dénominations de *crues* ou de *cuites*. Les fauteurs de l'humorisme, voyant uniquement dans les humeurs la cause et les principaux effets des maladies, pensaient que la matière morbifique, unie intimement aux humeurs, dans la première période des maladies, leur imprimait des propriétés particulières qui les rendaient impropres aux fonctions auxquelles elles sont destinées, jusqu'à ce que, atténuée, élaborée par la réaction des organes, de manière à pouvoir être éliminée par l'un des émonctoires de l'économie, elle permît à ces humeurs de reprendre leurs qualités naturelles. Cette hypothèse, toute gratuite, est généralement rejetée aujourd'hui. Cependant, malgré son impropriété, le mot crudité a été conservé pour désigner l'ensemble des phénomènes que nous venons d'indiquer. Sans vouloir remonter à leur cause première, on peut expliquer plus naturellement ces phénomènes par l'influence qu'exerce la lésion d'un organe sur ses fonctions, et par les relations sympathiques qui existent entre tous ceux qui composent l'économie animale, relations dont un plus ou moins grand nombre est mis en jeu, suivant l'importance de l'organe primitivement lésé, et l'intensité de la lésion.

La durée de l'état de crudité varie suivant une foule de circonstances qui ne peuvent être appréciées que dans chaque cas particulier. Cet état, qu'on a également appelé état d'irritation, est incompatible avec la manifestation des phénomènes critiques, du moins de ceux qui constituent des crises salutaires et complètes. Les moyens de traitement qu'on lui oppose sont communément les débilitans généraux ou locaux; ce sont tous ceux qui sont propres à amener la coction ou à favoriser les crises. *Voyez* ACCROISSEMENT, COCTION et CRISE.

On a aussi, dans un sens analogue, appliqué le mot de crudité aux alimens qui, contenus dans les organes digestifs, n'ont pas subi l'élaboration convenable, ainsi qu'à ceux qui sont généralement réfractaires à l'action de ces mêmes organes.

(RAIGE DELORME.)

CRUOR, s. m. Ce mot latin, qui a été conservé en français, désigne, dans la langue d'où on l'a tiré, tantôt le sang en général, tantôt le sang veineux, et celui qui est extravasé ou coagulé. On l'emploie maintenant pour exprimer la matière colorante du sang, qu'on obtient au moyen du lavage du caillot formé par la coagulation. *Voyez* SANG. (R. DEL.)

CRURAL, adj., *cruralis*, qui a rapport à la jambe ou au membre inférieur.

CRURALE (arcade). On donne ce nom au bord inférieur de l'aponévrose du muscle oblique externe de l'abdomen, qui, étendu du tubercule antérieur et supérieur de l'ilium à l'épine, à l'angle et à la crête du pubis, convertit la grande échancrure que présente le bord antérieur de l'os coxal en un véritable trou que traversent des muscles, des nerfs et des vaisseaux, et où se trouve l'anneau crural.

Le bord antérieur de l'os coxal présente successivement, de sa partie latérale à sa partie médiane, les tubercules antérieurs supérieur et inférieur de l'ilium, séparés par une petite échancrure; une échancrure plus grande qui termine en avant la fosse iliaque, l'éminence ilio-pectinée ou ilio-pubienne; une surface triangulaire dont le bord postérieur et supérieur saillant est la crête du pubis, l'épine du pubis; une petite échancrure qui la sépare de l'angle ; et enfin cet angle lui-même, formé par la rencontre du bord antérieur avec la partie articulaire du bord inférieur de l'os.

Le bord inférieur de l'aponévrose du muscle oblique externe, épais et comme replié sur lui-même, communément appelé ligament de Fallope ou de Poupart, et contenant dans son épaisseur, mais dans une partie de sa longueur seulement, le canal inguinal, s'attache par son extrémité externe ou latérale au tubercule antérieur et supérieur de l'ilium, et, par son extrémité interne, qui est plus compliquée, s'attache, par le pilier interne de l'anneau, à l'angle et à la symphise du pubis, plus en dehors, et par le pilier externe à l'épine du pubis, plus en dehors encore et plus en arrière à la crête du pubis, au moyen d'une expansion aponéyrotique falciforme qu'on appelle ligament de Gimbernat.

L'ouverture triangulaire comprise entre le bord antérieur de l'os coxal et l'arcade crurale est occupée et close en dehors par des muscles et des aponévroses ; close en dedans par le ligament de Gimbernat : mais entre ce ligament et l'éminence ilio-pubienne, il reste un espace occupé par les vaisseaux cruraux.

Les muscles iliaque et grand-psoas réunis sortent du bassin pour se porter à la cuisse, en passant par l'échancrure de l'os coxal comprise entre le tubercule antérieur et inférieur de l'ilium et l'éminence ilio-pubienne ; ils sont recouverts et maintenus en place dans la fosse iliaque par une aponévrose (*fascia iliaca*) dans laquelle vient se confondre le tendon du petit psoas quand il existe. Cette aponévrose pelvienne, qui tapisse l'excavation du bassin ainsi que la fosse iliaque, et qui s'attache entre ces deux parties à la base de l'ilium et à l'éminence ilio-pubienne qui la termine, se comporte, en bas et en avant, d'une manière différente en dehors et en dedans : en dehors, en effet, elle se divise ou se dédouble pour ainsi dire pour se prolonger d'une part à la cuisse, sur les muscles psoas et iliaque, et d'une autre part pour s'unir solidement au ligament de Fallope et se prolonger avec le *fascia transversalis*, de manière à clore très-solidement le trou compris entre l'os coxal et l'arcade crurale, depuis le tubercule antérieur et inférieur de l'ilium jusqu'à l'éminence ilio-pubienne ; en dedans, au contraire, cette aponévrose s'attache à la crête du pubis, passe par-dessus cette crête et par-devant le muscle pectiné, se prolonge dans le creux de l'aine et s'y continue avec le feuillet profond ou pectinéal du *fascia lata*.

D'un autre côté, le *fascia lata* présente, dans la région de l'aine, un autre feuillet plus superficiel attaché à la partie inférieure et antérieure du ligament de Fallope. Ce feuillet se continue, en dehors, avec la partie externe de l'aponévrose, et en dedans, se termine par un bord libre et concave; tandis que le feuillet profond qui se continue en dedans avec l'aponévrose de la cuisse, se continue et se perd insensiblement, en dehors, sur les muscles psoas et iliaque. Ces deux feuillets, séparés l'un de l'autre par les vaisseaux cruraux, se réunissent en bas, immédiatement au-dessous du point où la grande veine saphène s'abouche dans la crurale.

L'anneau crural, que je crois avoir le premier (dans mes leçons) démontré être un véritable canal, présente un orifice supérieur ou abdominal, un trajet situé dans le creux de l'aine et un orifice fémoral ou inférieur. L'orifice supérieur est annulaire ou obron. Son côté antérieur est formé par le ligament de Fallope, son côté postérieur par la crête du pubis; son côté externe est formé par les muscles psoas et iliaque, revêtus par l'aponévrose iliaque, fixée là à l'éminence ilio-pubienne, et son côté interne est formé par le ligament de Gimbernat. Cet orifice, couvert par le péritoine, est fermé par une cloison tantôt molle et celluleuse, tantôt ligamenteuse et ferme, percée ordinairement de plusieurs ouvertures par lesquelles passent les vaisseaux lymphatiques cruraux, et où sont même quelquefois engagées des glandes lymphatiques; il répond ordinairement à la fossette externe du péritoine et quelquefois à l'interne. Les vaisseaux cruraux sanguins sont en dehors de cet orifice. Le nerf est plus en dehors encore, et séparé des vaisseaux par l'aponévrose iliaque. Les vaisseaux épigastriques, dans leur situation ordinaire, côtoient le côté externe de l'orifice en se portant de bas en haut et de dehors en dedans. On trouve aussi derrière la crête du pubis des anastomoses entre les vaisseaux épigastriques et obturateurs. Le trajet du canal a ordinairement un pouce ou un peu moins de longueur; sa paroi antérieure est formée par le feuillet superficiel du *fascia lata*; en arrière, il est formé en dedans par le pectiné couvert du feuillet profond de l'aponévrose fémorale, et en dehors, par les muscles psoas et iliaque, couverts aussi par une expansion du *fascia iliaca*. Dans le trajet du canal crural, les vaisseaux sanguins sont appliqués sur la paroi postérieure et externe, et y sont fixés par des lames ou cloisons étendues de cette paroi à l'antérieure. Le nerf crural est derrière l'aponévrose qui forme la paroi postérieure et externe; les vaisseaux lymphatiques, au contraire, sont avec des glandes profondes dans le canal même. L'orifice inférieur est une ouverture dont le contour spiroïde n'est pas exactement déterminé : le bord interne du feuillet superficiel, situé devant les vaisseaux cruraux, se contourne par dehors, par derrière, par dedans la veine saphène, à son embouchure dans la veine crurale, pour, en passant derrière cette veine, se continuer enfin avec le feuillet profond; les deux feuillets ainsi réunis derrière l'embouchure de la veine saphène deviennent antérieurs aux vaisseaux cruraux, tandis que plus haut ces vaisseaux sont entre les deux feuillets. Cet orifice inférieur donne aussi passage aux vaisseaux lymphatiques superficiels, à leur embouchure dans les profonds; il est couvert par quelques glandes lymphatiques superficielles et par le *fascia superficialis*.

L'échancrure de l'os coxal, l'arcade crurale et l'anneau crural sont plus grands dans la femme que dans l'homme; ils présentent aussi un assez grand nombre de variétés individuelles. Une des variétés les plus importantes que l'on observe dans les parties voisines de l'anneau crural est relative aux différences d'origine de l'artère obturatrice.

Les hernies crurales se font toujours par l'orifice supérieur du canal; elles s'engagent ordinairement dans son trajet, et souvent sortent même par son orifice inférieur.

CRURAUX (nerfs). On désigne sous ce nom et sous celui de nerfs fémoraux, les nerfs qui, fournis par les plexus lombaire et sacré, se distribuent au membre inférieur. L'un de ces nerfs, appelé crural ou fémoral postérieur, est plus connu sous le nom de nerf ischiatique; un autre, interne, est plus généralement appelé nerf obturateur; un seul est communément appelé crural.

Ce *nerf*, nommé aussi crural antérieur ou grand fémoral, déjà connu de Galien, a été bien décrit et figuré par Styx (*Descript. anat. nerv. crur. et obtur.*, Ienæ 1784), et supérieurement par Fischer (*Descript. anat. nerv. lumbal. sacral. et extrem. infer. cum tab.* Lips. 1791). Il provient du plexus lombaire, de telle sorte ordinairement, que, pour le former, le second et le troisième nerfs lombaires se réunissent en un cordon renforcé par un rameau considérable du quatrième. Cet origine présente du reste beaucoup de variétés; aussi à peine trouve-t-on deux névrographes d'accord sur ce point. Le nerf crural, d'abord caché sous le grand psoas, paraît ensuite entre ce muscle et l'iliaque; il se porte vers le ligament de Fallope, avec et plus en dehors que les vaisseaux cruraux, séparé d'eux et couvert par le *fascia iliaca*. Il fournit et reçoit plusieurs filets avant de sortir de l'abdomen. Les premiers forment en dedans pour le psoas, et en dehors pour l'iliaque, des plexus élégans composés d'une multitude de filamens déliés. Arrivé sous le ligament de Fallope, il reçoit ordinairement un nerf crural accessoire, né séparément des nerfs lombaires. Ainsi augmenté et parvenu à la cuisse, où il est placé en dehors et en arrière de l'artère, dont il est séparé par le feuillet profond du *fascia lata*, il se divise en plusieurs branches, dont quelques-unes sont déjà distinctes dès avant sa sortie de l'abdomen. Le nombre de ces branches est tellement variable et peu constant, qu'entre Vieussens qui en a figuré deux, et Sabatier qui en a énuméré vingt, il y a une foule d'autres déterminations qui tiennent principalement, comme Styx l'a fait remarquer, à la hauteur différente où se fait la séparation des rameaux.

Voici l'énumération des rameaux principaux ou des plus constans que fournit le nerf crural : 1° un au muscle pectiné; 2° trois au couturier, un supérieur, un moyen et un inférieur; 3° trois cutanés, un moyen, un antérieur et un interne; 4° quatre au muscle vaste externe; 5° deux au muscle crural; 6° un au muscle droit; 7° un au petit adducteur; 8° deux au muscle vaste interne; 9° un satellite de la veine saphène interne; 10° un qui accompagne l'artère crurale; 11° enfin, un quelquefois pour le muscle grêle interne, et quelquefois un pour le muscle du *fascia lata*, d'autres fois pour le muscle demi-tendineux, etc.

CRURAUX (vaisseaux). Une artère, une veine et des vaisseaux LYMPHATIQUES portent ce nom.

L'*artère* et la *veine* principale du membre inférieur s'étendent de haut en bas, depuis la bifurcation des troncs iliaques primitifs, vis-à-vis la partie postérieure et latérale du détroit supérieur du bassin jusqu'à la fin du creux du jarret ou du quart supérieur de la jambe; mais pour la facilité et l'exactitude des descriptions, on les divise en plusieurs parties qui sont successivement : l'ILIAQUE EXTERNE, l'INGUINALE, la FÉMORALE et la POPLITÉE, laquelle fournit les TIBIALES et la PÉRONIÈRE.

(A. BÉCLARD.)

CRUSTACÉ, adj. synonyme de croûteux, auquel il a été substitué dans ces derniers temps, pour caractériser les maladies de la peau dont les croûtes sont le symptôme le plus constant. *Voyez* CROUTE.

CRYPTE, s. f., *crypta*, de κρύπτη, qui signifie, en général, un lieu couvert ou caché. On donne ce nom à de petits organes sécréteurs, renfermés dans l'épaisseur de la peau et des membranes muqueuses, ou situés en partie au-dessous d'elles; et on les distingue, suivant la matière qu'ils fournissent, en *cryptes muqueuses* et *sébacées*. Ils sont plus généralement appelés *follicules*. *Voyez* ce mot. (A. B.)

CUBÈBE, s. m. C'est le nom qu'on donne aux fruits d'une espèce de poivrier (*piper cubeba* L.) qui croît aux grandes Indes, à Java et aux Philippines. Ces fruits sont des espèces de petites baies sèches, à surface noirâtre et ridée, contenant une amande jaune et dure; ils sont portés sur des pédoncules assez longs; de là le nom vulgaire de poivre à queue (*piper caudatum*), sous lequel on les désigne vulgairement. Leur saveur est comme celle de tous les autres poivres, âcre et piquante, mais cependant elle est moins forte que celle du poivre noir, quoique un peu plus aromatique. Aussi les cubèbes sont-ils peu employés comme condiment, loin des pays où ils croissent naturellement, et ce n'est que depuis un petit nombre d'années que leur usage en médecine a acquis une sorte de vogue, surtout auprès des praticiens anglais. Plusieurs médecins français ont aussi contribué à répandre chez nous l'usage de ce médicament. C'est contre la blennorrhagie que l'on a, dans ces derniers temps, préconisé le poivre cubèbe. On l'administre soit au début de la maladie, avant que les symptômes inflammatoires se soient développés, soit vers le déclin de l'inflammation. Dans le premier cas, il fait en quelque sorte avorter l'inflammation; dans le second cas, il en arrête les progrès et supprime l'écoulement. MM. Cullerier et Delpech ont fait, l'un à Paris, l'autre à Montpellier, un grand nombre d'essais avec ce médicament, et qui presque tous ont été suivis de succès. On voit d'après cela qu'il existe une très-grande analogie, sous ce rapport, entre le poivre cubèbe et le baume de copahu; tous deux sont des médicamens essentiellement stimulans, et qui cependant sont employés avec avantage pour combattre une inflammation souvent très-intense. Cependant il ne faut pas considérer ce remède comme un spécifique infaillible contre la blennorrhagie, ainsi que l'a fait le docteur John Crawford, chirurgien anglais attaché à la compagnie des Indes, qui le premier a préconisé la poudre de cubèbe. M. le docteur Lagneau, dont l'opinion est d'un grand poids dans le traitement des maladies vénériennes, n'a point retiré de son usage des succès aussi constamment heureux que ceux annoncés par quelques auteurs. *Voyez* BLENNORRHAGIE.

C'est sous la forme de poudre que l'on administre ce médicament. La dose est de trois à quatre gros par jour, que l'on divise en six portions égales, étendues chacune dans une tasse de tisane convenablement édulcorée. *Voyez* BLENNORRHAGIE, COPAHU.

(A. RICHARD.)

CUBITAL, adj., *cubitalis*, s. *ulnaris*, qui appartient au cubitus, qui a quelque rapport avec cet os : ainsi l'on dit le côté ou bord *cubital* de la main, de l'avant-bras, l'articulation huméro-*cubitale*, radio-*cubitale*, etc. Cette expression sert de nom propre à deux muscles, à une artère, à plusieurs veines et à un nerf.

CUBITAUX (muscles). Il y en a deux, un antérieur ou interne, et un postérieur. Le muscle cubital antérieur (*cubito-carpien*, Ch.) est couché le long de la partie antérieure interne de l'AVANT-BRAS. Son extrémité supérieure, traversée par le nerf cubital, est fixée, en dedans de ce nerf, à la tubérosité interne de l'humérus, avec les autres muscles qui s'attachent à cette tubérosité, et en dehors de lui, au côté interne de l'apophyse olécrâne du cubitus. Son extrémité inférieure est attachée, par un tendon, à l'os pisiforme. Ce muscle tient, en outre, au bord postérieur du cubitus par l'aponévrose de l'avant-bras, qui y est fixée, et sur laquelle ses fibres s'implantent dans une grande étendue; il tire aussi son origine d'un prolongement de cette aponévrose qui le sépare, en haut, du fléchisseur superficiel des doigts. Il résulte de là que sa contraction a pour effet de porter le carpe et toute la main dans la flexion et l'adduction, ou de mouvoir en sens inverse l'avant-bras sur la main.

Le muscle cubital postérieur (*épicondylo-sus-métacarpien*, Ch.) est couché un peu obliquement à la partie postérieure interne de l'avant-bras. Fixé, par son extrémité supérieure, à la tubérosité externe de l'humérus, au moyen d'un tendon commun à la plupart des muscles qui s'insèrent à cette tubérosité, il naît aussi, en partie, de l'aponévrose de l'avant-bras, d'une cloison aponévrotique placée entre lui et l'extenseur du petit doigt, ainsi que de la partie moyenne du bord postérieur du cubitus, et s'attache, en bas, par un tendon, à l'extrémité supérieure du cinquième os du métacarpe. Ce muscle repose immédiatement sur la face postérieure du cubitus, tandis que l'antérieur est séparé de cet os par le fléchisseur profond des doigts; son tendon passe inférieurement dans une coulisse du même os, et y est retenu par une gaîne fibreuse que tapisse une membrane synoviale, et qui se prolonge sur le carpe. Le cubital postérieur, tout à la fois antagoniste et congénère de l'antérieur, produit, quand il se contracte, l'extension et l'adduction de la main.

CUBITALE (artère). On désigne sous ce nom l'une des artères principales de l'avant-bras, qui avoisine le cubitus. Elle termine, avec la radiale, la portion humérale du tronc brachial. Quoique plus grosse que la radiale, elle semble moins la continuation du tronc primitif, dont elle s'éloigne davantage par sa direction. Située, à son origine, dans l'espace triangulaire qui est au-dessous du pli du coude, entre le rond pronateur et le long supinateur, elle passe obliquement sous le premier de ces muscles, sous le radial antérieur, le palmaire grêle, et le fléchisseur sublime, pour gagner la face antérieure du cubitus, le long de laquelle elle descend ensuite en décrivant de légères flexuosités, séparée de l'os, en haut, par le fléchisseur profond, en bas par le carré pronateur, et placée d'abord derrière le sublime, près de son point d'union avec le cubital antérieur, puis sous le bord externe de ce dernier, et tout-à-fait en bas, entre son tendon et ceux du sublime, sous l'aponévrose de l'avant-bras et la peau. Vis-à-vis le poignet, l'artère cubitale traverse l'aponévrose, descend dans la paume de la main en passant sur le ligament annulaire antérieur du poignet, à côté de l'os pisiforme, et se recourbe pour former l'arcade palmaire superficielle. *Voyez* PALMAIRES (arcades).

L'artère cubitale donne, avant de se terminer ainsi, les artères de la partie antérieure interne et de toute la partie postérieure de l'avant-bras. Beaucoup de ses rameaux vont immédiatement aux muscles qui l'avoisinent, notamment au cubital antérieur et au fléchisseur superficiel, entre lesquels elle est située, ainsi qu'aux ligamens qui la recouvrent. D'autres, plus volumineux, se rendent à des parties plus éloignées; ils constituent les artères récurrentes cubitales antérieure et postérieure, l'artère inter-osseuse, la musculaire postérieure, naissant par un tronc commun avec l'inter-osseuse, et la dorsale cubitale, principalement destinée aux tégumens du dos de la main.

Les récurrentes cubitales (*récurrentes de l'épitrochlée*, Chauss.) se séparent de la cubitale en dedans, près de son origine, se courbent de bas en haut pour remonter l'une devant, l'autre derrière la tubérosité interne de l'humérus, et s'anastomosent, après avoir donné des rameaux aux muscles et aux tégumens de la partie interne du coude, aux ligamens de cette articulation et au périoste de l'humérus, avec les artères collatérales interne et externe. La récurrente antérieure est beaucoup plus petite et naît un peu plus haut que la postérieure. Celle-ci passe avec le nerf cubital à travers l'extrémité supérieure du muscle cubital antérieur, et fournit des rameaux à ce nerf et à l'apophyse olécrâne du cubitus. Ces deux artères forment souvent un seul tronc à leur origine.

On appelle ordinairement *tronc commun des inter-osseuses* une artère qui se détache de la cubitale en arrière, au-dessous des précédentes, et se divise en deux branches, qui sont les inter-osseuses antérieure et postérieure ; mais l'antérieure seule est réellement *inter-osseuse*, et le nom de *musculaire* indique mieux la situation et la distribution de la postérieure. Le tronc commun à l'une et à l'autre donne souvent, avant sa bifurcation, un rameau qui vient d'autres fois de la cubitale même, et qui accompagne le nerf médian entre les muscles sublime et profond, dans lesquels il se perd : ce rameau s'étend quelquefois jusque dans la paume de la main, et concourt alors à la formation de l'arcade palmaire superficielle. L'artère inter-osseuse descend sur la face antérieure du ligament inter-osseux, entre les muscles fléchisseur profond et fléchisseur propre du pouce, donne des rameaux à ces muscles, et fournit, en outre, 1° les artères médullaires du radius et du cubitus, et d'autres qui vont au périoste de la face antérieure de ces os ; 2° des artères *perforantes*, peu volumineuses, en nombre indéterminé, qui traversent les ouvertures que présente le ligament inter-osseux, et se distribuent aux muscles de la partie postérieure de l'avant-bras. L'artère inter-osseuse elle-même, arrivée derrière le carré pronateur, perce le ligament inter-osseux, après avoir donné à ce muscle, et finit, en arrière, par plusieurs rameaux particulièrement destinés au périoste, aux ligamens du poignet, et s'anastomosant avec la radiale et la dorsale du carpe, fournie par cette dernière. L'artère musculaire postérieure traverse, aussitôt après son origine, l'intervalle des deux os, au-dessus du ligament inter-osseux, échancré pour son passage, ce qui l'a fait nommer la première perforante, ou perforante supérieure, et descend entre les deux couches musculaires de la partie postérieure de l'avant-bras. Un rameau récurrent (artère récurrente radiale postérieure, récurrente inter-osseuse ou olécrânienne) en naît tout-à-fait en haut, remonte entre le radius et le cubitus, se distribue à toutes les parties qui forment le côté externe et postérieur du coude, et s'anastomose derrière la tubérosité humérale externe avec la collatérale externe et la récurrente fournie par la radiale; il communique aussi, aux environs de l'olécrâne, avec la récurrente cubitale postérieure. Après ce rameau, la musculaire postérieure en fournit un grand nombre d'autres pour les muscles des parties postérieure et externe de l'avant-bras, auxquels elle est entièrement destinée. Ces rameaux s'anastomosent avec les perforans de l'artère inter-osseuse, et le tronc lui-même s'abouche, à son extrémité, avec un des rameaux qui terminent cette dernière.

La dorsale cubitale (*cubito-sus-palmaire*, Chauss.) est une petite branche qui naît de la cubitale en dedans, à peu de distance de l'os pisiforme, se contourne entre le cubitus et le muscle cubital antérieur, pour gagner le dos de la main, et se distribue à ce muscle, au carré pronateur, à l'adducteur du petit doigt, au périoste, aux ligamens, aux tendons, et à la peau de la partie interne postérieure de la main, en s'anastomosant avec la fin de l'inter-osseuse et la dorsale du carpe.

Ces différentes branches établissent, par leurs anastomoses, de nombreuses communications entre l'artère cubitale, d'une part, la brachiale et la radiale, de l'autre. La cubitale s'unit, en outre, le plus souvent à la radiale, par un rameau particulier d'anastomose, qui suit le bord inférieur du carré pronateur, et va au-devant d'un rameau semblable, fourni par la radiale. Ces deux artères communiquent plus directement encore, dans la paume de la main, par le moyen des ARCADES PALMAIRES.

Quand l'artère humérale se divise plus haut qu'à l'ordinaire, la cubitale est d'un volume moindre, parce que l'inter-osseuse naît de la radiale, et la récurrente cubitale postérieure de l'inter-osseuse. Quelquefois, mais rarement, sans que l'origine de la cubitale soit plus élevée, l'inter-osseuse est fournie par la radiale; d'autres fois elle provient de la brachiale, soit à l'endroit même où celle-ci se divise, soit au-dessus. Dans certains cas, cette artère inter-osseuse est plus considérable que la cubitale elle-même.

CUBITALES (veines). Elles sont au nombre de quatre. Deux, profondes, accolées aux côtés droit et gauche de l'artère du même nom, et, à peu près, chacune de même volume qu'elle, commencent dans la paume de la main, par des arcades veineuses disposées comme l'arcade palmaire superficielle, suivent, en remontant, le même trajet que l'artère en descendant, reçoivent des rameaux absolument semblables à ceux qu'elle fournit, de sorte que chaque branche artérielle a deux branches veineuses qui lui correspondent, et se réunissent au-dessous du pli du coude, pour former l'une des veines brachiales. Les deux autres veines cubitales sont superficielles ou sous-cutanées, et distinguées en antérieure et en postérieure. La postérieure, plus grosse, naît par des radicules répandues sur la face postérieure des deux ou trois derniers doigts, prend, sur le dos de la main, où elle est située entre le quatrième et le cinquième os du métacarpe, le nom de *veine salvatelle*, formé en cet endroit, par ses anastomoses avec les rameaux de la veine céphalique, un réseau et souvent une arcade très-manifestes, se contourne au-dessous ou au-dessus de l'apophyse styloïde du cubitus, pour monter le long des muscles placés en-dedans et au-devant de cet os, en recevant des rameaux cutanés et d'autres qui l'unissent à la radiale superficielle et à la cubitale antérieure, passe au-devant du pli du coude et se joint à cette dernière au-dessus, rarement au niveau de la tubérosité interne de l'humérus. La cubitale antérieure prend naissance au-devant du poignet, et quelquefois dans la paume de la main, monte le long de la partie interne de la face antérieure de l'avant-bras, concourt à former le réseau qui couvre cette face par l'union de ses rameaux avec ceux de la médiane, et finit en se confondant avec la précédente et la médiane basilique en un seul tronc, qui est la veine basilique. La cubitale postérieure est, dans certains cas, plus petite que l'antérieure, parce que la salvatelle, au lieu de former le commencement de cette veine, va se rendre dans la radiale superficielle.

CUBITAL (nerf), *cubito-digital* (Chauss.). C'est un des

six cordons de terminaison du plexus brachial. Il provient particulièrement des deux ou trois derniers nerfs qui concourent à former ce plexus, et se distribue au côté interne antérieur de l'avant-bras, à la partie interne de la paume et du dos de la main, et aux deux ou trois derniers doigts. Au bras, il est situé en dedans, et marche un peu obliquement d'avant en arrière, le long du muscle triceps, sans donner de rameaux, excepté lorsqu'il fournit un des nerfs cutanés internes. (*Voyez* CUTANÉ.) Arrivé près du coude, il passe sur les ligamens de l'articulation, derrière la tubérosité interne de l'humérus, entre les deux attaches du muscle cubital antérieur, pour descendre sous ce muscle, au côté interne de l'artère cubitale, dont il se rapproche graduellement, et fournit : 1° des filets au cubital antérieur et au fléchisseur profond; 2° un autre qui s'accole à l'artère cubitale, et s'étend quelquefois jusqu'à la paume de la main; 3° quelquefois un filet qui l'unit au nerf médian; 4° vers le poignet, un rameau qui se contourne autour du cubitus, gagne le dos de la main, laisse des filets dans les tégumens, et se distribue par deux rameaux secondaires, dont l'externe se subdivise, à la face postérieure du petit doigt et du doigt annulaire et au côté postérieur interne du doigt du milieu, en communiquant avec le nerf radial. Au niveau du poignet, le nerf cubital se porte dans la paume de la main avec l'artère cubitale, et se divise en deux branches, une superficielle et une profonde. La première donne, par deux rameaux dont l'externe se bifurque, les nerfs des parties latérale et antérieure du petit doigt et de la partie antérieure interne de l'annulaire; et de plus, par le rameau interne, des filets aux muscles du petit doigt, et par l'externe au quatrième lombrical, et un autre qui s'anastomose avec un rameau du nerf médian. La seconde s'enfonce derrière les tendons des fléchisseurs, en se courbant en dehors, et se distribue aux muscles du petit doigt, aux inter-osseux, à l'adducteur du pouce, et quelquefois aussi aux muscles lombricaux. (A. BÉCLARD.)

CUBITO-CARPIEN (muscle). *Voyez* CUBITAL.

CUBITO-DIGITAL (nerf). *Voyez* CUBITAL (nerf.)

CUBITO-PALMAIRE (artère), nom donné par M. Chaussier à la continuation de l'artère cubitale dans la paume de la main. *Voyez* PALMAIRES (arcades).

CUBITO-PHALANGETTIEN commun (muscle). *Voyez* FLÉCHISSEUR profond.

CUBITO-RADIAL (muscle). *Voyez* PRONATEUR (carré).

CUBITO-RADIALE (articulation.) *Voyez* RADIO-CUBITALE (articulation).

CUBITO-SUS-MÉTACARPIEN (muscle). *Voyez* CUBITAL.

CUBITO-SUS-MÉTACARPIEN du pouce (muscle). *Voyez* ABDUCTEUR (long) du pouce.

CUBITO-SUS-PALMAIRE (artère), nom donné par M. Chaussier au rameau que l'artère CUBITALE envoie sur le dos de la main.

CUBITO-SUS-PHALANGETTIEN de l'index (muscle). *Voyez* EXTENSEUR de l'index.

CUBITO-SUS-PHALANGETTIEN du pouce (muscle). *Voyez* EXTENSEUR (long) du pouce.

CUBITO-SUS-PHALANGIEN (muscle) du pouce. *Voyez* EXTENSEUR (court) du pouce.

CUBITUS, s. m., *cubitus*, *ulna*, os de l'avant-bras, ainsi nommé parce qu'il forme la partie saillante du coude : c'est l'os du coude, comme on le trouve désigné dans quelques traités anciens d'anatomie. Il constitue, avec le radius, la partie solide de l'avant-bras. (*Voyez* ce mot). Sa figure est celle des os longs; il est courbé d'arrière en avant supérieurement, et présente, en outre, dans son corps, une double courbure latérale en S, très-étendue et par là même peu prononcée, disposée de telle manière que l'os s'incline légèrement vers le radius, en haut, puis s'en écarte, pour s'en rapprocher de nouveau tout-à-fait en bas. Son volume, considérable à son extrémité supérieure, diminue graduellement jusqu'auprès de l'inférieure, légèrement renflée; son corps est épais et presque carré supérieurement, aplati et triangulaire vers son milieu, mince et arrondi inférieurement. Il n'est point tordu sur lui-même.

Le cubitus se joint, en haut, à l'humérus et au radius, au moyen de la grande et de la petite cavités *sigmoïdes*, lesquelles forment une surface articulaire continue et d'une grande étendue. La première de ces cavités semble une vaste échancrure de la partie supérieure et antérieure de l'os; elle embrasse la poulie articulaire de l'humérus et offre, vers son milieu, une saillie longitudinale naissant insensiblement de l'inclinaison des parties latérales et remplissant la gorge de cette poulie. Sa circonférence proémine en haut et en bas, à chaque extrémité de cette saillie, et est échancrée latéralement, de sorte qu'elle représente, dans tous les sens, la forme d'un Σ; d'où le nom de *sigmoïde* que l'on a donné à cette cavité. Deux apophyses résultent de la présence de ce grand enfoncement : l'une, l'*olécrâne*, plus grande, s'élève au-dessus du reste de l'os et se continue avec la presque totalité de son épaisseur, mais spécialement avec sa partie postérieure; l'autre, la *coronoïde*, se dirige en avant et ne paraît formée que par les fibres les plus antérieurs de l'os. Elles sont séparées, dans la cavité même, par une ligne transversale, rugueuse, élargie à ses extrémités, surtout à l'interne, et correspondant aux échancrures de la circonférence. L'olécrâne est un peu incliné en dehors, à cause de l'inclinaison dans le même sens de la partie postérieure de la poulie de l'humérus; il présente, du côté opposé à la cavité, 1° en arrière, une surface lisse, rétrécie inférieurement, et continue au bord postérieur du corps; 2° en haut, une partie extrêmement rugueuse, formant une sorte de tubérosité; 3° de chaque côté, de légères inégalités. On voit, sur l'apophyse coronoïde, en bas, une empreinte très-prononcée, se prolongeant un peu sur le corps, et en dedans, des inégalités assez marquées. La petite cavité sigmoïde est creusée sur le côté externe de cette apophyse; elle est allongée et plus large en arrière qu'en devant; ses bords antérieur et postérieur sont saillans et garnis d'aspérités, surtout le postérieur.

En bas, le cubitus est articulé avec le radius, et dans un contact médiat avec le carpe, par deux petites surfaces continues, dont l'une, séparée, dans l'état frais, par un fibro-cartilage de l'os pyramidal, est tournée en bas, et l'autre, convexe, plus large dans son milieu, et formée par la circonférence même de l'os, regarde en dehors. Cette partie articulaire de l'extrémité inférieure du cubitus est ce qu'on appelle la *tête* de cet os; elle occupe les côtés externe et antérieur de cette extrémité : le côté postérieur présente, en effet, 1° une apophyse appelée *styloïde*, assez courte, pointue, convexe en dedans, située sur la même ligne que l'olécrâne; 2° une coulisse qui sépare, en arrière, cette apophyse de la *tête* et descend un peu obliquement en dedans; 3° un enfoncement inégal, aussi placé entre les deux éminences, mais en dessous.

Le corps du cubitus présente trois faces et trois bords; mais à cause de la forme générale de l'os, les uns et les autres sont peu marqués en bas. On voit sur la face antérieure, 1° une portion de l'empreinte qui appartient à l'apophyse coronoïde;

2° une excavation superficielle, inégale, rétrécie par en bas; 3° une partie arrondie, plus étroite encore, et une, très-légèrement rugueuse; 4° le trou nourricier principal, situé au-dessus du milieu de cette face, et dirigé de bas en haut. La face interne est un peu inclinée vers la précédente, et légèrement excavée en haut, entre les deux apophyses de l'extrémité supérieure; elle n'offre que des inégalités peu sensibles dans ses trois quarts supérieurs, et est parfaitement lisse dans l'inférieur; le trou nourricier s'ouvre quelquefois sur elle. Le bord antérieur, mousse dans toute son étendue, sépare ou plutôt réunit ces deux faces. La face postérieure, inclinée vers le radius, présente une ligne saillante, qui part du bord postérieur de la petite cavité sigmoïde, prolongé sur le corps de l'os, et descend, obliquement d'abord, puis longitudinalement, jusqu'à l'extrémité inférieure, auprès de laquelle elle est pourtant moins sensible : en dedans de cette ligne, la face postérieure est large, comme triangulaire, excavée et un peu inégale dans son bord supérieur, lisse et beaucoup plus étroite au-dessous; en dehors de la même ligne, elle est plus large que dans cette partie lisse, un peu concave, et inégale dans toute son étendue. Le bord postérieur, saillant et large, surtout en haut, sépare les faces postérieure et interne. Enfin, le bord externe, formé par la réunion, à angle aigu, des surfaces antérieure et postérieure, est mince, tranchant, excepté en bas, convexe et concave en deux sens opposés, à cause de la courbure latérale de l'os, et bifurqué tout-à-fait en haut pour se continuer avec les deux bords de la petite cavité sigmoïde, en comprenant entre les deux branches de la bifurcation une surface triangulaire, concave, située au-dessous de cette cavité, et inégale supérieurement : ce bord répond à l'intervalle qui sépare le cubitus du radius, ou à l'espace inter-osseux.

La structure du cubitus ne diffère point de celle des autres os longs. Il n'en est pas tout-à-fait de même de son développement; l'extrémité supérieure est formée, presque en totalité, par l'allongement du corps, et le sommet de l'olécrâne a seul un point d'ossification à part : c'est, du moins, ce que j'ai vu dans mes recherches; F. Meckel admet trois points d'ossification pour cette extrémité. L'époque à laquelle le corps commence à s'ossifier, chez l'embryon, est à peu près la même que pour l'humérus : c'est vers six semaines. Le point osseux du sommet de l'olécrâne paraît vers l'âge de dix ans et se soude vers quinze ou seize ans. L'épiphyse de l'extrémité inférieure se développe vers un an et ne se soude que quand l'accroissement est complet.

C'est particulièrement par le cubitus que l'avant-bras se joint avec le bras. Cet os sert de point d'appui au radius dans les mouvemens de pronation et de supination de la main : aussi le voit-on, dans les animaux, diminuer de volume à mesure que ces mouvemens se perdent, et se réduire, dans quelques-uns, à une sorte d'appendice du radius, qui ne s'étend même pas jusqu'à la main. Plusieurs muscles du bras et de l'avant-bras trouvent, dans le cubitus, un point mobile ou un point fixe. *Voyez* ANCONÉ, BRACHIAL ANTÉRIEUR, CUBITAUX (muscles), FLÉCHISSEUR PROFOND, PRONATEUR (carré), etc., etc.

Toutes les maladies des os peuvent affecter le cubitus; les fractures, les luxations, la nécrose, sont les plus fréquentes.

(A. BÉCLARD.)

CUBOIDE, adj., *cuboides*, de κυβοειδής, qui a la forme d'un cube. On nomme ainsi, depuis Galien, un os du pied qui forme la partie antérieure externe du tarse. C'est un os court, de forme à peu près cubique, en effet, mais plus long et plus épais en dedans qu'en dehors, ce qui incline dans ce dernier sens ses faces supérieure et antérieure; situé un peu obliquement, sa partie interne étant légèrement relevée vers le dos du pied, et l'externe inclinée vers la plante, disposition qui concourt, ainsi que son inégalité d'épaisseur, à la convexité de l'un et à la concavité de l'autre. Cet os se joint, en arrière, au calcanéum, par une surface articulaire, convexe et concave en sens opposé, en avant aux deux derniers métatarsiens, par une facette double, carrée pour le quatrième, triangulaire pour le cinquième; en dedans au troisième cunéiforme par une facette presque ronde, occupant le haut et le milieu de la face interne, dont le reste, ordinairement inégal, offre quelquefois, en arrière, une petite facette articulée avec le scaphoïde. En bas, l'os cuboïde est creusé d'une coulisse oblique, dont le bord postérieur forme une saillie derrière laquelle est un enfoncement inégal; il existe quelquefois, sur la partie externe de cette face, une facette lisse, qui est en contact avec un os sésamoïde. En haut, le cuboïde ne présente qu'une surface rugueuse; enfin, son côté externe, très-étroit, est arrondi, superficiellement échancré, et continu à sa coulisse inférieure.

Cet os a la structure des os courts et se développe par un seul point d'ossification, tardif, comme pour la plupart des os du tarse. (A. BÉCLARD.)

CUCULLAIRE, adj., *cucullaris*, de *cucullus*, capuchon; en forme de capuchon. Nom donné par quelques anatomistes, d'après Colombus, au muscle TRAPÈZE. (A. B.)

CUCURBITACÉES, s. f., *cucurbitaceæ*. Cette famille de plantes, dans laquelle nous trouvons les melons, les concombres, la bryone, les courges, la coloquinte, appartient à la classe des végétaux dicotylédones qui ont la corolle monopétale portée sur un ovaire infère. Nous y trouvons généralement un principe résineux, âcre et purgatif, qui quelquefois est très-abondant et très-exalté, comme dans le fruit de la coloquinte et de l'*elaterium*, et dans la racine de bryone, qui sont de violens purgatifs drastiques. Cependant cette famille nous offre des fruits succulens et très-savoureux, tels que les différentes espèces de melons et de pastèques, et d'autres qui, quoique ayant une saveur moins agréable et moins sucrée, sont cependant servis sur nos tables, comme les concombres et les différentes espèces de courges. Ces fruits, dont on fait une si grande consommation comme aliment, sont cependant laxatifs, surtout lorsqu'on en mange avec peu de modération. Mais ici ce n'est pas, à notre avis, le principe résineux qui leur communique cette propriété, mais le mélange du mucilage et du sucre uni à une certaine quantité d'acide, comme on l'observe dans les fruits mucoso-sucrés, dont ils se rapprochent étroitement sous ce point de vue.

Les graines, dans toutes les cucurbitacées, sont douces, huileuses et émulsives. On les emploie surtout pour préparer des tisanes ou émulsions adoucissantes dont on fait particulièrement usage dans les inflammations des organes sécréteurs de l'urine. De là le nom de *semences froides majeures*, sous lequel elles sont désignées dans les anciens traités de matière médicale.

(A. RICHARD.)

CUCURBITAIN, s. m. Les anciens ont donné ce nom aux articulations isolées des ténias, articulations qui ont souvent l'aspect des graines des plantes cucurbitacées et qu'ils considéraient comme autant de vers isolés. On a aussi autrefois donné le nom de *ver cucurbitain* à une espèce de tenia, le *tænia solium*. *Voyez* TÉNIA. (HIPP. CLOQUET.)

CUIR, s. m., *corium*. Bien que l'on ne puisse guère donner ce nom qu'à la peau des animaux tannée pour notre usage, on appelle souvent la peau du crâne *cuir chevelu*, et le mot latin *corium* est employé pour désigner le derme; on l'a même francisé et on en a fait *corion*, que quelques-uns écrivent, à tort, *chorion*. (A. B.)

CUISSART, s. m. On nomme ainsi un instrument que l'on emploie pour remplacer le membre inférieur après l'amputation de la cuisse. L'extrémité supérieure du cuissart représente un cône creux, destiné à recevoir le moignon. Ce cône est surmonté en dehors par un prolongement qui s'élève jusqu'au niveau de la crête iliaque, et qu'on fixe autour du bassin au moyen d'une ceinture en cuir, munie d'une boucle. Le bord qui circonscrit sa base, garni d'un coussin de crin ou de laine, recouvert d'une peau douce et molle, doit servir de point d'appui, en avant aux branches du pubis et de l'ischion, et en arrière à la tubérosité sciatique. Sa cavité, dont la profondeur varie suivant la longueur du moignon, est rembourée et matelassée, afin d'éviter les froissemens et la pression douloureuse que ses parois pourraient causer aux parties qu'elle renferme. Le sommet du cône se termine en bas par un bâton ou une tige de fer, destiné à remplacer la jambe. Ordinairement la partie de ce dernier support qui appuie sur la terre est légèrement élargie, et recouverte d'un cuir épais : celui-ci a pour avantage d'empêcher l'instrument de glisser, et d'adoucir les chocs que, pendant la marche, il éprouve de la part du sol.

Plusieurs chirurgiens ont fait construire des cuissarts mécaniques plus ou moins compliqués, de manière à représenter les formes du membre qu'ils remplacent; au moyen de ressorts et de rouages diversement combinés, ils sont parvenus même à donner de la mobilité aux articulations factices du genou et du pied. J'ai vu plusieurs de ces instrumens fort ingénieux simuler parfaitement le membre qu'ils suppléaient; mais, il faut l'avouer, les malades ne les traînent que péniblement après eux; ils sont plus incommodes, moins solides et moins sûrs pour la marche que les cuissarts ordinaires : aussi peu de personnes en font-elles maintenant usage.

Pour que les malades se servent avantageusement des cuissarts, il est indispensable que leur moignon ait assez de longueur pour imprimer à l'instrument les divers mouvemens dont ils ont besoin dans la marche, sans quoi l'instrument resterait immobile ou se dérangerait continuellement, et le malade serait exposé à des chutes fréquentes. Les malades chez lesquels l'amputation a été pratiquée très-haut, et qui n'ont un moignon que de quelques pouces de longueur, ne peuvent se servir de cuissart, et sont obligés d'avoir recours aux béquilles pour marcher. Il faut que le moignon n'éprouve jamais de pression douloureuse au fond du cône que lui offre le cuissart; autrement il ne tarderait pas à s'enflammer, à s'ulcérer; la dénudation de l'os et les accidens les plus graves pourraient en être la suite. Cependant il ne faut point que le moignon flotte librement dans la cavité de l'instrument, car il ne le ferait mouvoir qu'avec difficulté, et à chaque mouvement son extrémité viendrait heurter et se froisser contre ses parois.

Les malades éprouvent de la gêne quand ils commencent à se servir de cuissarts, à cause de la pression que leurs bords exercent sur les parties; mais bientôt celles-ci s'accoutument à ce contact, et la pression qu'elles éprouvent détermine dans la peau et le tissu cellulaire un épaississement qui le rend moins pénible; les malades finissent par se servir avec beaucoup de facilité et d'adresse de cet instrument de prothèse. (J. CLOQUET.)

CUISSE, s. f., *femur*, μηρός; partie des membres inférieurs comprise entre la hanche et le genou. Elle se continue, en arrière, avec la fesse, dont elle est distinguée par un pli de la peau qui dépend de ce que la saillie du muscle grand fessier cesse tout-à-coup. En avant, elle est séparée du bas-ventre par le pli de l'aine, et en dedans, de la région génitale par un autre pli très-marqué, dont le fond répond à la branche de l'ischion et à celle du pubis. En bas, elle forme, en s'unissant à la jambe, le creux du jarret, et est séparée de celle-ci, dans le reste de sa circonférence, par le genou. La cuisse a une forme plutôt conique que cylindrique, le nombre de ses muscles diminuant graduellement de haut en bas. Sa surface, quoique généralement arrondie, présente des saillies, des dépressions et des *plans* dûs à la disposition des muscles, et variables suivant leur état de contraction, d'allongement ou de relâchement, par conséquent suivant l'attitude du membre. Une ligne un peu enfoncée, étendue obliquement du pli de l'aine à la partie interne de la cuisse, indique assez souvent le trajet de l'artère crurale, dont les battemens sont très-distincts à la partie supérieure de cette ligne. La peau qui forme la surface de la cuisse est plus blanche et plus mince en avant et en dedans qu'en arrière et en dehors, où elle est garnie de poils dans l'homme.

Un seul os, le fémur, occupe le centre de la cuisse. Son axe n'est point parallèle à celui de ce membre : courbé angulairement à la réunion de son corps avec son extrémité supérieure, il se rapproche des tégumens en dehors et en haut, où l'une de ses éminences, le grand trochanter, est même presque sous-cutanée, de manière à laisser, en dedans, un espace considérable pour les muscles. Ceux-ci forment deux couches, une superficielle et une profonde. Les muscles de la couche superficielle ont une direction à peu près longitudinale, et sont entourés d'une gaîne celluleuse lâche : ces muscles sont : en avant et en dedans, le droit antérieur, le couturier, le droit interne ; en arrière, le demi-tendineux, le demi-membraneux et la longue portion du biceps ; en dehors, le muscle du *fascia-lata*. Les muscles profonds sont, en grande partie, composés de fibres obliques, attachées presque toutes au fémur : tels sont le triceps crural, le pectiné, les adducteurs, la courte portion du biceps ; le triceps est immédiatement appliqué sur l'os, tandis que les autres ne lui correspondent que par leur bord, particulièrement les adducteurs, qui forment, en dedans, un plan tout-à-fait distinct et en partie superficiel en avant. Outre ces muscles, propres à la cuisse, l'extrémité inférieure du grand fessier, celle des psoas et iliaque, le carré de la cuisse, situé presque dans l'épaisseur de la fesse, l'extrémité des obturateurs externe et interne, des jumeaux, etc., font encore partie de ce membre. Tous ces muscles sont enveloppés par une aponévrose forte et épaisse, surtout en dehors, qui se fixe au fémur et envoie entre eux divers prolongemens ; elle a reçu le nom particulier de *fascia-lata*. *Voyez* ce mot.

Les vaisseaux sanguins de la cuisse sont : l'artère crurale ou fémorale, sa branche profonde, les circonflexes, les perforantes, les honteuses externes, qui ne font que la traverser, l'obturatrice, l'ischiatique, les veines qui correspondent à ces artères, et de plus la veine saphène. Exceptée celle-ci, qui est sous-cutanée, tous ces vaisseaux sont renfermés avec les muscles, sous l'enveloppe aponévrotique ; les troncs principaux occupent la partie interne du membre, de sorte que c'est en dehors que se trouvent les rameaux les moins volumineux. Des vaisseaux lymphatiques profonds accompagnent les vaisseux cruraux, et un grand nombre de superficiels rampent entre la peau et l'aponévrose. La cuisse a trois nerfs principaux : le crural, l'obturateur, qui avoisinent les vaisseaux du même nom, et le grand nerf sciatique, situé seul le long de sa partie postérieure ; elle reçoit, en outre, des filets, sous-cutanés pour la plupart, des nerfs lombaires, sacrés, et du petit nerf sciatique. Le tissu cellulaire de la cuisse est abondant, principalement en avant, dans l'espace qui loge les vaisseaux et le nerf cruraux, et en arrière, vers le creux du jarret, autour du grand nerf sciatique; le tissu graisseux est accumulé dans les mêmes endroits, et souvent aussi entre la peau et l'aponévrose.

Chez la femme, la cuisse est plus volumineuse, plus conique et plus ronde que chez l'homme, à cause de l'amplitude plus grande du bassin et de la prédominance du tissu cellulaire.

Cette partie importante du membre inférieur est particulièrement utile, dans le mécanisme général de ce membre, par l'étendue et la variété des mouvemens qu'elle exécute, par ceux de rotation, dont elle jouit à un haut degré (*Voyez* articulation de la HANCHE), et par les muscles puissans qui entrent dans sa composition.

Les maladies les plus communes aux membres, comme les plaies, les fractures, les luxations, les anévrysmes, etc., sont aussi celles que l'on voit le plus souvent à la cuisse. (A. BÉCLARD.)

CUISSON, s. f., *douleur cuisante;* variété de la sensation douloureuse qui se manifeste dans la brûlure légère, dans les plaies, dans plusieurs affections cutanées, telles que l'érysipèle, certaines dartres, le zona, le prurigo; et qui est vivement excitée par la présence de corps étrangers, de fluides âcres sur certaines membranes muqueuses enflammées, sur les plaies, etc. Ce phénomène ne fournit aucune indication importante. *Voyez* DOULEUR. (GEORGET.)

CUIVRE, s. m., *cuprum*, *æs*, Vénus des alchimistes : Métal rangé par M. Thénard dans la quatrième classe. (*Voyez* MÉTAL.) On le trouve 1° à l'état natif en France, en Angleterre, à Touria en Suède, en Saxe, en Sibérie, dans le Hartz, la Transylvanie, le pays de Salzbourg, en Hongrie, au Japon, au Chili, au Mexique et au Pérou; 2° à l'état d'oxyde (*Voyez* plus bas.); 3° à l'état de sulfure que l'on désigne sous les noms de *pyrite* cuivreuse et de *cuivre gris;* cette mine, une de celles que l'on exploite le plus souvent, contient du fer, de l'antimoine, de l'arsenic ou de l'argent ; 4° à l'état de sel et de chlorure : tels sont l'arseniate, le sous-carbonate, le sulfate, le phosphate et le chlorure de cuivre.

Propriétés physiques. — Le cuivre est solide, d'un rouge tirant sur l'orangé, plus dur que l'or et l'argent, plus sonore que tous les autres métaux ; quoique brillant, malléable et ductile, il ne possède ces propriétés qu'à un degré inférieur à celui des métaux les plus précieux ; sa ténacité est telle qu'un fil de 0,078 pouces de diamètre supporte un poids de 302,26 livres sans se rompre ; il acquiert une odeur désagréable par le frottement : sa pesanteur spécifique est de 8, 895. Il fond à 27° du pyromètre de Wedgwood ; sa surface offre alors une teinte verte bleuâtre ; il ne se volatilise pas. Soumis à l'action du chalumeau à gaz de Brooks, c'est-à-dire à un courant enflammé d'oxygène et d'hydrogène, il brûle avec une flamme verte et avec beaucoup d'éclat. On le débite dans le commerce sous forme de petits pains ronds, de plaques carrées ou rondes, de feuilles ou de baguettes.

Propriétés chimiques. — Soumis à l'action de l'*air* ou du gaz oxygène, il se transforme en deutoxyde brun, si on le chauffe ; il n'y a point de dégagement de lumière. A froid l'action est nulle, si les deux gaz sont secs : s'ils sont humides, l'oxygène transforme le cuivre en deutoxyde, et l'air atmosphérique en sous-deuto-carbonate verdâtre. Il existe encore deux autres oxydes de cuivre dont nous exposerons bientôt les propriétés. Le *phosphore*, le *soufre*, le *chlore* et l'*iode* se combinent avec le cuivre à l'aide de la chaleur et donnent un phosphure, deux sulfures, deux chlorures et un iodure : ces produits ne sont point employés en médecine. L'*hydrogène*, l'*azote* et le *carbone* sont sans action sur lui. Plusieurs métaux se combinent avec le cuivre pour former des alliages utiles dans les arts : le *laiton*, connu aussi sous le nom de *cuivre jaune*, de *similor*, etc., est formé de 20 à 40 parties de zinc et de 80 à 60 parties de cuivre ; le *bronze* ou le *métal de canons* se compose de 10 à 12 parties d'étain et de 90 à 88 parties de cuivre ; le *métal des cloches* est formé de 22 parties d'étain et de 78 de cuivre ; celui des timbres d'horloge renferme un peu plus d'étain et un peu moins de cuivre que le précédent ; l'*étamage* que l'on peut considérer jusqu'à un certain point comme un alliage, n'est autre chose que du cuivre décapé, recouvert d'une couche mince d'étain ; le *tam tam* contient 80,427 parties de cuivre et 19,573 d'étain; les *miroirs des télescopes* sont formés d'une partie d'étain et de deux de cuivre. Combiné avec un dixième de son poids d'*arsenic*, il fournit un alliage légèrement ductile, semblable au cuivre blanc de la Chine qui paraît avoir été employé à faire des cuillers et des vases. Les monnaies et les pièces d'orfévrerie en or et en argent, contiennent une petite quantité de cuivre qui leur donne plus de corps et de dureté, et les rend susceptibles d'un plus beau travail; il rehausse en outre la couleur de l'or. Plusieurs autres métaux, tels que le *fer*, l'*antimoine*, etc., peuvent s'unir au *cuivre* et donner des alliages qui ne présentent aucun intérêt.

L'eau et les acides *borique*, *carbonique* et *sulfureux* sont sans action sur le cuivre. L'acide *sulfurique* concentré n'agit point sur lui à froid, mais si on élève la température, il se décompose en partie, oxyde le métal et le transforme en deuto-sulfate; il se dégage du gaz acide sulfureux. L'acide *nitrique* l'attaque avec rapidité lors même qu'il est étendu d'une certaine quantité d'eau; il se dégage du gaz deutoxyde d'azote (gaz nitreux) et l'on obtient du deuto-nitrate de cuivre. L'acide *hydrochlorique* liquide, qui n'agit point sur lui à froid, le transforme en hydrochlorate de deutoxyde, avec dégagement de gaz hydrogène, si on élève la température : dans ce cas, l'eau est décomposée, son oxygène oxyde le métal, tandis que l'hydrogène est mis à nu.

L'*ammoniaque* liquide n'exerce aucune action sur le cuivre qui n'a pas le contact de l'air; mais si on débouche le flacon qui contient le mélange, le cuivre ne tarde pas à s'oxyder et à se dissoudre dans l'alcali qui acquiert une belle couleur bleue. Lorsqu'on fait bouillir, dans un chaudron de cuivre jaune ou rouge parfaitement décapé, une dissolution saturée de sel commun dans l'eau, le cuivre s'oxyde et se dissout en petite quantité. On peut démontrer la présence de cet oxyde dans la liqueur; tandis que la dissolution ne renferme point de cuivre, si, outre le sel et l'eau, on a employé du bœuf, du lard ou du poisson; toutefois le sang des animaux chauffé ou conservé pendant très-peu de temps dans des vaisseaux de cuivre exerce sur ce métal une action très-marquée, d'après M. Vauquelin.

On obtient le cuivre en grand, en exploitant les mines de cuivre natif, d'oxyde, de sous-carbonate et de sulfure : pour le séparer de cette dernière, on la grille pour la priver de la majeure partie du soufre qu'elle contient; puis on décompose par le charbon l'oxyde de cuivre formé pendant le grillage. Les mines d'oxyde et de carbonate de cuivre fournissent le métal, lorsqu'on les traite par le charbon à une température élevée. Le cuivre a des usages nombreux; on l'emploie pour faire un très-grand nombre d'ustensiles, pour doubler les vaisseaux, pour faire la monnaie, etc. Il n'est point vénéneux. *Voyez* POISON et ÉTAMAGE.

CUIVRE (Oxydes de). Il existe trois oxydes de cuivre. Le *protoxyde* se trouve en Angleterre, en Sibérie, en Hongrie, dans le pays de Nassau, en Suède, en Norwège, en France, etc.; il est tantôt cristallisé, tantôt en masses ou en poudre; il est rouge ou d'un rouge brun. Celui que les chimistes obtiennent en décomposant le protochlorure de cuivre par la potasse est orangé lorsqu'il est humide, et rougeâtre quand il a été fondu. Chauffé avec du gaz oxygène ou avec de l'air atmosphérique, le protoxyde de cuivre passe à l'état de deutoxyde; il a beaucoup moins de tendance à s'unir aux acides que ce dernier; il se dissout dans l'ammoniaque qu'il colore en bleu; il est formé de 12,638 d'oxygène et de 100 de cuivre; il n'a point d'usages. Le *deutoxyde* de cuivre se trouve en masses ou en poussière dans quelques mines de cuivre; il existe aussi dans la nature combiné avec des acides. Il est brun lorsqu'il est sec; il n'agit point sur le gaz oxygène; il se combine à merveille avec les acides pour former des sels; il se dissout très-bien dans l'ammoniaque qu'il colore en bleu. Combiné avec l'eau, il constitue l'*hydrate* de deutoxyde de cuivre bleu qui, étant exposé à l'air, en absorbe l'oxygène et se transforme en sous-deuto-carbonate de cuivre vert : traité par l'eau oxygénée, cet hydrate passe à l'état de *peroxyde :* si on le fait bouillir dans l'eau, il se change en deutoxyde sec d'une couleur brune. On obtient ce dernier, que l'on appelle vulgairement *batitures de cuivre*, en chauffant le métal avec le contact de l'air, et en le plongeant dans l'eau froide pour détacher les écailles brunes qui constituent cet oxyde; l'*hydrate* se prépare en décomposant un deuto-sel de cuivre par un excès de potasse ou de soude. Cet oxyde est formé de 25,27 d'oxygène et de 100 de métal. Les chimistes en font souvent usage pour déterminer les proportions des élémens qui constituent les principes immédiats des végétaux et des animaux. Il était employé autrefois, sous le nom d'*œs ustum*, comme émétique et purgatif; on s'en servait aussi contre l'épilepsie et pour stimuler les vieux ulcères atoniques, cancéreux ou de mauvais caractère; mais il est généralement abandonné aujourd'hui. — *Peroxyde de cuivre.* On ne le trouve point dans la nature; il est le produit de l'action de l'eau oxygénée sur l'hydrate de deutoxyde de cuivre; il est solide, insipide, d'un brun jaune foncé, insoluble dans l'eau et décomposable en oxygène et en deutoxyde à une température peu élevée. Il n'a point d'usages; on ne connaît point la quantité d'oxygène qui entre dans sa composition.

CUIVRE (Sels de). Les sels formés de deutoxyde de cuivre et d'un acide sont d'une couleur verte ou bleue; ils sont presque tous solubles dans l'eau ou dans l'eau acidulée : les dissolutions qu'ils fournissent précipitent en bleu par la potasse, la soude et l'ammoniaque; un excès de ce dernier alcali redissout le deutoxyde précipité et donne un liquide bleu foncé; les hydrosulfates et l'acide hydrosulfurique en précipitent du sulfure de cuivre noir; l'arsenite de potasse y fait naître un précipité vert (vert de Scheele ou arsénite de cuivre); l'hydrocyanate de potasse ferrugineux y occasione un précipité brun marron, surtout si les dissolutions sont étendues : une lame de fer en précipite le cuivre à l'état métallique, et il se forme un sel ferrugineux soluble, ce qui prouve que le fer s'est emparé à la fois de l'oxygène et de l'acide qui étaient unis avec le cuivre : ce phénomène se manifeste plus ou moins promptement, suivant la nature du sel employé. Un cylindre de phosphore plongé dans une dissolution de cuivre en précipite également le métal. — Nous n'établirons point les caractères des sels que forme le protoxyde de cuivre, parce qu'on ne connaît guère que le proto-hydrochlorate dont nous ferons bientôt mention. — Les sels de cuivre solubles dans l'eau sont tous vénéneux (*Voyez* POISON.); on peut néanmoins les employer avec succès dans le traitement de quelques maladies. Donnés à assez forte dose, ils déterminent une irritation de l'estomac, et par suite des vomissemens et des évacuations intestinales; à des doses réfractées et continuées, ils excitent les systèmes nerveux et sanguin; enfin, si leur usage est continué pendant long-temps, ils agissent secondairement comme excitans du système lymphatique.

CUIVRE (Acétate de) : *cristaux de Vénus, verdet cristallisé.* Il cristallise en rhomboïdes d'un vert bleuâtre; il est inodore, d'une saveur forte et styptique; il est légèrement efflorescent et se dissout dans cinq parties d'eau bouillante. Lorsqu'on le chauffe, il décrépite, lance au loin des fragmens qui vont jusqu'au col de la cornue, se dessèche et devient blanc; on peut lui rendre sa couleur bleue, en le mettant en contact avec l'eau ou avec l'air humide; si on continue à le chauffer, il se décompose et fournit entr'autres produits de l'acide acétique, connu sous le nom de *vinaigre radical* (*Voyez* ce mot), et du cuivre métallique. L'acide sulfurique concentré, versé sur de l'acétate de cuivre pulvérisé, le décompose, s'empare du deutoxyde de cuivre, et il se dégage des vapeurs d'acide acétique, reconnaissables à leur odeur de vinaigre fort. On obtient ce sel en fesant dissoudre, dans du vinaigre chaud, du vert de gris artificiel (composé d'acétate de cuivre et de deutoxyde de cuivre hydraté); on évapore la liqueur pour la faire cristalliser. L'acétate de cuivre est employé dans la préparation du vinaigre radical, et pour faire la liqueur appelée *vert d'eau*, dont on se sert pour le lavis des plans; il fait la base de l'opiat de Gamet et des pilules du docteur Gerbier, remèdes dont on fait rarement usage et qui ont été quelquefois utiles dans le traitement des affections cancéreuses, où l'excision et la cautérisation sont impraticables. Lorsqu'on administre l'acétate de cuivre, on doit commencer par en donner un quart de grain par jour, en deux ou trois fois, afin d'éviter les accidens qui ont souvent forcé d'en suspendre l'emploi. *Voyez* POISON.

Vert de gris artificiel : Produit formé, suivant Proust, de 43 parties d'acétate de cuivre, de 37,5 de deutoxyde de cuivre hydraté et de 15,5 d'eau. Il est solide, d'un bleu verdâtre, pulvérulent, inodore et d'une saveur forte, styptique. Lorsqu'on le traite par l'eau froide, l'acétate de cuivre est dissous, et l'hydrate bleu se précipite; si l'eau est bouillante, l'hydrate est réduit en eau et en deutoxyde de cuivre brun qui se précipite : quoiqu'il en soit, la dissolution filtrée est précipitée par les alcalis, les hydrosulfates, etc., comme nous l'avons dit en parlant des sels de cuivre en général. L'acide acétique, aidé de la chaleur, le convertit entièrement en acétate de cuivre neutre, à moins qu'il ne contienne des substances étrangères. La chaleur et l'acide sulfurique agissent sur lui comme sur l'acétate de cuivre. Pour l'obtenir, on met une lame de cuivre sur une couche peu épaisse de marc de raisin; on recouvre la lame d'une nouvelle couche de marc, sur laquelle on applique une autre lame de cuivre et ainsi successivement; au bout de six semaines, on sépare le vert de gris attaché à la surface des diverses lames, et on fait servir de nouveau celles-ci à la même fabrication : pendant cette opération, le cuivre s'oxyde aux dépens de l'oxygène de l'air, et le deutoxyde formé s'unit à l'acide acétique provenant de la fermentation qu'a éprouvé le moût de raisin contenu dans le marc. Le vert de gris est employé pour faire l'acétate de cuivre cristallisé, pour peindre à l'huile et pour certaines opérations de teinture ; il sert à préparer l'emplâtre divin, l'onguent égyptiac, le cérat d'acétate de cuivre, l'onguent de poix avec le verdet, la cire verte de Beaumé, etc., que l'on emploie quelquefois dans le traitement extérieur de certains ulcères syphilitiques, scorbutiques, carcinomateux, ainsi que pour détruire les chairs fongueuses, les verrues et les cors. Le vert de gris, administré à très-petites doses, à des enfans atteints de scrofules, a déterminé la résolution de quelques tumeurs scrofuleuses, et a détruit certains nodus rachitiques ; mais on a été souvent obligé d'en cesser l'emploi, à cause des accidens qu'il occasionait. Quelques médecins ont proposé de l'employer à des doses réfractées et soutenues, au commencement de certaines phthisies tuberculeuses, dans l'intention d'exciter la résolution des tubercules : aucun succès n'a encore justifié l'administration d'un médicament aussi dangéreux

CUIVRE AMMONIACAL : nom donné à de l'ammoniaque tenant du deutoxyde de cuivre en dissolution. Il est liquide, d'un bleu foncé et d'une odeur ammoniacale ; il précipite, comme les sels de cuivre par la potasse, la soude, l'arsénite et le prussiate de potasse, les hydrosulfates, etc. ; l'eau de baryte y fait naître un précipité de deutoxyde de cuivre bleu, entièrement soluble dans l'acide nitrique pur, caractère qui le distingue du sulfate de cuivre ammoniacal. On l'obtient directement en combinant l'ammoniaque avec l'oxyde de cuivre. Plusieurs médecins l'ont employé aux mêmes usages que le sulfate de cuivre ammoniacal, (*voyez* ce mot plus bas). Boerhaave le regardait comme diurétique et en administrait trois ou quatre gouttes à jeun dans un verre d'hydromel ; il augmentait successivement tous les jours jusqu'à en faire prendre vingt gouttes en une seule fois ; il dit avoir guéri, par ce moyen, une hydropisie ascite confirmée, tout, en avouant que ce médicament avait été employé sans succès, dans beaucoup de cas analogues.

CUIVRE (Arsénite de), *Vert de Scheele* : composé de deutoxyde de cuivre et d'oxyde blanc d'arsenic (acide arsénieux), obtenu en versant de l'arsénite de potasse dans du sulfate de cuivre dissous et en lavant le précipité. Il est solide vert, insipide et insoluble dans l'eau; il se décompose et répand une odeur d'ail lorqu'on le met sur les charbons ardens; trituré avec du nitrate d'argent dissous, il se décompose et se transforme en arsénite d'argent jaune et en nitrate de cuivre. Il est employé pour colorer les papiers en vert et dans les peintures à l'huile.

CUIVRE (Carbonate de). On trouve dans la nature deux variétés de carbonate de cuivre; la première, connue sous le nom de *malachite*, est verte et se rencontre particulièrement en Sibérie, à Chessy, près Lyon, etc.; l'autre est bleue et porte le nom de *cuivre azuré*, d'*azur de cuivre* et de *bleu de montagne;* elle existe en très-petite quantité dans toutes les mines de cuivre, c'est elle qui colore les pierres d'Arménie et la plupart des os fossiles appelés *turquoises.* L'une et l'autre de ces variétés sont formées d'acide carbonique, de deutoxyde de cuivre et d'eau; le carbonate vert contient $\frac{1}{5}$ de plus d'eau, tandis que dans l'autre il y a $\frac{1}{5}$ de plus d'acide carbonique. Le *sous-deuto-carbonate de cuivre,* obtenu dans les laboratoires, est formé de 100 parties d'acide et de 181,58 de deutoxyde. On le prépare, en versant une dissolution de sous-carbonate de potasse dans du sulfate de cuivre dissous, et en lavant le précipité: c'est lui qui se forme spontanément à la surface des vases de cuivre rouge, de laiton, d'airain, des pièces de monnaie, des alliages de cuivre et d'argent, et on le désigne alors sous le nom de *vert-de-gris naturel.* Il suffit, pour qu'il se produise, que du cuivre métallique soit en contact avec de l'air atmosphérique humide, qui oxyde le métal, et fournit à l'oxyde l'acide carbonique qu'il contient. Le sous-deuto-carbonate de cuivre est solide, vert, insipide, décomposable par la chaleur en acide carbonique et en deutoxyde de cuivre brun; les acides affaiblis le décomposent avec effervescence, en dégagent l'acide carbonique, et forment un nouveau sel avec l'oxyde; il se dissout sans effervescence dans les graisses oxygénées et dans l'ammoniaque. Il est insoluble dans l'eau, ce qui explique pourquoi l'eau qui a séjourné dans des fontaines dont la surface interne ou les robinets sont enduits de ce sel, n'est point vénéneuse. Toutefois, s'il était introduit dans l'estomac seul ou suspendu dans l'eau, il agirait comme les autres poisons cuivreux. *Voyez* POISON.

CUIVRE (Hydrochlorates de). Il existe deux hydrochlorates de cuivre. — *Hydrochlorate de protoxyde.* Il est liquide, très-acide, et donne par l'eau un précipité de *chlorure de cuivre blanc* (muriate blanc de quelques chimistes), que l'on emploie à la préparation du protoxyde de cuivre, comme nous l'avons déjà dit. On l'obtient, en faisant bouillir un mélange de 120 parties de cuivre très-divisé, et de 100 parties de deutoxyde du même métal, dans l'acide hydrochlorique concentré. Il n'est point employé en médecine. — *L'hydrochlorate de deutoxyde de cuivre* cristallise en parallélipipèdes rectangulaires ou en aiguilles d'une belle couleur vert-gazon, ou d'un bleu verdâtre, si le sel est moins acide ; il attire l'humidité de l'air, et se dissout très-bien dans l'eau ; la dissolution étendue est bleue, et d'un vert-gazon si elle contient peu d'eau ; le nitrate d'argent y fait naître un précipité de chlorure d'argent, blanc, caillebotté, insoluble dans l'eau et dans l'acide nitrique. Les alcalis et les autres réactifs agissent sur elle comme sur les autres sels de cuivre. (*Voyez* CUIVRE, sels de.) On l'obtient en faisant dissoudre du cuivre à chaud dans l'acide hydrochlorique concentré ; dans ce cas, l'eau se décompose pour oxyder le métal, et il se dégage du gaz hydrogène : on fait cristalliser. On n'emploie jamais ce sel en médecine ; mais on fait usage sous le nom de *fleurs ammoniacales cuivreuses*, ou d'*ens Veneris*, de l'hydrochlorate d'ammoniaque cuivreux, obtenu en mêlant exactement de l'hydrochlorate de deutoxyde de cuivre et de l'hydrochlorate d'ammoniaque, tandis qu'on le préparait anciennement en sublimant parties égales de sel ammoniac et de deutoxyde de cuivre. Ce dernier mode de préparation a été abandonné dès qu'on s'est aperçu que la composition du médicament variait suivant la température à laquelle on avait agi. Il a été quelquefois employé avec succès, comme tonique, dans les scrofules et le rachitisme ; toutefois on doit lui préférer les teintures verte de Stisser, et bleue d'Helvétius. La première n'est que de l'hydrochlorate de deutoxyde de cuivre, dissous dans l'alcool ; celle d'Helvétius est la même, avec addition d'un cinquième ou d'un sixième d'ammoniac. Ces teintures ont été administrées avec succès par Helvétius aux enfans encore à la mamelle, et aux adultes atteints de rachitisme et de tabès mésentérique. Il commençait par faire prendre, dans du vin de Bourgogne ou dans de l'eau édulcorée, autant de gouttes de teinture verte que le malade avait d'années ; il en doublait la dose, lorsqu'il voyait qu'elle n'excitait plus de nausées. Au bout de huit jours, il donnait la teinture bleue, qu'il regardait comme plus apéritive, et il alternait ainsi tous les huit jours, après avoir purgé le malade de temps en temps. — Le *sable vert du Pérou*, rapporté pour la première fois par Dolomieu, et que certains chimistes regardent comme un sous-hydrochlorate de cuivre, paraît être un *sous-chlorure* de ce métal.

CUIVRE (Nitrate de), *deuto-nitrate de cuivre*. Il cristallise en parallélipipèdes allongés, bleus, d'une saveur âcre, légèrement déliquescens, très-solubles dans l'eau : cette dissolution agit sur les réactifs comme les autres sels de cuivre. (*Voyez* CUIVRE, sels de.) Si elle est concentrée, l'acide sulfurique du commerce la décompose, et il se dépose des cristaux de sulfate de cuivre. Mis sur les charbons ardens, le nitrate de cuivre solide se dessèche et se décompose avec détonnation et avec scintillation. Il sert à la préparation des *cendres bleues*, dont on fait usage pour colorer les papiers en bleu, et que l'on obtient en mêlant de la chaux pulvérisée avec un excès de dissolution faible de nitrate de cuivre.

CUIVRE (Sulfate de), *deuto-sulfate de cuivre, sur-sulfate de cuivre, couperose bleue, vitriol bleu, vitriol de Chypre, cuprum vitriolatum, sulfas cupri*; sel composé de parties égales d'acide et de deutoxyde de cuivre. On le trouve dans certaines eaux voisines des mines de sulfure de cuivre. Il cristallise en prismes irréguliers à quatre ou à huit pans, d'un bleu foncé, transparens, d'une saveur acide et styptique. Lorsqu'on le chauffe, il fond dans son eau de cristallisation, se dessèche et devient blanc. Si on continue à le chauffer, il se décompose, et laisse du deutoxyde brun. Il s'effleurit à l'air, et se recouvre d'une poussière blanchâtre : il se dissout dans deux parties d'eau bouillante, tandis qu'il exige quatre parties du même liquide à la température de 15° (th. centigr.) Cette dissolution rougit l'eau de tournesol, et se comporte avec les réactifs comme les autres sels de cuivre. (*Voyez* CUIVRE, sels de.) L'eau de baryte la décompose et y fait naître un précipité d'un *blanc bleuâtre* très-abondant, composé de deutoxyde de cuivre hydraté, bleu, et de sulfate de baryte blanc : aussi suffit-il d'ajouter à ce précipité quelques gouttes d'acide nitrique pour opérer la dissolution du deutoxyde de cuivre, et il reste du sulfate de baryte blanc. On obtient ce sel en grand, en faisant évaporer les eaux qui le contiennent, et plus souvent encore en exposant à l'air le sulfure de cuivre natif, ou celui que l'on prépare directement; le soufre et le cuivre absorbent l'oxygène, et passent à l'état d'acide sulfurique et de deutoxyde de cuivre. On dissout le sel dans l'eau, et on le fait évaporer. Le sulfate de cuivre est employé dans les arts pour faire le vert de Scheele, etc. Alston, Hahnemann et Hoffmann l'ont rangé parmi les émétiques les plus recommandables; et plusieurs médecins anglais l'ont administré comme tel, à très-petite dose, dans la première période de la phthisie pulmonaire. Il est douteux qu'il soit utile dans l'affection dont nous parlons. Quelques médecins français pensent toutefois qu'il pourrait peut-être convenir dans les catarrhes chroniques et dans quelques cas rares de phthisie tuberculeuse peu avancée et compliquée d'affections catarrhales. Administré comme émétique dans un cas d'empoisonnement par l'opium, il a produit de très-bons effets; mais nous ne croyons pas que le succès que l'on en a obtenu autorise à s'en servir de nouveau, car il est extrêmement vénéneux, même lorsqu'il est expulsé en grande partie par le vomissement. Cullen s'en est servi avec succès comme tonique et excitant dans certaines épilepsies idiopathiques et dans l'hystérie. Il a encore été employé dans l'hypocondrie, les fièvres intermittentes et rémittentes, les maladies vermineuses, etc. La dose de ce médicament est d'un quart de grain ou d'un demi-grain, suivant l'âge du malade: on la réitère deux fois par jour, et on l'augmente graduellement, tant qu'elle ne détermine pas de vomissemens. Quelquefois on l'associe à d'autres substances toniques, telles que la cannelle blanche, le quinquina, etc. La poudre tonique du docteur Smith est formée de ce sel, de gomme kino et de gomme arabique. Le sulfate de cuivre, dissous dans une très-grande quantité d'eau, a été souvent employé en injection et avec succès pour combattre des leucorrhées et des blennorrhagies chroniques, sans douleur et avec atonie des membranes muqueuses, pour arrêter certaines hémorragies nasales et utérines; on le fait quelquefois entrer dans la composition des collyres; et en effet on sait depuis long-temps que les ouvriers qui fondent et exploitent le cuivre ne sont jamais affectés d'ophthalmie.

CUIVRE (Sulfate d'ammoniaque et de), *sulfate de cuivre ammoniacal;* sel double que l'on obtient en versant dans une dissolution de sulfate de cuivre une assez grande quantité d'ammoniaque pour dissoudre l'oxyde de cuivre qui s'était précipité d'abord. Il est d'un bleu intense et d'une odeur ammoniacale; il verdit le sirop de violettes; l'eau de baryte, les hydrosulfates, le prussiate de potasse, le fer et le phosphore agissent sur lui, comme sur le sulfate de cuivre; la potasse et la soude en dégagent l'ammoniaque, et précipitent le deutoxyde de cuivre; la dissolution d'oxyde d'arsenic y fait naître sur-le-champ un précipité vert d'arsénite de cuivre. L'alcohol rectifié s'empare de l'eau dans laquelle il est dissous, et alors il se précipite sous forme d'une masse d'un beau bleu brillant, qui s'effleurit légèrement et verdit par l'action de l'air humide, et qu'il faut par conséquent conserver dans un flacon bien bouché. Le sulfate de cuivre ammoniacal a été administré souvent avec succès dans les leucorrhées, les blennorrhagies, les céphalées chroniques et invétérées, et surtout dans l'épilepsie. Winter le croyait tellement efficace dans le traitement de cette dernière affection, qu'il le désigna sous le nom de *spécifique anti-épileptique*. Cullen, Odier, Chaussier et plusieurs autres observateurs assurent avoir guéri par ce moyen quelques épileptiques; mais ils ajoutent l'avoir vu échouer dans plusieurs cas. On en administre un quart de grain ou un demi-grain deux fois par jour, dissous dans un liquide mucilagineux ou associé à de la mie de pain, du sucre et de l'eau, sous forme de pilules; on augmente successivement la dose, à moins que les malades n'éprouvent des vomissemens, des douleurs à l'estomac, etc.

CUIVRE (maladies produites par le). *Voyez* COLIQUE et PROFESSION. (ORFILA.)

CULBUTE, s. f.; mouvement que l'on supposait opéré par le fœtus dans l'intérieur de l'utérus. C'est par le moyen de cette *culbute*, dont le moment était fixé à des époques différentes de la gestation par les différens physiologistes, que l'on expliquait la situation déclive de la tête au moment de l'accouchement. Toutes les questions qui ont rapport à la physiologie du fœtus seront examinées au mot FOETUS. (DESORMEAUX.)

CULTELLAIRE, adj. Epithète par laquelle on désigne une espèce de cautère qui a la forme d'une petite hache. *Voyez* CAUTÈRE, CAUTÉRISATION.

CUMIN, s. m. C'est dans la famille des Ombellifères et dans la pentandrie digynie, que l'on a classé ce genre, dont les caractères distinctifs sont les suivans : ses ombelles et ses ombellules sont accompagnées d'involucres et d'involucelles composés les uns et les autres de quatre folioles ; une corolle formée de cinq pétales presque égaux entre eux, échancrés en cœur à leur sommet : des fruits ovoïdes comprimés, marqués de cinq côtes longitudinales sur chacune de leurs faces. Ce genre n'offre qu'une seule espèce, le *cuminum cymmium*, L. plante annuelle, originaire d'Égypte et d'Éthiopie, mais que l'on cultive dans l'Europe méridionale. Ses fruits, qui sont la seule partie employée, sont jaunâtres ; leur saveur est âcre, aromatique et un peu amère. L'huile volatile qu'ils renferment est assez abondante et de couleur verdâtre. On fait aujourd'hui bien rarement usage de ces fruits, que l'on doit placer, comme ceux de beaucoup d'autres végétaux de la même famille, parmi les médicamens stimulans. On les recommandait surtout autrefois dans les coliques, et comme emménagogues et diurétiques. En Allemagne, on les mélange dans la pâte avec laquelle on fait le pain, qui en prend un goût un peu aromatique assez agréable quand on en a l'habitude. (A. RICHARD.)

CUNÉIFORME, adj., *cuneiformis* ; qui a la forme d'un coin. Le sphénoïde, l'os crochu, l'os pyramidal, ont porté ce nom, par lequel on désigne seulement aujourd'hui trois os du tarse situés entre le scaphoïde et les trois premiers os du métatarse, et distingués, d'après leur ordre de position de dedans en dehors, en premier, second, troisième, ou d'après leur volume, en grand, moyen et petit cunéiformes. Le premier a sa base en bas ; celle des deux autres est tournée en haut, ce qui incline le troisième en dehors. Le premier a une hauteur considérable, surtout en avant, et un peu plus de longueur en bas qu'en haut ; il se recourbe supérieurement vers le second, et ne le dépasse pas dans ce sens, ce qui a également lieu pour le troisième à l'égard du second, de sorte que tous trois réunis forment, en haut, une convexité transversale, tandis qu'en bas, le moyen et surtout le grand descendent au-dessous du petit, qu'ils débordent aussi de beaucoup en avant, en faisant une saillie proportionnée à leur volume. La partie postérieure de ces os forme une concavité qui s'articule avec la face antérieure du scaphoïde. Leur partie antérieure se joint aux métatarsiens correspondans par des facettes, dont celle qui appartient au premier cunéiforme est un peu concave de haut en bas et inclinée en dedans, tandis que celle du second regarde directement en avant, et celle du troisième un peu en dehors. Par leurs faces voisines, ces os sont contigus entre eux, savoir : 1° le premier et le second au moyen de deux facettes, l'une concave et l'autre convexe, situées, à la face externe de l'un et interne de l'autre, le long de leur partie postérieure et supérieure; 2° le second et le troisième par une facette convexe de celui-ci, et une concave de celui-là, placées verticalement en arrière, et continue, ainsi que les précédentes, aux facettes qui s'articulent avec le scaphoïde. De plus, le premier et le troisième cunéiformes sont articulés, en avant, au delà du second, avec le deuxième métatarsien, par des facettes latérales : celle du grand cunéiforme n'en occupe que le haut et se continue avec la facette contiguë au petit; celle du moyen, variable dans sa disposition, est souvent double et située en haut et en bas. Le reste des faces par lesquelles les os cunéiformes se correspondent est plus ou moins déprimé et raboteux. La face externe du dernier de ces os s'articule, en haut et en arrière, avec le cuboïde, par une facette arrondie, inclinée en dehors et en bas; elle est inégale dans le reste. Des inégalités existent également à la face interne du premier cunéiforme, et sur tous, en haut et en bas; elles sont surtout très-marquées près des facettes articulaires, et à la base du premier, qui forme des tubérosités, ainsi qu'au sommet du troisième, qui est tuberculeux et détaché de l'os en arrière.

Les os cunéiformes ont la structure intérieure des os courts; ils présentent un grand nombre d'ouvertures vasculaires. Leur développement se fait, pour chacun d'eux, par un seul point d'ossification, qui ne se forme qu'après la naissance. (A. BÉCLARD.)

CURATIF, adj.; qui a rapport à la cure, à la guérison d'une maladie. C'est dans ce sens qu'on dit : indication curative, et traitement curatif, par opposition au traitement qui n'est que palliatif. *Voyez* INDICATION, THÉRAPEUTIQUE, TRAITEMENT.

CURCUMA, s. m. On appelle ainsi les racines de deux plantes de la famille des Amomées ou Zingiberacées, qui toutes deux sont originaires de l'Inde. L'une est le CURCUMA ROND, *curcuma rotunda*, L., dont la racine est tubéreuse, arrondie; l'autre, le CURCUMA LONG, *curcuma longa*, L., dont la racine est également tubéreuse, mais allongée et comme noueuse, à peu près de la grosseur du doigt. C'est elle que l'on rencontre surtout dans le commerce, la première étant moins estimée et beaucoup plus rare. On la connaît sous les noms de *safran des*

Indes et de *terra merita*. Elle est dense, assez fragile, d'une cassure nette et comme résineuse. Sa saveur est un peu âcre, aromatique et amère, et, quoique plus faible, elle rappelle celle du gingembre. Lorsqu'on la mâche, elle colore la salive en jaune doré. Cette racine est aujourd'hui fort peu employée comme médicament; mais, en revanche, on fait grand usage de son principe colorant. Les pharmaciens s'en servent pour colorer plusieurs préparations officinales, telles que des pommades, des onguens. Les teinturiers en retirent une couleur jaune très-belle, mais peu durable, avec laquelle on teint les différentes étoffes de soie. La matière colorante du curcuma, lorsqu'elle est bien pure, est très-sensible à l'action des acides concentrés, qui lui font prendre sur-le-champ une belle teinte cramoisie, qui disparaît par l'addition de l'eau. Aussi, les chimistes emploient-ils le curcuma comme un des réactifs propres à démontrer la présence d'un acide dans un liquide quelconque. (A. R.)

CURE-DENT, s. m., *dentiscalpium;* instrument, fait le plus ordinairement avec des plumes, quelquefois en écaille, en bois ou en quelque métal, dont une des extrémités, ou toutes les deux, ont une forme aiguë qui les rend propres à s'introduire dans les intervalles ou dans les cavités des dents et à enlever les particules d'alimens qui y sont fixées. En général, on doit proscrire les cure-dents de métal; à cause de leur dureté, ils peuvent léser la substance des dents et en occasioner la fracture ou la carie. Ceux qui sont faits avec des plumes sont préférables à tous les autres, parce qu'ils joignent la solidité à la flexibilité. On peut encore se servir avec avantage de cure-dents en bois tendre, filamenteux et peu cassant, tels que ceux dont on fait particulièrement usage en Italie. (R. DEL.)

CURE-OREILLE, s. m., *auriscalpium;* espèce de petite curette, faite en ivoire, en écaille ou en métal, destinée à retirer du conduit auditif externe le cérumen qui s'y accumule et s'y concrète. Il est certaines personnes chez lesquelles la sécrétion de cette humeur est très-abondante et auxquelles l'usage fréquent du cure-oreille est indispensable pour prévenir l'obstruction du conduit auriculaire. On doit se servir de cet instrument avec ménagement, dans la crainte de léser le tympan ou de déterminer l'inflammation et l'ulcération de la membrane qui revêt cette cloison et le reste du conduit auditif externe, et qui jouit le plus souvent d'une grande sensibilité. (R. DEL.)

CURETTE, s. f., *cochleare;* instrument de chirurgie, de dimension variable, dont la forme se rapproche de celle d'une cuiller, et qu'on emploie pour l'extraction de divers corps étrangers, tels que des balles engagées dans les parties molles, des calculs de la vessie après l'opération de la lithotomie, etc.

CUSCUTE, s. f. On appelle ainsi une petite plante parasite, de la famille des Convolvulacées et de la pentandrie digynie, fort remarquable par son mode de végétation. Peu de temps après la germination, sa tige, qui est dépourvue de feuilles, s'élance autour des autres herbes voisines, et sa racine se dessèche, en sorte qu'elle tire toute sa nourriture de la jeune plante sur laquelle elle s'est attachée au moyen des suçoirs nombreux qu'elle y enfonce; bientôt sa tige se ramifie en longs filamens grêles, qui, armés également de suçoirs, s'attachent sur tous les végétaux qui l'avoisinent, et ne tardent point à les faire périr en usurpant les fluides qui devraient servir à leur nutrition. La cuscute commune, *cuscuta europæa*, L., a une saveur amère et un peu âcre, mais qui s'affaiblit considérablement par la dessiccation. Les médecins anciens l'employaient pour augmenter la sécrétion de l'urine; mais aujourd'hui elle est entièrement inusitée. (A. RICHARD.)

CUTANÉ, adj., *cutaneus*, de *cutis*, peau; qui appartient à la peau. Cette épithète s'applique aux vaisseaux, nerfs, glandes ou follicules, etc., qui entrent dans la composition de la peau. On dit aussi le *système cutané* pour exprimer l'ensemble de toutes les parties de la peau, l'exhalation, l'absorption ou l'inhalation *cutanées*, les maladies *cutanées*, etc. Dans la description des organes, le côté ou la face qui correspond aux tégumens est souvent appelé *cutané*. Enfin, ce mot sert à dénommer un muscle, le palmaire *cutané* (*Voyez* PALMAIRE), et les nerfs suivans.

CUTANÉ EXTERNE (nerf). Il est fourni par le plexus brachial, et mieux nommé *musculo-cutané*, d'après sa distribution aux muscles du bras et aux tégumens de l'avant-bras et de la main. *Voyez* MUSCULO-CUTANÉ.

CUTANÉ INTERNE (nerf). Le plus petit des six cordons de terminaison du plexus BRACHIAL, il se continue principalement avec le premier nerf dorsal, un peu avec le huitième cervical, et est exclusivement destiné aux tégumens de la partie interne du membre supérieur, particulièrement à ceux de l'avant-bras. Situé assez profondément à son origine, il devient superficiel en descendant le long du bras avec la veine basilique, et se bifurque avant d'arriver au pli du coude; il donne, à la partie supérieure du bras, un rameau qui se porte au-devant du biceps, où les tégumens en reçoivent des filets, et qui traverse le milieu du pli du coude, pour se perdre sur la face antérieure de l'avant-bras. De ses deux branches de terminaison, l'externe suit le bord externe du biceps, gagne l'avant-bras et se répand sur la partie antérieure interne de ce membre par deux rameaux, dont les ramifications s'étendent jusque vers la paume de la main; l'interne accompagne la veine basilique, comme le tronc lui-même, envoie à la peau de la partie postérieure de l'avant-bras un rameau qui manque quelquefois, et qui passe derrière la tubérosité interne de l'humérus, et descend au-devant de cette tubérosité, pour se distribuer à la partie interne et postérieure de l'avant-bras et de la main. Ces différens filets du cutané interne communiquent entre eux et avec ceux du musculo-cutané, du radial superficiel, etc.

Le plexus brachial donne le plus souvent un second nerf cutané interne, plus petit et située plus en arrière que l'autre, suivant, au bras, le trajet du nerf cubital, laissant des filets sur le triceps, et se perdant dans la peau qui recouvre l'olécrâne, sans jamais s'étendre bien loin à l'avant-bras; il semble, dans quelques cas, n'être qu'une branche très-élevée du nerf cubital. Le cutané interne, proprement dit, tire aussi quelquefois son origine de ce dernier. (A. BÉCLARD.)

CUTICULE, s. f., *cuticula*, diminutif de *cutis*, peau; synonyme d'ÉPIDERME. *Voyez* ce mot. (A. B.)

CYANATE, s. m., *cyanas:* Sel composé d'acide cyanique et d'une base. On ne connaît que le cyanate d'ammoniaque qui a été décrit par M. Vauquelin. (ORFILA.)

CYANIQUE (acide): nom donné par M. Vauquelin à un acide composé d'oxygène et de cyanogène qui se forme pendant la décomposition que le cyanogène dissous dans l'eau éprouve lorsqu'il est abandonné à lui-même. (*Voyez* CYANOGÈNE, action de l'eau.) Cet acide n'a pas encore été décrit. (ORFILA.)

CYANOGÈNE, s. m., de κυάνος, bleu et de γεννάω, j'engendre, parce qu'il entre dans la composition du *bleu de Prusse*. Nom d'un gaz découvert en 1815 par M. Gay Lussac, qui l'a trouvé formé d'un volume d'azote et de deux volumes de carbone, condensés en un seul. Le cyanogène pur est un gaz permanent incolore, doué d'une odeur vive pénétrante, *sui generis*, que l'on a cependant comparée à celle de la moutarde et de l'acide hydrocyanique; sa pesanteur spécifique est de 1,8064; il rougit la teinture de Tournesol, mais la liqueur reprend sa couleur bleu, si on la fait chauffer. Il est indécomposable par la chaleur. L'oxygène et l'air atmosphérique qui n'agissent point sur lui à froid, le font brûler avec une flamme violette ou bleue mêlée de pourpre, si la température est élevée ou si on électrise le mélange, et le transforment en azote et en gaz acide carbonique. Le phosphore, le soufre, l'iode et l'hydrogène n'agissent point sur lui, même à chaud; toutefois il est permis de le combiner à ce dernier corps, par des moyens indirects et l'on obtient alors l'acide *hydrocyanique* (prussique). (*Voyez* ce mot.) Parmi les métaux, les uns n'agissent point sur le cyanogène, tels sont le cuivre, l'or et le platine; il en est qui le décomposent à une température rouge, tel est le fer; enfin d'autres se combinent avec lui à chaud; le potassium est dans ce cas. L'eau, à la température de 20°, dissout quatre fois et demie son volume de cyanogène; l'éther sulfurique et l'essence de térébenthine en absorbent au moins autant, tandis que l'alcohol pur en dissout vingt-trois fois son volume, d'après Gay Lussac. La dissolution aqueuse de cyanogène est incolore d'abord, mais au bout de quelques jours elle passe au jaune puis au brun et laisse déposer une matière charbonneuse d'un brun foncé : il paraît que l'eau et le cyanogène se décomposent, puisqu'on obtient de l'hydrocyanate et du sous-carbonate d'ammoniaque volatils, et un liquide fixe qui, étant évaporé, fournit, suivant M. Vauquelin, des cristaux jaunâtres, inodores, formés de cyanate d'ammoniaque. Les solutions alcalines, d'après Gay Lussac, absorbent le cyanogène et forment des cyanures alcalins solubles qui ne sont décomposés qu'autant qu'on les traite par un acide. M. Vauquelin pense au contraire que ces composés n'existent point, et qu'il se produit par l'action des alcalis sur le cyanogène, les mêmes phénomènes que s'il n'y avait que du cyanogène et de l'eau.

Pour obtenir le cyanogène, on chauffe, dans une petite cornue de verre bien desséchée, du cyanure de mercure neutre et parfaitement sec : une portion de cyanure se volatilise; l'autre portion se décompose (*Voyez* MERCURE), noircit, se fond et donne du cyanogène que l'on recueille sur la cuve à mercure, du mercure et un charbon léger composé de carbone et d'azote. — Le cyanogène entre dans la composition des acides cyanique, chlorocyanique et hydrocyanique et des divers cyanures. (*Voyez* ces mots.) Son action sur l'économie animale est des plus intenses. (*Voyez* POISON.)

(ORFILA.)

CYANOPATHIE, s. f., de κύανος, bleu, et de πάθος, maladie. *Voyez* CYANOSE.

CYANOSE, s f. de κύανος, bleu, et νόσος, maladie, (Baumes), *morbus cœruleus*, maladie bleue; ictère bleu des anciens; *cyanopathie* (M. Marc.) La coloration en bleu de la peau et des autres tissus où le réseau vasculaire sanguin est superficiel, peut être le symptôme de plusieurs maladies. Mais dans certains cas, cette coloration est si intense, et les dispositions organiques qui la déterminent si obscures, que quelques médecins ont cru pouvoir faire de la cyanose une maladie idiopathique. Quelques-uns ont considéré cette affection comme une espèce de *cachexie scorbutique*; tous ont décrit ses symptômes, et tracé sa marche. Ils sont allés plus loin : avant d'avoir sur ses causes ou sur son état organique des notions un peu certaines, ils ont, mais en vain, cherché à fixer son traitement.

L'anatomie pathologique elle-même aurait pu, dans l'étude de la cyanose, devenir une source d'erreurs, si l'on s'était hâté de conclure et de généraliser. Plusieurs auteurs, entre lesquels je ne citerai que Morgagni et Sénac, avaient rapporté que chez des malades tourmentés par des désordres de la circulation, et remarquables par la couleur bleue des tissus dermiques, ils avaient trouvé des communications évidentes entre celles des cavités du cœur qui, dans l'état sain, ne doivent pas communiquer entre elles. MM. Caillot, Dupuytren, Laennec, etc., fournirent plus tard à la science de pareilles observations. Corvisart, appuyé sur de nombreux exemples, penchait à croire que la cyanose tenait ordinairement à cette cause. Que de considérations en effet semblaient justifier son opinion et démontrer que tout dépend ici de la présence du sang noir dans le système artériel? Cette couleur bleue des malades, l'abaissement notable de leur température, la lenteur de leurs mouvemens, l'engourdissement général des organes, enfin la langueur de toute l'économie, n'annoncent-ils pas la prédominance du sang noir sur le sang revivifié dans le poumon? Les théories modernes sur les phénomènes chimiques de la respiration, les expériences de Bichat sur l'injection du sang veineux dans les vaisseaux qui ne sont pas destinés à le recevoir;

de nombreuses ouvertures de cadavres présentant des communications accidentelles par lesquelles le mélange du sang rouge et du sang noir pouvait s'effectuer, ne paraissaient-elles pas des motifs suffisans pour se croire arrivé à la connaissance de la vérité ?

Corvisart sut néanmoins s'arrêter dès que la sévère observation cessa de le conduire. « Il est prouvé, dit-il, dans les exemples que je viens de citer, que la coloration permanente de la face et des tégumens en bleu tenait aux communications contre nature des cavités du cœur entre elles; cependant plusieurs faits ne nous permettent pas d'assurer qu'il en soit toujours ainsi. » Des observations nouvelles sont venues justifier sa réserve et détruire les conséquences tirées des premières. On a vu la coloration en bleu de la peau exister à un degré fort intense, sans que l'autopsie cadavérique ait pu faire découvrir des communications susceptibles de permettre le mélange des deux sangs, et (ce qui est bien plus extraordinaire), sans qu'elle ait montré aucun vice organique du cœur ni de l'appareil respiratoire, si ce n'est une adhérence des poumons à la plèvre costale. (M. Marc.)» On a vu d'autre part le trou de Botal ne pas s'oblitérer pendant de longues années, sans que la coloration de la peau fût sensiblement altérée. M. le professeur Fouquier a lu, à l'académie de médecine, l'histoire d'un malade mort à l'hôpital de la Charité, parvenu à l'âge de 43 ans sans avoir jamais offert le moindre signe de cyanose, et chez lequel cependant la cloison qui sépare les oreillettes du cœur était perforée, au niveau de la base des ventricules, par une ouverture à bords lisses et arrondis, et qui pouvait admettre l'extrémité de trois doigts. En outre, l'oreillette droite du cœur était énormément dilatée, ses colonnes charnues augmentées de volume. L'oreillette gauche était dilatée aussi, mais son ampliation était moindre.

M. Breschet nous a communiqué un fait pareil. Il a fait, avec M. Bertin, l'ouverture du corps d'une femme de 56 ans dont la peau avait conservé sa couleur naturelle, bien qu'il existât une perforation de la cloison des oreillettes, et qu'on ait remarqué, à l'orifice de l'artère pulmonaire, une membrane mince, percée d'une très-petite ouverture.

On a vu encore la cyanose ne pas se montrer avec des vices de conformation ou des altérations organiques qui auraient dû, d'après cette manière de philosopher, nécessairement la produire.

C'est ainsi que chez un enfant âgé d'environ six semaines, et dont la coloration était à peine changée, MM. Breschet et Meckel trouvèrent avec surprise le cœur uniloculaire. Toutes les cavités de cet organe communiquaient ensemble, ou plutôt n'en formaient qu'une, par l'absence presque complète de leurs cloisons.

Nous pourrions citer un bien plus grand nombre d'exemples de ces anomalies. Les physiologistes ont cherché à en expliquer quelques-unes. Ils ont dit, relativement à celles que présentent les vices de conformation ou les altérations des oreillettes, que l'existence du trou inter-auriculaire pouvait ne pas suffire pour permettre le mélange des deux sangs; qu'il fallait encore, pour que ce mélange s'opérât, un défaut d'équilibre entre leurs forces respectives; car, cet équilibre existant, la contraction simultanée des oreillettes et la résistance égale des deux colonnes de liquide qui les remplissent pouvaient empêcher toute communication. Quelque ingénieuse qu'elle soit, cette explication ne nous semble pas satisfaisante. Nous ferons remarquer que, dans l'observation de M. Fouquier, 1° l'oreillette droite du cœur était supérieure en capacité et en force à l'oreillette gauche; 2° que les bords de l'ouverture de communication, qui existait entre elles, étaient lisses et unis, ce qui, d'après l'observation de M. Corvisart à ce sujet, paraîtrait annoncer qu'elle a donné passage au sang. On pourrait ajouter à ce fait que, dans l'état sain, l'organisation des deux oreillettes n'étant pas la même, et celle des deux ventricules étant plus dissemblable encore, il est difficile de concevoir dans leur force un équilibre parfait. Connaissons-nous d'ailleurs assez précisément les diamètres respectifs des différentes cavités du cœur et l'épaisseur normale de leurs parois, pour pouvoir, à l'inspection cadavérique, déterminer toujours, avec certitude, que leur action a dû manquer d'harmonie?

Cette théorie ne serait en outre applicable qu'aux altérations de l'organe central de la circulation, et d'autres faits, relatifs à la cyanose, resteraient tout aussi inexplicables. Dans une observation tirée de Duncan, on voit l'*aorte* prendre à la fois naissance dans les deux ventricules du cœur. M. Duret a ouvert le corps d'un enfant qui présentait, 1° une ouverture de communication entre les deux oreillettes; 2° une perforation de la cloison des ventricules: l'artère aorte ayant ensuite été fendue, suivant sa longueur, au-dessus des valvules sigmoïdes, on vit que l'orifice de cette artère embrassait l'ouverture qui établissait communication entre les ventricules. Ce fait est rapporté par le professeur Caillot. On cite encore une observation due au docteur Baillie, et dans laquelle, « chez un enfant de deux mois, l'aorte prenant naissance dans le ventricule droit, et l'artère pulmonaire dans le ventricule gauche, cette transposition des vaisseaux eût complétement isolé les circulations aortique et pulmonaire, si le trou de Botal et le canal artériel n'eussent été conservés. » Dans les cas que nous venons de rapporter, le sang noir passait nécessairement dans le système à sang rouge, et la couleur bleue de la peau était aussi intense qu'elle paraissait facile à expliquer. Mais ici, encore, d'autres faits qui commandent le doute. M. Breschet a vu, chez un enfant d'environ un mois, l'artère sous-clavière gauche prendre naissance de l'artère pulmonaire, sans que cette disposition singulière, qui ne laissait pénétrer dans le membre thoracique gauche que du sang veineux, eût déterminé la moindre différence de coloration et de développement dans ce membre.

Cette dernière observation prouve que la cyanopathie ne peut être considérée comme un effet indispensable de la présence du sang noir dans des vaisseaux inaccoutumés à le recevoir, et qu'on ne peut la rattacher toujours aux altérations organiques qui doivent produire cette *erreur de lieu*. On pourrait en tirer, relativement à l'hématose, ou, pour parler le langage des chimistes, à l'oxygénation du sang, quelques conséquences assez embarrassantes. Comment le membre, privé du sang artériel, a-t-il conservé sa chaleur? comment a-t-il vécu? Mais, pour ne pas sortir de notre sujet, comment se fait-il qu'il ait conservé sa couleur naturelle? Serait-ce parce que la circulation était libre dans ses mouvemens oscillatoires, et qu'aucun obstacle ne s'opposait à la déplétion des vaisseaux? Tout nous porte à le croire, et voici quelques faits qui peuvent motiver notre opinion : 1° dans les observations publiées avec l'ouverture des cadavres, la dilatation ou l'épaississement des cavités droites du cœur, ou bien encore l'une et l'autre de ces dispositions sont presque toujours notées, qu'il y ait ou qu'il n'y ait pas eu de communication accidentelle; une seule observation, celle de M. Marc, ferait une exception formelle; mais nous ferons observer que, dans ce cas particulier, la cyanose, six mois après une frayeur vive, survint tout à coup, et fut bientôt suivie de la mort. 2° Longtemps avant de penser que la cyanose pouvait être un effet constant de la perforation des cloisons du cœur, Corvisart avait signalé, dans ses leçons, la couleur violette et bleuâtre de la face comme un signe qui appartenait surtout aux lésions organiques des cavités droites, et à celles du système veineux général, qui est sous leur dépendance plus immédiate. 3° Nous ajouterons que cette teinte bleuâtre très-prononcée devient quelquefois une cyanose presque générale, et coïncide, à peu près constamment, chez les vieillards atteints de maladies du cœur, avec l'injection des membranes muqueuses. 4° On sait que ces maladies, dans la dernière période de la vie, consistent en général dans quelque obstacle à la circulation aortique; obstacle qui produit d'abord l'hypertrophie du ventricule gauche, puis la stagnation du sang dans le poumon, et la dilatation passive des cavités droites. 5° Enfin, comme le signalent les professeurs Baudelocque et Richerand, le défaut d'action des muscles inspirateurs, la densité, l'imperméabilité du poumon, produisent quelquefois le même effet chez un certain nombre d'enfans au moment de la naissance, et surtout après les accouchemens laborieux. On ne peut pas supposer qu'il se soit opéré ici un mélange des deux sangs; toute la masse de ce liquide est homogène. La teinte d'un bleu violet, que présentent quelques points ou toute l'habitude de leur corps, dépend uniquement des pressions exercées sur les parties extérieures, et de la difficulté qu'éprouve le sang à revenir au cœur.

D'après tout ce qui vient d'être dit, ne pourrait-on pas, sans vouloir nier la nécessité de l'oxygénation du sang et l'effet de cette opération vitale sur la coloration du liquide et celle de l'individu, établir que la diminution ou la suspension de ce phénomène n'est pas la cause essentielle de la cyanose? Ne serait-il pas permis de croire, au contraire, que les symptômes attribués à ces prétendus vices de la sanguification, ne sont, dans la plupart des cas, que les effets d'un obstacle, soit à la circulation pulmonaire, soit au retour du sang dans les cavités droites du cœur? Est-il besoin, pour expliquer cette coloration morbide, de démontrer une circulation toute composée de sang noir, ou bien de supposer que le sang pénètre dans des vaisseaux qui ne doivent recevoir que des liquides incolores? N'est-il pas plus naturel de considérer l'affection qui nous occupe comme une pléthore, comme une distension, une dilatation passive des vaisseaux capillaires? Ne pourrait-on pas rapprocher cette manière d'être de l'état anévrysmatique, ou plutôt de l'état variqueux des gros vaisseaux? Il suffit que le sang s'accumule momentanément dans le réseau vasculaire, pour lui donner une teinte plus foncée, et faire perdre aux tissus qui le recouvrent leur couleur naturelle. Mais on demandera sans doute si l'accumulation se fait exclusivement dans le système capillaire veineux, ou si la stase du liquide commence aux capillaires artériels; et cette question nous paraît, dans l'état actuel de la science, impossible à résoudre.

Les partisans du mélange des deux sangs et les médecins qui veulent faire de la cyanose une maladie idiopathique, ne manqueront pas d'objecter encore que l'opinion que nous venons d'émettre n'est applicable ni aux affections de cette nature, survenues en un seul jour, comme on en possède quelques exemples, ni à celles qui disparaissent et reviennent à des intervalles éloignés. Mais ces dernières reçoivent de l'expérience une explication journalière, puisqu'on voit des maladies organiques très-caractérisées, et surtout celles du cœur, s'arrêter dans leur marche, et ne donner lieu à aucun symptôme pendant d'assez longs intervalles. Quant aux premières, ne pourrait-on pas les comparer aux phénomènes de l'asphyxie, et, dans les exemples rapportés, leur apparition rapide n'a-t-elle pas toujours été le résultat de quelque émotion très-vive? La coloration bleue de la peau n'est-elle pas l'effet subit et inséparable de toutes les causes qui suspendent la respiration? Enfin, la persévérance de cette coloration, qui constitue la cyanopathie, ne paraît-elle pas dépendre soit de l'intensité de la cause, soit d'une disposition atonique, innée ou acquise, du système capillaire sanguin?

Dans une *dissertation inaugurale* fort bien faite, M. Gintrac a divisé, pour mettre de l'ordre dans le sujet qu'il traitait, la cyanose en quatre espèces. Il admet: « 1° une coloration bleue de la peau, constituée par le mélange du sang noir avec le sang rouge, et déterminée par un vice de conformation du cœur, ou par la persistance des ouvertures ou des canaux de communication qui existent dans le fœtus entre le système artériel pulmonaire et le système artériel général, entre les cavités droites et les cavités gauches du cœur; 2° une coloration bleue, également constituée par ce mélange, mais produite long-temps après la naissance par une cause qui a rétabli les voies de communication; 3° une coloration bleue, sans confusion des sangs veineux et artériel, *coïncident* avec une maladie organique du cœur; 4° une coloration bleue, sans communication conservée ni rétablie entre les deux systèmes vasculaires sanguins, développée après une suppression du flux menstruel. »

Nous pensons, relativement aux deux premières espèces, que le mélange des deux sangs est un phénomène très-difficile à prouver, lors même qu'il existe des ouvertures ou des communications accidentelles; que, dans les cas où ce mélange doit avoir lieu, il importe fort peu qu'il soit produit par la persistance du trou de Botal, ou par le rétablissement de cette ouverture. Nous pensons, relativement à la troisième espèce, que c'est celle dont l'existence est le plus avérée, et nous rappellerons une remarque déjà faite, c'est que, dans presque toutes les ouvertures de cadavres qui terminent les observations de cyanose, les maladies organiques du cœur, et surtout celles des cavités droites, ont coïncidé avec cette affection. Enfin il nous semble que l'admission de la quatrième espèce de maladie bleue n'est pas appuyée sur des faits assez nombreux. L'observation de M. Marc est presque la seule base de cette dernière division; et M. Marc lui-même, cherchant à expliquer le fait qu'il rapporte par quelque altération inaperçue dans les vaisseaux du poumon, n'a jamais considéré la cyanose que comme un symptôme.

Nous regrettons que le défaut d'espace nous empêche de suivre M. Gintrac dans la description de ses différentes espèces : nous verrions la marche de la cyanopathie parfaitement tracée, ne varier que par l'intensité des symptômes concomitans; nous verrions aussi, dans ses descriptions scrupuleuses, combien l'état des individus atteints de cyanose est semblable à celui des malades affectés d'une lésion organique du cœur, et surtout quand cette lésion a son siége dans les cavités droites de ce viscère.

La *thérapeutique* de la cyanopathie a long-temps prouvé l'insuffisance ou le danger de la médecine symptomatique. Mais dès que l'on a plus attentivement étudié les causes de cette affection; dès que l'on a reconnu qu'elle dépendait ordinairement d'altérations organiques presque toujours au-dessus des ressources de l'art, les malades ont échappé aux essais de l'empirisme. La faiblesse générale, la langueur des fonctions, sont souvent accompagnées d'une susceptibilité des organes qui rend très-active alors l'impression des agens destructeurs : une foule d'indispositions et un malaise habituel en sont inévitablement la suite. L'habitation dans des lieux secs et sains, des vêtemens capables de soustraire le malade à l'influence des variations atmosphériques, un régime doux et légèrement fortifiant, enfin tous les soins de l'hygiène, doivent être les bases d'un traitement dont le seul but est de soutenir les forces presque toujours défaillantes. La maladie essentielle, la cause d'où dérivent tous les symptômes, ne doit jamais être perdue de vue, et les accidens qui surviennent, traités avec la prudence convenable, ont rarement des suites fâcheuses. Parmi ces accidens, un des plus communs et en même temps des plus remarquables est sans contredit la formation de *pléthores veineuses partielles* qui se fixent tantôt sur le cerveau, tantôt sur l'estomac ou le poumon, et entraînent des désordres intenses et variés; des paroxysmes, de véritables accès se manifestent; et, quelquefois, ces congestions exigent un traitement actif. Il serait, néanmoins, difficile de fixer des règles invariables à cet égard; les évacuations sanguines locales ou générales peuvent être indispensables dans quelques circonstances; et toujours, cependant, il faut les employer avec réserve. Il en est de même de tous les moyens débilitans, qui, dans une affection essentiellement asthénique, ne doivent être mis en usage que pour arrêter des accidens graves et pressans.

En rapprochant la cyanose, produite lentement par les maladies organiques du cœur, des effets produits plus rapidement par les différentes espèces d'asphyxies, Corvisart rapporte que le moyen le plus sûr de faire disparaître chez les nouveau-nés, la couleur bleu-violette de leur corps, est de les frotter doucement avec des linges fortement chauffés. Il pense que cette pratique ne peut manquer d'être utile à tous les sujets atteints de cyanose et dont le corps est sensiblement refroidi; enfin, dans les observations qu'il rapporte et qui lui sont personnelles, on voit que son plan de traitement a toujours été celui prescrit pour les diverses altérations organiques dont il a soupçonné l'existence.

Si, dans l'examen des causes de la cyanose, nous n'avons pas dissimulé l'imperfection des connaissances actuelles, nous sommes loin d'espérer que notre travail ait entièrement résolu la question; mais, plutôt que de construire sur des bases peu solides, nous préférerons toujours ne donner que l'histoire de la science, persuadés qu'à l'époque où nous sommes, les bons esprits repoussent, plus que jamais, les théories vagues et les doctrines aventureuses. (C. FERRUS.)

CYANURE, s. m. Nom donné à un composé d'un métal et de cyanogène : on ne connaît guère que les cyanures d'argent, de potassium et de mercure ; ce dernier, le seul qui ait été employé en médecine, sous le nom de *prussiate de mercure*, sera décrit en traitant de ce corps. (ORFILA.)

CYCLE, s. m., *cyclus*, de κύκλος, cercle ; période ou révolution toujours égale d'un certain nombre d'années dont la période finit et recommence sans cesse. La secte des médecins méthodiques ou méthodistes, dont Thémison fut le chef, entendait par cycle ou règle cyclique un mode particulier de traitement qu'ils appliquaient particulièrement aux maladies chroniques, et dont Cœlius Aurélianus donne la description en parlant de la céphalée. Ce traitement consistait principalement en moyens curatifs tirés de la diététique et continués pendant un certain nombre de jours. La règle cyclique, prise dans sa totalité, se composait de trois sortes de cycles, c'est-à-dire de trois séries de remèdes ou de médications, toujours les mêmes, disposées dans un ordre déterminé. Le premier cycle était appelé *résomptif*, le deuxième *metanyscritique* ou *récorporatif*, et le troisième n'avait pas reçu de nom particulier. *V.* MÉTHODISTES. (COUTANCEAU.)

CYCLIQUE, adj. qui se rapporte au cycle des médecins méthodistes ; on dit *règle cyclique* ou *circulaire*. Voyez CYCLE.

CYCLOPE, s. m., *cyclops*, de κύκλος, cercle, et de ὤψ, ὠπός, œil, κύκλωψ. Ce nom a été donné par les poëtes et particulièrement par Homère et Virgile, à des géans fabuleux, par exemple à Polyphème, etc., qui étaient habitans de la Sicile et qui n'avaient qu'un œil au milieu du front. En anatomie pathologique on a appliqué ce mot à certains vices de conformation des yeux, dans lesquels les deux globes oculaires, plus ou moins confondus ensemble, paraissent ne former qu'un œil. Cette espèce de fusion des organes de la vue tient originairement au défaut de développement du nez et des fosses nasales. Je place cette déviation organique dans l'ordre des *agénèses* et dans le genre des *symphisie*, c'est-à-dire dans les monstruosités par défaut de développement et par union ou confusion des parties. *Voyez* DÉVIATION ORGANIQUE ET MONSTRE. (BRESCHET.)

CYCLOTOME, s. m., *cyclotomus*, de κύκλος, cercle, et de τέμνειν, couper ; instrument inventé par Guérin, chirurgien de

Bordeaux, pour inciser la cornée transparente dans l'opération de la cataracte par extraction. Il se compose d'une boîte d'argent de deux pouces de longueur sur sept lignes de largeur; une des plaques qui forment cette boîte se prolonge en avant, et soutient un anneau qui lui est soudé à angle droit, et dont le diamètre extérieur est de sept lignes, et l'intérieur de cinq. Cet anneau, concave du côté qui doit s'appliquer à la cornée, présente vers le milieu de sa hauteur un onglet long de deux lignes. Une lame tranchante peut, au moyen d'un ressort renfermé dans le corps de l'instrument, passer avec rapidité derrière l'anneau, lorsqu'on appuie sur une bascule. Pour se servir de cet instrument, le chirurgien, après avoir fait relever la paupière supérieure et avoir lui-même abaissé l'inférieure, le prend de la main droite comme une plume à écrire; il présente l'anneau à la cornée transparente, et lorsque celle-ci y est engagée, il appuie sur la bascule qui tient à la plaque supérieure de la boîte. Le ressort se débande, la lame s'échappe et coupe la cornée du petit vers le grand angle de l'œil. Dumont et feu M. Laumonier avaient imaginé deux autres cyclotomes qui offrent beaucoup d'analogie avec celui de Guérin pour le mécanisme et la manière d'agir : tous ces instrumens abandonnent à l'action d'un ressort la partie la plus essentielle de l'opération de la cataracte par extraction; ils ne sont plus employés ; les légers avantages qu'ils semblent offrir sont loin de compenser les inconvéniens réels qu'ils présentent. (J. CLOQUET.)

CYNANTHROPIE, s. f., *cynanthropia*, de κύων, chien, et de ἄνθρωπος, homme; espèce de folie dans laquelle le malade croit être changé en chien. *Voyez* FOLIE.

CYNIQUE (spasme), *cynicus ;* convulsion des muscles des joues, qui provoque l'éloignement simultané des commissures des lèvres. Le spasme cynique est la même chose que le *ris sardonien ;* lorsque la convulsion n'existe que d'un seul côté, il y a *contorsion* de la bouche. L'éloignement des commissures des lèvres est un des effets de l'expression d'une douleur vive, de la joie, du chagrin; ce phénomène se manifeste dans différentes affections cérébrales. Les anciens considéraient le spasme cynique comme l'un des signes caractéristiques des plaies et des inflammations du diaphragme. (GEORGET.)

CYNOGLOSSE, s. f. C'est un genre de plantes de la famille des Borraginées et de la pentandrie monogynie de Linné, dont le nom, dérivé de κύων, κυνὸς, chien et de γλῶσσα langue, lui a été imposé parce que, suivant les uns, les feuilles de l'espèce la plus commune ont la même forme que la langue du chien, ou que, suivant quelques autres, ces feuilles sont couvertes d'aspérités légères analogues à celles que l'on observe sur la langue de cet animal. On distingue le genre cynoglosse à son calice partagé en cinq divisions profondes; à sa corolle infundibuliforme, dont le tube est court, le limbe à cinq lobes, garni intérieurement de cinq appendices obtus et courts; à son stigmate émarginé, et à son fruit dont les quatre lobes sont hérissés d'aspérités.

La CYNOGLOSSE OFFICINALE, *cynoglossum officinale*, L., est la seule espèce du genre dont on fasse usage en médecine. C'est une plante bisannuelle fort commune dans les bois ou les lieux incultes. Sa racine, perpendiculaire et de la grosseur du bras, est d'un brun rougeâtre à l'extérieur; sa tige, haute d'environ deux pieds, porte des feuilles alternes, sessiles, allongées, aiguës, couvertes d'un duvet très-court et très-fin. Ses fleurs forment des épis allongés et unilatéraux; elles sont bleues ou rougeâtres. La cynoglosse, lorsqu'elle est fraîche, répand une odeur désagréable un peu vireuse, qui a de l'analogie avec l'odeur des souris. Cette odeur s'affaiblit et même finit par disparaître entièrement par la dessiccation. Il paraît que c'est dans ce principe volatil et fugace que résident les propriétés narcotiques et délétères que quelques auteurs ont signalées dans la cynoglosse, car lorsqu'elle est desséchée, elle n'agit absolument que comme une substance émolliente et adoucissante. Sa saveur, en effet, est légèrement amère, mais surtout très-mucilagineuse, et sous ce rapport, la cynoglosse ne s'éloigne nullement des autres plantes de la famille des Borraginées, à laquelle elle appartient. C'est au mucilage qu'elle renferme et non à un prétendu principe astringent, qui n'y existe réellement pas, que l'on doit attribuer les avantages que l'on a quelquefois obtenus de l'administration de ses feuilles et surtout de sa racine, dans le traitement de la dyssenterie, de la leucorrhée et même de quelques hémorrhagies. Appliquées sous forme de cataplasmes sur certaines tumeurs, les feuilles de cette plante calment la douleur, et plusieurs auteurs, surtout en Angleterre, les ont beaucoup vantées dans le traitement des scrofules. Mais en général les praticiens ne font pas un très-fréquent usage de la cynoglosse. C'est en décoction que l'on a administré sa racine et ses feuilles. Le sirop que l'on en prépare est adoucissant et calmant; on le prescrit contre les rhumes accompagnés de toux opiniâtre. Quant aux pilules de cynoglosse, fort souvent employées dans la pratique médicale, tout le monde sait qu'elles doivent leurs propriétés calmantes au castoreum, au safran et surtout à l'opium qui entrent dans leur composition. (A. RICHARD.)

CYNOREXIE, s. f. *cynorexia;* de κύων, chien et de ὄρεξις, faim; c'est ce qu'on nomme la faim canine. *Voyez* BOULIMIE, FAIM.

CYNORRHODON, s. m., dérivé de κύων, κυνὸς, chien et de ῥόδον, rose. On appelait ainsi autrefois le rosier des haies (*rosa canina*, L.); mais on donne spécialement ce nom aujourd'hui aux fruits de cet arbrisseau. Ils sont ovoïdes, allongés, lisses, d'un rouge vif, de la grosseur d'une olive. Ils se composent du tube calicinal, qui s'est épaissi, est devenu charnu, et qui renferme intérieurement une douzaine de petits osselets recouverts de poils rudes et très-courts. La chair de ce calice péricarpoïde est rougeâtre, un peu astringente. On prépare avec sa pulpe une conserve qui est astringente, et dont on fait assez souvent usage dans la diarrhée. Sa dose est de deux gros jusqu'à une once, et plus. (A. RICHARD.)

CYPÉRACÉES, s. f., *Cyperaceæ.* Cette famille, que l'on désigne encore sous le nom de famille des *Souchets*, appartient au groupe des Monocotylédones, dont les étamines sont attachées sous l'ovaire. Pour le port et les caractères, elle est placée dans l'ordre naturel, à côté des Graminées. En effet, les Cypéracées sont toutes des plantes herbacées, qui ont pour tige un *chaume* souvent marqué de distance en distance de nodosités plus ou moins rapprochées; leurs feuilles se terminent à leur base par une gaîne qui diffère de celle des Graminées, en ce qu'elle n'est point fendue longitudinalement, ce qui a généralement lieu dans les végétaux de l'autre famille. Leurs fleurs sont petites et glumacées, c'est-à-dire qu'au lieu de calice et de corolle, les organes sexuels ne sont environnés que de petites écailles; mais la différence qui existe entre les Cypéracées et les Graminées, c'est que dans les premières on ne trouve qu'une seule écaille pour chaque fleur, tandis que dans le blé, l'orge et toutes les autres Graminées, chaque fleur se compose de quatre et souvent de six écailles.

Sous le rapport de leurs propriétés médicales, les plantes de la famille des Cypéracées offrent peu d'intérêt. Ce sont, en général, des végétaux fades et inodores. Cependant la racine de quelques espèces de souchet (*cyperus longus* et *cyperus rotundus*) qui est tuberculeuse, contient un principe aromatique qui la rend un peu stimulante. Ce principe existe également dans la racine de la laiche des sables (*carex arenaria*, L.), connue sous le nom vulgaire de *salsepareille d'Allemagne*, et que l'on emploie comme sudorifique dans le traitement de la syphilis. Du reste, cette famille n'offre aucune autre plante dont la thérapeutique fasse usage. Le souchet comestible (*cyperus esculentus*), qui croît en Égypte, présente pour racines plusieurs tubercules charnus, de la grosseur d'une petite noix, composés presque en totalité de fécule amylacée, et dont on fait usage comme aliment dans les contrées où ce végétal croît naturellement. (A. RICHARD.)

CYPRÈS, s. m., *cupressus*. C'est le nom d'un genre de plantes de la famille naturelle des Conifères et de la Monœcie monadelphie, qui se reconnaît principalement à ses cônes presque globuleux, formés d'écailles épaisses, peltées et claviformes, et à ses chatons de fleurs mâles, dont les écailles sont imbriquées sur quatre rangs. Le CYPRÈS COMMUN ou pyramidal (*cupressus pyramidalis*, L.) est un arbre toujours vert qui s'élève à une hauteur de quarante à cinquante pieds et qui présente à peu près le port du peuplier d'Italie. Son feuillage d'un vert sombre et lugubre l'a fait consacrer, dès la plus haute antiquité, à orner les monumens funéraires. Dans l'Orient, sa patrie, il suinte de son tronc et de ses branches une substance résineuse et balsamique dont quelques auteurs ont recommandé l'usage dans le traitement de la phthisie pulmonaire. Les écailles de ses cônes ont une saveur astringente et amère; elles sont placées parmi les substances toniques, et on les prescrit quelquefois contre les diarrhées chroniques, et même les fièvres intermittentes. Mais ce médicament est fort rarement employé. (A. RICHARD.)

CYSTALGIE, s. f., *cystalgia*, de κύστις, vessie, et de ἄλγος, douleur. Douleur nerveuse qui a son siége dans la vessie. Ce mot, ainsi que celui de *cystodynie*, désigne un symptôme de plusieurs affections de cet organe, et non une maladie spéciale. *Voyez* CALCUL, CYSTITE, NÉVRALGIE, etc. (R. DEL.)

CYSTHÉPATIQUE, adj. *Voyez* HÉPATO-CYSTIQUE.

CYSTICERQUE, s. m., *cysticercus*. On appelle ainsi un genre d'entozoaires à corps presque cylindrique ou légèrement déprimé, ridé, terminé par une vésicule caudale, et ayant une tête garnie à sa base de quatre papilles ou suçoirs.

Ce genre, dont le nom, tiré du grec κύστις vessie et κέρκος queue, indique un des principaux caractères, est en outre reconnaissable à ce que les animaux qui le composent ont la tête très-petite et souvent même imperceptible à l'œil nu, obronde ou ovoïde, terminée par une sorte de trompe obtuse ou par une aire arrondie et déprimée.

La base de la trompe est couronnée par une ou deux rangées de petits crochets, allongés, cylindroïdes, imperforés.

La tête est supportée par un col rétréci, et le corps est conique ou comme aplati, et comme formé d'anneaux imbriqués.

La vessie caudale renferme une sérosité limpide qui n'est que de l'eau chargée d'un peu d'albumine. Ses parois sont d'une transparence parfaite.

Les cysticerques exécutent des mouvemens d'ondulation, et peuvent dilater ou resserrer leur vessie caudale, allonger leur cou et leur tête, ou les faire rentrer dans l'intérieur de leur corps. Ils sont presque constamment contenus dans des kystes membraneux avec une sérosité plus ou moins abondante, et n'existent que rarement plusieurs ensemble dans une même poche.

Plusieurs d'entre eux vivent dans les tissus du corps de l'homme. Tel est le cysticerque à col étroit, *cysticercus tenuicollis* de Rudolphi, lequel a été trouvé par Bréra, en grande quantité, dans les plexus choroïdes d'un homme de cinquante-cinq ans mort d'apoplexie, mais que l'on rencontre plus ordinairement dans le péritoine et les plèvres des animaux ruminans et du porc. C'est à cette espèce que se rapportent les *tænia globosa*, *tænia ovilla* et *tænia vervecina* de Gmelin. Le corps de ce ver, après son développement, peut avoir jusqu'à un pouce de longueur, mais sa tête est moins volumineuse qu'un grain de millet.

On rencontre encore chez l'homme, quelquefois, ainsi que Werner paraît l'avoir observé le premier, le cysticerque ladrique, *cysticercus finna* de Zeder, lequel cause, chez le porc, la maladie si connue sous le nom de ladrerie. Cet animal peut exister en quantité à la fois, tandis que, dans certains cas, il n'en existe qu'un ou deux individus chez la même personne. Il est logé presque toujours dans la trame celluleuse qui unit les uns aux autres les muscles et leurs faisceaux. M. Rudolphi l'a cependant observé dans le cœur, et Isenflamm dans le tissu cellulaire de l'aisselle. Ordinairement retiré sur lui-même et enfoncé dans sa vessie caudale, son corps fait au-dedans de celle-ci une saillie opaque, d'un blanc jaunâtre, arrondie, et du volume d'un grain de chenevis.

Le cysticerque ladrique vit toujours isolé dans un kyste, dont les parois sont beaucoup plus minces chez le porc que chez l'homme.

M. Fischer, de Leipsick, a en outre trouvé deux fois dans le plexus choroïde de l'homme, un autre cysticerque encore peu connu et que M. Laënnec a nommé *cysticercus Fischerianus*. Quoique, dans l'un des cas observés par M. Fischer, on ait rencontré à la fois vingt-trois de ces animaux, leur présence n'avait déterminé aucun accident.

M. Laënnec a trouvé une fois, dans les ventricules du cerveau d'un sujet mort d'apoplexie, une quatrième espèce de ces vers, c'est le cysticerque à deux vessies, *cysticercus dicystus*, lequel est remarquable en ce qu'il présente deux vessies assez grandes, l'une caudale à l'ordinaire, et l'autre renfermant antérieurement le corps.

Enfin, le docteur Treutler a décrit une dernière espèce dans ce genre; c'est le *cysticerque pointillé*, qu'il a vu dans les plexus choroïdes d'une femme morte à l'âge de vingt-deux ans. Sa vessie caudale est globuleuse et parsemée de petits points blancs.

En général, les entozoaires que nous venons de signaler ne manifestent point leur présence par des signes particuliers et faciles à apprécier. On en a rencontré fréquemment dans les plexus choroïdes d'hommes qui, pendant leur vie, avaient toujours paru sains de corps et d'esprit, en sorte que, dans beaucoup de cas, cette présence ne saurait être considérée comme devant constituer une maladie spéciale. Ceux qu'on observe dans le tissu cellulaire occupent souvent les intervalles des muscles en si grande quantité que leur nombre effraie l'imagination, et cependant peu de symptômes morbides peuvent en déceler l'existence.

Pour ce qui est du traitement à mettre en usage lorsqu'on veut éliminer ces hôtes incommodes du domicile qu'ils se sont choisis, nous n'avons rien à ajouter à ce que nous avons dit à notre article ACÉPHALOCYSTE. (H. CLOQUET.)

CYSTIQUE, adj., *cysticus*, de κύστις, vessie; qui appartient à la vessie ou vésicule biliaire : *bile cystique*, *conduit cystique*, etc.

CYSTIQUE (artère et veines); ce sont celles de la vésicule

biliaire. L'artère est un rameau de l'hépatique; les veines, au nombre de deux, se rendent dans la veine porte. *Voyez* HÉPATIQUE, PORTE (veine).

CYSTIQUE (conduit). Il part de la vésicule biliaire et s'unit au conduit hépatique pour former le cholédoque. *Voyez* VÉSICULE. (A. B.)

CYSTIRRHAGIE, s. f., *cystirrhagia*, de κύστις, vessie, et de ῥήγνυμι, rompre, faire jaillir. Vogel a désigné sous ce nom une hémorrhagie qui a son siége dans la vessie. D'autres auteurs, se basant sur l'étymologie peu précise de ce mot, lui ont donné une acception analogue à celle de *cystirrhée*, et l'ont appliqué à l'écoulement muqueux qui a lieu dans le catarrhe vésical de la vessie. *Voyez* HÉMATURIE, CATARRHE, CYSTITE. (R. DEL.)

CYSTIRRHÉE, s. f., *cystirrhea*, de κύστις, vessie, et de ῥέω, couler. *Voyez* CYSTITE.

CYSTITE, s. f., du grec κύστις, vessie. Ce mot désigne d'une manière générale l'inflammation de la vessie urinaire; mais l'usage a singulièrement restreint son acception. Ainsi, la plupart des nosologistes réservent ce nom à l'inflammation aiguë de la vessie, et plus spécialement encore à cette inflammation attaquant à la fois toutes les membranes qui composent l'organe. Ils décrivent, au contraire, la phlegmasie de la tunique muqueuse sous la dénomination particulière de catarrhe vésical.

Nous pensons que le nom de cystite doit être générique des affections inflammatoires de la vessie urinaire, soit qu'une ou plusieurs membranes paraissent atteintes, soit que la maladie suive une marche aiguë ou chronique. Il sera facile ensuite d'indiquer chacune de ces variétés par une qualification ajoutée au nom du genre. On pourrait donc, suivant cet ordre, décrire une cystite péritonéale, une cystite musculaire, une cystite muqueuse, puis enfin une cystite générale ou profonde, dans les cas où toute l'épaisseur des parois vésicales participe à l'inflammation. Mais ces diverses espèces ne sont que rarement distinctes pendant la vie; et, s'il est quelques exemples où l'on puisse reconnaître que la maladie se borne à une seule membrane et quelle est cette membrane; bien plus fréquemment, il faut en convenir, on sait seulement que l'on a affaire à une inflammation de la vessie sans pouvoir préciser son siége. Exceptons, cependant, de ces généralités la cystite muqueuse chronique. Cette variété entraîne rarement avec elle l'inflammation générale de l'organe;

elle a ses causes, son traitement et ses signes particuliers : aussi a-t-elle été, par le plus grand nombre des auteurs, étudiée dans un cadre éloigné de la cystite proprement dite. Quoique nous les rapprochions dans cet article, loin de vouloir les confondre, nous donnerons séparément l'histoire de chacune d'elles.

CYSTITE PROFONDE OU GÉNÉRALE. C'est la cystiphlogie de Meyzerey, la cystitie de Sauvages, ou encore la cystite proprement dite des modernes.

Causes. — Les dispositions individuelles, qu'on peut regarder comme prédisposantes de l'inflammation aiguë de la vessie, sont assez peu nombreuses. L'observation a seulement fait connaître que cette maladie est une de celles propres à l'âge mûr. Elle attaque les femmes tout aussi fréquemment que les hommes, cependant, parmi ces derniers, les plus robustes y sont les plus exposés. Nous verrons que ces prédispositions sont tout autres pour le catarrhe vésical. Les influences de l'atmosphère et du sol, qui sont très-efficaces dans le développement de cette dernière variété de la maladie, paraissent sans action dans celle qui nous occupe; toutes les causes de la cystite générale sont immédiates, c'est-à-dire qu'elles agissent, le plus souvent, d'une manière directe sur le tissu de la vessie. L'expérience apprend, en effet, que cette phlegmasie est communément la suite d'une plaie pénétrante du bas ventre, de l'opération de la taille, d'un cathétérisme long et douloureux; enfin un coup, une chute sur l'hypogastre, une hernie, dans laquelle la vessie a été entraînée; un accouchement laborieux, pendant lequel cet organe a été pressé longtemps par la tête du fœtus, ou même blessé par les instrumens de l'accoucheur, sont, dans plusieurs cas, des causes de la cystite générale. L'usage de diurétiques très-énergiques, l'empoisonnement par les cantharides, ou même leur emploi comme médicament, ont eu quelquefois les mêmes résultats. Les calculs vésicaux, qui bien plus souvent donnent lieu à la cystite muqueuse, peuvent cependant aussi amener l'inflammation simultanée de toutes les membranes de la vessie. Cet accident est surtout à craindre pour les malades calculeux, qui se trouvent forcés de faire une longue route à cheval ou dans une voiture mal suspendue. Quelquefois cette phlegmasie consécutive est le premier indice de la concrétion urinaire : nous possédons un fait de ce genre. Dans cette maladie, comme dans une foule d'autres d'une nature très-différente entre elles, on signale souvent, comme conditions déterminantes, la suppression d'une hémorrhagie accoutumée, d'un exutoire ancien, ou bien encore la rétropulsion de la goutte, d'un exanthème cutané, etc. L'ignorance où nous sommes sur la manière d'agir de ces prétendues causes nous les fait indiquer avec une grande réserve.

La cystite générale peut, par voie de continuité ou de contiguité, être amenée par les progrès d'une inflammation qui a primitivement frappé le péritoine, la matrice, le rectum, etc.; mais c'est surtout dans les blennorrhagies très-intenses qu'on doit craindre que la maladie ne s'étende jusqu'à la vessie, et les exemples de cystite developpée de cette manière ne nous manqueraient pas à citer.

Symptômes. — La fièvre peut paraître précéder la maladie qui nous occupe; mais son apparition ne doit pas induire à croire qu'en effet elle ait été préexistante au travail inflammatoire; celui-ci peut causer la fièvre avant de donner lieu à des symptômes locaux très-évidens. Les caractères les plus constans de la cystite sont la grande sensibilité de l'hypogastre, les douleurs vives à la moindre pression exercée sur cette partie, ou même dans des points plus éloignés de l'abdomen; les besoins d'uriner douloureux et fréquemment renouvelés; l'éjection de quelques gouttes d'urine après de violens efforts. Quand ces accidens se sont prolongés quelque temps, ils en amènent de nouveaux encore plus graves; la vessie distendue par les urines fait saillie au-dessus du pubis; le ventre entier augmente de volume, il ne peut supporter une légère couverture; tout le corps est baigné d'une sueur qui répand l'odeur de l'urine; le malade est tourmenté d'envies fréquentes d'aller à la garde-robe, et aussi d'une sorte de *ténesme* vésical, avec prurit douloureux au méat urinaire. Si quelques gouttes de liquide sont évacuées, il semble qu'elles appellent de nouvelles douleurs, car aussitôt la cuisson ou une espèce d'ardeur avec élancement se réveille; il n'y a de repos que le moment où le malade s'approche de l'urinal. Peut-être la seule espérance d'un soulagement lui fait-elle un instant oublier ses douleurs; mais ce mieux être ne peut durer long-temps; les efforts que commande sans cesse le besoin d'uriner non satisfait, jettent le malade dans une tristesse et un désespoir, qui viennent encore aggraver tous les phénomènes morbides.

Les symptômes généraux, parvenus à ce haut degré d'intensité, ne peuvent plus que décroître; mais ce décroissement aura lieu tantôt par une sorte de résolution favorable, tantôt par la prostration adynamique qui suit de graves désordres locaux, tels que la suppuration ou la gangrène de la vessie. Dans le premier cas, le cours des urines se rétablit peu à peu, à mesure que les phénomènes inflammatoires deviennent moindres. Dans la terminaison funeste, la fièvre est continue; le pouls petit, serré, et presque imperceptible, augmente de fréquence; la langue se sèche, et la soif est extrême. Il n'est pas rare aussi de voir se joindre à ces fâcheux symptômes un hoquet continuel, ou de la cardialgie, ou enfin de violens efforts pour vomir. Dans cet état, la cessation subite du tenesme vésical, des besoins d'uriner et le froid des extrémités annoncent une mort très-prochaine.

Marche et durée. — La série des symptômes, que nous venons d'énumérer, met à s'accomplir un espace de temps très-variable. Ainsi l'inflammation de la vessie, attaquant un homme dans la force de l'âge et d'une constitution vigoureuse, suivra une autre marche que la même affection développée chez un individu d'une organisation faible, ou qu'une longue maladie précédente a jeté dans une atonie générale. Dans le premier cas, les phénomènes inflammatoires peuvent atteindre leur plus haut période avant le troisième jour, et leur terminaison être parfaite au bout du premier ou au moins du second septenaire. Dans l'autre cas, la maladie, quoique mettant aussi peu de temps à arriver à son *maximum* d'exaltation, est bien plus longtemps à se terminer. Elle peut durer ainsi plusieurs mois, plusieurs années. C'est ce que l'on entend ordinairement par *état aigu* et *état chronique*. La cystite aiguë, bien que plus particulière aux sujets robustes, ou chez lesquels la vie est plus énergiquement développée, peut cependant s'observer dans les conditions opposées; un vieillard, une femme faible peuvent aussi en être affectés. Dans cette variété de la maladie, les symptômes sont plus intenses, mieux caractérisés, et à peu près tels que nous venons de les présenter. L'inflammation chronique pourrait aussi être dite *latente;* la douleur est à peine appréciable; les malades ne se plaignent qu'après quelques exercices violens, quelque excès dans le régime alimentaire ou dans les plaisirs vénériens. Mais quelquefois ces causes, agissant avec intensité, sont suivies de symptômes plus prononcés, de dysurie, de fièvre, etc. Cette sorte d'exacerbation simule l'état aigu, ou constitue réellement un état aigu momentané. On l'a vu se reproduire ainsi plusieurs fois dans une année, au printemps, à l'automne, dans les temps humides, comme les affections catarrhales pulmonaires, nasales, etc. On ne peut pas toujours assigner la cause de cet accident. La cystite chronique peut être une suite de la cystite aiguë, et c'est le cas où son existence est le mieux connue. On remarque aussi que, malgré l'identité des causes pour les deux variétés, celle qui nous occupe est plus fréquemment le résultat de la présence d'un calcul dans la vessie, de la disparition d'une autre inflammation, et particulièrement d'une maladie dartreuse. Ses symptômes, je le répète, sont peu apparens ; ils tiennent à la fois de la cystite générale ou profonde, et de l'inflammation catarrhale de la muqueuse vésicale. Dans quelques cas, il est même assez difficile de la distinguer de cette variété, et plusieurs auteurs réunissent ces deux affections sous le nom de cystite chronique.

Terminaison et pronostic. — Comme toute inflammation, la cystite peut se terminer par le décroissement graduel de la surexcitation morbide : c'est la résolution. D'autres fois le mouvement inflammatoire plus intense ne peut se terminer que par la suppuration. Les exemples de cet accident ne sont pas très-rares ; Chopart en a recueilli plusieurs. Dans cette terminaison, douze à dix-huit heures après que les phénomènes inflammatoires ont atteint le plus haut degré d'intensité, les urines deviennent lactescentes ; elles présentent quelques stries de sang, et répandent l'odeur particulière aux sécrétions purulentes. On suppose ici que le pus est sécrété par la membrane muqueuse, ou qu'un abcès, formé dans les parois de l'organe, s'est fait jour dans sa cavité. Dans d'autres circonstances, le foyer purulent s'ouvre à l'extérieur de l'organe, s'étend dans les graisses du petit bassin, et après un temps quelquefois assez long, se montre au périnée ou à la marge de l'anus. Cet accident, heureusement assez rare, est d'une extrême gravité ; il faut renoncer à tout espoir de guérison (Chopart). La gangrène de la vessie, suite d'une inflammation violente, est encore plus rare ; elle n'est guère observée qu'après une rétention d'urine qui subsiste depuis plusieurs jours. Il se forme une escarre plus ou moins étendue, et quelquefois multiple, dont la rupture entraîne bientôt la mort du malade, surtout si l'épanchement se fait dans la cavité abdominale. On trouvera, dans les auteurs qui ont traité *ex professo* des maladies des voies urinaires, plusieurs observations de ce genre, que nous ne pouvons rapporter dans cet article. Nous devons ajouter que cette solution de continuité de la vessie n'a pas toujours été précédée par la gangrène; elle peut avoir lieu par rupture lorsque les parois de ce réservoir musculo-membraneux ont été affaiblies par l'accumulation des urines. Dans cet état, le moindre nouvel effort peut amener cet accident mortel, qui est surtout à craindre quand l'inflammation occupe le col de l'organe. La déchirure se trouve le plus ordinairement alors à la paroi supérieure qui est, à la vérité, la plus mince et la moins soutenue par les parties environnantes.

Ce qui précède établit naturellement le *pronostic* de la cystite. On voit que sa gravité varie avec l'intensité de la maladie. On conçoit aussi que la cystite aiguë doit être plus grave que la cystite dite *chronique*. On a admis des variétés relatives au siége, et qui, sous le seul rapport du pronostic, offrent quelque intérêt. Ainsi, l'inflammation sera bien plus grave, si elle affecte le bas-fond de la vessie et le trigone vésical, ou encore le sommet de l'organe, que les autres points de son étendue. 1° Sur le bas-fond, en arrière, le gonflement inflammatoire peut oblitérer les ouvertures des uretères; en avant, celle de l'urètre, ce qui est bien plus fréquent et bien plus à craindre; 2° l'inflammation, attaquant la paroi supérieure, peut se propager au péritoine, et joindre ainsi les accidens de la péritonite à ceux que nous avons indiqués. La cystite, qui dépend d'un calcul, est certainement très-fâcheuse; mais ce pronostic se rapporte plutôt à la maladie première, je veux dire à la concrétion urinaire. Enfin la cystite est moins grave chez la femme que chez l'homme; la disposition anatomique, qui rend chez la première le cathétérisme si facile, donne raison de cette différence.

Autopsie. — La cystite profonde ou générale, si elle s'est, en peu de temps, terminée par résolution, ne laisse aucune trace sur l'organe. Dans quelques cas seulement, où sa durée a embrassé plusieurs mois, on a pu trouver les parois de la vessie légèrement épaissies; quelquefois encore on a vu, dans des circonstances analogues, une ou plusieurs branches des veines vésicales, variqueuses, et par conséquent devenues plus apparentes. Les désordres locaux sont tout autres, si la cystite a été suivie de suppuration ou de gangrène. Dans le premier cas, les parois de la vessie offrent dans leur épaisseur des fusées de pus; d'autres fois, mais bien plus rarement, des foyers contenant plusieurs onces de ce liquide; si celui-ci a pu se faire jour à l'extérieur de la vessie, on en rencontre, comme nous l'avons déjà dit, dans des points indéterminés du petit bassin, des collections plus ou moins abondantes. Tantôt c'est au périnée, tantôt sur les côtés du rectum, mais plus souvent, suivant une remarque de Chopart, qu'on ne peut vérifier qu'à l'ouverture du cadavre, c'est vers le col de la vessie que la suppuration commence. Quand le pus a trouvé une issue plus facile du côté interne des parois de la vessie, et qu'il a continué de s'écouler ainsi, en se mêlant aux urines, on découvre sur le cadavre des ouvertures fistuleuses plus ou moins étendues et profondes. Quelquefois ces ouvertures sont entourées de veines variqueuses; quelques-unes sont couvertes de sang noir, épanché par la rupture de petits vaisseaux qui rampent dans leurs fonds. Toutes exhalent une odeur infecte. C'est encore dans les cas de suppuration qu'on trouve les productions pseudo-membraneuses dont parlent les auteurs. Ces fausses membranes sont adhérentes ou libres. C'est leur expulsion par l'urètre qui a fait répéter à tant de médecins que la tunique muqueuse ou veloutée de la vessie pouvait être entièrement détachée et expulsée, par portion, avec les urines. Ruisch, Morgagni citent plusieurs faits de ce genre. Dans le cas de gangrène, les escarres paraissent sur le lieu qui a reçu la plus vive irritation; souvent cette irritation est mécanique: telle serait la pression par un calcul volumineux, ou par la tête du fœtus dans le travail de l'accouchement. Un étranglement herniaire de la vessie peut encore entraîner la même effet. Ces dernières causes, dans plusieurs circonstances, ne produisent qu'une simple ecchymose, qu'il ne faut pas confondre avec les taches gangreneuses.

Traitement. — Les moyens thérapeutiques à employer contre la cystite générale ou profonde à l'état aigu, varient avec les différentes périodes de la maladie. Si le médecin est appelé au début, le premier remède à prescrire est sans contredit une évacuation sanguine. Plusieurs praticiens conseillent les sangsues appliquées à l'anus; mais la saignée du bras nous a toujours paru bien préférable. Les sangsues établissent, surtout lorsqu'on est obligé d'y revenir, une fluxion dans un lieu trop voisin de l'organe malade. L'évacuation sanguine sera toujours proportionnée aux forces de l'individu; mais il faut prendre garde de se laisser arrêter par l'abattement dans lequel les douleurs ont plongé le malade : le plus petit allégement lui fera retrouver toute son énergie. Les bains tièdes et long-temps prolongés tiennent, immédiatement après la déplétion des vaisseaux, une première place dans le traitement de la cystite aiguë; mais nous devons signaler surtout les bains de siége; on pourra les rendre émolliens, en les composant avec une décoction de quelques substances mucilagineuses, telle que celles de mauve, de guimauve, de graines de lin. Les lavemens de même nature sont aussi d'un avantage réel; il faut les répéter souvent, mais en petite quantité. C'est encore le moment de conseiller les applications locales; ce sera de simples compresses imbibées d'eau tiède, ou une vessie remplie de ce liquide. Le malade sera mis au régime des maladies les plus aiguës, c'est-à-dire qu'il doit éviter avec soin tous les excitans sensoriaux et intellectuels trop actifs, le bruit, une lumière vive, un travail d'esprit, etc. La diète sévère, le repos général sont de puissans secours thérapeutiques. Les boissons seront prises en petite quantité. Il serait absurde de gorger de tisane un malade dont la plus cruelle douleur est, pour l'ordinaire, de ne pouvoir uriner; ces boissons seront très-légères; prises chaudes, elles auront l'avantage de favoriser les sueurs, et celles-ci suppléeront heureusement aux urines. Nous sommes loin cependant de proposer ces médicamens âcres et excitans, qu'on emploie vulgairement comme sudorifiques; on sait que l'eau simple, par sa température plus élevée, les remplace efficacement.

La rétention des urines devient souvent un épiphénomène fort inquiétant. Il faut sans doute, dans cette circonstance, pratiquer le cathétérisme ; c'est un point de doctrine rendu incontestable par l'expérience, comme il l'est aussi de ne point trop attendre pour l'opérer : les forces musculaires de la vessie s'affaiblissent par la distension, en même temps que le fluide excrémentitiel, devenant plus âcre, irrite davantage la surface muqueuse. Mais il est un autre point encore en litige, savoir si la sonde introduite doit rester à demeure, ou être replacée à chaque nouveau besoin. Contre la première proposition, on peut mettre en avant que la présence de l'instrument détermine tous les accidens d'un corps étranger, accidens encore aggravés par l'état actuel de l'organe qui le reçoit. L'habitude, qui doit rendre moindres ces effets, ne pourra certainement agir ainsi qu'après 24 ou 36 heures; et, jusqu'à ce moment, on conçoit que la maladie aura le temps de faire des progrès mortels. D'un autre côté, en répétant plusieurs fois le jour les efforts du cathétérisme, on doit craindre aussi d'augmenter l'inflammation, surtout si elle s'est étendue au canal de l'urètre. Combien d'exemples d'ailleurs, où la sonde une fois retirée n'a pu être introduite quelques heures plus tard, et dans lesquels la ponction hypogastrique est restée la dernière ressource. Il n'est point de règles générales en médecine; tout est subordonné à une foule de conditions individuelles. Relativement à notre sujet, il faudra avoir égard, et à la sensibilité générale du malade, et à l'état de l'organe affecté. La sonde sera maintenue dans la vessie, toutes les fois que sa présence n'aura pas considérablement augmenté les phénomènes inflammatoires, et surtout si l'introduction en a été difficile. Il vaudra mieux, au contraire, la placer momentanément, si le canal de l'urètre paraît intact et d'un grand diamètre, et si l'obstacle paraît être tout-à-fait au col ou à l'orifice de la vessie. Peut-être que les qualités de l'urine doivent aussi influer sur le parti à prendre. Nous croyons, par exemple, qu'il conviendra mieux de laisser la sonde, si ce liquide est âcre, épais, et si son contact sur les parties malades est très-douloureux. C'est l'appréciation exacte de ces diverses conditions qui distingue le médecin habile.

Les différentes causes de l'inflammation de la vessie apportent quelques modifications dans le traitement. On répète communément que, si la maladie tient à un calcul, ou à tout autre corps étranger, à un bout de sonde, de bougie, etc., il faut d'abord en faire l'extraction au moyen de l'opération de la taille; mais c'est une circonstance bien défavorable pour le succès que de pratiquer la lithotomie, quand la vessie est déjà vivement enflammée. Il nous semble qu'il serait plus rationnel, sans avoir égard à sa cause, de traiter cette cystite par tous les moyens que nous avons déjà indiqués. Sans doute le corps étranger rendra ce traitement moins efficace, mais ce désavantage n'est point à comparer à celui qui doit résulter de l'incision et même de la dilacération d'un organe actuellement malade. Ces raisons n'auraient aucune valeur, si le corps à extraire venait d'être introduit dans la vessie; certainement il faut enlever aussitôt l'épine qui a traversé nos tissus. On sent que la condition est tout autre dans le calcul vésical avec cystite; si la sensibilité de la vessie s'est, pour ainsi dire, habituée à l'action de cette pierre; si, depuis long-temps, elle la supporte sans en être affectée, ne peut-on pas espérer encore de calmer les symptômes inflammatoires, malgré sa présence?

Nous ne nous occuperons pas des moyens thérapeutiques appropriés à la cystite résultant de l'usage des cantharides; ce sujet, traité fort longuement par tous les auteurs qui ont écrit sur les maladies des voies urinaires, appartient plus particulièment à l'histoire médicale de ces insectes coléoptères (*Voyez* CANTHARIDES), et à l'exposé de l'empoisonnement par les diverses préparations dans lesquelles ils entrent. *Voyez* POISON et EMPOISONNEMENT.

La cystite qui a suivi une blennorrhagie intense réclame peu de moyens particuliers. Cependant c'est surtout dans cette variété que le cours des urines est suspendu, et qu'il est difficile de le rétablir. L'introduction de la sonde est souvent indispensable; s'il est impossible de la laisser séjourner longtemps dans l'urètre, au moins il importe qu'elle soit gardée pendant le bain. On retire encore, en pareil cas, d'assez grands avantages des applications adoucissantes et narcotiques, des lavemens simples ou huileux, et surtout des fumigations aqueuses ou légèrement acidulée avec le vinaigre; enfin c'est surtout dans le cas d'inflammation de la vessie, concomitante de celle du canal de l'urètre, qu'on peut pratiquer avec succès la saignée de la veine dorsale de la verge. Cette opération est recommandée par Chopart.

La cystite qui suit la disparition d'un exanthème cutané, de la goutte, d'un rhumatisme, a la plus grande tendance à passer à l'état chronique; et, si l'on n'a pu, avant douze ou quinze jours, rappeler l'irritation à son siége primitif, les difficultés à atteindre cette indication iront toujours en augmentant. C'est dans le but de rétablir l'ancienne maladie ou d'en déterminer une nouvelle sur un organe peu important, que les médecins emploient ici, et souvent avec succès, les moyens dérivatifs les plus énergiques, tels que les vésicatoires épispastiques, les sinapismes, l'ammoniaque, l'eau bouillante. On les applique, ou sur un lieu voisin de l'organe actuellement malade, ou sur l'organe précédemment affecté de goutte, de rhumatisme, de dartres, etc. Mais, je le répète, l'efficacité de ces moyens est en raison inverse de l'ancienneté de la cystite; on ne saurait y recourir trop tôt. Dans cette circonstance, Desbois de Rochefort, Chopart, Desault, n'ont pas craint d'employer les vésicatoires avec les cantharides, et le succès a couronné cette hardiesse. C'est surtout dans la cystite supposée rhumatismale que Desbois faisait usage de ce moyen. On peut appliquer, sur la région hypogastrique même, l'emplâtre vésicant, si l'organe précédemment affecté de rhumatisme nous est inaccesible; d'autres fois on agit sur les cuisses, les jambes, etc. Ce serait peut-être dans cette variété de la cystite aiguë que l'on pourrait proposer les injections adoucissantes; mais elles nécessitent l'emploi de la sonde; et cette condition, qui milite leurs avantages, les a fait justement proscrire. Elles peuvent, au contraire, comme nous le verrons, être pratiquées très-heureusement dans la cystite chronique et dans le catarrhe vésical.

Nous ne parlons point ici des purgatifs, des astringens et de quelques médicamens empiriques proposés pour la cystite, parce qu'ils conviennent plus spécialement à cette maladie passée à l'état chronique, et que nous devons réunir, sous le rapport thérapeutique, cette dernière variété au catarrhe vésical, leurs traitemens étant tout-à-fait analogues.

Cystite muqueuse ou catarrhale. — La maladie que nous désignons sous cette dénomination a pour l'un de ses symptômes les plus essentiels le flux d'une humeur épaisse et glutineuse, sécrétée par la surface interne de la vessie urinaire. C'est ce caractère que les auteurs expriment dans les divers noms qu'ils lui ont assignés. Ainsi Linné l'appelle *glus vesicæ;* Cullen, ischurie muqueuse; Sauvages, pyurie muqueuse; Lieutaud, fluxion catarrhale; quelques autres enfin, catarrhe de la vessie, par une analogie incomplète de la sécrétion muqueuse vésicale avec celle qui se remarque dans le catarrhe bronchique et dans celui de la membrane pituitaire. Des pathologistes modernes ont fortement blâmé cette manière de classer les maladies d'après un seul symptôme; et certes ils ont cru avoir beaucoup mieux fait en rangeant cette affection de la vessie dans la grande classe des inflammations. Mais, maintenant, ne pourrait-on pas demander si l'inflammation, telle qu'on la définit, est elle-même une maladie, ou si elle n'est seulement aussi qu'un symptôme, qu'un degré du travail morbide?

Relativement à l'affection que nous devons décrire, nous ne nous efforcerons pas de rechercher si sa nature intime consiste plus particulièrement dans le flux muqueux ou dans les phénomènes inflammatoires : ces points de théorie appartiennent, et seront présentés aux articles CATARRHE et FLUX. C'est un tableau pratique de la maladie que nous devons offrir ici.

Causes. — Pour la cystite générale, proprement dite, nous avons trouvé des causes directes ou immédiates : nous ne pourrons au contraire signaler, pour le développement du catarrhe vésical, que des prédispositions éloignées, ou quelques agens d'une action lente et presque imperceptible. Ce n'est, en effet, que de cette manière qu'agissent les influences du climat, le genre de vie, l'habitude de certaine alimentation; conditions que l'expérience a montrées être les plus favorables à la production de cette maladie. Le catarrhe de la vessie est une affection commune dans les pays où l'atmosphère est souvent chargée d'eau, dans ceux, par exemple, qui sont traversés par plusieurs fleuves ou rivières; dans ceux, aussi, où l'écoulement des eaux de pluie est difficile, où les habitations sont entourées, pendant toute l'année, de mares que les chaleurs d'un été trop court ne peuvent jamais tarir. La situation géographique de l'Angleterre, qui rend communes dans ce pays toutes les maladies catarrhales, explique aussi la fréquence de la cystite muqueuse parmi ses habitans. On affirme que cette maladie est fréquente encore dans les villes baignées par la mer, et dans celles qui en sont peu éloignées; du moins on sait que les marins, soit en raison de leur long séjour sur les eaux, soit en raison de leur manière de vivre, sont très-exposés au catarrhe de la vessie dans leurs dernières années. Cette maladie semble aussi attaquer de préférence les individus qui font un usage exclusif de nourritures très-azotées, de viandes, de poissons; il faut citer aussi, parmi ces causes éloignées, l'abus des liqueurs fermentescibles ou alcoholisées. Une condition qui certainement favorise beaucoup les autres prédispositions au catarrhe de la vessie, si même on ne peut pas la considérer comme une cause, c'est l'immobilité dans la station assise. Sous ce rapport, les cordonniers, les tailleurs, seraient aussi souvent victimes de cette affection que les gens de lettres, chez lesquels elle est si commune; mais on explique cette plus grande fréquence, chez ces derniers, par la contention d'esprit qu'exigent leurs travaux : contention qui les rend quelquefois insensibles aux plus pressans besoins. Les urines, en s'amassant alors dans la vessie, peuvent, par leur quantité ou leurs qualités, déterminer l'inflammation de la membrane muqueuse. (Chopart.) C'est de cette manière que la paralysie des organes musculaires, qui servent à l'expulsion de ce fluide, en permettant son accumulation, doit être considérée comme une cause éloignée. Les femmes sont bien moins exposées à la cystite catarrhale que les hommes, et, cependant, elles sont plus que ceux-ci contraintes, par nos usages, à la nécessité de n'uriner qu'après s'en être long-temps retenues; mais, comme nous l'avons déjà dit, elles trouvent une compensation naturelle à cette cause de la maladie, dans la disposition de leur appareil urinaire. On rencontre le catarrhe vésical chez les individus de tout âge, quoiqu'il appartienne surtout à la vieillesse; c'est peut-être l'infirmité la plus commune de toutes celles qui affligent les dernières années de la vie. On a dit qu'il pouvait être héréditaire, ou du moins les dispositions organiques qui le favorisent. Nous sommes tentés d'indiquer comme une de ces dispositions le petit diamètre du canal de l'urètre, ayant très-fréquemment observé que la plupart des individus malades de cette affection de la vessie étaient, depuis long-temps auparavant, tourmentés de rétrécissemens de ce canal. C'est en rendant incomplète l'excrétion des urines que les obstacles prédisposent au catarrhe vésical. On doit croire aussi que, dans un grand nombre de cas, l'inflammation s'est propagée par voie de continuité de l'urètre à la vessie; ce qui arrive si fréquemment pour la cystite aiguë générale.

Les causes plus prochaines, qui peuvent donner lieu à la cystite muqueuse, sont un changement brusque de température, du chaud au froid; l'usage d'une boisson à la glace pendant que le corps est en sueur; l'abus de médicamens diurétiques, d'injections irritantes dans les voies urinaires, et souvent les excès vénériens. La rétention prolongée et complète des urines, la présence d'une pierre dans la vessie, l'emploi continué de soi-disant lithontriptiques, peuvent avoir les mêmes résultats. La cystite muqueuse a encore quelquefois paru suivre le déplacement d'une affection arthritique ou rhumatismale, d'une éruption dartreuse ou autre. Enfin on cite quelques observations qui tendent à faire croire que, dans certains cas, cette maladie catarrhale pourrait devenir critique d'une autre maladie. (Chopart.)

Symptômes.—Le catarrhe de la vessie s'établit de deux manières différentes: ou il paraît subitement et sans aucun prodrome; ou, au contraire, il commence par des symptômes très-légers, qui, pendant un temps variable, vont chaque jour en augmentant de gravité. Dans le premier cas, les phénomènes inflammatoires sont ordinairement assez intenses, au moins dans le début, et la maladie parcourt brièvement toutes ses périodes : c'est le catarrhe vésical aigu, qu'il est souvent difficile de distinguer de la cystite générale. Dans l'autre cas, la maladie présente dès son invasion un défaut d'activité, une langueur qui peut faire présager son état chronique, quoiqu'il ne soit pas rare de voir, pendant sa longue durée, quelques exacerbations passagères. Ce serait tomber dans des redites fastidieuses, que de vouloir donner des signes propres à l'inflammation aiguë de la membrane muqueuse vésicale; ce sont les mêmes que ceux de la cystite générale. Peut-on concevoir une inflammation très-vive d'une couche des tissus de l'organe, sans sa propagation à toute l'épaisseur des parois ? Une pareille doctrine serait contradictoire à l'observation journalière, et en ne l'adoptant pas, nous nous appuierons de l'autorité des professeurs Pinel et Richerand. Nous dirons donc seulement un mot de l'état aigu du catarrhe vésical, et presque dans l'unique but de présenter la transition que suit la nature dans ces deux degrés de la maladie.

Les phénomènes inflammatoires locaux du catarrhe aigu de la vessie peuvent être précédés de fièvre pendant quelques heures, d'un malaise, de lassitudes spontanées, etc.; d'autres fois ces troubles généraux ne sont qu'à peine appréciables, même dans la plus grande intensité de la maladie ; tout ceci est subordonné aux dispositions individuelles. Douleurs plus ou moins vives dans la région de la vessie, qui souvent s'étendent jusqu'au gland; chaleur interne, tension de la région hypogastrique, rétention des urines, pesanteur au périnée, etc.; ce sont là des symptômes communs aussi à l'inflammation de tous les tissus de la vessie, et que nous avons déjà énumérés dans un autre lieu. L'urine, dans le catarrhe aigu, ne diffère guère non plus, pendant les premiers jours, de celle rendue dans la cystite générale : elle est, pour l'ordinaire, limpide, aqueuse, et en assez petite quantité ; souvent néanmoins son émission est difficile et douloureuse ; ce qui varie selon le point malade de la membrane muqueuse. Dans le catarrhe vésical, qui doit se terminer par une résolution prompte, la marche des symptômes est encore à peu près la même que dans la cystite générale, qui prend une terminaison analogue. Tous les accidens inflammatoires deviennent moindres après le troisième ou le quatrième jour. L'éjection du liquide excrémentitiel se fait avec moins de difficulté ; la fièvre cesse, et toutes les fonctions reprennent le type ordinaire. On a dit que le catarrhe aigu de la vessie pouvait se terminer par suppuration, et même par gangrène : sans nier ces accidens, nous les croyons forts rares ; certainement qu'alors aussi la membrane muqueuse n'est pas seule malade, et ce cas rentre dans la cystite générale.

Ce qui arrive bien plus communément après la première diminution des symptômes inflammatoires du catarrhe vésical, c'est le passage à l'état chronique. La fièvre, devenue moindre, offre des mouvemens d'exacerbation ; le malade éprouve des horripilations, des frissons dont les retours n'ont rien de régulier. Il se plaint de douleurs vagues dans la région hypogastrique, lorsqu'il fait des efforts pour aller à la garde-robe. Quelquefois il s'éveille pressé par le besoin d'uriner, et se trouve soulagé par la seule émission de quelques gouttes de liquide. Dans certains cas, après cette excrétion incomplète, le malade, en faisant quelques efforts, rejette par l'urètre un flocon glaireux, qui ressemble assez à une hydatide allongée ; puis l'urine s'échappe à gros jet. Enfin à ces symptômes succède très-souvent une incontinence d'urine fort rebelle.

Bientôt à ces signes précurseurs se joignent les diverses altérations des liquides excrétés qui ne laissent plus aucun doute sur l'état chronique de la maladie. L'urine perd sa transparence, prend une couleur très-variable. Ainsi, chez le plus grand nombre des malades, elle se montre d'abord lactescente ; puis chez quelques-uns elle passe à la couleur fauve ou orangée ; quelquefois aussi elle contient du sang : mais, dans un temps plus avancé de la maladie, elle reprend chez tous les individus sa coloration naturelle ; elle est seulement un peu moins limpide. Reçue dans un vase, et refroidie, elle donne une forte odeur ammoniacale. Peut-être, pour le dire en passant, cette plus grande proportion d'ammoniaque est-elle aussi souvent cause qu'effet dans le catarrhe de la vessie. Peu de temps après son émission, cette urine a aussi une saveur ammoniacale ; mais bientôt, surtout si la température ambiante est un peu élevée, elle devient légèrement acide. Pendant le refroidissement, la totalité du liquide se sépare en deux portions : l'une, glutineuse, gagne le fond du vase ; l'autre, en plus grande quantité, reste dessus; mais, au bout de 24 à 36 heures, il se fait dans l'intérieur de la première portion un dégagement d'air qui, en la rendant d'une pesanteur spécifique moindre, en fait surnager une partie. Cette humeur muqueuse est ici, par ses propriétés chimiques, la même que dans toutes les autres affections catarrhales; mais son aspect, comme l'on sait, en diffère singulièrement. Sa quantité varie suivant plusieurs circonstances : il est de remarque générale qu'elle diminue si la maladie augmente d'acuité; elle devient aussi moins visqueuse. Dans l'état chronique, ce mucus a beaucoup d'analogie avec l'albumine de l'œuf; seulement il est un peu plus laiteux. On a cru long-temps, d'après ce caractère, que ce pouvait être du sperme; et ce qui a entraîné dans cette croyance, c'est l'affaiblissement qui résulte de cette sécrétion morbide. Des expériences analytiques, faites d'une manière comparative sur le sperme et sur cette matière par M. le professeur Vauquelin, ont entièrement renversé cette erreur : mais une autre, à peu près de même genre, subsiste encore. La couleur jaunâtre ou d'un blanc sale de cette humeur, l'espèce de pus séreux et très-miscible à l'eau, qui s'en sépare par le refroidissement, ont fait croire à quelques médecins qu'il y avait alors ulcération de la vessie. Mais on remarquera que cette prétendue suppuration peut se montrer et disparaître plusieurs fois dans le catarrhe vésical; qu'elle est toujours concomitante d'une exaltation plus grande des autres symptômes. C'est un phénomène caractéristique de sur-excitation passagère; et elle est propre à ce dernier état, comme la sécrétion glaireuse pure est propre à l'état chronique de la maladie. Enfin, dans le plus grand nombre des cas, le liquide sécrété n'est pas plus du pus (comme on veut l'entendre avec ulcère), que ne le sont les matières de l'expectoration dans la dernière période d'un catarrhe pulmonaire fort intense. L'examen du cadavre n'a même pas suffi toujours pour détruire cette erreur. La surface de la vessie présente quelquefois, en effet, sur certains points, une plaque blanchâtre, sorte de couenne albumineuse concrète et si adhérente, qu'elle peut être prise, au premier abord, pour le tissu même de l'organe. Le liquide puriforme qui en découle augmente encore le doute. Mais si vous lavez à plusieurs reprises la portion affectée, il sera bientôt évident que tout le mal se réduit à une inflammation locale, qui, par sa durée, a déterminé le boursouflement, l'épaississement de la membrane muqueuse. Cette modification particulière de la cystite muqueuse tient fort ordininairement à la présence d'un calcul mural.

La *durée* de la cystite muqueuse varie suivant le degré d'intensité qu'elle a montré d'abord; l'inflammation vive, à son début, suit dans ses périodes une marche rapide et passe rarement à l'état chronique. Si, au contraire, la maladie est le résultat d'une action lente et continue, elle peut se prolonger pendant plusieurs mois, plusieurs années; c'est une vieille habitude qu'une pareille cystite, et la nature, aidée des secours de l'art, ne peut que difficilement la surmonter. Nous avons dit que l'inflammation aiguë de la membrane muqueuse vésicale entraînait quelquefois à sa suite la suppuration et même la gangrène. Quoique fort rares, il faut être en garde contre ces accidens. La suppuration, dont on peut ici distinguer deux espèces, suivant qu'elle a lieu dans l'épaisseur des parois de la vessie ou à la surface muqueuse ulcérée, s'accompagne de phénomènes généraux qui facilitent son diagnostic. On doit la craindre si les symptômes inflammatoires sont très-intenses; si les douleurs sont profondes et par élancement; enfin, si la fièvre se continue avec des exacerbations à certaines heures déterminées. — Les conditions qui favorisent la gangrène et qui doivent l'annoncer sont les suivantes : la pléthore sanguine de l'individu; le développement de l'inflammation pendant un été brûlant, sa violence extrême, son siège sur le col de la vessie. Il est connu que le plus grand nombre des cystites terminées par gangrène ont eu, pour symptôme le plus cruel, la rétention prolongée des urines. Mais nous n'insisterons pas davantage sur ces deux dernières terminaisons, bien plus particulières à la cystite générale. Le catarrhe vésical chronique, qui fréquemment ne se termine qu'avec la vie du malade qu'il affecte, peut cependant céder à un traitement rationel, ou disparaître par l'influence d'une nouvelle maladie dont le travail organique est plus intense. Ce dernier mode de terminaison est ce que l'on a quelquefois appelé métastase ou délitescence avec métastase. On a vu un catarrhe pulmonaire, une vive irritation gastrique, agir de cette manière. C'est, sans doute, en produisant un effet semblable, que sont utiles les dérivatifs très-énergiques que l'on conseille quelquefois dans le traitement.

Autopsie. — Il est rare que la mort soit le résultat de l'inflammation aiguë de la seule membrane muqueuse de la vessie: toutes les fois que l'on a eu occasion de faire l'ouverture d'un individu primitivement affecté de cette phlegmasie superficielle, on voit qu'elle ne peut plus être considérée comme telle; qu'elle s'est étendue à tous les tissus de l'organe et même aux parties environnantes. L'aspect de la membrane muqueuse vésicale qui a souffert d'une inflammation, est ici le même qu'en tout autre lieu. Ainsi, ce sont des plaques mal circonscrites, d'un rouge plus ou moins foncé, quelquefois jusqu'au violet; enfin, la maladie ayant fait de plus grands progrès, on peut découvrir, sur quelques points, des ulcères plus ou moins étendus et en nombre variable. Mais ces ulcères, nous le répétons, sont souvent simulés par le boursouflement de la membrane et surtout par des concrétions puriformes adhérentes à son tissu. Rarement on voit la surface de l'organe atteinte en totalité; tantôt c'est la paroi inférieure, tantôt la supérieure, sans qu'on puisse encore préciser quel est le cas le plus ordinaire. Quand le catarrhe de la vessie a duré plusieurs années, la membrane muqueuse est considérablement épaissie, et, quelquefois, cet épaississement se remarque aussi dans les tissus sous-jacens; tous les vaisseaux sanguins environnans sont plus ou moins dilatés, et forment des réseaux plus apparens et plus serrés que dans l'état sain. Si, cependant, le sujet n'a point éprouvé depuis long-temps d'exacerbations dans sa maladie, la couleur de la surface vésicale affectée ne présente que peu d'altération; elle est à peu près la même que sur le reste de l'organe. Le changement le plus remarquable qu'a éprouvé la vessie est une rétraction très-manifeste sur elle-même. Ce rapetissement est bien indiqué par l'état de la membrane muqueuse : possédant moins d'élasticité et de contractilité que les autres tuniques, elle forme une multitude de rides ou replis qui, si on les conçoit développés par l'insufflation, donneront à l'organe une capacité double de celle qu'il a maintenant. Ces replis forment des loges plus ou moins profondes, qui sont par fois encroûtées, en quelques points, d'un dépôt calcaire. Si l'on presse entre les doigts une de ces brides membraneuses, on en exprime un fluide muqueux analogue à celui qui baigne les surfaces malades. Enfin la glande prostate a pris, assez ordinairement, un plus grand volume; elle peut être doublée. Souvent aussi sa consistance est ramollie, et permet une dilacération très-facile.

Pronostic et traitement. — La gravité du catarrhe vésical est en raison de diverses circonstances qu'on a pu apprécier dans l'histoire de la maladie; nous croyons qu'il serait au moins superflu de les reproduire. Tout le monde, en effet, sait que cette inflammation est d'autant plus grave, qu'elle est plus intense; qu'elle est aussi plus à craindre si elle occupe le col de la vessie ou l'embouchure des uretères, et, *à fortiori*, toute l'étendue de l'organe; enfin, on sait aussi que le pronostic de cette affection est plus fâcheux suivant qu'elle prend telle ou telle terminaison : ainsi la suppuration est un accident fort dangereux, et la gangrène un accident inévitablement mortel. En général, on peut dire que la cystite muqueuse est une maladie grave, puisqu'à l'état aigu elle peut amener la mort, et, en passant à l'état chronique, se prolonger pendant plusieurs années, et même tourmenter jusqu'à la dernière heure l'individu qu'elle affecte, après l'avoir jeté, long-temps avant, dans un affreux marasme.

Les secours thérapeutiques à opposer au catarrhe vésical diffèrent suivant que la maladie est aiguë ou chronique. Dans le premier état, elle présente absolument les mêmes indications que la cystite aiguë générale. La cystite catarrhale chronique nous occupera seule en ce lieu; mais les moyens de l'art, que nous indiquerons pour elle, seront aussi applicables aux cas, très-difficiles à distinguer, de cystite générale ou profonde passée à l'état chronique.

Extraire le corps étranger, s'il en existe un dans la vessie, est le premier but que doit se proposer le médecin. L'inflammation qui suivra la manœuvre opératoire ne peut arrêter ici; le cas est autre que dans la cystite aiguë, et peut-être même que, dans la variété qui nous occupe, cette exaltation momentanée de la vie est à désirer. Disons, en passant, que presque tous les malades calculeux sont affectés d'une sorte de cystite muqueuse qui guérit d'elle-même après l'extraction de la pierre; peu à peu la sécrétion morbide diminue, et bientôt finit par disparaître entièrement. Cette inflammation chronique semble préserver de l'inflammation aiguë qui doit suivre l'opération, et elle paraît pour cette dernière une condition favorable. Nous avons entendu dire à M. le professeur Dubois, qu'en général, ceux des malades affectés de la pierre, qui éprouvaient les plus vives douleurs, étaient aussi ceux chez lesquels la cystotomie avait un succès plus heureux.

Avant d'indiquer les moyens empiriques, préconisés contre la cystite muqueuse, nous croyons devoir présenter la marche générale du traitement que l'on doit d'abord suivre, et qui, si elle ne suffit pas seule, au moins favorise beaucoup les secours pharmaceutiques. Le malade atteint du catarrhe vésical habitera, autant que possible, un lieu sec, élevé, exposé au soleil et balayé par les vents. Il doit éviter avec soin l'air chargé de vapeurs aqueuses du matin et du soir, et en général toute humidité, soit qu'elle vienne des localités ou de l'atmosphère. Ses vêtemens, suivant ce dernier précepte, seront toujours bien séchés avant d'être revêtus. Les habits de laine seront surtout convenables sous ce rapport qu'ils excitent les fonctions de la peau; et cet avantage, on ne doit jamais le négliger dans les maladies des membranes muqueuses. Le régime alimentaire du malade importe moins: qu'il use sobrement d'une nourriture substantielle et d'un vin vieux, tonique, étendu d'eau, c'est à quoi doit se borner toute sa diététique. On favorisera l'exercice de toutes les fonctions, mais particulièrement celui des organes souffrans. Il faut, au moindre besoin, que les urines soient évacuées. Un médecin hygiéniste voulait que, le matin, au reveil, on fît quelques tours de chambre avant d'uriner. Ce conseil, presque ridicule pour un homme en santé, doit être suivi dans la maladie qui nous occupe. Ce léger mouvement peut empêcher le dépôt calcaire, ou au moins favoriser le mélange des mucosités avec les urines. Mais on ne peut assez insister pour que le malade, si sa profession exige une grande sédentarité, y renonce momentanément. Si, après un premier jet, les urines cessent de couler tout d'un coup, il faut défendre les violens efforts que l'on fait si communément dans ce cas; une petite secousse, un changement de position peuvent beaucoup mieux rétablir l'excrétion. Si l'usage de la sonde devient indispensable, on doit se garder d'y recourir trop tard. Cet instrument sera préférablement d'un grand diamètre, et ne devra point rester à demeure, si ce n'est dans le cas de rétrécissement du canal de l'urètre. Dans cette complication son emploi devra être prolongé assez long-temps, pour procurer une dilatation sensible du canal; car la sortie incomplète des urines ou leur accumulation dans la vessie est, comme nous l'avons déjà dit plusieurs fois, une circonstance fort aggravante. Il faut, dans tous les cas, prendre soin que le bec de cette sonde ne heurte les parois de la vessie, ou que sa cavité ne soit oblitérée par des flocons muqueux. De simples injections d'eau tiède remédieront au dernier inconvénient. Mais souvent l'étroitesse extrême de l'urètre ou sa vive sensibilité, ou seulement encore la crainte qu'inspire la sonde à quelques malades, doit faire préférer à celle-ci, l'usage habituel des bougies en gomme élastique, dont on augmentera graduellement le calibre.

Parmi les moyens pharmaceutiques, les toniques astringens qui ont été les plus vantés, sont le quinquina, le cachou, et la gomme kino. Ces médicamens ont été donnés en potion, en pilules, etc.; d'autres fois en lavemens, et les doses en ont été élevées plus que dans toute les autres circonstances. Quelques-uns ont aussi préconisé la busserole; les autres la pareira-brava : mais ces substances méritent peut-être moins de confiance encore que celles que nous venons d'indiquer.

La térébenthine de Venise est d'un usage journalier dans la cure du catarrhe chronique de la vessie : on la prescrit en pilules, en sirop, en suspension dans un mucilage pour boisson; et, sous ces diverses formes ,on en élève la dose jusqu'à 10 et 12 gros par jour : en lavemens, on en donne encore une plus grande quantité. Enfin on a aussi conseillé l'emploi de ce médicament en frictions sur les cuisses, l'hypogastre, et en vapeurs reçues sur toute la surface du corps, dans un appareil convenable. On sait que l'eau de goudron, préconisée outre mesure par quelques-uns dans le catarrhe chronique de l'urètre, et même dans celui de la vessie, n'est qu'une suspension, dans l'eau, du résidu demi-brûlé des végétaux qui donnent la térébenthine. Les baumes de la Mecque et de copahu ont quelquefois été proposés en remplacement de la térébenthine de Venise; mais leur effet est absolument le même, s'il n'est pas inférieur. Nous n'omettrons pas d'avertir que la térébenthine et les médications dans lesquelles entrent quelques-unes de ses préparations, produisent, dans certains cas, des accidens qui forcent de renoncer à leur usage. Ainsi, chez quelques sujets, les premières doses de ce médicament augmentent tous les symptomes du catarrhe vésical, et, de plus, déterminent une rétention d'urine momentanée; d'autrefois le même effet est produit par une dose trop élevée chez un individu déjà soumis à ce traitement. Enfin, quelques malades ne peuvent pas du tout digérer la térébenthine; leur estomac se soulève et ils vomissent à la seule odeur de cette substance.

Le catarrhe vésical chronique étant une maladie purement locale, peut-être que les applications immédiates seroient les plus avantageuses. L'expérience de Chopart est ici une grande autorité. Il conseille les injections dans la vessie. « On doit commencer, dit-il, par celles de décoction d'orge, puis d'eau de Barrège coupée avec la précédente, ou d'eau de Balaruc, s'il y a paralysie de la vessie. J'en ai fait, ajoute ce praticien, d'eau végéto-minérale pour un vieillard de 75 ans, épuisé par la perte excessive de cette mucosité (vésicale); il n'en a éprouvé aucun accident : ses urines sont devenues moins chargées de glaires; il a repris des forces, et a vécu deux années dans cet état. » C'est sans doute par analogie qu'on a étendu le traitement du catarrhe chronique de l'urètre à la même maladie attaquant la vessie, et c'est avec avantage; car il ne peut, dans ce dernier cas, entraîner les accidens qu'on doit craindre dans l'autre (le rétrécissement). Les eaux minérales, ferrugineuses, acidules ou sulfureuses, peuvent aussi être employées à l'intérieur. Bordeu, un des premiers, vanta beaucoup les bains sulfureux pour le traitement du catarrhe vésical. Les sources naturelles d'Enghien et de Contrexville sont celles que nous citerons entre plusieurs autres. Leur usage en boisson, qui certainement est le plus avantageux, a besoin d'être continué avec persévérance et sans autre interruption que celle que peut nécessiter un malaise des organes digestifs. Au sujet des injections, nous ne devons point omettre d'indiquer l'emploi de la sonde à double courant, de M. J. Cloquet. Par le moyen de cet instrument, on peut débarrasser la vessie de l'urine qu'elle contient, et la remplacer par une eau médicamenteuse, sans le secours des efforts musculaires du malade.

Les vésicatoires appliqués à la partie supérieure des cuisses, et particulièrement sur l'hypogastre, qui ont déjà été indiqués pour la cystite générale, peuvent l'être encore dans le traitement de la cystite muqueuse chronique : mais on a plus spécialement vanté les frictions au-dessus du pubis avec la pommade stibiée, ou autrement cette pommade étendue sur un linge, et laissée en contact avec la peau, jusqu'à ce que la vésication soit produite. Enfin le séton, que quelques auteurs ont conseillé d'une manière générale pour les maladies de la vessie, a été employé aussi contre le catarrhe vésical. M. le professeur Roux, dans ces derniers temps, a renouvelé l'usage de cet exutoire, et a particulièrement insisté pour qu'il fût ouvert à la région hypogastrique. La pratique de ce chirurgien habile compte, dit-on, plusieurs cures dues à ce moyen.

Les évacuations sanguines ne sont que rarement urgentes dans la maladie qui nous occupe ; ce ne peut être seulement que dans le cas d'une vive exacerbation, lorsqu'il y a complication avec une hématurie évidemment active; alors la saignée du bras même a d'heureux effets, elle calme instantanément les symptômes les plus graves : c'est pour nous un fait de pratique. Si quelques considérations particulières s'opposent à l'emploi de ce moyen, on peut essayer de le remplacer par l'application de sangsues sur les parties peu éloignées de l'organe malade. Nous avons blâmé la méthode de les placer à l'anus pour la cystite aiguë générale, et nous renouvelons cette proscription relativement au catarrhe vésical; mais les inconvéniens qui motivent cette opinion disparaissent, si les sangsues sont appliquées à l'hypogastre, au dessus du pubis, sur le point du ventre qui se rapproche le plus de la vessie. Cet organe, dans ce lieu, n'est séparé des parois abdominales que par un tissu cellulaire lâche, et qui contient des vaisseaux assez petits et assez peu nombreux pour ne point inquiéter par leur développement variqueux, si l'on est forcé de recourir plusieurs fois à cette saignée locale. La fluxion hémorrhoïdale est toujours, au contraire, une complication fort à craindre dans le catarrhe vésical. M. Lagneau nous a dit avoir dernièrement appliqué les sangsues le long du canal de l'urètre pour un catarrhe vésical fort grave, qui avait suivi les progrès d'une blennorrhagie vénérienne : le succès couronna l'emploi de ce moyen. C'est un secours que nous indiquerons de plus contre cette maladie si souvent rebelle.

Les dispositions individuelles du malade, le degré et l'aspect particulier de la maladie, les conditions atmosphériques générales, et même celles particulières aux saisons, au genre de vie, font varier les moyens de traitement. Nous avons présenté les plus connus ; mais une main exercée peut seule apprécier les indications spéciales et instantanées qui déterminent et motivent leur emploi. (G. FERRUS.)

CYSTITOME, s. m., *cystitomus*, κύστις, vessie, vésicule, et τέμνειν, couper; nom donné à un instrument inventé par Lesage, pour diviser la partie antérieure de la capsule du cristallin dans l'opération de la cataracte par extraction. Le cystitome se compose d'un tube cylindrique en argent, long de trois pouces, qui se termine à l'une de ses extrémités par une gaîne allongée et fort étroite, également en argent; une lame d'acier très-acérée est cachée dans le tube; sa pointe sort par le bout de la gaîne quand on appuie sur un bouton qui est placé à son autre extrémité. Pour se servir du cystitome, on l'introduit avec précaution par la plaie faite à la cornée, jusque sur la face antérieure de la capsule du cristallin; on pousse le bouton qui fait sortir la lame. Dès qu'on a incisé la capsule, on cesse d'appuyer sur le bouton : la lame rentre aussitôt dans sa gaîne au moyen d'un ressort à Boudin, et on retire l'instrument. Quelquefois on adapte au tube un ou deux anneaux destinés à recevoir les doigts et à le tenir plus commodément. Cet instrument, qui offre beaucoup de ressemblance avec le pharyngotome, n'est plus employé que par un petit nombre de chirurgiens. On se sert généralement aujourd'hui, pour inciser la capsule du cristallin, d'une aiguille à cataracte, ou bien simplement de l'extrémité du couteau avec lequel on a fait l'incision à la cornée transparente. *Voyez* CATARACTE.

(J. CLOQUET.)

CYSTOCÈLE, s. f., *cystocele*, de κύστις, vessie, et de κήλη, tumeur, hernie. On a donné ce nom aux hernies qui sont formées par le déplacement de la vessie. *Voy.* HERNIE. (J. CL.)

CYSTODYNIE, s. f., *cystodinia*, de κύστις, vessie, et de ὀδύνη, douleur; douleur qui a son siége dans la vessie ou dans la région de cet organe. On a désigné ainsi la douleur vésicale qui se fait ressentir chez une personne sujette au rhumatisme, ou qui se manifeste après la rétrocession de cette affection. Dans d'autres circonstances le même phénomène est considéré comme une névrose, et est exprimé par le mot *cystalgie*, quelques auteurs ayant voulu attacher aux terminaisons *algie* et *odynie* l'idée de douleurs dont ils ont supposé la nature différente, et qu'ils ont regardées comme nerveuses dans le premier cas, et rhumatismales dans le second. *Voyez* NEVRALGIE et RHUMATISME. (R. DEL.)

CYSTOPLEXIE, s. f. *cystoplexia.* On a quelquefois désigné ainsi la paralysie de la vessie. *Voyez* PARALYSIE, VESSIE.

CYSTOPTOSE, s. f., *cystoptosis*, de κύστις, vessie, et de πίπτω, πτόω, tomber; chute de vessie. Vogel a désigné, par ce mot peu usité, une affection extrêmement rare et sur laquelle on n'a même que des documens assez équivoques. Elle consiste en un renversement de la vessie, qui fait une sorte de hernie à travers le col de cet organe et l'urètre. *Voy.* VESSIE. (R. DEL.)

CYSTOTOME, s. m., et CYSTOTOMIE, s. f., de κύστις, vessie, et de τέμνειν, couper. Quelques auteurs ont, dans ces derniers temps, substitué ces mots à *lithotome* et *lithotomie*, qui, malgré leur impropriété, sont consacrés par l'usage. (R. DEL.)

CYTISINE, s. f.; nom d'un principe immédiat des végétaux ayant de l'analogie avec l'émétine. Il a été découvert par MM. Chevallier et Lassaigne dans les graines du faux ébénier (*cytisus laburnum*), qui lui doivent leur propriété émétique. Il est formé d'oxygène, d'hydrogène et de carbone; il est incristalisable, d'un jaune brunâtre, d'une saveur amère et nauséabonde; légèrement déliquescent, très-soluble dans l'eau et dans l'alcohol faible, insoluble dans l'éther. L'acétate de plomb ne trouble point sa dissolution aqueuse, tandis que le sous-acétate de ce métal la précipite légèrement; l'infusion de noix de galle y fait naître un précipité blanc jaunâtre, floconneux; les alcalis lui communiquent une teinte jaune verdâtre; la dissolution de gélatine ne la précipite point. La cytisine, à la dose de 50 à 100 milligrames, agit comme vomitif ou comme purgatif; à plus forte dose, elle donne lieu à des accidens graves, qui paraissent avoir quelque rapport avec ceux que détermine l'émétine (*Voyez* POISON). Les deux chimistes déjà cités ont trouvé dans les fleurs d'arnica (*arnica montana*), une substance amère nauséabonde, ressemblant à la cytisine, et à laquelle cette plante doit sans doute sa propriété vomitive. La cytisine n'a pas encore été employée en médecine. (ORFILA.)

D.

DANSE, *saltatio*. *Voyez* EXERCICE.

DANSE DE SAINT-GUY ou de SAINT-WEITH, *chorea*, *chorea Sancti-Witi*. C'est le nom de la maladie qui a été décrite sous le nom de chorée (*Voyez* ce mot). Ces dénominations dérivent, soit de la comparaison qu'on a faite entre les mouvemens convulsifs des malades et la danse, soit de ce que ceux qui en étaient affectés se rendaient, dit-on, tous les ans en pèlerinage à la chapelle de Saint-Weith, en Allemagne, et y dansaient jour et nuit pour se guérir. (R. DEL.)

DAPHNE, s. m. Plusieurs espèces de ce genre de plante, de la famille naturelle des Thymélées, sont employées en médecine. *Voyez* les mots GAROU et LAURÉOLE. (A. R.)

DAPHNINE, s. f. Quelques auteurs ont désigné sous ce nom le principe âcre, volatil, alcalin, que M. Vauquelin a découvert en faisant l'analyse de l'écorce du *Daphne alpina;* d'autres ont donné ce nom à la matière amère cristallisée que ce célèbre chimiste a retirée de la même écorce.

Quoi qu'il en soit, le principe âcre et volatil du *Daphne alpina*, obtenu par distillation, communique à l'eau qui le tient en dissolution les propriétés suivantes : elle rétablit la couleur du tournesol rougi par un acide; elle précipite en blanc l'acétate de plomb : le précipité a un aspect brillant et satiné; elle précipite le sulfate de cuivre en flocons blancs verdâtres. Sa saveur, d'abord nulle, se développe peu à peu, et imprime aux organes de la déglutition un sentiment interne d'âcreté, qui ne disparaît qu'au bout de vingt-quatre à trente heures : nul doute, d'après cela, que la propriété vésicante du *Daphne alpina* et des autres plantes du même genre ne soit due à cette matière âcre et volatile.

Quant à la substance amère, cristalline, trouvée dans la même écorce par M. Vauquelin, elle est peu soluble dans l'eau froide; l'eau bouillante en dissout davantage, et par le refroidissement la laisse déposer en cristaux. Jetée sur des charbons ardens, elle se résout en vapeurs piquantes. Le *daphné gnidium*, celui employé en médecine, ne contient pas cette matière cristalline, mais la matière âcre volatile y est abondante. Le mémoire de M. Vauquelin sur le Daphné est terminé par une réflexion des plus importantes, et qui doit être consignée comme aphorisme dans cet ouvrage.

« Il paraît que les substances végétales, âcres et caustiques sont huileuses et résineuses ; et, ce qui n'est pas moins remarquable, c'est que les plantes qui recèlent des principes âcres et venimeux ne contiennent point ou presque point d'acide développé ; que, conséquemment, on doit se défier des plantes qui ne sont point acides, et qu'au contraire celles où il y a des acides développés ne doivent pas inspirer les mêmes craintes. »

(PELLETIER.)

DARTOS, s. m., *dartos*, du mot grec δαρτὸς, qui signifie écorché ; membrane celluleuse et vasculaire, en forme de sac, formant une des enveloppes du testicule, ainsi nommée sans doute parce qu'on la met à nu en enlevant la peau du scrotum, et que son union lâche avec cette dernière permet d'opérer leur séparation par une sorte de traction analogue à celle que l'on emploie pour dépouiller ou écorcher certains animaux. On appelle *cloison des dartos* le double feuillet membraneux qui résulte de l'adossement des deux sacs de ce nom entre les testicules. *Voyez* TESTICULE (enveloppes du).

(A. BÉCLARD.)

DARTRE, s. f. Terme générique employé par les pathologistes français, pour désigner quelques phlegmasies aiguës de la peau et plusieurs inflammations chroniques de cette membrane.

D'anciens auteurs ont quelquefois écrit *dertre* ou *darte*. Ménage pense que le mot *dartre* dérive de διερπῶ, *penetro serpendo* : du pluriel διερπετά, on a fait *dierpeta*, *derpeta*, *derpta*, *derta*, *derte*, *dertre*, *dartre*. D'autres lexicographes préfèrent faire dériver le mot dartre de δάρσις, *excoriatio*, ou de δαρτὸς, *excoriatus*, de δέρω, *excorio*, les dartres produisant des excoriations, ou causant des démangeaisons qui sollicitent à se gratter jusqu'à enlever la peau.

Une étude comparative des auteurs anciens et modernes prouve que les maladies désignées sous le nom générique de *dartres*, par les médecins français, ont reçu des pathologistes des dénominations très-variées. Hippocrate et les auteurs grecs employèrent le mot ἕρπης, dérivé de ἕρπειν, *ramper*, et qu'on a traduit en français par le vieux mot *herpe*, aujourd'hui inusité. Cette expression rappelait un des phénomènes remarquables des dartres, qui semblent s'étendre, en rampant, à la surface de la peau. Ce fut d'après la même observation que Galien et les Latins adoptèrent les dénominations d'*herpes* et de *serpigo*. L'illustre médecin de Pergame assigna au mot *herpes* un sens plus précis que celui dans lequel Hippocrate l'avait employé : il le consacra entièrement pour désigner les ulcérations superficielles de la peau, tandis qu'Hippocrate l'avait appliqué également à des inflammations dont le siège n'était point dans cette membrane. Galien établit trois divisions (*herpes miliaris*, *herpes erodens*, *herpes phagedenicus vel phlyctænodes*), qui ont été long-temps conservées. J. Frank et plusieurs auteurs, semblent les regarder encore, aujourd'hui, comme préférables à toutes celles qui ont été proposées. Paul d'Egine décrivit sous le nom de *formica*, les mêmes maladies dont Galien avait parlé sous celui d'*herpes* : mais il n'admit que deux espèces (*formica miliaris*, *formica corrosiva*). Cette dernière nomenclature fut adoptée plus tard par Rhazès et Avicenne. Enfin, en lisant attentivement, dans Celse, les articles *impetigo*, *papulæ*, *pustulæ*, *scabies*, *ignis sacer*, *porrigo*, *sycosis*, on y trouve l'indication des principaux symptômes des phlegmasies de la peau appelées *dartres* et la description exacte de quelques espèces.

Ces différences dans les expressions employées par les premiers observateurs sont encore loin d'approcher de celles qu'on remarque dans les ouvrages des nosologistes et des médecins modernes qui ont écrit *ex professo* sur les maladies de la peau. Sauvages admet neuf espèces de dartres (*herpes simplex*, *herpes serpigo*, *herpes miliaris*, *herpes esthiomenos*, *herpes syphiliticus*, *herpes periscelis*, *herpes collaris*, *herpes pustulosus*, *herpes zoster*). Dans cette classification, les dénominations d'*herpes miliaris* et d'*herpes serpigo* ne sont plus employées dans leur sens primitif. D'un autre côté, Sauvages a fait de la *couperose*, regardée par quelques pathologistes comme une variété des dartres, un genre distinct de l'herpes. Lorry, auteur d'un Traité estimé sur les maladies de la peau, séparant également la couperose de l'herpes, a ensuite reproduit les distinctions établies par Galien. Dans ces derniers temps, et postérieurement aux travaux de M. Alibert, de Willan et de Bateman, Joseph Frank a cru devoir les conserver. Enfin, dans un ouvrage devenu classique, en France, M. Alibert a établi sept espèces de dartres (*dartre furfuracée*, *dartre squammeuse*, *dartre crustacée*, *dartre rongeante*, *dartre pustuleuse*, *dartre phlycténoïde*, *dartre érythémoïde*), auxquelles il rattache vingt-une variétés. A peu près à la même époque, Willan et Bateman, son disciple, se livraient, en Angleterre, à de précieuses recherches sur les maladies de la peau. Or dans la classification de Willan, les diverses phlegmasies dont se compose le genre dartres de M. Alibert, ont été reportées dans plusieurs groupes séparés et distincts (*Voyez* ACNE, COUPEROSE, ERYTHÈME, IMPETIGO, LÈPRE, LICHEN, PITYRIASIS, POMPHOLIX, PSORIASIS, SYCOSIS), et le mot *herpes* a été exclusivement employé par l'auteur anglais pour désigner une petite série de phlegmasies aiguës de la peau (*herpes phlyctœnodes*, *herpes zoster*, *herpes circinatus*, *herpes labialis*, *herpes præputialis*, *herpes iris*. *Voyez* HERPES). De sorte que, de la multiplicité effrayante des dénominations, des sens divers qu'on y a attachés, et de la variété des points de vue d'après lesquels les classifications des maladiesde la peau, et des dartres en particulier, ont été créées, il est résulté une confusion dans le langage, qui malheureusement s'est étendue jusque dans l'exposition des faits.

Si nous avons prouvé, dans cet aperçu, que le nombre des maladies décrites sous le nom de dartres ou d'*herpes* varie selon les opinions particulières des pathologistes; que peu de dénominations offrent un sens aussi vague et aussi indéterminé; qu'on est si peu d'accord sur la nature des élémens qui doivent composer le groupe *herpes*, que telles maladies que les uns regardent comme de simples variétés des dartres, constituent, d'après d'autres, des genres distincts et séparés; le parti que nous avons pris de ne point présenter de généralités sur un genre aussi incertain et composé d'élémens si variés et si mobiles, aura-t-il besoin d'être justifié par de nouvelles considérations?

Dans ces derniers temps, quelques auteurs ont avancé que toutes les phlegmasies aiguës et chroniques de la peau, appelées *dartres*, n'étaient que des modifications, des nuances variées d'un même état morbide; qu'une simple rougeur de la face ne différait de la dartre rongeante, qu'en ce que la première n'est que le plus léger degré d'une inflammation de cette membrane dont la seconde peut être regardée comme le degré le plus élevé. Cette opinion est-elle rigoureusement exacte? Plusieurs de ces phlegmasies n'offrent-elles pas, sous le rapport de leurs causes, de leurs phénomènes, de leur marche, de leur durée et de leur traitement, des différences essentielles constatées par l'observation ? La dartre farineuse, l'érythème, l'urticaire, le zona, le pemphigus, la couperose, la dartre squammeuse, la dartre rongeante, etc., ne sont-ils pas des états morbides distincts et qu'on doit décrire isolément? S'il y a de l'inconvénient à multiplier les genres, les espèces et les variétés, il y en a sans doute encore davantage à tout confondre, en n'admettant que des classes; car, en dernière analyse, les variétés sont placées plus près des faits individuels, et par conséquent plus près de la nature et de l'observation.

Toutes les maladies auxquelles les médecins français ont donné le nom de *dartres*, seront indiquées ou décrites dans cet article. On fera connaître les espèces et les variétés que chacun d'eux a cru devoir établir, sans prononcer sur le dégré d'importance de ces divisions; autant que possible, elles seront confrontées avec celles proposées par les médecins étrangers, anciens et modernes. Cette méthode a l'avantage incontestable de faire connaître l'état de la science, sans rien préjuger sur certains points de doctrine qui sont encore aujourd'hui incertains.

L'exposé des faits généraux relatifs aux phlegmasies aiguës ou chroniques des tégumens; celui des diverses opinions émises sur leur caractère contagieux ou non contagieux; des rapprochemens sur leur mode de production, leurs phénomènes, leur durée, leurs dangers, leur utilité, etc., seront présentés à l'article PEAU (path.).

DARTRE BÉNIGNE. Nom donné par quelques pathologistes aux dartres dont on peut facilement obtenir la guérison : elles consistent dans des inflammations légères, superficielles et circonscrites, qui n'exercent point d'influence sur les principaux organes de l'économie. On a particulièrement désigné sous ce nom les dartres farineuses qu'on observe fréquemment, au printemps, sur le visage des adolescens et des adultes.

DARTRE BOUTONNÉE, *herpes pustulosus;* huitième espèce de la classification de Sauvages.—Elle est principalement caractérisée, d'après ce nosologiste, par des boutons, du volume d'un pois, d'un rouge foncé, dont le sommet se dessèche et se couvre d'une légère pellicule. Ces boutons sont épars, et rarement confluens. *Voyez* DARTRE PUSTULEUSE DISSÉMINÉE.

DARTRE CRUSTACÉE, *herpes crustaceus.* (Alibert.) Inflammation de la peau ainsi désignée à cause de la consistance solide et de l'aspect particulier de l'humeur morbide qu'elle sécrète.

Cette inflammation se développe ordinairement à la joue, sur le nez, près des lèvres, au front, sur le cou; toutefois il n'est pas rare de l'observer sur les régions dorsale, lombaire et abdominale. Tantôt elle est bornée à un seul point du corps; dans d'autres circonstances, elle s'étend à la fois, en larges plaques, sur la presque totalité du tronc.

La dartre crustacée débute par de petites pustules, ayant à peine le volume d'un grain de millet, légèrement aplaties, rassemblées en groupes, ou éparses sur divers points du corps. L'humeur qu'elles contiennent, semblable pour la consistance et la couleur à du miel, s'écoule à la suite de leur rupture, qui s'opère rapidement. Ce fluide se convertit en croûtes qui prennent diverses formes : les unes sont lisses et disposées en plaques plus ou moins étendues; les autres sont rudes, bosselées, inégales et sillonnées. Leur couleur est également très-variée. La plupart sont d'un jaune citrin, ou d'un jaune flavescent; il en est de blanchâtres et d'un gris verdâtre : d'autres luisantes et comme cristallisées, offrent l'apparence d'un miel épais. Le volume des croûtes dépend du nombre des pustules et de l'activité de la sécrétion morbide. Les couches superficielles sont moins humides que les profondes. Leur épaisseur est, en général, en raison directe de l'intensité de l'inflammation.

Quoique l'analyse des croûtes ou des humeurs morbides desséchées, sécretées par la peau enflammée, soit peu propre à éclairer la nature de cet état morbide, j'en indique les résultats, d'après M. Vauquelin. Les croûtes dartreuses contiennent de l'albumine, du mucilage animal, du muriate de soude, du sulfate de soude, du phosphate et du carbonate de chaux.

Ces croûtes adhèrent quelquefois fortement à la peau, dans laquelle elles paraissent enchassées. A leur chute, soit qu'elle ait été spontanée, ou qu'elle ait été déterminée par l'application de cataplasmes, on remarque que la peau qu'elles recouvraient offre plusieurs degrés d'inflammation. Tantôt seulement privée de son épiderme, elle est rouge et enflammée; et la chute de l'humeur morbide desséchée n'est suivie que de légères cicatrices ou de taches d'un rouge sale. Tantôt l'inflammation s'est propagée profondément dans le derme, dont la structure paraît altérée; la circonférence de ces ulcérations superficielles, gonflée et endurcie, est plus élevée que leur surface. Parfois enfin l'inflammation s'est étendue jusqu'au tissu cellulaire sous-cutané, qui est devenu le siége d'une induration peu profonde. La peau est saine entre les croûtes et les points où les pustules se sont développées. Elle n'est enflammée que dans des cas très-rares, où l'éruption a été considérable, et, pour ainsi dire, confluente sur quelques points de cette membrane : alors sa surface est rude et raboteuse, et présente parfois de petites écailles épidermiques.

Les malades éprouvent souvent une démangeaison qui les sollicite à se gratter. Parfois ils se plaignent d'un sentiment de tension et d'ardeur : il augmente d'intensité par la chute des croûtes qui protégeaient la peau enflammée.

L'observation clinique prouve que la dartre crustacée, comme la plupart des inflammations de la peau, peut affecter une marche *aiguë* ou *chronique*. Lors de son apparition elle présente quelquefois, au plus haut degré, les phénomènes morbides de l'inflammation; dans ce cas particulier, le prurit, la démangeaison acquièrent une intensité très-remarquable. Dans d'autres circonstances, la dartre crustacée fait des progrès moins rapides, présente les caractères d'une inflammation chronique, sécrète une moindre quantité d'humeur morbide, et ne fait éprouver au malade qu'un léger prurit.

Dans la dartre crustacée, la peau enflammée ne suscite pas, dans les autres organes, le développement d'affections sympathiques, ou du moins n'ont-elles été observées que lorsque l'inflammation s'était manifestée à la fois sur plusieurs points des tégumens.

M. Alibert admet trois principales variétés.

Première variété. — Dartre crustacée flavescente, *herpes crustaceus flavescens*. Elle se manifeste ordinairement sur le milieu de l'une ou des deux joues, dans les points correspondans au réseau capillaire qui les colore. Cette variété est une des plus fréquentes : elle offre le plus souvent une marche aiguë, et c'est là son principal caractère. Elle attaque les individus doués d'un tempérament sanguin, et les femmes, lors de la cessation du flux menstruel. Bateman pense qu'elle doit être rapportée au *porrigo favosa*.

Deuxième variété.— Dartre crustacée stalactiforme, *herpes crustaceus procumbens*. Elle débute par une rougeur érysipélateuse, accompagnée de petits boutons pustuleux, apparaissant aux surfaces externe et interne des ailes du nez, et qui fournissent une matière jaunâtre et séro-purulente. Cette humeur s'épaissit par le contact de l'air, et forme une croûte cylindrique, qui tombe au bout de quelques jours, pour être promptement remplacée par une autre. Cette croûte paraît suspendue au lieu qu'elle occupe, comme les stalactites dans les grottes souterraines. Sa forme particulière étant uniquement déterminée par la manière dont l'humeur morbide sécrétée s'écoule, ne nous paraît fournir qu'une distinction peu importante. On a lieu d'espérer qu'on pourra reconnaître par des observations ultérieures, si les follicules qui garnissent l'entrée des narines sont, dans cette maladie, primitivement ou consécutivement affectés. Plusieurs faits particuliers nous autorisent à penser que la dartre crustacée des ailes du nez, et la première et la seconde périodes de la dartre rongeante, sont des états morbides très-voisins. *Voyez* DARTRE RONGEANTE.

Troisième variété. — Dartre crustacée, en forme de mousse, *herpes crustaceus musciformis*. Elle affecte presque toujours une marche chronique, et, abandonnée à elle-même, peut durer une ou plusieurs années. Elle est caractérisée, à son début, par des boutons qui ressemblent singulièrement à ceux de la vaccine, parvenus au sixième ou septième jour. Leur aréole est d'un rouge vif, et à leur centre est une petite croûte granulée, d'un gris d'abord blanchâtre, puis verdâtre, offrant l'aspect de la mousse des toits. Au quatrième, au cinquième, au sixième mois de leur apparition, ces boutons n'ont quelquefois que le volume d'un pois ordinaire. Les croûtes qui les recouvrent sont, pour ainsi dire, enchâssées dans la peau, et s'enlèvent difficilement. Au dessous d'elle on trouve une sorte de bourgeon charnu, proéminent et granulé, formé par la peau enflammée, dont le tissu est altéré. Cette variété a été principalement observée sur les mains, sur les cuisses et sur le visage.

Les dartres crustacées se développent presque toujours à la suite d'une irritation directe sur le point de la peau affecté. On les observe, au visage, chez des individus qui ont été exposés à l'ardeur du soleil; chez les cuisiniers dont la peau s'enflamme par la chaleur des fourneaux. On les a vues même survenir à la face, à la suite d'une légère égratignure.

La dartre crustacée exige toujours, à son début, un traitement antiphlogistique. On obtient souvent une guérison rapide par l'emploi des bains tièdes, des lotions avec l'eau de guimauve, dont l'action devra être favorisée par un régime doux et rafraîchissant. La guérison est annoncée par une légère desquamation furfuracée, qui a lieu pendant quelques jours, et qui disparaît ensuite entièrement, sans laisser, à la peau, la tache la plus superficielle, ou la moindre impression. On doit recourir à des moyens plus actifs, lorsque l'inflammation est à la fois et plus aiguë et plus étendue. Les saignées locales et générales, trop rarement mises en usage, diminuent rapidement l'intensité de certains phénomènes morbides, tels que le prurit, la chaleur, la démangeaison, etc. Elles accélèrent singulièrement l'époque de la guérison ; et jamais à la suite de leur administration, on na remarqué que la dartre crustacée fît de nouveaux progrès, et dégénérât en dartre rongeante, ainsi que cela est arrivé plusieurs fois, après l'application de topiques irritans. Les saignées ont, en outre, un avantage incontestable ; c'est de prévenir ou de suspendre dans leur marche les inflammations chroniques du canal intestinal et du foie, qui compliquent fréquemment la dartre crustacée : désordres sympathiques qu'aggravent toujours les préparations irritantes, prises à l'intérieur, bien qu'elles aient été recommandées par quelques pathologistes.

Lorsque la dartre crustacée est chronique, et qu'il n'existe qu'un petit nombre de croûtes, après avoir provoqué leur chute par des applications émollientes, on réussit souvent à la guérir, en cautérisant les parties affectées avec un fer rouge. Si l'étendue qu'occupe le mal empêche de recourir à ce moyen douloureux, on peut employer, avec succès, les bains et les douches sulfureuses ; mais, pour obtenir rapidement la guérison, et surtout pour prévenir des récidives toujours à redouter, il est nécessaire d'établir un vésicatoire ou un cautère, et de remplacer ainsi une maladie assez grave par une phlegmasie artificielle, dont tous les inconvéniens se bornent au désagrément d'y être assujetti.

DARTRE DE L'INDE, *herpes* vel *scabies indica*. Sauvages indique sous ce nom une inflammation de la peau observée, dans l'Inde, par Bontius. Elle occupe ordinairement la face, les régions thorachique et scapulaire, et se propage sur toute la surface du corps. Elle est accompagnée d'un prurit intolérable ; la surface de la peau est rude et furfuracée. Les habitans pensent que cette maladie met à l'abri de plusieurs autres affections plus graves, et ils en tentent rarement la guérison. *Voyez* DARTRE FURFURACÉE.

DARTRE EN COLLIER, *herpes collaris;* septième espèce de la classification de Sauvages. Il indique sous ce nom, une inflammation chronique peu grave, qui se développe quelquefois autour du cou des ecclésiastiques, et qui est le résultat d'une irritation extérieure.

DARTRE EN JARRETIÈRE, *herpes periscelis;* nom de la sixième espèce de Sauvages, qui désigne ainsi la desquamation observée sur la peau que compriment les jarretières.

DARTRE ENCROUTÉE, *herpes serpigo;* deuxième espèce de la classification de Sauvages. Elle correspond à la dartre crustacée, dont le lecteur devra consulter la description. Je remarque, toutefois, que ce nosologiste emploie aussi la dénomination de dartre encroûtée, comme synonyme de *lepra herpetica*, lèpre humide.

DARTRE ERYTHÉMOÏDE, *herpes erythemoïdes;* septième espèce de la classification de M. Alibert. La dartre érythémoïde est caractérisée par des élevures rouges et enflammées, qui se manifestent sur une ou plusieurs parties des tégumens. Ces élevures, produites par le gonflement du tissu cutané, se terminent, à la longue, par de légères exfoliations de l'épiderme, analogues à celles de l'érythème. M. Alibert rattache à cette espèce deux variétés, dont le lecteur trouvera la description aux articles ÉRYTHÈME et URTICAIRE.

DARTRE FARINEUSE, *herpes farinosus;* première espèce de la classification de Sauvages. Maladie de la peau, caractérisée par une desquamation de l'épiderme, sous forme de poussière. Les individus qui ont les cheveux blonds ou roux en sont le plus souvent affectés. Elle se développe le plus ordinairement à la face, et peut être produite par le contact d'un rasoir mal nettoyé, ou par son action, lorsqu'il n'est pas bien effilé. On l'observe quelquefois sur la région externe de l'avant-bras, de la jambe et au genou; elle se manifeste aussi sur les sourcils et sur les bords libres des paupières. M. Labillardière remarque que, sous le ciel brûlant de l'île d'Amboyne, le corps se couvre souvent de dartres farineuses, dont la couleur blanchâtre forme un contraste frappant avec la teinte cuivreuse de la peau. La dartre farineuse débute, dans nos climats, par une multitude de petits boutons souvent imperceptibles à l'œil, accompagnés d'un léger prurit et d'un peu de chaleur à la peau. La démangeaison augmente sous une température élevée, par le voisinage du feu, ou le séjour dans le lit. L'épiderme se rompt et se détache sous une forme pulvérulente. Lorsque cette desquamation a lieu à la face, et qu'elle occupe un espace considérable, le visage des malades ressemble assez bien à celui des meuniers et des boulangers. Si on enlève ces pellicules épidermiques au moyen de lotions aqueuses, ou avec la salive, la peau paraît, au-dessous, rouge et luisante : mais l'inflammation de cette membrane est superficielle et ne trouble jamais le jeu des autres organes.

Cette maladie a été confondue avec le pityriasis, et avec la lèpre vulgaire, dont elle ne se rapproche que par le phénomène de la desquamation, commun à beaucoup d'autres affections cutanées.

La dartre farineuse récente est avantageusement combattue par l'emploi des bains et des lotions émollientes. On a recommandé les infusions de fleurs de sureau et de pensée sauvage : l'une excite la sueur, l'autre la sécrétion des urines. Une expérience vulgaire a démontré l'utilité des lotions acidulées, de l'eau salée, de l'eau de mer, de la salive, etc. Lorsque cette maladie est ancienne et qu'elle attaque les sourcils, elle est ordinairement opiniâtre. Elle a cédé quelquefois à l'emploi simultané des purgatifs et des topiques irritans.

DARTRE FURFURACÉE, *herpes furfuraceus ;* première espèce de la classification de M. Alibert. Elle se manifeste sur une ou plusieurs parties des tégumens, par de légères exfoliations de l'épiderme, qui ressemblent aux molécules de la farine, aux écailles du son. Ces petites écailles, tantôt sont très-adhérentes à la peau, tantôt s'en détachent avec une extrême facilité. M. Alibert n'admet que deux variétés, la dartre furfuracée arrondie, et la dartre furfuracée volante. Ces deux maladies et la dartre farineuse nous paraissent cependant différer assez entre elles, pour ne pas devoir être considérées comme des variétés d'une même affection.

DARTRE FURFURACÉE ARRONDIE, Alibert; *lèpre vulgaire*, Bateman. Cette maladie, que l'un de ces auteurs regarde comme une variété des dartres, est, suivant l'autre, une variété des lèpres. Elle est fréquente, et se développe souvent sans causes appréciables. On la voit survenir quelquefois peu de temps après la naissance, et persister, dans plusieurs cas, au delà de la puberté. Elle peut disparaître pendant quelque temps et se reproduire de nouveau, soit sur le lieu qu'elle avait primitivement occupé, soit sur d'autres régions du corps. Il n'est pas rare de la voir se déclarer aux premières chaleurs de l'été, et disparaître vers la fin de l'automne.

Au début de cette maladie, la peau se couvre de petites élévations, arrondies, rougeâtres et luisantes, qui présentent bientôt de légères écailles blanchâtres sur leur sommet, et dont les bords s'étendent par degrés et s'élèvent sensiblement au-dessus du niveau des tégumens. Ces disques, épars sur la peau, laissent entre eux des intervalles, où cette membrane est dans l'état normal. Au centre de quelques-uns de ces disques furfuracés, la peau est saine, tandis qu'à leur circonférence, elle offre une sorte de bourrelet dentelé, recouvert d'une couche farineuse d'un blanc grisâtre. Ces plaques écailleuses circulaires peuvent se former sur le visage, sur la poitrine, sur les membres abdominaux et thoraciques, et acquérir plus d'un pouce de diamètre. La peau, dépouillée de ces lamelles épidermiques par le frottement, ou par le contact prolongé de l'eau, offre une teinte rouge assez vive.

Le traitement de la dartre furfuracée arrondie n'a pas encore été établi d'une manière rationnelle. *Voyez* LÈPRE.

DARTRE FURFURACÉE VOLANTE, *herpes furfuraceus volitans*, (Alibert), *pityriasis*, Bateman, J. Franck; état morbide de la peau, principalement caractérisé par la desquamation de l'épiderme sous forme de pellicules minces et irrégulières. Cette maladie ayant été plus généralement décrite sous le nom de *pityriasis*, nous renvoyons à ce mot l'exposé de ses caractères et de son traitement. *Voyez* PITYRIASIS.

DARTRE LAITEUSE. On a donné ce nom aux dartres crustacées qui surviennent quelquefois tout à coup, après la suppression des lochies, à la suite d'une couche laborieuse, ou de la cessation brusque de l'allaitement. L'inflammation sympathique qui se développe alors à la peau, offre une marche aiguë ou chronique; mais, à son début, elle présente toujours le premier caractère. Suivant M. Alibert, cette affection doit être rapportée à la variété qu'il a décrite sous le nom de dartre crustacée flavescente.

Dans la dartre laiteuse, souvent l'inflammation se développe à la fois à la peau et sur plusieurs membranes muqueuses, et, en particulier, sur la conjonctive et la membrane pituitaire. Cette maladie débute ordinairement par des douleurs de tête et des tintemens d'oreilles insupportables. Ces phénomènes morbides sont bientôt suivis d'une éruption de papules sur toute la surface du corps : elles se convertissent rapidement en croûtes jaunâtres. *Voyez* CROUTES LAITEUSES.

DARTRE MILIAIRE, *herpes miliaris;* dénomination employée d'abord par Galien, et, à une époque plus rapprochée de nous, par Hoffmann, par Lorry, par J. Frank, pour désigner collectivement toutes les dartres, autres que les dartres farineuses et rongeantes. Cette dénomination est déduite de la forme *miliaire* que présentent souvent les papules, avant la production des croûtes ou des squammes épidermiques. La description de la dartre miliaire donnée par Lorry et J. Frank, embrasse à la fois les deux maladies que nous avons décrites isolément sous les noms de *dartre crustacée* et de *dartre squammeuse.* Sauvages, ayant admis un plus grand nombre d'espèces de dartres que ses devanciers et que la plupart de ceux qui l'ont suivi, a employé la dénomination de *dartre miliaire*, pour désigner un groupe plus borné, mais moins distinct.

DARTRE NOIRE; expression indiquée dans Sauvages, et dont Rayger s'est servi pour désigner des taches noires, planes et orbiculaires, non accompagnées de prurit, de douleur, et éparses à la surface du corps : ces taches paraissent être le résultat d'hémorrhagies du système capillaire de la peau ou du tissu cellulaire sous-cutané. *Voyez* ÉPHÉLIDES.

DARTRE PHAGÉDÉNIQUE, *herpes phagedenicus.* Plusieurs auteurs ont ainsi désigné les ulcérations plus ou moins profondes qui surviennent quelquefois au plus haut degré des dartres squammeuses et crustacées, et qui forment le principal caractère de la dartre rongeante. D'autres auteurs ont également employé, dans le même sens, les expressions suivantes : *dartres ulcéreuses, ulcères herpétiques.*

DARTRE PHLYCTÉNOÏDE, *herpes phlyctenoïdes.* C'est la sixième espèce de classification de M. Alibert, qui lui assigne les caractères suivans :

Dartre se manifestant sur une ou plusieurs parties des tégumens par des phlyctènes de forme et de grandeur variées. Ces phlyctènes ou vésicules, produites par le soulèvement de l'épiderme, et remplies de sérosité ichoreuse, laissent après leur dessiccation des écailles rougeâtres, analogues à celles qui suivent la terminaison de l'érysipèle.

M. Alibert rattache à cette espèce deux variétés.

Première variété. — DARTRE PHLYCTÉNOÏDE CONFLUENTE, *herpes phlyctenoïdes confluens;* inflammation de la peau, dont le principal caractère consiste dans une éruption successive, sur différentes parties de la peau, de vésicules à peu près du volume d'une amande, qui contiennent une sérosité jaunâtre et s'affaissent dans l'espace de quelques jours. *Voyez* PEMPHIGUS, POMPHOLIX.

Deuxième variété. — DARTRE PHLYCTÉNOÏDE EN ZONE; *herpes phlyctenoïdes zonæformis;* phlegmasie de la peau caractérisée par de larges pustules blanches ou rouges, souvent très-rapprochées et disposées en ceinture. *Voyez* ZONA.

DARTRE PUSTULEUSE, *herpes pustulosus;* cinquième espèce de la classification de M. Alibert : dartre se manifestant sur une ou plusieurs parties des tégumens par des pustules plus ou moins volumineuses, plus ou moins rapprochées. La matière contenue dans ces pustules se dessèche et forme des écailles et des croûtes légères, qui tombent, et sont communément remplacées par des taches ou maculatures rougeâtres. Les maladies qui composent ce groupe ne nous paraissent pas avoir assez d'analogie entre elles pour être regardées comme des variétés d'un même état morbide : ce sont la couperose, la dartre mentagre, la dartre pustuleuse miliaire et la dartre pustuleuse disséminée.

DARTRE PUSTULEUSE COUPEROSE. Alibert, *gutta-rosa*, Lorry; *acne*, Bateman, etc. ; inflammation de la peau, caractérisée par des pustules peu étendues, isolées, environnées d'une aréole rosée, répandues sur le nez, le front, les joues, etc. *Voyez* COUPEROSE.

DARTRE PUSTULEUSE DISSÉMINÉE, *herpes pustulosus disseminatus*, Alibert; maladie de la peau, caractérisée par des boutons du volume d'un petit pois, épars çà et là sur diverses régions du corps, et principalement situés sur le visage, et la partie postérieure du thorax. Ces boutons sont accompagnés d'une démangeaison peu vive : leur sommet s'enflamme, suppure, et se recouvre d'une croûte très-mince. Leur éruption est successive, et peut se prolonger pendant un temps considérable. D'après M. Alibert, cette maladie est une variété de la dartre pustuleuse. Sauvages l'avait prise pour type de sa huitième espèce, et il en a exposé succinctement les caractères, sous le titre d'*herpes pustulosus*, *dartre boutonnée*.

Les boutons observés dans cette phlegmasie sont coniques et ressemblent assez bien à de très-petits furoncles. Leur base est dure et enflammée ; la suppuration ne s'établit dans leur intérieur qu'après un temps assez considérable : ils paraissent avoir leur siége profondément dans la peau. Lorsque la suppuration est formée, on peut exprimer de ces boutons, par la pression, un pus épais ou une matière analogue à un bourbillon : ils laissent pour lors sur le point qu'ils ont occupé, une empreinte d'un rouge sale, tout-à-fait semblable à celle que produisent les furoncles. Sous ces taches, la peau et le tissu cellulaire sous-cutané offrent des indurations partielles. Ces boutons parcourent successivement plusieurs régions du corps ; chacun atteint isolément ses diverses périodes : la peau qui les environne conserve sa teinte naturelle. La démangeaison n'est vive qu'autant que les boutons sont nombreux et accumulés sur quelques points ; ils peuvent être, ainsi que la peau, surexcités par des frottemens plus ou moins répétés, et produire alors du malaise, de l'insomnie, mais rarement d'autres accidens. Enfin, lorsque la peau du visage est le siége spécial de ces boutons, ils peuvent, dans quelques cas rares, atteindre le bord libre des paupières, et en gêner le mécanisme.

Entre ces boutons on observe quelquefois des points noirs formés par l'humeur des follicules de la peau, accumulée et desséchée. *Voyez* TANNES.

La dartre pustuleuse disséminée n'attaque ordinairement que des adultes ou des individus d'un âge mûr. Les causes qui la produisent n'agissent presque jamais directement sur la peau : la plupart tendent à produire une inflammation des organes digestifs, ou une surexcitation des organes de la génération. Qui n'a vu les boutons propres à cette maladie couvrir la peau pâle et décolorée de certains individus qui s'étaient abandonnés aux excès de l'onanisme ? N'est-il pas également vrai que les malades se plaignent souvent d'éprouver des chaleurs internes insupportables ; que les démangeaisons augmentent singulièrement après le repas, et surtout après l'ingestion d'alimens stimulans, ou de liqueurs spiritueuses ? Ces diverses circonstances ne prouvent-elles pas l'influence de l'excitation des organes digestifs ou des organes de la génération sur les phénomènes de cette maladie et sur sa production ?

La dartre disséminée a plus d'analogie avec les furoncles qu'avec toute autre maladie. Toutefois l'inflammation, dans cette dernière affection, a un siége plus profond, et occupe une plus large surface. Tout porte à croire que le siége de la dartre boutonnée est dans le derme et dans le tissu cellulaire qui pénètre ses aréoles.

On a peine à croire qu'on pût confondre la dartre pustuleuse disséminée avec la gale. La première ne se transmet point par contagion, se montre rarement aux mains et aux jointures, où les petits boutons cristallins de la gale se développent spécialement.

Les pommades, les lotions, les fumigations, les douches sulfureuses, la douce-amère, la pensée sauvage et tant d'autres médicamens recommandés d'une manière vague dans le traitement des dartres, ne sont, dans ce cas particulier, d'aucune utilité, et pourraient même aggraver les accidens. L'expérience a démontré que toutes les médications devaient avoir pour but de calmer l'irritation de la peau et celle de la membrane muqueuse des organes digestifs. On recourra donc à l'emploi des bains tièdes, à l'application des sangsues à l'épigastre, et à d'autres moyens antiphlogistiques dont le succès sera préparé par un régime doux et rafraîchissant.

Dans le traitement de la dartre pustuleuse disséminée, comme dans celui des furoncles, on a conseillé de susciter par des purgatifs une irritatation dérivative sur le canal intestinal. Ces moyens sont contre-indiqués toutes les fois qu'il existe une gastro-entérite concomitante, et ce cas est assez fréquent.

DARTRE PUSTULEUSE MENTAGRE, Alibert; *herpes mentagra*, J. Frank; *mentagra*, Lorry : phlegmasie de la peau, ainsi appelée à cause du siége qu'elle occupe le plus ordinairement, et caractérisée par une éruption de boutons rouges, lisses, conoïdes, et du volume d'un pois ordinaire, qui apparaissent successivement sur le menton, les joues et la région sous-maxillaire. Chacun de ces boutons se termine par suppuration, dans l'espace d'un septénaire.

M. Alibert regarde cette maladie comme une variété du groupe auquel il a donné le nom de *dartre pustuleuse*. Bateman pense, au contraire, qu'il est impossible de la ranger dans les *impetigo*, les *lichens* et les *psoriases*, sans méconnaître ses caractères. Reproduisant une dénomination, employée par

Celse, il a décrit cette phlegmasie sous le nom de *sycosis menti.*

Au début, les malades éprouvent un léger prurit, analogue à celui que produit une mouche qui se promène à la surface de la peau. L'éruption des boutons propres à cette affection peut être discrète ou confluente; mais elle se fait toujours d'une manière successive; de sorte que chaque bouton parcourt ses périodes dans l'espace d'un septénaire environ, quelle que soit l'état de ceux qui l'avoisinent. Dans les cas les plus simples, deux ou trois boutons, comme furonculeux, apparaissent sur la peau recouverte par la barbe. Ces boutons sont coniques, et suppurent à leur sommet; leur base est enflammée et d'un rouge-foncé ou amarante. Dans d'autres circonstances, le nombre des boutons est considérable. Épars ou rassemblés en groupe, ils sont inégalement répartis sur la surface qu'ils occupent. Leur développement est accompagné de démangeaisons vives, portées parfois jusqu'à la cuisson. Ces accidens sollicitent les malades à se gratter sans cesse; à la suite de ces manœuvres, les boutons acquièrent un caractère indépendant de l'affection, et deviennent de plus en plus enflammés.

Chaque bouton fournit une quantité de pus jaunâtre, proportionnée à son volume; elle est suivie de l'expulsion d'un bourbillon dur et résistant. Quelquefois la matière qui s'en écoule est blanchâtre, séreuse et sanguinolente. Alors les boutons offrent assez bien la forme d'un entonnoir, dont la portion la plus élevée est rouge et enflammée. Leur centre se couvre d'une pellicule mince et blanchâtre qui s'enlève aisément, et sous laquelle se forme une cicatrice qui n'est pas toujours apparente. Entre les boutons épars, la peau conserve quelquefois sa teinte naturelle. Elle s'enflamme, et devient d'un rouge plus ou moins ardent, sur les points où un grand nombre de boutons se sont développés. Les caractères de l'éruption peuvent être en partie détruits par les malades qui déchirent les boutons ou par le rasoir qui coupe leur sommet, que protége bientôt une pellicule noirâtre.

Tels sont les phénomènes de la dartre mentagre, lorsqu'elle affecte une marche aiguë; elle ne se prolonge pas alors au delà de quinze jours ou de trois semaines, si elle est combattue par un traitement approprié à sa nature. Dans d'autres circonstances, plusieurs éruptions successives ont lieu: les boutons, après la sortie du bourbillon, restent pendant quelque temps enflammés. Une légère desquamation s'opère à leur circonférence; ils suppurent avant de se couvrir d'une pellicule, et, à une époque plus ou moins éloignée, sont remplacés par une cicatrice irrégulière non recouverte de poils. La mentagre chronique est seulement accompagnée d'un léger prurit, et n'occasionne point d'accidens généraux.

On a vu la dartre pustuleuse mentagre disparaître pendant la durée d'une phlegmasie aiguë, et se déclarer de nouveau à l'époque de la convalescence.

Cette maladie a été principalement observée chez l'homme: rarement des individus du sexe féminin en sont atteints. Chez ces derniers, elle n'occupe souvent que la houppe du menton. Cette circonstance tend à prouver que la structure de la peau garnie de poils, peut influer sur la fréquence et la forme de diverses phlegmasies cutanées. Bateman décrit sous le nom de *sycosis capillitii*, une semblable éruption développée sur le cuir chevelu. Le sycosis s'est-il quelquefois déclaré sous les aisselles et aux parties génitales?

Cette maladie ne peut être confondue, ni avec la couperose, ni avec les pustules syphilitiques, ni avec la dartre pustuleuse miliaire. Le lecteur pourra s'en convaincre, en comparant leurs caractères respectifs.

La dartre mentagre *aiguë* et *discrète* disparaît souvent, après quelques jours de repos, par l'usage des bains tièdes et émolliens, et à la suite de l'application d'un certain nombre de sangsues disposées enguirlande à la partie inférieuredu col. Pendant ce laps de temps, les malades devront s'abstenir de se raser et faire couper, avec des ciseaux courbes sur le plat, les poils voisins des boutons. Dans le traitement de la dartre pustuleuse mentagre *chronique*, on doit recourir aux applications de cérat soufré, dont l'utilité est depuis long-temps constatée. Si on avait lieu de craindre que la disparition de la dartre mentagre fût suivie du développement d'une phlegmasie des viscères, on devrait se borner à déplacer la première de ces affections, en établissant sur une autre région du corps une irritation artificielle.

Nous renvoyons à l'article MENTAGRE plusieurs détails relatifs aux diverses acceptions que ce mot a reçues des auteurs.

DARTRE PUSTULEUSE MILIAIRE, *herpes pustulosus miliaris*; légère inflammation de la peau, caractérisée par le développement de petites granulations blanchâtres et luisantes, tout-à-fait semblables à des grains de millet, et qu'on observe souvent, à l'époque de la puberté, sur le front des jeunes filles, et au printemps, chez les adolescens. M. Alibert, dans sa classification des maladies de la peau, a rattaché cette maladie à la dartre pustuleuse, dont elle constituerait une variété. Sauvages en parle sous le nom vulgaire de *bourgeons*. Il dit qu'Aetius l'a désignée sous le nom d'*acne, psydracia acne ;* et que, quelques auteurs grecs en ont fait mention, sous le nom de ἴονθοι, *varus in facie*. Lorry, dans un passage de l'article *pustula*, a indiqué cet état morbide de la peau, sans lui assigner un nom particulier.

Le plus ordinairement, on observe cette éruption sur la partie supérieure du front, sur les tempes et sur les parties voisines de l'insertion des cheveux. Elle est formée par de petites granulations qui, pour les dimensions, ressemblent à des grains de millet. Leur présence rend la peau rude au toucher. Ces granulations, dont la circonférence est quelquefois entourée d'une aréole rouge et enflammée, sont tantôt rapprochées en groupe, ou disséminées sur le front : elles ne suppurent pas, ou du moins le sommet de quelques-unes d'entre elles offre seulement ce phénomène. On n'observe point de croûtes, d'écailles ou de desquamation, comme dans les autres maladies appelées dartres. La démangeaison qui accompagne le développement de ces granulations est le plus souvent supportable : elle augmente après un violent exercice, ou par le voisinage des corps en ignition. Je n'ai jamais observé cette maladie que sur le front et sur les tempes. M. Alibert l'a vue occuper la face interne des cuisses et les organes de la génération. Elle apparaît le plus souvent, au printemps, principalement depuis la douzième jusqu'à la vingtième année, chez des individus doués d'un tempérament sanguin ; l'usage du café et des boissons excitantes favorise quelquefois son développement. Les granulations dures, particulières à cette maladie, ont un caractère tranché, qu'elles ne partagent avec aucune autre affection.

La dartre pustuleuse miliaire est une maladie peu grave, qui n'apporte aucun dérangement dans les fonctions générales. Sa durée varie suivant le nombre des granulations. Abandonnée à elle-même, elle peut exister pendant tout le printemps, et disparaître, après les chaleurs de l'été, pour se reproduire aux saisons suivantes ; quelquefois cette éruption dure à peine deux ou trois septénaires. On n'est ordinairement appelé à la combattre, que lorsqu'elle se déclare chez des individus du sexe féminin.

La saignée du pied est le seul remède actif à opposer à cette maladie lorsque le nombre des boutons est considérable; dans des cas plus simples, on se borne à prescrire des lotions froides et glacées, l'usage du petit-lait et quelques autres moyens anti-phlogistiques.

DARTRE RONGEANTE, *herpes exedens* vel *despascens*. Elle se manifeste sur une ou plusieurs parties des tégumens par une rougeur érysipélateuse circonscrite, sur laquelle se développe un bouton pustuleux, fournissant un pus ichoreux et fétide. Abandonnée à elle-même, elle attaque et corrode successivement la peau, les muscles, les cartilages, et quelquefois même s'étend jusqu'aux os. Cette maladie, qui est la quatrième espèce de la classification de M. Alibert, et à laquelle il rattache trois variétés, a été indiquée, dans les livres de l'art, sous une multitude de dénominations qui peignent, avec plus ou moins d'exactitude l'étendue et l'intensité de ses ravages. On la trouve entre autres désignée sous le nom d'*herpes exedens*, d'*herpes esthiomenos*, de *lupus vorax*, de *papula fera*, de *formica corrosiva*, etc. C'est la septième espèce de l'ordre des tubercules de Bateman, qui a adopté la dénomination de *lupus*.

Premier degré. — Cette inflammation, ordinairement solitaire, se développe le plus souvent au visage, quelquefois derrière les oreilles, rarement aux lombes ou sur d'autres régions du corps. La peau commence par se tuméfier, s'élève et paraît dure et inégale. Les parties voisines sont rouges et enflammées; le malade, tourmenté par un prurit cuisant et une démangeaison insupportable, frotte continuellement la partie affectée, qui lui fait éprouver une légère douleur.

Deuxième degré. — La démangeaison augmente de plus en plus, et finit par devenir insupportable. Une pustule se forme; bientôt l'épiderme se soulève, se déchire et se détache; le corps réticulaire, mis à nu, s'enflamme profondément et s'ulcère. Une sérosité âcre, et comme corrosive, découle de la surface de cette ulcération, dont les bords, vivement irrités, se gonflent et se durcissent. Le mal fait des progrès, surtout en largeur, et se recouvre d'une croûte formée par le pus concrété. Elle se renouvelle toutes les fois qu'on la détache, ou qu'elle tombe d'elle-même.

Troisième degré. — La peau est détruite; l'inflammation s'étend en profondeur, ronge et détruit le tissu cellulaire sous-cutané, attaque les muscles, et pénètre même jusqu'aux os, qu'il n'est pas rare de trouver cariés. Une odeur fétide s'exhale de cet ulcère. Bientôt les principaux organes de l'économie ressentent l'influence de ces désordres, auxquels ils étaient restés étrangers.

Quatrième degré. — Les membres abdominaux s'infiltrent, des sueurs continues et un dévoiement colliquatif se déclarent, et décèlent une inflammation chronique de la membrane muqueuse de l'intestin. Enfin les malades succombent, épuisés par la douleur et ces diverses altérations organiques.

Les causes de cette maladie sont souvent obscures. On la voit se développer chez des sujets dont toutes les fonctions s'exécutent librement. Les anciens ont fait jouer un grand rôle à la bile et à la pituite, dans la production de cette phlegmasie. Plusieurs modernes l'ont attribuée à des virus, à des vices et à des diathèses herpétiques, dont l'action ne pourra être admise que lorsque leur existence elle-même aura été constatée. Quelques pathologistes pensent que cette maladie est héréditaire, et qu'elle peut se transmettre par contagion; mais les faits publiés jusqu'à ce jour n'entraînent pas une conviction complète.

La dartre rongeante diffère, sous un grand nombre de points de vue, des autres maladies auxquelles on a donné le nom de dartres. Il n'est pas aussi facile de la distinguer des ulcères cancéreux. Toutefois les bords renversés de ces ulcères ne sont point recouverts des croûtes observées dans la dartre rongeante. Leur surface fongueuse contraste avec les ulcérations profondes du *lupus;* mais il arrive une époque à laquelle il n'est plus possible de le distinguer des ulcères cancéreux. Des recherches d'anatomie pathologique, faites comparativement sur ces deux maladies, peuvent seules fixer, d'une manière positive, les périodes où elles sont distinctes et celles où elles se confondent.

La dartre rongeante est toujours une maladie grave et opiniâtre. Chez les vieillards, elle devient souvent mortelle par les désordres qu'elle suscite dans les principaux organes, et en particulier dans les organes digestifs.

Au début de la dartre rongeante, et même dans le second et le troisième degrés, lorsqu'elle est accompagnée de douleurs vives et cuisantes, il faut la combattre par une large saignée. On doit recourir, en même temps, aux cataplasmes narcotiques, faits avec les pulpes fraîches des plantes solanées, telles que la jusquiame, la morelle, etc. Quelquefois une ou plusieurs applications de sangsues, faites circulairement à une petite distance du siége du mal, en ont borné les progrès, suspendu la marche, et, dans quelques cas heureux, procuré la guérison. Cette méthode active, qui ne paraît pas au premier aperçu, réclamée par le siége et le peu d'étendue de l'inflammation, est bien préférable à l'emploi des topiques irritans, recommandés d'une manière générale par plusieurs auteurs.

Si la dartre rongeante est parvenue à la troisième période, il faut enlever hardiment, avec l'instrument tranchant, les tissus affectés, trop altérés, dans leur tructure, pour pouvoir être ramenés à l'état normal; cautériser ensuite profondément la plaie résultant de cette opération. Quelques praticiens conseillent de remplacer l'action du fer rouge par celle de la pâte arsénicale, dite du frère Côme; mais la conformation des parties, l'étendue de la surface enflammée, s'opposent quelquefois à ce qu'on ait recours à ce topique, dont l'action ne peut être aussi rigoureusement calculée que celle du cautère actuel.

DARTRE RONGEANTE IDIOPATHIQUE, *herpes exedens idiopathicus; lupus* de l'aile du nez, Bateman. M. Alibert a décrit sous ce nom une première variété de la dartre rongeante, qui survient, sans cause apparente. Cet auteur pense que cette phlegmasie est le résultat d'une dépravation particulière des humeurs, qu'il est impossible de caractériser.

DARTRE RONGEANTE SCROFULEUSE, *herpes exedens scrofulosus; lupus*, Bateman : nom donné par M. Alibert aux dartres rongeantes développées chez les individus scrofuleux. L'auteur que je viens de citer attribue cette maladie à la diathèse écrouelleuse.

DARTRE RONGEANTE VÉNÉRIENNE, *herpes exedens syphiliticus*. M. Alibert désigne ainsi quelques inflammations chroniques produites par la syphilis, et qui sont accompagnées d'ulcérations plus ou moins profondes. *Voyez* SYPHILIDES.

DARTRE SÈCHE, *herpes siccus*; nom donné par quelques pathologistes aux phlegmasies chroniques de la peau, qui ne produisent point de sécrétion morbide apparente, et sont accompagnées d'une desquamation plus ou moins considérable. *Voyez* DARTRE FARINEUSE, LÈPRE VULGAIRE, PITYRIASIS.

DARTRE SIMPLE, *herpes simplex*, Sennert. Cette expression est également employée, par Sauvages, comme synonyme de dartre farineuse et de dartre sèche.

DARTRE SQUAMMEUSE, *herpes squamosus*; inflammation de la peau, se manifestant sur une ou plusieurs parties des tégumens, caractérisée dans sa seconde période par la formation d'écailles épidermiques qui tombent spontanément, au fur à mesure qu'elles se dessèchent. C'est la deuxième espèce de la classification de M. Alibert. Il rattache à ce groupe quatre variétés : 1° la dartre squammeuse humide; 2° la dartre squammeuse orbiculaire; 3° la dartre squammeuse centrifuge; 4° la dartre squammeuse lichenoïde. Quelques auteurs anciens et modernes ont décrit collectivement cette maladie et la dartre crustacée, sous le nom de dartre miliaire.

Une étude attentive des lésions et des phénomènes que présente la dartre squammeuse, nous a conduit à n'admettre que deux divisions principales, qui reposent sur le mode *aigu* ou *chronique* de l'inflammation.

1° *Dartre squammeuse aiguë*, dartre vive, *lichen féroce*. La dartre squammeuse offre toujours, à son début, les symptômes d'une inflammation aiguë. Quelquefois elle conserve ce caractère, pendant un temps assez considérable. Elle s'annonce par une rubéfaction plus ou moins vive, d'un ou de plusieurs points de la surface du corps. De petites pustules miliaires se forment et se multiplient rapidement, en excitant un prurit insupportable. Ces pustules, rompues spontanément, ou déchirées par les malades, laissent écouler une matière âcre, ichoreuse, et d'une odeur assez analogue à celle de la farine échauffée. Souvent cette humeur morbide est sécrétée avec une telle abondance, par la peau violemment enflammée, qu'elle pénètre rapidement les linges dont on entoure les régions affectées. Enfin, dans quelques cas rares, l'irritation a été portée à un plus haut degré, et on a vu plusieurs points de cette membrane être frappés de gangrène. Bientôt la peau se gerce, se fendille, et l'épiderme se résout en écailles larges, humides et transparentes, qui ne sont d'abord détachées du derme que dans une partie de leur circonférence; elles tombent, et sont successivement remplacées par d'autres.

Cette inflammation se déclare le plus souvent aux oreilles, au nez, aux lèvres, aux mamelons, à l'anus, au périnée, à la partie interne des cuisses. Quelquefois elle occupe toute la surface de la peau, et dans ce cas, suscite les plus horribles souffrances. On l'a vue s'étendre sur les parties des membranes muqueuses voisines du siége du mal, dans la bouche, dans les fosses nasales, dans le rectum et dans le vagin.

La dartre squammeuse aiguë est toujours accompagnée d'une démangeaison vive et d'une chaleur âcre et brûlante. L'inflammation occupe-t-elle une grande étendue, la peau dépouillée de son épiderme est-elle violemment irritée, les malades, épuisés par la douleur et l'insomnie, emploient les expressions les plus énergiques pour peindre leurs souffrances. Souvent l'inflammation se propage au tissu cellulaire sous-cutané, qui se gonfle, se tuméfie, et devient le siége d'une hydropisie active. Alors les malades succombent quelquefois aux désordres sympathiques que ces diverses affections suscitent dans les principaux organes, et, en particulier, dans l'appareil digestif.

Dartre squammeuse chronique. Après un ou plusieurs mois de durée, parfois peu de temps après son début, la dartre squammeuse peut présenter les caractères d'une phlegmasie chronique. Les malades se plaignent seulement d'une gêne, d'une sorte de tension dans la partie affectée. Il n'y a point de sécrétion morbide à la peau, ou du moins elle est peu considérable. Les écailles épidermiques, au lieu d'être transparentes et humides, sont dures, épaisses et résistantes. Elles offrent quelquefois des formes particulières, liées aux variétés que présente la peau dans sa structure, et à des modifications de l'état morbide qui les a produites. Sur les joues elles forment plusieurs cercles concentriques; à la paume des mains, des disques plus ou moins nombreux, qui vont, en s'agrandissant, du centre à la circonférence; enfin, quelques écailles offrent une ressemblance frappante avec les lichens qui recouvrent les arbres.

Dans la dartre squammeuse chronique, la peau malade est sèche, lors même que les malades sont en sueur. On observe rarement les phlegmasies sympathiques, que nous avons signalées dans la dartre squammeuse aiguë; et, si elles se développent, elles partagent le caractère de chronicité que présente l'affection de la peau.

La science ne possède pas encore assez de matériaux pour qu'il soit possible de décrire exactement les changemens qui surviennent dans la structure des tégumens, aux diverses périodes de la dartre squammeuse aiguë ou chronique. Lors de l'examen des cadavres d'individus succombés à des dartres squammeuses aiguës, on a reconnu que la peau, dans les points où elle avait été le plus enflammée, n'offrait plus qu'une légère teinte rougeâtre. Elle était épaissie, moins extensible, plus dense, et plus facile à déchirer que dans l'état normal. Lorsque l'inflammation s'était propagée jusqu'au tissu cellulaire souscutané, il était dur, peu élastique, et infiltré d'une sérosité jaunâtre. Enfin, on a trouvé des traces non équivoques d'inflammation dans l'estomac et dans l'intestin, mais rarement dans d'autres viscères.

L'analyse chimique d'un grand nombre d'écailles recueillies sur des dartreux par M. Alibert, a prouvé à M. Vauquelin qu'elles étaient composées d'albumine, de mucilage animal, de muriate et de sulfate de soude, d'acide phosphorique libre, et de phosphate de chaux. Sans chercher à diminuer l'importance de ces analyses, qui ont prouvé que la composition chimique des croûtes et des écailles n'était point identique, il est permis de penser que des recherches anatomiques, faites comparativement dans les diverses périodes des maladies appelées dartres, fourniront des caractères plus positifs et d'un tout autre intérêt.

La dartre squammeuse se développe principalement chez les individus dont la peau est blanche et les cheveux blonds; elle se déclare quelquefois peu de temps après la naissance. Plusieurs auteurs pensent qu'elle est héréditaire; d'autres qu'elle est contagieuse. Si on n'est pas encore fixé aujourd'hui sur ces deux opinions, cela tient à ce que les pathologistes ont négligé de rapporter toutes les circonstances de leurs expériences ou de leurs observations.

Le traitement de la dartre squammeuse aiguë repose sur les mêmes principes que celui des autres phlegmasies. Les bains à 28 ou 29 degrés, pris tous les jours, et dans lesquels les malades resteront plongés pendant deux heures, diminueront singulièrement l'irritation de la peau. Dans le même but, on a recommandé les bains d'huile ou de lait, ou ceux préparés avec les décoctions d'amidon, de plantes malvacées et narcotiques; l'application de vessies remplies de lait tiède, ou de décoctions émollientes sur le siége du mal, etc. Il ne faudrait pas balancer à recourir à des moyens plus actifs, tels que les saignées locales ou générales, si l'inflammation était portée à un plus haut degré d'intensité, ou si elle occupait une certaine étendue.

Frappés par l'abondance de l'humeur morbide que sécrète la peau enflammée dans la dartre squammeuse aiguë, quelques pathologistes ont considéré cette maladie comme une crise salutaire de la nature, et ont insisté sur la nécessité de ne supprimer que lentement un si large exutoire. Nous ne craignons point d'affirmer que ce précepte est souvent funeste. Par suite de cette médecine expectante, le tissu de la peau s'altère tous les jours de plus en plus, et devient le siége d'une induration chronique. Faut-il s'étonner alors, que malgré l'emploi des bains de vapeurs aqueuses, malgré l'action habilement combinée des bains tièdes, des préparations et des douches sulfureuses, on parvienne à peine, après huit ou dix mois de traitement, à ramener la peau à son état normal? Pour expliquer ce fait, est-il indispensable d'admettre un venin, un virus, une diathèse herpétiques, lorsqu'on voit les membranes muqueuses enflammées offrir des dispositions morbides analogues et tout aussi opiniâtres? Nous ne contestons point que la présence ou le développement d'une dartre squammeuse n'ait quelquefois diminué ou heureusement remplacé une phlegmasie des viscères, ni que la disparition de l'une n'ait coïncidé avec la formation de l'autre; mais il y a loin de cette observation à l'opinion des médecins humoristes. Suivant nous, ces faits s'accordent pour démontrer la nécessité d'un traitement antiphlogistique actif, que réclame la nature de l'état morbide, quel que soit le siége qu'il affecte.

L'emploi des dérivatifs dont l'action porte sur l'estomac et l'intestin, n'est souvent suivi de la disparition des dartres squammeuses chroniques, que lorsque ces médicamens ont déterminé sur les organes digestifs des désordres plus graves que ceux qu'ils étaient destinés à combattre. J'en appelle au témoignage des médecins qui ont suivi avec attention, dans de semblables circonstances, les effets du sulfure d'antimoine, de l'arséniate de potasse, des pilules de Plumier, de Belloste, etc. Les cautères et les vésicatoires sollicitent une dérivation moins active, mais moins dangereuse; ils peuvent concourir puissamment à la guérison d'une dartre squammeuse chronique, ou d'une inflammation plus aiguë, déjà combattue par des antiphlogistiques.

DARTRE SQUAMMEUSE CENTRIFUGE, *herpes squamosus centrifugus;* nom donné par M. Alibert à une variété de la dartre squammeuse qui se développe dans le creux des deux mains, et caractérisée par des cercles orbiculaires plus ou moins nombreux, qui vont en s'agrandissant du centre à la circonférence, jusqu'à ce que la main se trouve totalement dépouillée de son épiderme : cette maladie a été décrite par Bateman, sous le nom de *psoriasis palmaria*. *Voyez* PSORIASE.

DARTRE SQUAMMEUSE HUMIDE, *herpes squamosus madidans*, Alibert; dans cette variété, la peau exhale continuellement une humeur ichoreuse quelquefois si abondante, qu'elle imbibe tous les linges qu'on applique sur le corps.

DARTRE SQUAMMEUSE LICHÉNOÏDE, *herpes squamosus lichenoïdes;* variété admise par M. Alibert; caractérisée par des écailles dures, coriaces, blanchâtres, et qui, par leur couleur et leur consistance, sont assez analogues aux lichens des arbres.

DARTRE SQUAMMEUSE ORBICULAIRE, *herpes squamosus orbicularis*, Alibert. Variété observée le plus souvent sur les régions malaires, et caractérisée par des écailles sèches et concentriques, qui tombent et se renouvellent successivement.

DARTRE SYPHILITIQUE OU VÉNÉRIENNE. Phlegmasie de la peau principalement caractérisée par des pustules qui contiennent une matière ichoreuse et purulente. Ces pustules ont des formes très-variées, et laissent ordinairement, après leur dessiccation, des taches rougeâtres ou cuivreuses, qui disparaissent avec le temps. *Voyez* SYPHILIDES.

DARTRE VIVE. Nom vulgaire, employé par quelques pathologistes, pour désigner les dartres dans lesquelles la peau offre une rougeur morbide plus intense et une sécrétion plus abondante, que dans la plupart des autres espèces. Cette dénomination a été appliquée aux variétés aiguës des dartres squammeuses, crustacées et rongeantes.

DARTRE (path. comp.). Nous terminerons cet article par quelques observations sur les dartres des animaux, dont l'étude ne serait pas sans intérêt pour les pathologistes. Dans l'espèce ovine, elles se développent sur le front, à la nuque, autour des oreilles, aux lèvres et au museau. Chez les chevaux, on les observe sur la région frontale, au bord de la crinière et à la queue, aux plis des articulations du genou et du jarret (*malandre*, *solandre*), et le long du tendon, (*arrête*). Les chiens en présentent quelquefois à la base des oreilles et à la queue.

Les vétérinaires ont formé deux groupes de ces diverses

phlegmasies : l'un comprend les *dartres sèches* et *farineuses*, l'autre, les *dartres vives* ou *ulcéreuses*. Les premières sont caractérisées par une espèce de poussière grisâtre qui s'élève des parties attaquées, ou s'en détache par le frottement ; elle est formée aux dépens des lames de l'épiderme qui se renouvellent au fur et à mesure qu'il s'exfolie. Les dartres vives et ulcéreuses observées, à leur début, présentent de très-petites pustules, nombreuses, rapprochées, et entourées d'une aréole plus ou moins enflammée. Elles sont souvent recouvertes d'une croûte raboteuse, parsemée de points moins consistans et plus humides, et offrent à la fois le caractère des dartres squammeuses et crustacées observées chez l'homme.

Le traitement des dartres des animaux n'a eu d'autre règles jusqu'à ce jour, qu'un empirisme des plus aveugles.

(P. RAYER.)

DARTREUX, EUSE, adj., *impetiginosus*, qui est de la nature des dartres. On a donné le nom d'*humeur dartreuse*, de *venin dartreux*, de *virus dartreux*, à des fluides morbides dont l'existence n'est point démontrée. Quelques pathologistes admettent des *métastases*, une *diathèse* et une *cachexie dartreuses*. *Voyez* HUMEUR, VENIN, VIRUS, DIATHÈSE, CACHEXIE. (P. R.)

DATTE, s. f. On appelle ainsi le fruit du dattier. *Voyez* ce mot. (A. R.)

DATTIER, s. m., *phœnix dactylifera*, L. C'est dans les contrées les plus brûlantes du globe, au milieu des sables et des déserts de l'Arabie, que croît naturellement ce superbe palmier. Transplanté d'abord en Égypte et sur le littoral de l'Afrique, baigné par la Méditerrannée, on l'a vu successivement prospérer dans l'Inde, le Nouveau-Monde, les îles de l'Archipel de la Grèce, la Sicile, et quelques autres points du midi de l'Europe. Son tronc élancé, cylindrique, dépourvu de ramifications, se termine, à une hauteur de soixante à quatre-vingts pieds, par une vaste couronne de feuilles magnifiques en forme de palmes, au milieu desquelles s'entremêlent de longues spathes, d'où sortent des régimes chargés de fleurs et de fruits.

Les dattes sont à peu près de la longueur et de la grosseur du pouce ; de là les noms de *dactyli* et de *δάκτυλοι* qui leur étaient donnés par les Latins et les Grecs. Elles sont d'une couleur jaune un peu terne ; elles renferment, au milieu d'une chair sucrée et agréable, un noyau allongé marqué d'un sillon profond sur l'un de ses côtés. C'est principalement des îles de la Grèce et du nord de l'Afrique que nous tirons les dattes qui se consomment en Europe. Ces fruits doivent être plutôt considérés comme un aliment agréable et sain que comme un médicament bien utile. Les habitans des contrées où ils parviennent à parfaite maturité en font leur nourriture principale. Sous le rapport de leurs propriétés médicales, on doit assimiler les dattes aux jujubes, aux figues et aux raisins secs, c'est-à-dire qu'elles sont adoucissantes et nutritives. Dès lors leur emploi peut être avantageux dans les maladies d'irritation. Ainsi, dans les catarrhes pulmonaires et vésicaux, soit aigus, soit chroniques, la décoction de dattes auxquelles on adjoint presque toujours quelqu'un des autres fruits *béchiques*, peut amener des résultats avantageux. Mais n'oublions pas que nous pouvons obtenir des effets absolument semblables avec des fruits indigènes, plus faciles à se procurer et d'un prix moins élevé, tels que les figues et les raisins secs.

(A. RICHARD.)

DATURINE, s. f., base salifiable organique, trouvée par M. Brande dans le fruit du *durata strumonium*. Selon ce chimiste, la daturine serait cristalline, presque insoluble dans l'eau et dans l'alcohol froids, se dissoudrait dans l'alcohol bouillant, et, par refroidissement, cristalliserait en aiguilles comme ferait la morphine; son sulfate cristalliserait en prismes quadrilatéraux, son hydrochlorate en cubes, et son nitrate en aiguilles soyeuses. Tels sont les détails peu nombreux qui nous sont parvenus sur cette substance. Il est à désirer que M. Brande publie son mémoire. On ignore quelle est l'action de la daturine sur l'économie animale; mais on peut prévoir qu'elle est analogue à celle du stramonium, et douée d'une plus grande énergie.

(PELLETIER.)

DAVIER, s. m., *denticeps;* pinces très-fortes, droites ou courbes, dont les mors ont environ un pouce de longueur, et les branches trois ou quatre, destinées à l'extraction des dents, et plus particulièrement de celles qui n'ont qu'une racine. *Voyez* EXTRACTION DES DENTS.

(MARJOLIN.)

DÉALBATION, s. f., *dealbatio*, de *dealbare*, blanchir. On donne quelquefois ce nom à l'opération par laquelle on blanchit les os pour la construction des squelettes, à celle qui a pour but de rendre ou de conserver aux dents leur blancheur, etc.

DÉARTICULATION, s. f., *dearticulatio. Voy.* DIARTHROSE.

DÉBILITANT, s. m. et adj., *debilitans*. On donne ce nom en général à toutes les causes qui tendent à affaiblir les forces, et à produire la débilité. Ces causes sont inhérentes à l'individu, comme l'âge, les chagrins, les excès, les maladies, et appartiennent à la pathologie; ou elles sont prises hors de l'individu, dépendantes de la manière dont les corps extérieurs agissent sur lui, et presque toujours le produit de l'art. Ces sortes de débilitans sont du ressort de l'hygiène ou de la thérapeutique. Nous ne devons nous occuper ici que des débilitations artificielles, qui sont sous l'influence du médecin, et qu'il peut quelquefois manier à son gré.

Parmi les débilitans hygiéniques, la diète absolue, la diète lactée, ou seulement l'alimention très-peu abondante et relâchante, l'influence long-temps prolongée de l'air humide et froid, l'usage fréquemment répété des bains tièdes, sont autant de moyens que le médecin peut mettre en usage pour produire une débilité plus ou moins prompte. Les relâchans, les purgatifs, les déplétifs, à l'aide des saignées générales ou partielles, sont, parmi les agens thérapeutiques, les plus puissans instrumens de la débilitation.

La débilitation ou l'action de débiliter s'opère par la diminution progressive des forces, soit qu'on agisse indirectement en s'opposant par la diète absolue à la réparation des puissances restaurantes, soit en atténuant directement les forces vitales mêmes, tantôt en émoussant l'action des solides par les relâchans employés sous toutes les formes, tantôt en diminuant à la fois l'action des solides et le volume des fluides excitans et réparateurs, et tarissant, en quelque sorte, les sources de l'excitation vitale, par les émissions sanguines répétées. Le plus souvent on réunit tous ces moyens différens, de sorte qu'il est impossible de ne pas arriver à produire une débilitation plus ou moins grande, suivant l'âge et la constitution des individus. L'action des débilitans doit par conséquent être proportionnée aux différentes circonstances dans lesquelles est placé l'individu qu'on tend à débiliter. L'enfant et le vieillard céderont à l'influence de moyens bien moins énergiques que l'adulte et l'homme dans la force de l'âge; le tempérament lymphatique et mou résistera beaucoup moins que les tempéramens sanguin et bilieux. Au reste, l'art n'est jamais plus puissant que lorsqu'il tend à affaiblir, et c'est vraiment dans l'action de toutes les médications débilitantes, que le triomphe de la médecine est évident et prompt.

Les effets généraux des débilitans sont de diminuer la réaction trop énergique des solides, de les ramener à leur rhythme naturel lorsqu'ils s'en sont écartés, de calmer la douleur et l'irritation, de régulariser la marche des fluides en diminuant les contractions trop fortes du cœur, et de faciliter ainsi la résolution des maladies, et d'en abréger la durée; aussi ces moyens conviennent-ils dans un grand nombre de maladies, et sont-ils employés au début de presque toutes les maladies fébriles dans lesquelles il y a souvent plus ou moins d'excitation, lors même qu'elles doivent ensuite tendre vers l'adynamie. Mais on fait particulièrement usage des débilitans dans les phlegmasies aiguës et chroniques et dans les névroses ou les névralgies très-intenses. Ils prennent le nom d'antiphlogistiques dans le premier cas, et celui de calmans dans l'autre.

L'affaiblissement, qui est le résultat du régime débilitant et des moyens thérapeutiques, est souvent très-considérable et porté jusqu'à la défaillance; c'est ce qu'on observe particulièrement à la suite des saignées abondantes générales ou capillaires; mais cet affaiblissement, qui dans quelques cas néanmoins peut devenir mortel, est cependant en général moins grave et moins fâcheux que la faiblesse réelle et spontanée, qui est la conséquence directe d'un état morbide. Dans la débilité, le relâchement général des solides, qui ne dépend que d'une diminution momentanée des forces, calme la douleur et l'irritation, rétablit l'ordre et la régularité dans toutes les fonctions. Dans la faiblesse, au contraire, qui est le résultat d'un épuisement ou d'une oppression des forces, si des secours prompts et énergiques ne sont pas administrés, la maladie s'aggrave ou se prolonge; mais ce qui prouve encore mieux la grande différence de ces deux états, c'est que les excitans les plus actifs sont souvent impuissans dans la faiblesse directe, tandis qu'ils relèvent, en général, très-promptement les forces dans l'affaiblissement passager qui est le produit de l'action des débilitans. La convalescence est presque toujours très-prompte à la suite des maladies aiguës qui ont exigé l'emploi le plus sévère de tous les débilitans.

L'administration des débilitans exige, dans quelques cas, une grande attention de la part du praticien; car, autant ces moyens sont recommandables quand il y a excès de forces, autant ils seraient dangereux dans le cas contraire. Les praticiens ont admis une faiblesse directe et une faiblesse indirecte ou insidieuse, qui est le résultat d'une oppression plutôt que d'une diminution des forces. Il faut être aussi en garde contre une sorte de réaction ou d'irritation indirecte, qui n'est pas moins trompeuse que la faiblesse à laquelle on a assigné ce nom. En effet, on observe quelquefois, dans certaines maladies graves, et de mauvais caractère, comme dans certains typhus et dans plusieurs fièvres ataxiques continues ou intermittentes pernicieuses, des mouvemens de réaction et d'excitation apparentes, accompagnés de céphalalgie intense ou de douleurs aiguës dans quelques autres parties du corps, qui sont souvent promptement suivis d'une prostration extrême et fatale; et, dans ces cas, les débilitans actifs seraient certainement funestes. Il est donc bien important de considérer avec soin toutes les circonstances qui peuvent éclairer sur la nature de la maladie, de peser la mesure des forces, et de ne pas porter son jugement d'après l'observation isolée d'une réaction momentanée et passagère, mais d'observer la marche générale et l'ensemble des symptômes qui seuls peuvent décider sur l'emploi des moyens. Il est de la plus grande conséquence de ne pas s'en laisser imposer par une apparence trompeuse, et il vaut mieux, dans le doute, observer et temporiser que d'accélérer par une méthode trop active une période adynamique ou ataxique, contre laquelle l'art ne peut ensuite opposer que des moyens impuissans.

Lorsque les débilitans sont indiqués et évidemment utiles, il faut être toujours très-réservé sur leur emploi trop long-temps prolongé, car ces moyens, qui abattent seulement les forces lorsque leur usage est de peu de durée, finissent par les épuiser, et amènent une faiblesse directe si leur action est trop long-temps soutenue ou portée au delà de la mesure convenable; et de là vient souvent la longueur des convalescences. Cette débilité prend alors le caractère de la faiblesse morbide, et elle n'a pas seulement l'inconvénient de retarder le rétablissement; elle dispose encore à des rechutes, et rend plus apte à contracter un grand nombre de maladies. On n'est jamais plus propre à être atteint des maladies régnantes, que lorsqu'on est déjà dans un état de langueur et de débilité. (GUERSENT.)

DÉBILITATION, s. f., *debilitatio*. On a, dans ces derniers temps, adopté assez communément l'usage de ce mot pour désigner l'action des causes ou des médications débilitantes. *Voyez* DÉBILITANT.

DÉBILITÉ, s. f., *debilitas*. Ce mot est employé comme synonime de *faiblesse;* par conséquent il n'a pas tout-à-fait la même acception que les expressions *adynamie*, *asthénie*, *atonie;* (*Voyez* ces mots). Sauvages a formé, sous le titre de *Debilitates*, une classe de maladies, dans laquelle, n'ayant égard qu'au symptôme le plus apparent, il a rangé toutes les affections caractérisées par une diminution ou une abolition partielle ou générale des fonctions cérébrales, des sensations externes et internes, des mouvemeus musculaires, et même des forces nutritives. On conçoit ce qu'un pareil groupe de maladies doit offrir de disparate. (R. DEL.)

DÉBOITEMENT, s. m.; expression vulgaire, par laquelle on désigne la sortie de la tête d'un os hors de sa cavité. *Voyez* LUXATION.

DÉBORDEMENT, s. m., *effusio*. Ce terme, employé jadis par les humoristes pour désigner l'épanchement d'une humeur quelconque hors du corps, n'est plus usité aujourd'hui que dans le langage vulgaire. Il s'applique particulièrement aux évacuations abondantes et bilieuses qui ont lieu par le vomissement ou par les selles; c'est ce qu'on appelle *débordement de bile*. (R. DEL.)

DÉBRIDEMENT, s. m., *frenonum solutio*. On donne ce nom à une opération chirurgicale qui a pour but de remédier à l'étranglement que peuvent éprouver divers organes, en coupant les parties qui le produisent. On pratique le débridement dans tous les cas où des membranes, des brides fibreuses peu extensibles, s'opposent à la dilatation inflammatoire des parties sous-jacentes et menacent de les faire tomber en gangrène par la compression mécanique qu'elles exercent dessus. Ainsi, dans certaines plaies des membres faites par des instrumens piquant ou par des armes à feu, lorsque l'inflammation vient à produire le gonflement des parties profondes, on débride les aponévroses qui s'opposent à leur dilatation. Quelquefois on prévient leur étranglement en agrandissant par des incisions convenables les lèvres de la plaie, avant que la tuméfaction inflammatoire ne se soit manifestée; et dans ce cas, l'opération n'est point un véritable débridement, bien qu'on lui donne ordinairement ce nom, c'est un simple agrandissement des bords de la plaie. Dans les panaris, on débride en incisant la peau des doigts qui, par sa résistance, produit l'étranglement des parties enflammées, et détermine souvent les accidens les plus graves. Dans le paraphimosis, on exécute la même opération pour faire cesser l'étranglement et le gonflement inflammatoire du gland, produit par le resserrement que l'ouverture trop étroite du prépuce exerce au-delà de cette partie de la verge. Dans l'anthrax benin, les furoncles et diverses tumeurs, on doit quelquefois débrider la peau qui retient les parties malades dans un état de tension extrême, et occasionne ainsi des douleurs atroces ou d'autres accidens fâcheux. Dans les hernies étranglées, le débridement est une des parties principales de l'opération : on le pratique, tantôt sur l'ouverture aponévrotique qui a donné issue à la tumeur, et tantôt sur le collet endurci et fibreux du sac ou sur des brides accidentelles, des franges d'épiploon, en un mot sur toutes les parties qui peuvent occasioner l'étranglement. Quand on incise un abcès sous-aponévrotique du crâne avant sa maturité, ou qu'on ouvre l'œil dans l'inflammation violente de cet organe, pour faire cesser les douleurs et autres symptômes alarmans auxquels le malade est en proie, on opère encore un véritable débridement. Autrefois on débridait les abcès en coupant les adhérences et les brides filamenteuses qui s'opposaient à l'écoulement du pus ou au tamponnement de leur foyer, maintenant, on s'abstient avec raison de cette pratique. *Voyez* le mot ABCÈS.

Le débridement, quelle que soit la maladie pour laquelle il ait été fait, produit dans les parties sous-jacentes un état de relâchement très-propre à modérer la violence de l'inflammation et l'intensité des autres symptômes. Les parties enflammées pouvant se dilater à leur aise, leurs nerfs ne sont plus comprimés, les douleurs diminuent, la circulation se rétablit librement dans leurs vaisseaux, le retour du sang veineux, et de la lymphe surtout, devient plus facile : l'engorgement diminue réellement, quoique le gonflement paraisse augmenter par l'expansion des parties qui cessent d'être comprimées. Le saignement qui suit le débridement, produit aussi un dégorgement salutaire dans les parties enflammées, et agit comme une saignée locale.

Il faut, dans tous les cas, faire le débridement dès qu'on n'a pas d'autre moyen de lever l'étranglement, et ses avantages sont d'autant plus grands qu'on l'emploie de meilleure heure. Quand on diffère de le pratiquer, on voit presque toujours l'inflammation faire de nouveaux progrès, et bientôt la partie malade tombe en gangrène; ou bien il se forme une profonde suppuration qui, ne pouvant s'échapper au dehors, entretient les parties dans un état de tension considérable, produit des décollemens, des infiltrations purulentes qui entraînent parfois la perte des malades. Il faut faire le débridement, de prime abord, aussi grand qu'on le juge nécessaire pour produire la détente des organes enflammés. Si après un débridement trop petit, les parties continuaient à offrir des symptômes d'étranglement, il ne faudrait pas hésiter à agrandir les incisions ou à en faire de nouvelles. Le plus ordinairement il convient, en débridant, de couper les tissus qui produisent l'étranglement, dans une direction perpendiculaire à la direction de leurs fibres, procédé qui offre le double avantage de produire un plus grand relâchement avec des incisions moins étendues. Comme les parties que l'on divise sont dans un état de tension considérable, il suffit ordinairement d'appuyer dessus le tranchant de l'instrument pour les couper sans intéresser les organes voisins. On a inventé, pour débrider, divers instrumens qui seront examinés avec chacune des maladies pour lesquelles on les a employés; en général il faut, autant que possible, faire les débridemens avec le bistouri simple ou boutonné, conduit sur une sonde canelée ou mieux encore sur le doigt. La grandeur, la direction, le nombre des incisions qu'on pratique pour débrider, sont aussi relatives aux cas particuliers qui les réclament, à la nature connue des parties environnantes, et seront examinés aux articles HERNIES, PLAIES D'ARMES A FEU, PANARIS, PARAPHIMOSIS, etc. (J. CLOQUET.)

DÉCEPTION, s. f. (de *decipere*, tromper), tromperie. On peut ranger sous cette expression générique les maladies *simulées* et *prétextées*, les *maladies dissimulées* et les *maladies imputées;* les diverses ruses et fraudes des charlatans; les infidélités des vendeurs de drogues; enfin les procédés plus ou moins déloyaux par lesquels certains malades ou leur entourage cherchent à duper les médecins.

Les ruses, la mauvaise foi des charlatans et les infidélités de ces vendeurs de drogues qui déshonorent la profession de pharmacien et de droguiste ne seront pas le sujet de notre texte; c'est aux articles *charlatan*, *charlatanisme* et *falsification* qu'il conviendra de les examiner en peu de mots. Nous ne parlerons pas non plus de cette infinité de manœuvres peu délicates, souvent même très-repréhensibles, dont la légéreté et plus souvent encore l'ingratitude du public accablent les médecins les plus estimables. Ce sujet, malheureusement trop fécond, mériterait de former un chapitre particulier dans un ouvrage *ex professo* sur les *rapports du médecin avec le public*, ouvrage dont nous nous occuperons peut-être un jour.

Les diverses affections auxquelles l'espèce humaine est sujette deviennent souvent pour le médecin légiste un objet de recherches sérieuses, lorsque par un motif quelconque un individu est porté, soit à feindre une maladie qu'il n'a pas, soit à attribuer à une maladie ou aux causes capables de la produire, certains résultats qu'elles n'ont pas déterminés; ou encore à cacher une maladie dont il est affligé, ou enfin à en supposer une chez un autre individu, sans que celui-ci en soit atteint, ou qu'elle ait donné lieu aux effets qu'on lui impute. Sous ces divers rapports, la médecine légale a donc à s'occuper des maladies SIMULÉES et PRÉTEXTÉES (*morbi simulati et pretexti*), des maladies CACHÉES ou DISSIMULÉES (*morbi celati* vel *dissimulati*), et enfin des maladies IMPUTÉES, *morbi imputati*.

DES MALADIES SIMULÉES OU FEINTES ET PRÉTEXTÉES. *Des motifs qui portent à feindre ou à prétexter des maladies.* — Tout individu privé de la santé mérite que l'on compatisse à son sort, qu'on l'entoure de consolations, en un mot qu'on adoucisse autant que possible son malheur, et que surtout on lui permette de recueillir les bienfaits de la société sans l'obliger à en partager les charges incompatibles avec sa situation. Comment, en effet, et pour nous borner à peu d'exemples, contraindre quelqu'un au service des armes sans s'être assuré si sa constitution physique lui permet de supporter les fatigues et les privations que ce service exige? comment punir sans inhumanité une action contraire à l'ordre social, lorsqu'il existe des doutes sur l'intégrité mentale de celui qui l'a commise? Mais aussi quelles conséquences fâcheuses, si des maladies, des infirmités feintes devenaient l'égide de l'incivisme et de l'immoralité! C'est néanmoins ce qu'on a vu souvent arriver, et ces deux mots, *incivisme*, *immoralité*, comprennent à la rigueur presque tous les motifs qui peuvent porter les hommes aux déceptions dont il s'agit.

Toutefois, en examinant ces motifs de plus près, on peut les ranger sous les huit chefs principaux suivans : l'intérêt pécuniaire, l'ambition, la haine, la crainte, le chagrin, la paresse, l'amour et le fanatisme. Enfin, si nous entrons dans les spécialités de ces motifs, nous trouvons que les plus ordinaires et donnant le plus souvent lieu à des expertises, à des enquêtes médico-judiciaires, sont : le désir de se soustraire à certaines charges que l'état nous impose, notamment au service militaire; d'éviter ou de faire adoucir l'application d'une peine afflictive ou infamante; enfin d'exciter la compassion publique.

Différence entre les maladies simulées et prétextées. — Toute maladie feinte est prétextée dans ce sens qu'elle sert de prétexte à l'accomplissement d'un but; mais toute maladie prétextée n'est pas toujours feinte, c'est-à-dire qu'une maladie peut réellement exister et servir de prétexte. C'est alors au médecin à juger de la valeur du prétexte, ou, en d'autres mots, à déterminer si la nature ou l'intensité de la maladie sont telles qu'elles doivent faire accorder au malade les avantages qu'il réclame.

Différence entre les maladies feintes par imitation et par provocation. — On peut feindre les symptômes d'une maladie sans qu'il en existe aucun, ou bien on peut provoquer un état maladif réel, mais passager, afin de le faire prendre pour une maladie plus permanente ou chronique. Ces différences devraient, ce nous semble, donner lieu à une distinction, négligée jusqu'à ce jour dans les traités dogmatiques de médecine légale, entre les maladies simulées par imitation, et entre les maladies simulées par provocation. Ainsi, par exemple, l'épilepsie feinte serait une maladie simulée par imitation, tandis qu'une ophthalmie pourrait être une maladie simulée par provocation, dans le cas où l'on aurait introduit sur ou derrière les paupières des substances propres à en provoquer l'inflammation.

Moyens généraux tendant à faire découvrir qu'une maladie est simulée. — 1° Lorsqu'on se propose de constater l'existence d'une maladie sur la réalité de laquelle on a des doutes, on doit avant tout se demander si l'affection est de nature à pouvoir être imitée ou provoquée. On doit d'ailleurs s'appliquer à apprécier le degré de difficulté que cette imitation ou cette provocation comportent. Ainsi, une maladie fébrile présentera moins de ressources à la feinte qu'une aphonie, par exemple. On peut en général affirmer que les maladies des fonctions intérieures, a l'exception pourtant des désordres de la circulation sanguine, de la fièvre, par conséquent, sont plus faciles à contrefaire que celles des fonctions extérieures, parce que la plupart des affections extérieures frappent plus positivement les sens de l'observateur et sont en conséquence plus faciles à apprécier et à découvrir que les affections internes.

2° On devra constater si l'âge, le sexe, l'habitude extérieure, le tempérament et le genre de vie de la personne suspectée s'accordent avec la maladie qu'elle prétend avoir.

3° La situation morale du malade douteux peut souvent fournir de grands traits de lumière. D'abord elle peut indiquer s'il existe chez lui des motifs suffisans de feindre un mal dont il ne serait pas atteint. Ensuite on peut aussi en conclure au degré d'aptitude du sujet à jouer et à soutenir le rôle qu'il aurait choisi, et fonder sur les données obtenues le plan et la direction des recherches propres à découvrir la vérité. On conçoit, par exemple, qu'il faudrait interroger avec bien plus de finesse l'homme rusé, ayant une certaine instruction, ou ayant acquis une grande expérience du monde, qu'on ne questionnerait un villageois simple et dont les idées seraient plus rétrécies. Cette règle peut néanmoins éprouver de fréquentes exceptions; car on a vu des individus chez lesquels l'âge tendre, la simplicité des mœurs, la candeur apparente, l'ignorance même auraient dû exclure tout soupçon de fourberie, mystifier pendant plus ou moins de temps leurs surveillans.

4° Les questions devront être posées de manière à ne pas indiquer trop positivement au malade ce que l'on veut savoir de lui, et par conséquent de façon à ne pas lui dicter pour ainsi dire les réponses qu'il aura à faire. Ainsi, par exemple, il ne faudrait pas demander à un individu auquel sa maigreur naturelle permettrait de simuler la phthisie pulmonaire : *Transpirez-vous beaucoup? vous sentez-vous fatigué après avoir transpiré?* Il faudrait au contraire lui dire : *Quel est l'état de votre transpiration?* ou encore, *avez-vous de la peine à transpirer? comment vous sentez-vous après avoir transpiré; vous sentez-vous plus fort?* etc. Ces questions cependant auront besoin d'être suivies, ou entremêlées d'autres interrogations, mais qui n'auront aucun rapport avec la maladie sur laquelle il existe des doutes. C'est ainsi que Sauvages (*Nosol. méthod.*) découvrit une fausse épilepsie en demandant à la jeune malade si elle ne sentait pas une espèce de vent qui lui montait le long du bras et qui descendait ensuite le long du dos et de la cuisse. Elle répondit affirmativement, et une fustigation sévère acheva la guérison. On peut encore surprendre l'attention du malade, et en mettant sa présence d'esprit en défaut, l'exciter subitement à des actes qu'il ne pourrait exécuter dans le cas où la maladie serait réelle.

5° Il est indispensable d'avoir un égard tout particulier aux causes capables de produire la maladie dont l'existence est révoquée en doute. L'histoire des causes internes, et particulièrement la relation des causes externes ou occasionelles faciliteront beaucoup les recherches. Moins, en effet, le malade saura définir l'origine de sa maladie, moins il établira de rapports plausibles entre elle et les causes qui l'auront produite, et plus il faudra se méfier de la réalité du mal.

6° La symptomatologie fournit les moyens les plus propres à faire connaître la vérité. Souvent le faux malade fait paraître des symptômes étrangers à l'affection qu'il cherche à imiter. D'autres fois, et lorsque celle-ci est de nature à ne pas admettre facilement des changemens de symptômes, il les varie soit en ajoutant, soit en omettant, et trahit ainsi sa fourberie.

7° Les effets que produisent les médicamens sur le malade, ainsi que les appétences et les répugnances propres à certains états maladifs, peuvent encore jeter du jour sur les recherches. Ainsi, par exemple dans les affections bilieuses, on a ordinairement une répugnance pour la nourriture animale et l'on appete les acides. Il est très-essentiel d'épier le malade suspect et de se convaincre du degré d'exactitude qu'il met à suivre les prescriptions. Un individu bien portant se décide difficilement à faire un usage suivi de médicamens, surtout lorsque leur saveur est désagréable, et ce seul moyen a plus d'une fois suffi pour décider l'aveu de la supercherie.

8° Il est des circonstances où il importe de visiter le malade à plusieurs reprises et sans qu'il puisse prévoir la visite; de le faire surveiller par des personnes dont il ne se méfie pas, et alors de bien observer ses gestes, ses actes, sa manière d'être, et quelquefois même son pouls. Cette précaution est principalement utile dans les cas de maladies prétextées qui ne se manifestent que par accès, comme aussi lorsqu'il s'agit de statuer sur la réalité d'une affection avec mélancolie. On doit surtout redoubler d'attention aux époques où les accès ont lieu. Ainsi, par exemple, dans une épilepsie périodique, c'est à l'approche de l'époque qu'il a indiquée pour être celle de l'apparition des paroxysmes, que le malade devra être continuellement l'objet d'une surveillance active. S'agit-il d'accidens qui dépendent de la menstruation, de symptômes insolites attribués à une direction pathologique du flux menstruel, c'est aux époques où ce flux doit paraître que la malade devra être plus soigneusement surveillée.

9° L'humanité nous impose le devoir de proscrire les menaces et les traitemens trop rigoureux, qui pourtant deviennent excusables lorsque la certitude de la tromperie est acquise, ou bien lorsque la maladie, si elle était réelle, serait de nature à impliquer la perte ou la suspension de la sensibilité de perception. Ainsi, dans une paralysie qu'on suspecterait d'être simulée, si le malade déclarait avoir perdu tout sentiment dans le membre paralysé, on pourrait, afin de s'en assurer, tenter quelques épreuves douloureuses. Il en serait de même dans le cas d'une épilepsie feinte.

10° Il est un grand nombre de cas où le médecin ne peut découvrir la ruse, ou pour mieux dire, convaincre le malade d'imposture, que par l'emploi de ressources ingénieuses et en quelque sorte improvisées. Ces ressources doivent être le fruit de son génie, elles ne peuvent donc être indiquées par des préceptes généraux. On peut dire seulement qu'on les puisera dans la psycologie empirique, et plus souvent encore dans les connaissances physiologiques. La première surtout peut conduire à de précieux expédiens, toutes les fois qu'il s'agira d'affections simulées dans lesquelles les opérations de l'intellect devront intervenir pour une principale part. Nous citerons comme exemple le moyen par lequel feu l'abbé Sicard convainquit d'imposture un jeune homme, qui, pendant plusieurs années, avait simulé la surdité et la mutité avec une constance et un stoïcisme si extraordinaires, que toutes les tentatives faites à diverses époques et en divers lieux, pour le trouver en défaut, avaient jusque-là complétement échoué. Sicard reconnut que les fautes d'orthographe du faux sourd-muet étaient en parfaite harmonie avec la prononciation. Ainsi, pour nous servir d'un exemple, il écrivait *pin* pour *pain*, *massu* pour *massue*, etc. Ces preuves suffirent pour démasquer le fourbe. Les secours de la physiologie sont, comme nous l'avons dit, plus importans encore dans les cas difficiles, où l'adresse des imposteurs ne peut être vaincue qu'en lui opposant une adresse supérieure. Ainsi, la malade de l'Hôtel-Dieu dont parlent MM. de Robécourt et Lethier, dans leurs thèses inaugurales sur les maladies simulées, feignait des vomissemens chroniques, et rendait par le vomissement jusqu'aux lavemens qu'on lui administrait Il ne fallait pas être bien grand physiologiste pour concevoir, d'une part, qu'une pareille maladie ne pouvait s'accorder avec l'air de santé et l'embonpoint de la malade, et d'une autre part, pour ne pas admettre la possibilité que des lavemens pussent être rendus par le vomissement. On était donc certain de la feinte; mais il fallait convaincre la coupable. On fit en conséquence préparer trois lavemens de différentes couleurs; on en prit un au hazard et on l'injecta; alors la ruse fut en défaut, il n'y eut aucun vomissement, parce que cette femme n'avait pu prévoir la couleur du lavement qu'on lui administrerait.

Des causes prétextées de maladies. — Le professeur Remer est le premier qui ait pris en considération cet objet dont jusqu'à présent on n'a parlé dans aucun traité de médecine légale. Voici le fait qui dirigea l'attention de M. Remer vers ce point important de doctrine:

Une servante, âgée de vingt-un ans, maigre et d'une complexion faible, commet une faute qui, quoique légère, irrite son maître au point de le porter à la maltraiter. Dans le premier mouvement de sa colère, il saisit un bâton de moyenne grosseur et lui en applique un coup sur le côté gauche de la poitrine. Trois jours après, la servante est atteinte d'une violente pneumonie. La malade et sa famille portent plainte et attribuent la maladie au coup de bâton. M. Remer est chargé par la justice d'examiner la malade et de faire son rapport, afin de déterminer *si le coup de bâton a été la cause de la pneumonie.*

La question était d'autant plus délicate, qu'à la même époque (au mois d'avril 1799), il régnait à Helmstaedt, lieu de la scène, et aux environs, une épidémie pneumonique très-intense. Presque aucune famille, aucun âge, aucun sexe, aucun genre de vie, aucune profession, n'étaient respectés de la maladie, qui fit un nombre considérable de victimes. Plus on s'exposait à l'air, plus il y avait de disposition atonique, et plus on était facilement atteint de la maladie. En conséquence, les conclusions du rapport ne purent être positives, et le coup de bâton ne fut considéré que comme une des causes occasionelles, et non comme la cause exclusive de la fluxion de poitrine, d'autant plus qu'il n'existait extérieurement aucune trace visible du coup, circonstance qui néanmoins permettait aussi de présumer une commotion d'autant plus grande des poumons.

Ni la justice, ni la partie plaignante ne furent satisfaites de ce rapport, et exigèrent des conclusions plus positives, ce qui cependant était impossible.

On voit que des cas de cette nature doivent se présenter très-fréquemment devant les tribunaux, c'est-à-dire qu'un individu véritablement malade peut accuser à tort ou à raison comme cause de sa maladie un mauvais traitement quelconque, afin d'obtenir des dommages et intérêts, ou de nuire à sa partie adverse. Dans le premier cas, c'est-à-dire si l'accusation est fausse ou même sciemment exagérée, il y a déception.

Or, les cas les plus fréquens où les causes de maladies servent judiciairement de prétextes à la vengeance ou à la cupidité, peuvent être rangés sous les titres suivans :

1° *Les lésions extérieures.* — Ordinairement on juge avec facilité l'importance qu'on leur attribue lorsque cette importance n'est restreinte par les plaignans qu'aux effets immédiats et extérieurs de la lésion; mais il n'en est pas de même lorsqu'elles ont à leur suite des maladies internes, surtout des maladies constitutionnelles, ou lorsqu'elles coïncident avec elles. Le cas que nous venons de rapporter en fournit un exemple.

2° *La frayeur, la colère, et en général les passions.* — Les médecins n'ignorent pas l'influence extrême de ces secousses morales considérées comme causes morbides; mais comme il est beaucoup de cas où elles ne produisent aucun effet permanent, ni même aucun effet sensible sur l'organisme, il est parfois difficile de prononcer sur la réalité des conséquences facheuses que dans bien des circonstances on peut avoir intérêt à leur attribuer. Tout dépend ici de la constitution, de la disposition et de l'idiosyncrasie individuelles, en même temps que du degré d'énergie qu'il est permis de supposer à la commotion morale qui a eu lieu. Ainsi, par exemple, s'il s'agit des effets de la frayeur, on doit les supposer plus intenses chez un enfant que chez un adulte, chez le sexe féminin que chez le sexe masculin, chez une femme enceinte, dans l'état puerpéral, à l'époque des menstrues, que chez une femme dans l'état ordinaire. On doit en outre peser la gravité de l'événement qui a produit la frayeur.

Supposons qu'il se borne à une surprise désagréable occasionée par un bruit soudain, on ne pourra pas raisonnablement lui attribuer la même influence nuisible qu'à la terreur qu'inspirerait un événement brusque menaçant la vie; par exemple l'annonce peu ménagée d'un incendie imminent, etc.

3° *La privation d'excitans habituels et indispensables au soutien de la vie.* — Il n'est malheureusement pas extraordinaire de voir des supérieurs mal nourrir leurs subordonnés ou leurs administrés, de sorte que ceux-ci perdent ou courent le danger de perdre leur santé. Ces cas peuvent donner lieu à des plaintes qui doivent être jugées judiciairement ou administrativement, et comme elles sont souvent fondées et que d'autres fois elles sont fausses, ou du moins exagérées, elles réclament toute la sagacité et l'impartialité du médecin appelé pour les apprécier. Plus les subordonnés sont dans la dépendance, moins il est en leur pouvoir de se soustraire aux influences fâcheuses contre lesquelles ils réclament, et plus le médecin doit apporter de soins dans l'examen dont il est chargé. Toutefois il doit ici avoir un égard particulier à la moralité des plaignans, et se rendre compte d'abord si les effets fâcheux sur leur santé sont réels, et ensuite si ces effets ne pourraient pas aussi dépendre d'autres causes. Cette prudence est surtout nécessaire dans les prisons, où, chaque jour, les motifs plus ou moins réels de mécontentement se renouvellent, et où les moyens de ruse et de déception varient à l'infini.

4° et 5° *Des travaux corporels excessifs*, surtout lorsqu'ils coïncident avec l'*intempérie des saisons et le manque d'un abri convenable.* — Ces causes souvent prétextées n'ont pas besoin de commentaire; d'ailleurs, ce qui vient d'être dit s'applique parfaitement à elles.

6° *Les cas où des femmes accusent leurs maris de les fatiguer par un coït excessif.* — Ces cas, fort extraordinaires en apparence, ne se présentent jamais devant le forum français, et n'y seraient même pas accueillis; mais dans certaines parties de l'Allemagne, où le divorce peut être motivé sur des plaintes de cette nature, on a vu des femmes dégoûtées de leurs époux, évoquer cette cause de séparation. Elle a même fourni au célèbre Jean-Pierre Frank le texte d'un mémoire intéressant et peu connu.

7° *L'action prétendue morbide de médicamens nuisibles, de*

poisons, de philtres, de sortilèges, etc. — Si les deux premières de ces causes donnent rarement lieu à des plaintes portées devant les tribunaux, rien n'est plus ordinaire que d'entendre des malades reprocher aux médecins les maux qu'ils éprouvent, et attribuer ceux-ci à un traitement qui aurait été nuisible plutôt qu'utile. De pareils reproches peuvent sans doute être fondés dans quelques cas; mais ordinairement ils résultent de l'ignorance, de l'injustice, et plus particulièrement encore de l'ingratitude des malades ou de leurs familles. Le malade atteint d'une affection chronique irrémédiable ou rebelle, trouve tout simple d'accuser les mauvais effets des médicamens plutôt que les progrès inévitables du mal. D'autres fois, ayant négligé de récompenser les soins qui lui ont été prodigués, il croit devoir justifier son ingratitude par des inculpations outrageantes. Souvent alors le médecin appelé pour succéder au confrère disgracié est érigé en juge, et, faut-il l'avouer, trop souvent, pour l'honneur de l'art, ce juge entraîné par des motifs dont la bassesse n'a pas besoin d'être spécifiée, abonde charitablement dans le sens du malade ou de sa famille. Un médecin probe, instruit et bien pénétré de la dignité de sa profession, se tiendra en garde contre toute déception de cette nature, surtout dans les cas d'arbitrage judiciaire.

Quant aux plaintes relatives à l'action nuisible de philtres et de sortilèges, elles ne seraient plus écoutées aujourd'hui.

Règles générales à suivre pour constater la réalité et la valeur des causes morbifiques prétextées. — Ces considérations nous conduisent aux règles générales suivantes, relatives à l'art de constater la réalité et la valeur des causes dont il s'agit :

On examinera s'il est généralement possible que telles ou telles causes prétextées puissent produire une maladie;

On déterminera si on peut considérer la maladie qui se présente comme une suite de ces mêmes causes prétextées.

Si les recherches étiologiques offrent en général de grandes difficultés, celles-ci doivent être plus réelles encore lorsqu'on les applique aux deux questions que nous venons de poser, et qui, à bien dire, renferment tout le problème à résoudre. En effet, dans les cas ordinaires, ni le malade, ni sa famille, n'ont intérêt à déguiser la vérité, tandis qu'ici l'imposture, ou du moins l'exagération peuvent être mises en jeu et détourner du chemin de la vérité. On approchera néanmoins de celle-ci et on pourra même la saisir en observant les préceptes qui suivent :

1° On constatera avant tout l'état de l'individu qui se plaint, pour s'assurer si celui-ci est réellement malade.

2° On tâchera d'apprécier exactement le rapport qui peut exister entre la cause prétextée et la maladie que l'on dit en dépendre, afin de reconnaître si chez le sujet des recherches, telle cause déterminée a pu produire tel changement pathologique déterminé. L'invraisemblance de l'allégation du malade sera en raison directe de l'invraisemblance du rapport, entre la cause et l'effet. Ainsi, par exemple, la fracture d'un membre, attribuée a un coup de badine, serait peu vraisemblable. Il n'en serait pas de même si le membre eût été frappé d'un coup de bâton.

3° On ne négligera pas davantage d'apprécier la valeur des autres causes qui auront pu concourir au développement de la maladie, et l'on constatera le mieux qu'il sera possible jusqu'à quel point le malade aura été exposé à leur influence pathologique. Dans cette recherche, on évitera de s'en rapporter aux déclarations seulement des personnes intéressées à soutenir la plainte, et la preuve testimoniale devra être principalement établie sur des témoignages impartiaux. Ainsi, pour nous en tenir encore à l'exemple que nous venons de produire, si dans un cas de fracture, le peu de volume et de pesanteur de l'instrument contondant militaient contre la réalité de la cause imputée, il faudrait encore s'enquérir de la force qui aurait fait agir l'instrument, de la position du membre au moment du coup reçu, de l'âge de l'individu frappé, de la température atmosphérique, de la disposition particulière du blessé, la vieillesse, le froid sec, la grossesse, etc., disposant plus particulièrement aux fractures.

4° On consultera d'autres cas de même nature que celui qui se présente, et l'on examinera s'ils sont assez concluans pour établir que déjà plusieurs fois la même cause a produit une affection semblable, ou du moins analogue à celle qui fait l'objet de l'enquête. Nous citerons pour exemple un fait sur lequel nous fûmes appelés à prononcer. Un ramoneur, atteint d'un tremblement mercuriel, accusa un doreur dont il avait ramoné la cheminée d'avoir, en profitant de son ignorance, occasioné sa maladie. Bien que le rapport entre la cause et l'effet nous parût très-plausible, nous crûmes néanmoins devoir nous assurer si de pareils résultats s'étaient déjà rencontrés, et nos recherches dans les hôpitaux confirmèrent amplement la validité de la cause alléguée par le ramoneur.

5° On fera la plus grande attention aux maladies régnantes, attendu que ces maladies pourraient fort bien exercer une influence active sur la forme de l'affection qui fait l'objet de la recherche. Plus celle-ci se rapprochera du caractère de l'épidémie dominante, et moins on sera autorisé à lui supposer exclusivement pour principale cause celle sur laquelle le malade motivera sa plainte, comme, par exemple, des mauvais traitemens, des alimens insalubres, etc. Ceux-ci pourront tout au plus être considérés comme l'occasion qui a élevé au degré de maladie la disposition existante.

6° En conséquence, on recherchera toutes les influences nuisibles qui ont agi sur le malade, afin de découvrir dans leur nombre celles qui doivent être considérées comme causes disposantes ou occasionelles. La cause morbifique qui donne lieu à la plainte est presque toujours occasionelle.

Nous citerons encore, comme exemple de l'application des deux préceptes qui précèdent, le fait dont il a été parlé plus haut, concernant une servante qui fut frappée d'un coup de bâton pendant une épidémie d'inflammation de poitrine.

7° Les maladies chirurgicales, ainsi que nous l'avons déjà dit, n'admettent presque aucun doute, parce que, dans le plus grand nombre des cas, il est facile de déterminer si d'une violence extérieure a pu résulter la plaie, la contusion, la luxation, la fracture, la hernie, etc., que l'on remarque.

DES MALADIES DISSIMULÉES. — *Motifs de la dissimulation des maladies.* — Les divers motifs qui peuvent porter à dissimuler ou à cacher les maladies sont en général moins condamnables que ceux qui provoquent à les simuler. Ordinairement la dissimulation résulte d'un amour-propre plus ou moins fondé, d'un sentiment de pudeur, ou encore d'un sentiment de honte. C'est par amour-propre, ou si on aime mieux, par vanité, que l'on cherche à dérober à la vue diverses imperfections physiques. Les personnes du sexe, particulièrement, supportent quelquefois trop long-temps, sans rien avouer, des infirmités ou des maladies qu'elles savent devoir donner lieu à des recherches alarmantes pour leur pudeur; enfin, c'est par une honte assez légitime que l'on cache le mieux possible les maladies qui sont le fruit de certains excès. D'autres fois la dissimulation tend à des déceptions que la morale ne peut approuver. Un remplaçant au service militaire qui cache des infirmités incompatibles avec ce service trompe l'état, ou blesse les intérêts de l'homme pour lequel il doit contracter un engagement. La dissimulation est plus coupable encore lorsqu'elle a pour but de masquer des maladies qui peuvent se propager par contagion ou compromettre la santé des personnes avec lesquelles on est destiné à vivre. Ainsi, on voit quelquefois des individus qui se proposent pour domestiques, ou qui en remplissent déjà les fonctions, cacher avec soin des affections contagieuses de la peau. D'autres fois, et ce qui est plus révoltant encore, on rencontre des êtres immoraux et égoïstes qui, dissimulant des infirmités et des maladies incompatibles avec les devoirs d'un époux, apportent ces tristes présens dans la couche nuptiale.

Dissimulation des causes morbifiques. — On peut non seulement dissimuler une maladie qui existe; mais on peut encore, lorsque la maladie ne saurait être cachée davantage, ou qu'elle a été reconnue, en dissimuler les causes réelles. Ainsi, nous voyons quelquefois dans les procès pour crime d'attentat à la pudeur ou de viol, avec transmission du virus vénérien, les coupables assigner aux symptômes locaux qu'on découvre des causes autres que les véritables. C'est surtout dans les cas de cette nature que le médecin appelé devra se tenir en garde contre toute déception, en même temps qu'il devra prononcer avec une circonspection extrême, et ne donner de décision positive qu'autant qu'elle sera fondée sur les signes les moins équivoques. Ce qui vient d'être dit concerne spécialement certains écoulemens qui peuvent être aussi bien le résultat d'une irritation locale quelconque que d'un commerce impur.

Règles concernant la découverte des maladies dissimulées. — Les règles qui concernent la découverte des maladies dissimulées peuvent, en grande partie, être abstraites de celles qu'on doit suivre pour la découverte des maladies simulées. Ainsi, on doit avant tout se demander si le malade a quelque intérêt à dissimuler un état maladif, et si la maladie qu'on soupçonne d'exister est de nature à devoir porter celui qui en serait atteint à en nier la réalité?

2° Si, dans les recherches sur la simulation des maladies, les menaces et les traitemens sévères sont rarement nécessaires, ces moyens sont toujours répréhensibles lorsqu'il s'agit de dissimulation des maladies, à moins qu'elle ne soit prouvée et qu'elle ne porte un préjudice évident à autrui. La douceur et la persuasion peuvent ici beaucoup, et encore plus la persévérance. Aussi le médecin ne doit-il pas avoir la prétention de tout découvrir dès le premier examen.

3° Il est deux manières de dissimuler la présence des maladies : l'une consiste à en cacher complétement les signes, l'autre à ne laisser paraître que ceux qui peuvent induire en erreur sur la nature du mal. Ainsi, un vice de conformation, par exemple, peut être caché par les vêtemens, ou par divers autres moyens, tels qu'une pelotte, un coussin, etc. Ainsi, une ophthalmie vénérienne ou scrofuleuse peuvent être déclarées comme aiguës par le malade, qui alors cacherait avec soin les autres accidens propres à éclairer le diagnostic, bien que celui-ci ne présenterait pas d'obscurité à un observateur exercé et attentif.

4° Plus les signes d'une maladie sont de nature à frapper les sens, plus ils entraînent de désordres généraux; enfin, moins ils sont susceptibles d'être influencés par la volonté du malade, et plus il devient impossible de les dissimuler. Ainsi, certaines maladies, telles que l'apoplexie, l'état soporeux, les affections convulsives, pendant le paroxysme même, les paralysies des organes de la locomotion, l'idiotisme, etc., sont hors de la portée de la dissimulation.

DES MALADIES IMPUTÉES. — Il ne nous reste que peu de mots à dire des maladies imputées. Les règles à suivre dans de pareils cas découlent naturellement de tout ce qui précède. Ici, lorsqu'il y a déception, elle ne peut être effectuée de la part du malade qu'autant que la maladie qu'on lui impute est réelle et qu'il la dissimule. Lorsqu'au contraire l'imputation n'est pas fondée, l'individu accusé a le plus grand intérêt à procurer lui-même au médecin tous les moyens de s'assurer du véritable état des choses.

Nous nous étions d'abord proposés d'entrer, après ces considérations générales, dans les détails de notre sujet, c'est-à-dire d'examiner spécialement chaque maladie qu'on peut simuler ou dissimuler, les diverses ruses mises en œuvre à cet effet, comme aussi les moyens de les découvrir; mais nous avons bientôt reconnu qu'à moins de produire un travail trop incomplet pour être véritablement utile, nous eussions été obligés de donner à notre texte une étendue que n'eût pas comportée le plan de cet ouvrage. Nous essayerons néanmoins de remplir cette lacune dans un traité des maladies feintes, que nous comptons présenter sous peu au public. (MARC.)

DÉCHAUSSEMENT, s. m. état des dents dans lequel leurs racines sont dénudées. Les dents paraissent alors plus longues, elles sont presque toujours plus ou moins ébranlées. Ce état reconnaît presque toujours pour cause une maladie des gencives. *Voyez* DENT (pathologie), et GENCIVE.

On donne aussi le nom de *déchaussement* à l'opération par laquelle on met à découvert une portion de dent cachée par la gencive, et que l'on se propose d'extraire. (MARJOLIN.)

DÉCHAUSSOIR, s. m.; espèce de scalpel court, épais, courbe sur le tranchant, que l'on emploie pour déchausser les dents. Le manche du déchaussoir porte ordinairement à l'une de ses extrémités un stylet court et boutonné. (MARJOLIN.)

DÉCHIREMENT, s. m., *dilaceratio*. On donne ce nom à une solution de continuité d'un ou de plusieurs tissus, dans laquelle les bords de la division sont ordinairement frangés et inégaux. Le mot déchirement, qu'on emploie souvent comme synonyme des mots *crevasse* et *rupture*, désigne le plus souvent un accident. Quelquefois, cependant, le chirurgien ne peut terminer une opération qu'en déchirant un ou plusieurs tissus; d'autres fois il substitue le déchirement à une simple division.

Considéré comme une solution de continuité accidentelle, le déchirement peut se faire spontanément, être le résultat de la contraction musculaire ou être déterminé par une force extérieure. Les deux premières causes appartiennent à ce mode de division qu'on connaît sous les noms de *crevasse* et de *rupture*. (*Voyez* ces articles.) Les causes externes seront développées et appréciées aux articles CONTUSION, ECCHYMOSE, PLAIE. Je me bornerai à dire ici que tous les tissus peuvent céder aux causes qui tendent à altérer leur intégrité; mais que leur structure particulière et les forces qui les animent les rendent plus ou moins aptes à résister, et qu'en général, plus les tissus jouissent de la faculté extensible, moins ils sont susceptibles d'être déchirés.

Le déchirement, envisagé sous le rapport des opérations chirurgicales, est assez rarement mis en usage. On ne peut pas se dissimuler, en effet, que par ce mode de division on augmente l'irritation et on rend les douleurs plus vives. Toutefois, il n'est pas sans présenter quelques avantages. En l'employant, on redoute moins d'intéresser les vaisseaux, les nerfs ou d'autres organes placés très-près de l'organe que l'on veut enlever. Le déchirement a lieu dans l'opération de la lithotomie par le grand appareil; dans l'extirpation des ganglions lymphatiques engorgés, placés sur le trajet d'un tronc nerveux ou vasculaire et communiquant avec les tumeurs cancéreuses des mamelles; dans l'arrachement des polypes, des ongles, dans l'évulsion des dents. Quelques chirurgiens donnent le conseil, dans l'opération de la hernie, de déchirer avec les ongles le tissu cellulaire qui recouvre le sac herniaire (Sabatier, *Médecine opératoire*). Je dois dire enfin qu'on opère un véritable déchirement lorsqu'on procède, aux approches de l'accouchement, à la rupture du sac membraneux qui enveloppe le fœtus. (MURAT.)

DÉCLIN, s. m., *declinatio, decrementum, remissio*, se définit ordinairement l'état d'une chose qui penche vers sa fin. Appliqué à la vie de l'homme, ce mot désigne cette période de son existence où s'affaiblissent et se perdent successivement les diverses facultés dont il jouissait dans l'âge de la virilité. (*Voyez* AGE.) Le déclin d'une maladie, d'un accès, d'un paroxysme, indique, au contraire, une tendance à un résultat heureux; il est marqué par une diminution sensible de la violence et du nombre des symptômes. Il annonce le terme prochain des accidens. Le déclin des maladies est une des trois périodes que l'on a distinguées dans leur cours. *Voyez* MALADIE, TERMINAISON. (R. DEL.)

DÉCOCTION, s. f., *decoctio*, du verbe latin *coquere*, cuire; opération chimique par laquelle on soumet à l'action de l'eau ou d'autres liquides en ébullition, des matières végétales, animales et même quelquefois minérales, pour les ramollir ou en extraire les propriétés médicamenteuses ou alimentaires. On donne aussi ce nom au produit même de la décoction qu'on a proposé d'appeler décuit, *decoctum*, pour le distinguer de l'opération en elle-même. La décoction diffère de l'infusion bouillante, en ce que, dans le premier cas, la chaleur de l'eau ou des autres liquides est soutenue pendant un certain temps au degré de l'ébullition, de manière à déterminer une véritable coction des substances qui plongent dans le liquide, tandis que, dans l'autre cas, on le laisse seulement refroidir sur les matières qu'on expose à son action.

Le véhicule le plus généralement employé pour toutes les décoctions est l'eau; mais on se sert aussi quelquefois du vinaigre et du vin. Nous nous occuperons ici plus spécialement des décoctions aqueuses. L'eau, à la chaleur de 80° de Réaumur, dissout la plupart des principes immédiats des animaux et des végétaux, la gélatine, le mucus, l'osmazôme, la gomme, le sucre, le tannin, les substances extractives, les acides, les alcalis et les sels. Elle tient aussi en suspension, à cette température, la plupart des autres principes non dissolubles qui se séparent en deux parties par le refroidissement; les huiles surnagent, la fécule, l'albumine, les extracto-résineux et les résines se précipitent ou restent en partie suspendus, ou troublent la liqueur. On extrait, à l'aide de la décoction, beaucoup plus de principes que par l'infusion. On préfère aussi la première opération pour toutes les substances ligneuses, telles que les racines, les tiges, les écorces et les feuilles coriaces et vivaces. On réunit même ces deux opérations lorsqu'on veut obtenir tout ce qu'il y a de soluble dans les corps durs et ligneux; on fait infuser les tiges et les racines, pendant plus ou moins de temps, dans l'eau bouillante, et lorsque ces substances sont ramollies par cette opération préalable, on soumet ensuite le tout à une décoction plus ou moins prolongée. Cette double opération chimique est surtout utile pour les bois durs, tels que ceux de gayac, et pour les racines de salsepareille et de Jean-Lopès, etc.

La durée de l'ébullition doit être relative à la nature des substances qu'on traite par la décoction. Les feuilles et les fleurs surtout, dont le tissu est en général moins résistant, ne doivent être exposées qu'à une ébullition très-passagère, surtout si elles sont odorantes : il ne faut les traiter que par infusion. Les racines et les écorces aromatiques, comme les racines de valériane et les écorces de cannelle et de cascarille, ne doivent être exposées qu'à une très-courte ébullition, parce que les principes aromatiques s'évaporent ou se décomposent par l'action de la chaleur, ou se séparent par suite d'une sorte de distillation. Dans quelques cas, la matière sucrée s'altère par une décoction trop prolongée. Si on fait bouillir long-temps la réglisse, la saveur du décuit est âcre et amère, tandis qu'au contraire elle est douce et sucrée si la décoction est de courte durée. Le miel se décompose aussi par la décoction, comme le sucre et la réglisse. On avait remarqué déjà, depuis long-temps, que la décoction altérait ou changeait les propriétés des décuits. Sylvius avait observé que le décuit des mirobolans était laxatif, lorsque ces fruits n'avaient bouilli que très-peu de temps, et qu'il était astringent, au contraire, lorsque le décuit avait été exposé trop long-temps à l'action du feu : la rhubarbe est dans le même cas. Les follicules et les feuilles de séné, comme l'avait remarqué Baumé, perdent aussi par la décoction une partie de leur propriété purgative qui s'évapore. Il est donc très-essentiel, dans la préparation des décoctions, de faire attention à la manière dont l'eau en ébullition agit sur les différentes substances, pour ne les soumettre que le temps convenable à l'action de ce liquide. Si le décuit doit être très-composé et qu'il y entre des substances ligneuses, des écorces aromatiques, des fruits et des feuilles, il faut successivement faire bouillir ces différens corps et les exposer à une ébullition de moins en moins prolongée, en raison de la densité de leur tissu ou de la volatilité différente de leurs principes.

On clarifie quelquefois avec le blanc d'œuf certains décuits trop épais; c'est surtout ce qu'on fait pour les apozèmes purgatifs; mais cette opération, qui les rend moins nauséeux et moins lourds, diminue leurs propriétés.

On emploie la décoction pour une foule de compositions pharmaceutiques. C'est à l'aide de cette opération chimique qu'on prépare les bouillons nutritifs ou simplement médicamenteux, les tisanes, les apozèmes, les lavemens composés, les fomentations, les injections et les gargarismes. (GUERSENT.)

DÉCOLLEMENT, s. m. On appelle ainsi l'état d'un organe qui se trouve séparé des parties environnantes par la destruction du tissu cellulaire qui les unissait. On dit que la peau est décollée lorsque, dans les plaies, les ulcères ou les abcès, elle est détachée des parties sous-jacentes. C'est dans le même sens qu'on parle du décollement du placenta, c'est-à-dire de sa séparation totale ou partielle d'avec la surface interne de l'utérus. On se sert encore, dans l'art des accouchemens, et assez improprement, du mot décollement pour exprimer la séparation de la tête d'avec le tronc de l'enfant, opérée par les tractions qu'on exerce pour terminer l'accouchement.

DÉCOMPOSITION, s. f., *decompositio*, se dit en chimie de la destruction d'un corps par la séparation, et, dans certains cas, par la combinaison nouvelle des élémens qui le constituaient. Cette décomposition est spontanée, ou opérée par l'art. En pathologie, on emploie quelquefois le mot décomposition dans une acception tirée de l'analogie qu'on a cru remarquer entre certains phénomènes morbides et les phénomènes chimiques de la décomposition, ou bien dans un sens tout-à-fait figuré. C'est ainsi que les humoristes, et après eux le vulgaire, parlent d'une décomposition des humeurs, du sang en particulier, à laquelle ils attribuent un grand nombre de maladies. On dit aussi qu'il y a décomposition des traits, que les traits sont décomposés, lorsque l'expression de la face est altérée profondément par la contraction de ses muscles, soit momentanément, comme cela a lieu par l'influence d'une passion violente et rapide, soit d'une manière plus ou moins fixe et durable, ainsi qu'on l'observe dans les lésions d'organes importans. (R. DEL.)

DÉCRÉPITUDE, s. f., *decrepitas*, du latin *decrepo*, jeter son dernier éclat, rendre son dernier souffle. C'est l'état particulier qu'offre le corps dans l'âge *décrépit* ou l'extrême vieillesse. La décrépitude, à laquelle peu d'hommes parviennent, succède à la caducité; elle commence d'ordinaire à quatre-vingts ans et même un peu plus tard : sa durée n'est pas fixe, et elle se prolonge plus ou moins, jusqu'à la mort naturelle ou sénile. Caractérisée par la chute des forces vitales, le décroissement du corps et la flétrissure de la plupart des organes, la décrépitude offre comme la transition qui de la vie conduit insensiblement à la mort. *Voyez* AGE, CADUCITÉ et LONGÉVITÉ. (RULLIER.)

DÉCRÉTOIRE, adj., *decretorius*; qui juge, qui termine. On a donné ce nom aux jours dans lesquels s'opéraient les crises et se terminaient les maladies. *Voyez* CRISE, CRITIQUE.

DÉCROISSEMENT, s. m., *decrementum*, *discrescentia*, action de *décroître*. C'est l'état du corps opposé à l'accroissement. L'étendue que nous avons donnée à l'histoire de ce dernier que nous avons envisagé dans les différentes périodes de la vie, et ce que nous avons dit, d'ailleurs, au mot AGE de l'état des organes dans la vieillesse, doivent nous dispenser d'entrer ici dans de nouveaux développemens sur l'accroissement. (*Voyez* ACCROISSEMENT et AGE.) Nous croyons, toutefois, devoir faire remarquer que ce phénomène ne correspond qu'imparfaitement à l'accroissement, qu'un grand nombre de tissus et d'organes y paraissent échapper, et que parmi ceux qui y sont soumis, le décroissement y diminuant le volume et le poids, altérant la forme par la flétrissure et la condensation, n'y détruit jamais qu'en partie seulement ce que l'accroissement y avait produit. Le thymus, les capsules surrénales, les ganglions lymphatiques du mésentère, sont peut-être les seules parties qu'il faut excepter de cette remarque. (RULLIER.)

DÉCUBITUS, s. m.; mot conservé en français pour exprimer la position dans laquelle le corps se tient couché. *Voy.* ATTITUDE.

DÉCUSSATION, s. f.; mot latin francisé, aujourd'hui inusité, qui signifie entrecroisement, et a pour racine *decussis*, dérivé lui-même de *decem* et *as*, et servant à dénommer, chez les Romains, une pièce de monnaie de dix as, marquée de ce chiffre X. Le mot *decussatio*, créé par Vitruve, a été ensuite employé par les anatomistes, et Nœthing a soutenu, sous la présidence de Sœmmerring, une thèse intitulée *de decussatione nervorum opticorum*. (A. B.)

DÉCUSSOIRE, s. m., *decussorium*; instrument de chirurgie dont les anciens faisaient usage pour déprimer la dure-mère, après l'opération du trépan, et faciliter la sortie des matières épanchées dans la cavité du crâne. Cet instrument n'est plus employé aujourd'hui.

DÉDOLATION, s. f., *dedolatio*, de *dedolare*, tailler, polir, avec la doloire. On se sert de ce mot pour exprimer l'action au moyen de laquelle un instrument tranchant coupe plus ou moins obliquement une partie quelconque du corps et y produit une plaie avec perte de substance. Cette espèce de solution de continuité n'est pas rare : en effet, toutes les parties du corps situées superficiellement peuvent être le siége d'une dédolation. Le crâne, à cause de sa forme ronde, est la région où ces sortes de plaies ont lieu le plus fréquemment. *Voyez* PLAIE.

On emploie quelquefois le verbe *dédoler* pour exprimer la manière de faire la section de quelques-uns de nos tissus. Sabatier, par exemple, conseille, dans l'opération de la hernie, de soulever les feuillets du tissu cellulaire et le sac herniaire avec une pince à disséquer, et de les couper avec un bistouri porté en *dédolant*. (MURAT.)

DÉFAILLANCE, s. f., *animi deliquium*, *defectus*, *collapsus*, *lipothymia*, etc. C'est le premier ou le plus faible degré de la syncope. *Voyez* ce mot.

DÉFÉCATION, s. f., *defecatio*; terme emprunté à la pharmacie, employé depuis quelque temps en physiologie, et qui signifie, dans le langage de cette science, l'action par laquelle le résidu excrémentitiel des alimens, entièrement séparé de leur portion alibile, s'accumule dans le rectum, d'où il est enfin rejeté hors du corps. La défécation appartenant essentiellement à la digestion, dont elle est un des phénomènes subséquens, sera exposée avec cette fonction. *Voyez* DIGESTION. (RULLIER.)

DÉFENSIF, adj., *defensivus*, qui préserve, qui garantit. On désignait ainsi jadis, en chirurgie, les divers topiques qui garantissaient les parties malades de l'impression des corps extérieurs, et surtout de l'air atmosphérique. Ce terme est peu usité maintenant.

DÉFÉRENT (CANAL OU CONDUIT), *deferens canalis, ductus*. On désigne sous ce nom, du verbe *defero*, j'apporte ou je transporte, le conduit excréteur du testicule, destiné à porter le sperme de l'épididyme dans la vésicule séminale, ou dans le conduit éjaculatoire. *Voyez* TESTICULE. (A. B.)

DÉFLORATION, s. f., *defloratio, devirginatio;* action par laquelle on enlève la virginité d'une fille. Les considérations médico-légales dont cette action peut être l'objet se confondant en partie avec celles qui concernent le viol, nous renvoyons à ce dernier mot. (R. DEL.)

DÉFORMATION, s. f., *deformatio ;* changement vicieux dans la forme d'une partie. Les déformations constituent le plus grand nombre de ce qu'on a appelé *vices de conformation*, ou *déviations organiques*. *Voyez* ce dernier mot.

DÉGÉNÉRATION, DÉGÉNÉRESCENCE, s. f., *degeneratio ;* ces mots, qui expriment une détérioration, un changement d'un état quelconque en un état pire, sont employés en médecine, tantôt dans une acception vague, générale, comme lorsqu'on parle d'une dégénération des humeurs, du sang, de la bile, etc.; tantôt dans un sens plus précis, mais que, d'après son étymologie, comme le remarque M. Laennec, il faudrait restreindre encore : ainsi, en anatomie pathologique, on donne le nom de dégénérations organiques non-seulement aux altérations de texture qui consistent en une transformation d'un tissu en une substance de nature différente, analogue ou non à celles qui existent dans l'économie animale, mais de plus aux productions morbides, différant ou se rapprochant des tissus naturels, qui s'interposent entre les fibres des organes. D'après cette manière de voir, la mélanose, les substances squirreuses, tuberculeuses, osseuses et cartilagineuses accidentelles, etc., sont également des dégénérations. Nous ne présenterons pas ici de considérations générales sur la nature et l'origine de ces tissus morbides : elles seront placées plus convenablement à l'article *lésion organique*, qui offrira leur classification.

On a encore employé les mots *dégénération* et *dégénérer* pour exprimer le passage d'une maladie à l'un de ses degrés ou à l'une de ses variétés formées par les différences qu'offrent l'étendue, la marche de l'altération organique, ou bien la transformation d'une affection en une autre affection que l'on regarde comme de nature différente : ainsi l'on dit que la pleurésie aiguë dégénère en pleurésie chronique, et que le catarrhe pulmonaire dégénère en phthisie, etc. (R. DEL.)

DÉGLUTITION, s. m., καταπόσις des Grecs, *deglutitio*, mot formé de *deglutire*, avaler. La déglutition est en effet l'action par laquelle l'homme et la plupart des animaux font passer de leur bouche à leur estomac les différens corps qu'ils peuvent avaler.

On distingue, d'après les organes qui l'exécutent, la déglutition en *pharyngienne* et en *œsophagienne*, et d'après les substances sur lesquelles elle s'exerce, elle prend les dénominations de déglutition des *alimens solides*, déglutition des *boissons*, déglutition de l'*air*, et on lui peut encore donner celle de déglutition des *corps étrangers*. Cette action s'exécute encore, en effet, d'une manière insolite, sur des corps divers qui pénètrent par accident dans les voies digestives ou bien que certains bateleurs ou faiseurs de tours de force y portent avec plus ou moins de hardiesse, pour exciter la curiosité publique. La déglutition, enfin, est dite *empêchée* et *difficile* dans une foule de cas, et c'est ce qui constitue la *dysphagie*, symptôme commun à plusieurs maladies et dont il sera spécialement traité à ce mot, auquel nous renvoyons.

Parmi ces différences de la déglutition, celle qui a pour but d'effectuer le trajet des alimens et des boissons, de la bouche dans l'estomac, est la plus importante, et comme elle appartient, d'ailleurs à la digestion en tant qu'elle est un de ses phénomènes, c'est en traitant de cette fonction que nous croyons devoir faire l'exposition de son mécanisme. (*Voyez* DIGESTION.) Quant à la déglutition de l'air, sur laquelle nous n'aurons plus occasion de revenir, et qui a fixé spécialement l'attention de quelques physiologistes, nous croyons à propos de nous en occuper maintenant. Or, ce phénomène consiste, comme son nom l'indique, à avaler à volonté et par bouchées successives, une quantité plus ou moins grande d'air atmosphérique. M. Gosse, de Genève, est le premier, comme on sait, qui ait constaté sur lui-même la possibilité de cette déglutition, et l'on se rappelle tout le parti qu'il tira de la faculté de vomir à volonté, qu'il en reçut pour déterminer les différens degrés de digestibilité des alimens soumis à l'action de son estomac. On pensa que ce genre de déglutition extrêmement rare, était, en quelque sorte, particulier à M. Gosse; mais M. Magendie s'est assuré, par des recherches qui lui sont propres et qui font l'objet d'un mémoire communiqué à l'Académie des Sciences, en 1815, que cette faculté s'étendait à un grand nombre de personnes. Ce médecin a rencontré, en effet, sur une centaine d'élèves en médecine, plusieurs qui en jouissaient; mais parmi ceux-ci, les uns l'exécutent si facilement, qu'elle paraît leur être comme naturelle, tandis que les autres n'y parviennent qu'avec plus ou moins d'efforts et à l'aide de l'habitude qu'ils en contractent. Pour que ces derniers puissent l'effectuer, il faut d'abord qu'ils chassent l'air que contient leur poitrine, et qu'alors remplissant leur bouche du même fluide, de manière à distendre modérément leurs joues, ils exécutent le mouvement d'avaler, en rapprochant en premier lieu le menton de la poitrine, pour l'en éloigner bientôt après brusquement, ce qui donne alors à la déglutition de l'air beaucoup de ressemblance avec celle qu'exécutent les personnes qui ont mal à la gorge lorsqu'elles s'efforcent de boire quelque liquide.

En continuant la déglutition de l'air, ce fluide élastique s'accumule dans l'estomac, et il distend d'autant plus ce viscère qu'il s'y échauffe et s'y raréfie. Les effets de cette déglutition varient; quelques personnes éprouvent de simples nausées, d'autres vomissent, plusieurs se plaignent de douleurs très-vives à l'estomac, et quelques-unes d'un sentiment de chaleur brûlante.

Si l'air ainsi avalé et reçu dans l'estomac n'est pas rendu par le vomissement, il remonte vers l'œsophage dans le relâchement de ce conduit et il s'échappe par les narines et par la bouche. Il prend cependant encore quelquefois la voie du pylore, se répand dans les intestins, et il parvient même, en simulant la tympanite, jusqu'à l'anus, par lequel il peut être rendu. Il serait curieux de savoir si dans ce trajet il éprouve quelque altération dans sa composition, et s'il est en partie absorbé; mais de nouvelles recherches peuvent seules répondre à cette question.

M. Magendie avance que dans quelques maladies les malades avalent à leur insu des quantités notables d'air. Ce savant connaît un médecin affecté de dyspepsie, et chez lequel la déglutition de deux à trois gorgées de ce fluide, faite à plusieurs reprises, rend la digestion beaucoup moins laborieuse. M. Magendie ne doute pas que si la déglutition de l'air pouvait paraître un moyen de thérapeutique, il ne serait ni long, ni difficile d'apprendre aux malades à l'effectuer. Cette réflexion serait sans doute applicable à la déglutition de la plupart des gaz. (RULLIER.)

DÉGORGEMENT, s. m.; écoulement ou soustraction des

humeurs qui, accumulées dans une partie, y formaient pour se servir de l'expression opposée, un engorgement. Cet état d'engorgement était supposé par cela seul qu'il y avait écoulement de liquides. Le vulgaire a retenu ce langage des médecins humoristes. (R. DEL.)

DÉGOUT, s. m., *ageustia, cibi fastidium.* Ce mot est souvent employé comme synonyme d'*anorexie*, quoiqu'il exprime une autre idée que ce dernier. La sensation du goût peut n'être lésée ni en plus ni en moins lorsqu'il y a anorexie ou défaut d'appétit. Le dégoût suppose, au contraire, une aversion pour les alimens, déterminée par une altération quelconque de l'organe du goût, qui fait que la saveur des alimens n'est pas perçue, ou que cette saveur est autre que celle qu'ils ont dans l'état de santé, comme lorsque la langue est pâle, desséchée ou chargée d'un mucus plus ou moins épais, blanchâtre ou jaunâtre, et que les alimens sont trouvés fades ou amers. Ce symptôme a lieu dans la plupart des maladies fébriles et dans un grand nombre d'autres; il annonce presque toujours un état morbide idiopathique ou sympathique de la membrane muqueuse des voies digestives; plus rarement il dépend immédiatement d'une lésion du cerveau ou des nerfs agens de la sensation du goût. *Voyez* GOUT. (R. DEL.)

DÉGUSTATION, s. f.; appréciation volontaire, exploration des qualités sapides d'une substance quelconque. *Voyez* GOUT, GUSTATION.

DÉJECTION, s. f., *dejectio;* excrétion des matières fécales. On nomme aussi *déjections*, et plus souvent *déjections alvines*, ces matières elles-mêmes. *Voyez* DÉFÉCATION, DIGESTION, FECÈS.

DÉLAYANT, *delubens*, adj., pris quelquefois substantivement; médicament auquel on attribue la propriété de rendre les humeurs plus fluides. On range parmi les délayans les décoctions gélatineuses très légères, telles que celles de veau, de poulet, de grenouille, ou celles qui sont très-peu chargées de mucilage, de guimauve, de graine de lin, d'orge; on y joint aussi des infusions des feuilles et des fleurs adoucissantes, des émulsions, le petit-lait, les solutions gommeuses, les liquides acidulés, enfin toutes les boissons qui contiennent très-peu de principes actifs, et dans lesquels l'eau est en grande proportion. Les lavemens émolliens et les bains tièdes sont encore classés parmi les délayans. Les effets généraux des délayans sont de calmer la soif, la chaleur de la peau et la fièvre; de faciliter les évacuations alvines en relâchant le canal intestinal; d'augmenter l'urine et la transpiration. Ces liquides ne peuvent s'échapper par les reins ou par la peau qu'en parcourant le cercle circulatoire. Le sang est donc alors, au moins momentanément, plus chargé de principes aqueux; mais est-il par cela même réellement plus fluide? ses parties constituantes sont-elles moins denses? C'est ce qui n'est pas d'abord rigoureusement vrai. Il faut bien distinguer, à cet égard, les effets primitifs des délayans d'avec leurs effets consécutifs. La petite quantité de matière nutritive que contiennent les boissons délayantes est promptement assimilée chez les individus qui en font usage depuis peu de temps, et l'eau qui en constitue la base est rapidement absorbée et rejetée au dehors sans être assimilée en aucune manière avec les humeurs. Les parties constituantes du sang n'ont pas changé dans leur rapport de cohésion, et l'eau n'est entrée avec elles dans aucune espèce de combinaison; mais l'usage long-temps continué des boissons aqueuses, surtout lorsqu'il coïncide avec les moyens débilitans, amène peu à peu un affaiblissement progressif, et alors, à mesure que le corps s'affaiblit, l'assimilation de nos humeurs entre elles et avec les liquides absorbés du dehors s'opère dans des proportions très-différentes. La partie colorante du sang est moins vive, moins abondante, la fibrine est en moins grande quantité; le sérum, au contraire, prédomine; le sang est évidemment plus fluide, la transpiration est moins abondante, et les tissus blancs s'infiltrent. Mais la preuve que la diminution des forces est plutôt la cause de ces changemens que la quantité et la qualité des boissons, c'est que les saignées répétées et abondantes produisent le même effet, et que la proportion relative du sérum augmente toujours en raison de la diminution du caillot. La plus grande fluidité du sang n'est donc pas due à l'absorption d'une plus grande quantité d'eau par les veines et les vaisseaux lymphatiques, mais elle est le résultat de l'affaiblissement porté à un certain degré.

Les délayans sont généralement employés au début de toutes les maladies fébriles et pendant une partie de leur durée; il est même nécessaire d'insister quelquefois sur leur usage, et d'altérer ainsi l'action des solides pour agir secondairement sur les fluides. Il est certaines phlegmasies aiguës ou même chroniques, qu'on ne parvient à résoudre qu'en produisant ainsi artificiellement une espèce de diathèse séreuse ; mais il faut bien se garder de prolonger inutilement cet effet des délayans, qui deviendrait promptement morbide, surtout chez les enfans, les vieillards et les individus d'une constitution faible. Les boissons délayantes présentent alors tous les inconvéniens des débilitans. *Voyez* ce mot. (GUERSENT.)

DÉLÉTÈRE, adj., *noxius, perniciosus*, de δηλητήριος, mortel, ou mieux de δηλέω, nuire, détruire. On désigne ainsi tout corps dont l'action porte plus ou moins promptement une atteinte funeste à la santé de l'homme. On a particulièrement appliqué cette dénomination aux poisons, aux miasmes et aux émanations. Les substances délétères ne peuvent guère donner lieu à des considérations générales. Leur action sur l'économie animale diffère, non-seulement sous le rapport de l'intensité, mais encore en raison des organes divers, plus ou moins importans, sur lesquels elle s'exerce. Les substances les plus délétères sont celles qui agissent sur l'organe de l'innervation, sur le cerveau probablement ; elles sont quelquefois, par leur abondance ou par des propriétés spéciales, douées d'une telle énergie, qu'elles anéantissent instantanément le jeu de toutes les fonctions, par conséquent, la vie. *Voyez* POISON, MIASME. (R. DEL.)

DÉLIGATION, s. f., *Deligatio, Fasciatio*. Ce terme, peu usité aujourd'hui, désignait jadis la partie de la chirurgie qui concerne les appareils, les bandages et les médicamens externes. *Voyez* PANSEMENT, TOPIQUE.

DÉLIRE, *delirium* ; dérivé, suivant les uns, de *lira*, sillon, d'où *delirare*, être hors du sillon, ne pas labourer droit, *être hors des voies de la raison*, *extravaguer*, *déraisonner* ; et suivant d'autres, de *liræ*, λῆρος, *niaiseries* ; ce mot est employé par les pathologistes pour désigner certains désordres des fonctions du cerveau. Les différentes définitions données du délire sont, ou vagues, obscures et inintelligibles, ou incomplètes et peu caractéristiques. C'est qu'il est difficile, pour ne pas dire impossible, de former des divisions bien tranchées, et des classes bien limitées, dans une série d'effets provenant d'une même cause, de séparer rigoureusement les actions saines des actions morbides des organes, de poser, enfin, les bornes de la raison et celles du délire, sans laisser en dehors de chacun de ces états des phénomènes qui ne lui appartiennent point, sans comprendre dans le délire des actes de raison, et dans la raison des actes de délire. La difficulté augmente encore, si, au lieu d'étudier ensemble, de placer dans un même tableau tous les actes d'un même organe, du cerveau, par exemple, on considère ces actes les uns sans les autres, et comme s'ils n'avaient entre eux que peu ou point de rapports; si, au lieu de parcourir du même coup d'œil le vaste tableau des désordres de l'intelligence, depuis l'*esprit faux*, qui n'aperçoit pas les qualités réelles des corps, le véritable état des choses, jusqu'au *délire* le plus voisin de la perte de toute espèce de connaissance, l'on isole et l'on décore d'un nom particulier toutes les aberrations mentales un peu singulières, pour en faire ensuite autant de lésions spéciales, historiées et classées dans les systèmes de nosologie. La *paresse intellectuelle*, la *concentration de la pensée* sur un petit nombre d'idées, sur une sensation vive, sur une passion ou une affection violente, la *tension et l'agitation de l'esprit* chez l'homme qui médite profondément, chez les personnes hystériques ou hypocondriaques, l'*exagération sensoriale*, et la *perversion singulière du caractère*; chez ces derniers, l'*exaltation extatique*, la *perte générale ou partielle de la mémoire*, l'*adynamie intellectuelle*, le *radotage* de l'extrême vieillesse, l'*hébitude*, l'*abrutissement* que l'on observe particulièrement chez les ivrognes et les individus qui s'adonnent avec excès aux plaisirs de l'amour, les *hallucinations*, ou perceptions sans objet, excitées soit aux extrémités nerveuses, soit au cerveau, par une influence morbide, les variétés nombreuses du *délire de l'aliénation mentale*, le *délire aigu*, etc., tous ces divers modes de l'exercice intellectuel ont des traits de ressemblance que ne peut méconnaître l'observateur le moins profond. Supposons que l'on voulut définir ainsi le délire en général : *désordres de l'intelligence inaperçus de la conscience et indépendans de la volonté, sans coma profond.* Eh bien! presque tous les aliénés *veulent*, et *leurs actions sont motivées*; ils ont parfaitement conscience des actes de leur cerveau; seulement la plupart ignorent qu'ils sont hors des voies de la raison, et se croyent en bonne santé. Quelques-uns savent et disent pourtant très-bien que leur tête est dérangée, qu'ils sont poussés à la déraison sans être les maîtres de penser, de vouloir et de se conduire comme par le passé. D'un autre côté, les désirs et la volonté de l'homme ne sont-ils pas influencés dans une foule de circonstances, sans qu'il s'en doute, par ses goûts, ses penchans, ses passions, ses opinions, par les impressions des objets extérieurs? ne commet-il pas à chaque instant des actes automatiques, sans le concours de la volonté et quelquefois presque sans conscience? Cependant, il faut en convenir, personne ne se méprendra, dans l'immense majorité des cas, sur l'état d'un malade qui délire, d'un individu qui est ivre, et d'un aliéné qui déraisonne. Il est des choses que l'esprit conçoit, des rapports qu'il aperçoit, sans pouvoir les présenter de manière à les montrer, pour ainsi dire, aux yeux de celui qui ne les aurait point vus. Je ne chercherai donc pas à définir et à caractériser ni le délire, ni la raison.

Le délire n'a point encore été étudié d'une manière particulière chez les animaux. Cependant, tout être dont l'intelligence offre un certain développement doit offrir des désordres dans l'exercice de cette fonction. Ainsi, l'idiotie congéniale et la démence sénile, la mélancolie, la nostalgie, l'hydrophobie, la fureur, sont autant d'affections cérébrales principalement caractérisées par des troubles intellectuels, qui sont communes à l'homme et à certaines espèces d'animaux des classes supérieures. Mais il est bien clair que ceux-ci ne peuvent délirer comme celui-là, puisqu'ils n'ont ni toutes ses idées, ni ses moyens d'expression. L'abattement et la tristesse, de l'agitation, des cris et de la fureur, sont à peu près les seuls phénomènes du délire chez les animaux. Le mouton furieux donne des coups de tête, le taureau des coups de cornes, le cheval des coups de pieds; le chien, le renard et le loup mordent, l'éléphant frappe de sa trompe, et les oiseaux de leur bec. L'enfant dont le cerveau n'a point encore d'idées ne saurait délirer; celui même dont le langage n'est pas encore fort étendu, ne manifeste pas de délire: l'un et l'autre crient, lorsqu'ils ne sont pas assoupis. En général les enfans ne commencent guère à délirer ostensiblement avant l'âge de 4 ou 5 ans, et même plus tard. Jusque là, le cerveau ne décèle ses maladies que par des changemens dans le caractère, de la morosité, des impatiences, des colères, des frayeurs, un sommeil agité, de l'assoupissement, des convulsions, etc.

Le délire se présente sous deux formes très-remarquables: l'une est appelée *délire aigu* ou *fébrile*, et l'autre *délire chronique* ou *sans fièvre*. Le délire chronique est le caractère essentiel et distinctif de l'aliénation mentale, et le délire aigu appartient à divers modes d'affection du cerveau. Cette division, qui est fondée sur l'observation, et aperçue dès le premier abord dans l'immense majorité des cas, même par les personnes étrangères à la médecine qui soignent habituellement des aliénés, n'est pas généralement bien comprise des médecins qui voyent rarement de ces malades : ils croyent que du délire est toujours du délire. Cette division a cependant été indiquée par presque tous les auteurs. Mais ceux mêmes qui l'ont le mieux sentie n'ont point exposé d'une manière assez claire et assez précise les faits caractéristiques de chacune de ces deux formes de délire. Les aliénés ont les sens extérieurs et les mouvemens volontaires ordinairement en bon état; ils voient, ils entendent, ils goûtent, ils marchent, ils parlent, etc.; très-peu ont l'intelligence abolie; souvent le désordre mental est borné à une seule faculté, à un petit nombre d'actes d'une seule faculté; et dans les cas où il paraît le plus général, dans la manie intense, par exemple, les facultés semblent faussées ou isolées et sans rapports d'association, mais sont fort loin d'être éteintes. Le maniaque le plus déraisonnable, cause, raisonne, veut, et n'est pas toujours insensé dans ses raisonnemens et dans ses actions. Chez le *délirant*, au contraire, toutes les facultés cérébrales sont gravement affectées; plus de sensations justes, plus d'idées suivies, plus de passions, plus de mouvemens volontaires réguliers, peu ou point de connaissance, aucun souvenir; le malade est à peu près étranger à tout ce qui l'entoure et à lui-même. Ajoutez à cela que la plupart des aliénés ont les fonctions nutritives en bon état, présentent toutes les apparences extérieures d'une bonne santé, surtout après les premiers jours de l'invasion de la folie et avant qu'ils ne soient atteints de la maladie qui doit les conduire au tombeau; tandis que chez les délirans ces mêmes fonctions sont constamment plus ou moins troublées. Enfin, je ne craindrai pas d'être démenti par les personnes qui ont vu beaucoup d'aliénés, en émettant l'opinion qu'un grand nombre de ces malades ressemblent bien davantage à des individus en parfaite santé, qu'à des fébricitans qui délirent. Il est bien essentiel de ne pas confondre ces deux espèces de délire. L'affection cérébrale à laquelle est lié le délire aigu est en général grave et de courte durée; on doit le plus souvent la combattre par un traitement énergique, si l'on veut prévenir une issue funeste : la folie est de longue durée et rarement ou même jamais dangereuse. Cette dernière maladie semble d'ailleurs poursuivre ses victimes jusques après leur guérison, par l'espèce de défiance qu'elles inspirent, soit pour le présent, soit pour l'avenir, défiance qui s'étend même sur leur postérité. Un malade qui revient à lui est souvent affecté péniblement de se voir dans une maison de fous. Il serait donc fâcheux, à cause de ces motifs, de prendre un fabricitant pour un aliéné; et dans les cas douteux, le médecin ne devra désigner l'état de l'intelligence que par les mots *délire* et *transport au cerveau*, jusqu'à ce qu'il soit certain d'avoir reconnu une aliénation mentale. *Voyez* FOLIE.

Nous ne parlerons point ici du délire chronique, il en sera question à l'article FOLIE. Les désordres intellectuels provoqués par l'action des liqueurs spiritueuses et de certaines plantes vireuses, désordres qui peuvent être considérés comme des variétés du délire aigu, seront décrits aux articles IVRESSE et NARCOTISME. Il nous reste à traiter du délire aigu dans les maladies. Ce dernier s'observe particulièrement dans les inflammations aiguës du cerveau et de ses enveloppes. Mais tous les organes de l'économie, violemment irrités ou enflammés, peuvent, en réagissant sympathiquement sur le cerveau, provoquer le délire. Ainsi, la peau atteinte d'érysipèles étendus, de variole confluente, le canal alimentaire enflammé ou irrité par des poisons énergiques, le poumon dans les pneumonies et vers la fin du dernier degré de la phthisie, les membranes séreuses enflammées, etc., peuvent déterminer l'apparition de ce phénomène. On lit, dans les auteurs qui ont décrit des *fièvres essentielles*, que le délire est un symptôme constant des *adynamiques*, des *ataxiques*, des *typhodes*, et qu'il peut compliquer les *bilieuses* ou *gastriques*, les *muqueuses*, les *inflammatoires*, etc. Il est assez ordinaire d'observer, pendant les deux derniers stades des accès de fièvre intermittente, de légères rêvasseries, des visions, des frayeurs, en même temps qu'un état d'absorbement que l'on fait facilement cesser. M. Dupuytren a décrit, dans l'*Annuaire medico-chirurgical des hopitaux*, une espèce de délire plus communément observé chez les sujets nerveux qui ont reçu une blessure grave, ou subi une opération douloureuse, chez ceux qui ont été fatigués par les craintes d'une opération, ou qui se sont monté la tête pour faire de grandes démonstrations de courage avant de s'y soumettre; enfin, chez les individus qui ont commis des tentatives de suicide. M. Dupuytren appelle *nerveux* ce délire, parce qu'il l'a toujours vu résister à toute espèce de moyens antiphlogistiques, et céder à l'administration de lavemens narcotiques, et parce qu'il n'a rien trouvé dans le cerveau de ceux qui en sont morts. Cette espèce d'affection cérébrale a beaucoup d'analogie avec le *délirium trémens* (*Voyez* ce mot.) Enfin, presque toutes les maladies aiguës ou chroniques, cérébrales ou autres, qui se terminent par la mort, s'accompagnent vers la fin de *coma* ou de *délire ;* peu de malades meurent en pleine connaissance. Mais il est d'observation qu'une affection chronique n'excite ordinairement le délire et les phénomènes fébriles qu'en passant à un certain degré d'acuité, ou en se propageant d'une manière aiguë dans les tissus voisins. Ne conviendrait-il pas de placer ici, comme provenant d'une cause à peu près semblable, les rêvasseries du malade que l'on fait asseoir ou lever lorsqu'il est d'une faiblesse extrême, et le délire qui suit souvent les évacuations sanguines excessives? N'est-ce pas, dans l'un et l'autre cas, un défaut de stimulation sanguine qui provoque le désordre de la pensée? Si l'on adoptait l'opinion du docteur Broussais sur la fréquence de la gastrite; sur la cause primitive ou secondaire du mouvement fébrile, sur le siége des maladies appelées *fièvres essentielles* par beaucoup d'auteurs, l'estomac serait de tous les organes celui qui aurait la plus grande influence sur le cerveau, et qui causerait presque constamment, pour ne pas dire toujours, le délire sympathique; le délire idiopathique serait même fort rare. Mais cette opinion est loin d'être pour nous l'expression de la vérité. Les anciens donnaient le nom de *paraphrénésie* au délire sympathiquement provoqué par la lésion d'un organe éloigné du cerveau, surtout du diaphragme.

L'invasion du délire est ordinairement annoncée par de l'insomnie, de la céphalalgie, des pesanteurs de tête, des vertiges, des bourdonnemens et des tintemens d'oreille, l'altération de la voix, l'oubli des souffrances, un air d'étonnement; la tête est chaude, la face est rouge et vultueuse, les yeux sont brillans et supportent difficilement une lumière vive, la circulation céphalique paraît accélérée. A ces phénomènes succèdent, plus tôt ou plus tard, les désordres qui caractérisent le délire; ces désordres varient infiniment sous le rapport de leur intensité. Ce sont une douce rêvasserie, une simple agitation de l'esprit, ou une incohérence extrême dans les idées; des cris, de la fureur, des hallucinations, des visions, des frayeurs, ou un grand abattement et une sombre taciturnité, des pleurs ou des éclats de rire; quelquefois il n'existe que de courtes absences, un léger chuchotement qui cède facilement; ou bien le malade a la mémoire affaiblie, et se rappelle à peine après quelques instans les choses qui l'ont le plus frappé; il perd facilement et à chaque moment le fil de ses idées. Tantôt le cerveau perçoit encore, mais imparfaitement, les sensations externes et internes, surtout lorsqu'on excite l'attention; le malade entend, soustrait ses mains au froid en les portant dans son lit, se recouvre si on l'a découvert, aperçoit les objets extérieurs, sent qu'il a soif, etc.; tantôt, au contraire, les sens sont fermés à leurs excitans. Quelquefois le cerveau a conscience de l'état de trouble et d'agitation dans lequel se trouvent ses facultés; le malade peut même répondre plus ou moins juste aux questions qu'on lui fait, et indiquer le lieu et la nature de ses souffrances, tantôt, au contraire, il y a absence complète de toute conscience et de toute connaissance. Quelquefois le délire augmente graduellement jusqu'à la perte de connaissance, et il finit de même par un retour insensible à la raison.

Les auteurs parlent d'une sigulière exaltation des facultés cérébrales, qui a excité chez quelques délirans des combinaisons intellectuelles fort remarquables, des discours surprenans, qui a réveillé le souvenir de choses à peine connues ou depuis longtemps oubliées. Le cerveau manifeste toujours, en même temps que le délire, d'autres désordres, qui varient en raison de l'intensité de l'affection dont cet organe est atteint. Dans les cas les moins graves, le système musculaire est pris d'agitation ou d'affaiblissement, les yeux sont hagards ou mornes, la voix est forte ou éteinte, la face est agitée ou peu mobile. Quelquefois les forces musculaires sont instantanément exaltées, doublées, triplées; mais, après quelques violens efforts, le malade tombe dans un collapsus plus ou moins durable. La prostration, les convulsions générales, les contractures, la paralysie, la perte de connaissance, accompagnent le délire vers le dernier degré des inflammations cérébrales.

Le délire est continu ou intermittent, même dans les affections continues du cerveau. Lorqu'il est intermittent, il revient ordinairement avec l'exacerbation et les paroxysmes fébriles, qui ont lieu en général le soir et la nuit. Lorsque le malade recouvre l'usage de sa raison, il est fatigué, affaissé; il souffre de la tête et des membres, il a soif; la vue et l'ouïe sont très-sensibles à la lumière et au bruit. La durée des accès de délire varie depuis moins d'une heure jusqu'à plusieurs heures : ils reviennent à des intervalles plus ou moins éloignés. Dans les affections cérébrales graves, le délire alterne souvent avec un coma profond; Lorsque le malade meurt, le délire finit ordinairement par ce dernier phénomène; dans des cas très-rares, la connaissance revient peu d'heures ou peu d'instans avant le terme fatal. Après le retour à la raison, si le délire a été intense, le malade ne conserve communément aucun souvenir de ce qu'il a senti, pensé ou fait. Les simples rêvasseries, le délire qui a lieu avec la conservation de la conscience, font l'effet des rêves, et les malades s'en rappellent fort bien presque toutes les circonstances. Les auteurs ont décrit le délire doux, *subdelirium*, *taciturnitas*, le délire furieux ou phrénétique, le délire comateux, *coma-vigil*. Mais ces divisions sont de peu d'intérêt pour le praticien.

La diversité des résultats fournis par les recherches cadavériques faites sur les cerveaux des délirans, nous montre combien il est difficile d'apprécier les conditions cérébrales du délire. Il est évident que les altérations que l'on a trouvées dans la plupart des cas étaient la cause de plusieurs symptômes, et non d'un seul. Ainsi, la réunion de ce phénomène avec plusieurs autres, et notamment avec le coma et les désordres musculaires, leur dépendance commune d'une même affection cérébrale, encéphalite, meningite ou autre, mettent à peu près dans l'impossibilité de déterminer la modification particulière du cerveau à laquelle est dû le délire. On peut seulement présumer que cette modification est fort légère, et bien éloignée d'être ce qu'on appelle une *désorganisation*, si l'on tient compte des faits suivans : 1° le délire le plus complet de l'ivresse, lors même qu'elle se termine par une espèce de sommeil apoplectique, se dissipe ordinairement en quelques heures, sans laisser autre chose qu'un peu de fatigue de l'organe; 2° toutes les fois que le délire a existé sans désordres musculaires très-marqués, sans prostration, sans convulsions, sans paralysie, le cerveau ne présente que quelques changemens dans sa coloration, un peu d'injection, une consistance plus grande, une petite quantité de sérosité dans les ventricules, une injection de la pie-mère, quelquefois une infiltration de sérosité dans cette membrane; l'arachnoïde est plus rarement lésée. Les ouvertures de corps ne confirment point l'opinion des auteurs, anciens et modernes, qui ont prétendu trouver constamment la cause du délire et des convulsions dans une inflammation de l'arachnoïde. Ces auteurs n'ont probablement pas été à même d'examiner des cadavres d'épileptiques et d'aliénés, dans lesquels on n'observe presque jamais d'arachnitis; et ils ont vraisemblablement confondu avec cette dernière maladie l'espèce d'encéphalite dont le travail morbifique est plus marqué dans les vaisseaux extérieurs du cerveau qui rampent dans la pie-mère. *Voyez* ENCÉPHALITE, MÉNINGITE.

Le délire est souvent un symptôme fâcheux. Que l'affection cérébrale qui l'occasionne soit idiopathique ou sympathique, elle doit dans la plupart des cas inspirer des craintes sur son issue lorsqu'elle est arrivée à ce point. Il ne faut pas néanmoins conclure de là que les maladies du cerveau n'offrent pas de danger, dès l'instant que l'intelligence est peu ou point troublée; les lésions bornées de cet organe, telles que les encéphalites locales ou chroniques, les tubercules, les cancers qui sont si fréquemment mortels, existent souvent pendant un espace de temps fort long, avant de déterminer des troubles bien marqués dans la manifestation de la pensée. D'un autre côté les rêvasseries d'un accès de fièvre intermittente ordinaire n'annoncent aucun danger, et le délire qui se développe sous l'influence de la plus faible cause chez les personnes éminemment nerveuses, se dissipe en général très-facilement. Le délire qui éclate aussitôt après une blessure ou une opération majeure, décèle soit une grande irritabilité cérébrale, soit un effet violent de la crainte, et, dans l'un et l'autre cas, une disposition prochaine à un état grave, souvent à une inflammation promptement funeste du cerveau. Quelquefois il en résulte seulement l'affection que M. Dupuytren désigne sous le nom de *délire nerveux*. Le délire, ainsi que les autres symptômes cérébraux, est plus fréquent et se développe plus facilement chez les personnes d'une constitution nerveuse, chez les femmes, et chez les enfans au-dessus de l'âge de huit à dix ans; mais il paraît en même temps qu'il est alors d'un augure moins défavorable. Lorsque le délire vient à se déclarer dans les maladies lentes et consomptives, le danger est pressant; rarement il survient une rémission, et ordinairement la mort n'est pas éloignée. Le délire continu, ou alternant avec le coma, uni à une prostration musculaire profonde, à des convulsions, à la paralysie des sens et des muscles, signale une inflammation du cerveau ou de ses enveloppes, arrivée à un état de gravité extrême. Au contraire, tant que le délire existe sans désordres musculaires graves, la maladie n'est point aussi avancée, le danger n'est point aussi pressant. Les auteurs disent que le délire furieux et le délire triste sont moins favorables que le délire tranquille et le délire gai. Lorsque le le délire est sympathique, l'organe primitivement affecté fournit sa part des indications pronostiques; souvent même cette dernière source est la plus importante à considérer sous ce rapport. C'est ainsi que les rêvasseries d'un malade arrivé au dernier degré de la phthisie, ou miné par un cancer, annonceraient fort peu de danger, si l'on ne tenait compte de l'état du poumon ou de la partie cancérée. La cessation subite du délire et de l'agitation, jointe à l'oubli des souffrances, à la faiblesse et à l'irrégularité de l'action du cœur, à la diminution de la chaleur vers les extrémités des membres, du nez et des oreilles, est d'un sinistre augure; cet état caractérise souvent la terminaison par gangrène de l'inflammation d'un organe important, et indique toujours une mort très-prochaine. Le délire a quelquefois cédé, disent les auteurs, à une hémorrhagie nasale, à des évacuations alvines, à une sueur critique, à l'apparition de furoncles, d'abcès, etc.

Le traitement du délire n'est autre que celui qui convient aux affections dont ce phénomène dépend. La thérapeutique rationnelle est fondée sur la nature des maladies, et non sur leur manifestation symptomatique; et lorsque l'aveugle empirisme est le seul guide du médecin, du moins doit-il avoir en sa faveur les résultats d'une longue expérience et des succès certains. Jusqu'ici, il faut bien en convenir, la plupart des irritations et des inflammations cérébrales, dont le délire est un symptôme fréquent, ont généralement été méconnues. Confondues avec certaines prétendues *fièvres essentielles*, elles sont traitées de la manière la plus irrationnelle, à l'aide de moyens presque tous incendiaires : au lieu d'attaquer le mal dans sa source, on s'adresse à chacun de ses effets, on s'occupe de combattre le délire, le coma, les convulsions, la prostration, la paralysie, l'ataxie, l'adynamie, etc., sans songer seulement à l'état inflammatoire du cerveau, qui occasionne ces désordres, et qui par conséquent doit fixer particulièrement l'attention du médecin dans l'administration des remèdes. Nous ne devons point tracer ici le plan du traitement de l'encéphalite et de la méningite. En général toutes les fois que les accidens cérébraux, délire, coma, convulsions, prostration, etc., toutes les fois, dis-je, que ces accidens sont continus et prolongés, ou qu'ils se succèdent sans interruption, qu'ils soient idiopathiques ou sympathiques, ils exigent l'emploi des moyens propres à combattre l'inflammation du cerveau. Ils sont même quelquefois intermittens et appartiennent encore à cette dernière maladie. Nous avons parlé de la méthode mise en usage par M. Dupuytren contre le *délire nerveux,* à l'article DÉLIRIUM TRÉMENS. Le délire sympathique occasioné par les inflammations chroniques et les affections consomptives qui tirent à leur fin, ou qui précède les derniers instans de la vie, mérite à peine qu'on s'en occupe. Le délire sympathique d'affections aiguës, qui revient et cesse avec l'exacerbation fébrile, ou qui, quoique continu, est accompagné seulement de céphalalgie, de chaleur à la tête, de turgescence des vaisseaux de cette partie, peut être combattu avantageusement par des manuluves et des pédiluves tièdes, simples ou sinapisés, par des applications sur la tête d'éponges imprégnées d'oxycrat froid, en même temps que l'on dirige ses soins principaux vers l'organe essentiellement affecté. Les minoratifs, les lavemens purgatifs, les préparations de quinquina, ont pu produire de bons effets dans ces cas, lorsque le canal intestinal ne participait point à l'état morbide des autres appareils, parce que ces remèdes ne paraissent pas avoir une action directe sur ces derniers, et qu'ils agissent probablement ici à la manière des dérivatifs. J'ai à peine besoin de dire que le délire qui tient à la présence de poisons dans l'estomac nécessite d'abord l'évacuation ou la neutralisation, si elle est possible, des substances vénéneuses. Le délire résultant de la faiblesse cérébrale qui suit une perte sanguine considérable, ainsi que les convulsions et la syncope provenant de la même cause, exige des soins particuliers. Le malade doit être couché la tête peu élevée; le corps sera frictionné avec des flanelles imprégnées d'eaux spiritueuses, puis enveloppé de linges chauds; on fera respirer des odeurs volatiles et pénétrantes; on pourra mettre dans la bouche des substances d'une saveur piquante; enfin, on excitera modérément le cerveau par toutes sortes de moyens. Le délire qui survient chez les malades très-faibles, lorsqu'ils se tiennent assis ou levés, disparaîtra peu de temps après qu'ils se seront remis dans leur lit : l'inspiration d'odeurs volatiles ne sera pas ici sans avantage. Les délirans qu'il serait dangereux de laisser libres, seront maintenus dans leur lit à l'aide de la camisole, d'entraves, de lacs, etc.

(GEORGET.)

DÉLIRIUM TRÉMENS, *délire avec tremblement*. Le docteur anglais Sutton a décrit sous ce nom un état de délire et d'agitation, qu'il croit particulier aux ivrognes, et qui cède spécialement aux préparations d'opium administrées à haute dose. Dans un mémoire sur le même sujet, le docteur Rayer a confirmé, tant par ses propres observations que par les résultats de l'expérience de MM. Dumeril et Guersent, les faits publiés par Sutton. Suivant ces médecins, le *délirium trémens* survient chez les individus adonnés aux boissons spiritueuses, plutôt chez les hommes que chez les femmes ; on ne l'observe jamais chez les enfans. Le malade est d'abord pris de malaise, de faiblesse musculaire, d'insomnie, de céphalalgie, de perte d'appétit ; quelquefois ces phénomènes précurseurs manquent entièrement. Il se manifeste ensuite du délire, ayant ordinairement rapport aux occupations habituelles du malade, et des tremblemens musculaires, surtout dans les membres supérieurs, qui reviennent le plus souvent par accès : la peau de la face et du crâne est rouge et chaude, les yeux sont injectés, la soif est peu vive, ou même nulle ; la respiration est libre, l'haleine retient une odeur alcoholique les premiers jours ; les selles sont rares. La durée de cette maladie varie depuis un jusqu'à dix et même vingt jours. Elle se termine ordinairement par la santé ; sur trente-deux malades, Sutton en a perdu seulement quatre, et MM. Rayer, Dumeril et Guersent ont guéri tous ceux qu'ils ont traités, à l'exception d'un seul qui s'est tué en se jetant par une fenêtre. M. Rayer dit n'avoir rien trouvé dans le cerveau de ce malade. Sutton *présume* que les vaisseaux de cet organe doivent être injectés, et ses cavités remplies de sérosité. On a vu le délirium trémens se terminer par une hémiplégie, un état ataxique, une attaque d'apoplexie. Les auteurs cités prétendent que les évacuations sanguines aggravent le délirium trémens, à moins que le malade ne soit pléthorique. Ce n'est que dans ce cas qu'ils se décident à prescrire une saignée, mais seulement au début. Ils préconisent particulièrement l'opium et ses diférentes préparations, dont la dose doit être graduellement augmentée, jusqu'à ce qu'il en résulte de la somnolence, puis du sommeil; le malade se réveille ordinairement en pleine raison. On peut donner chaque jour de un à deux gros de laudanum, ou plusieurs grains d'opium. Ce remède produit souvent, après les premières doses, un redoublement d'excitation, dont il ne faut pas s'effrayer.

L'état morbide dont il s'agit est-il assez différent des affections connues du cerveau, pour que le nosologiste dût en faire une maladie particulière? Il n'est d'abord pas exact de dire que les excès de boisson soient l'unique cause du délirium trémens. On ne peut méconnaître une analogie parfaite entre ce dernier et le *délire nerveux*, décrit dans l'*Annuaire des hôpitaux* par M. Dupuytren. L'un et l'autre sont en effet caractérisés par du délire et de l'agitation, présentent peu de danger, et laissent peu de traces de leur existence dans les cerveaux de ceux qui ont succombé. M. Dupuytren affirme encore que le délire nerveux cède particulièrement aux préparations d'opium administrées en lavement, et qu'il n'éprouve aucune espèce d'amélioration de l'usage des antiphlogistiques. Ce délire dure deux, trois, quatre ou cinq jours; il se termine, au bout de ce temps, quelquefois par la mort, le plus souvent par la santé. Dans ce dernier cas, le malade s'endort comme excédé de fatigue, et après un sommeil paisible de huit, dix, douze ou quinze heures, il se réveille un peu faible, mais parfaitement raisonnable, complétement ignorant de ce qui s'est passé, et disposé à prendre des alimens. Le délire nerveux se manifeste particulièrement chez les blessés et les opérés d'une constitution nerveuse, chez ceux dont la sensibilité a été fatiguée par les craintes d'une opération, ou exaltée par de grandes démonstrations de courage, chez les personnes qui ont fait des tentatives de suicide. La plupart des exemples de *phrénésie essentielle* ou *sans matière*, rapportés par M. Fodéré, offrent aussi une ressemblance parfaite avec le délirium trémens, excepté sous le rapport des causes. Enfin J. Franck fait de cette affection une variété de l'inflammation du cerveau, qu'il désigne sous le nom d'*encéphalitis tremefaciens*. Quant à la spécificité du traitement préconisé contre le délirium trémens, j'ai bien quelque raison de n'y pas ajouter une foi entière. Beaucoup d'ivrognesses sont, plusieurs fois l'année, conduites à la Salpétrière pour y être guéries de ces sortes d'accès de délire; après quelques semaines de séjour dans l'hospice, l'usage de boissons aqueuses, la diète les premiers jours, une ou deux saignées si la malade est forte et pléthorique, ou s'il existe des signes d'une forte congestion vers la tête, tels sont les moyens simples mis en usage par M. Esquirol, et qui ont toujours suffi pour faire disparaître la surexcitation cérébrale. M. Fodéré cite l'exemple d'un vieillard de soixante-dix ans qui devint furieux et tremblant à la suite d'une contrariété, et qui fut guéri le vingt-unième jour, après avoir été traité par des saignées, des boissons délayantes, des bains demi-froids, et des ablutions froides sur la tête. Un médecin anglais a consigné dans le *journal d'Édimbourg*, année 1821, l'exemple d'un matelot atteint du délirium trémens, qu'il prétend avoir guéri avec du vin rouge, du quinquina, du carbonate d'ammoniaque, du jalap, de l'opium, des vesicatoires et des sétons. Le docteur Rayer convient même que le délirium trémens se compose de quelques symptômes ajoutés à un accès de manie très-aiguë : nous demanderons dès lors à ce médecin s'il était bien nécessaire d'augmenter le cadre, déjà si étendu, des infirmités humaines? Le délirium trémens, le délire nerveux et la phrénésie essentielle me paraissent être des états morbides qui se rapprochent et de la manie très-aiguë et de l'encéphalite légère. De nouvelles recherches cadavériques, guidées par les connaissances récemment acquises sur les altérations cérébrales, ne seraient probablement pas sans résultat. Je ne prétends pourtant pas que les succès obtenus chez les malades auxquels l'opium a été administré, ne soient point dus à l'action de cette substance; je crois seulement que d'autres méthodes de traitement sont peut-être proscrites avec trop de rigueur, et que l'on accorde une confiance trop grande aux préparations opiacées. Mais en même temps je dirai, pour prévenir l'abus des évacuations sanguines que pourraient engager de faire le délire, l'agitation, les contractions fortes et tumultueuses du cœur, que certains modes d'excitation cérébrale, qui s'annoncent par des désordres en apparence très-graves, tiennent cependant à des causes organiques fort légères, qui disparaissent d'elles-mêmes, comme cela se voit dans l'ivresse, ou qui ne cèdent point sur-le-champ à des saignées copieuses, comme on l'observe dans les manies aiguës.

Dans un écrit sur la passion pour les boissons enivrantes, publié à Berlin, en 1819, par B. Cramer, ainsi que dans plusieurs observations sur le même sujet qui m'ont été communiquées par le docteur G. Adersbach; le délirium trémens est présenté avec des circonstances particulières qui méritent d'être connues. Les malades observés par ces médecins offrent des paroxysmes qui ont pour caractères du délire un tremblement musculaire et un désir violent, irrésistible de boire de l'eau-de-vie. Hufeland a donné à cette affection le nom de *dipsomanie* (δίψα, soif, διψάω, avoir soif, μανία, fureur). Tous les dipsomaniaques ont fait un usage fréquent des boissons spiritueuses; mais cette habitude n'est le plus souvent qu'une prédisposition à la maladie. Ses causes occasionnelles sont les chagrins violens, les contrariétés, la colère, la frayeur, les chaleurs excessives, la fatigue musculaire. L'homme affligé, contrarié, commence par boire pour se distraire. Pendant les grandes chaleurs, on cherche ordinairement à soutenir et relever par des stimulans les forces qui languissent. Enfin la fatigue porte également à boire. La dipsomanie s'observe particulièrement chez les jeunes gens, chez les femmes et surtout chez les vieillards. L'invasion de la maladie s'annonce par les phénomènes suivans : changemens dans le caractère, susceptibilité nerveuse, disposition à la colère; malaise, frisson, perte d'appétit, nausées, sentiment de plénitude et de pesanteur dans la tête, céphalalgie, affaiblissement de la pensée, sommeil inquiet ou insomnies, tintemens d'oreille, vertiges, fièvre; plus tard le malade est timide, inquiet, mécontent, grondeur, emporté; il a un vif désir de boire de l'eau-de-vie; une dose de cette liqueur le satisfait, le soulage, et anime sa physionomie naturellement un peu stupide. Le désir de la boisson se renouvelle plus pressant à chaque fois; enfin, du délire, des tremblemens, des scènes de fureur, des excès horribles ont lieu, si l'on refuse de l'eau-de-vie, ou si l'on ne trompe le goût avec certaines liqueurs volatiles. Cet état, qui paraît être, suivant ces médecins, une irritation particulière du cerveau, peut durer quelques jours ou plusieurs semaines, être continu ou intermittent, léger ou grave, se terminer par la santé ou par la mort. Le retour à la santé s'annonce par du malaise, de l'inquiétude, un dégoût prononcé pour l'eau-de-vie; l'appétit revient, le sommeil procure un repos réparateur, et la santé se rétablit. Lorsque la dipsomanie est continue, si le malade prolonge quelque temps son existence, il tombe dans un état de torpeur habituelle, avec faiblesse musculaire générale, tremblemens des membres; il survient des hémorrhagies fréquentes et difficiles à arrêter; le malade maigrit, devient bouffi;

son teint est terne, ses membres se paralysent, des inflammations abdominales chroniques se développent, et la mort n'est pas éloignée. Un dipsomaniaque, dont le pouls était déjà presque insensible, le visage altéré, et qui conservait sa connaissance et une expression de fureur dans les yeux, essaya encore de porter à sa bouche, avec ses mains débiles et tremblantes, un verre de liquide pour satisfaire la soif qui le dévorait. Lorsque la dipsomanie est intermittente, les accès sont d'abord éloignés, et durent ordinairement deux ou trois jours. Ils revenaient régulièrement chez un jeune homme, les trois derniers jours de chaque mois, chez une femme les 15, 16 et 17, et chez deux autres personnes les samedi, dimanche et lundi de chaque semaine. Les malades sont assez bien entre les accès; peu à peu les accès se rapprochent, les paroxysmes se multiplient, et le désir de boire, d'abord faible, puis impérieux et irrésistible, persiste dans les intervalles des accès et des paroxysmes. Le malade boit plus souvent et plus abondamment; il devient pusillanime, irritable et colère, et finit par tomber dans une semi-imbécillité, d'où l'on ne peut le tirer qu'avec de fortes doses d'eau-de-vie. Il éprouve des palpitations, des défaillances, des gastralgies, des vomissemens, des tremblemens dans les membres; il tombe dans le marasme, devient hydropique, et termine sa misérable existence. Un de ces malades était pris de paroxysmes terribles, pendant lesquels naissait un désir extrêmement violent de boire, avec frisson, anxiétés, tintemens d'oreille, fureur aveugle, penchant au suicide, si on lui refusait la boisson qu'il demandait de la manière la plus pressante. Ces paroxysmes se renouvelaient plusieurs fois par jour; dans les intervalles, les moindres efforts intellectuels ou musculaires causaient des tremblemens, des vertiges, des palpitations, des défaillances. La maladie durait depuis plusieurs années.

Les auteurs prétendent n'avoir rien trouvé dans le cerveau des dipsomaniaques. Cependant le cerveau ne peut être sain lorsque ses fonctions sont ainsi troublées, même sympathiquement; et quand bien même quelques médecins ne verraient dans le délirium trémens que l'effet d'une gastrite, il faudrait bien qu'ils cherchassent dans le cerveau la cause prochaine des désordres cérébraux. Pour prouver que les liqueurs alcoholiques agissent dans ce cas directement sur le cerveau après avoir été absorbées, et non point en produisant d'abord une gastrite,

M. Rayer rapporte des exemples de personnes sobres, mais habituellement soumises à l'influence d'une atmosphère chargée d'alcohol, qui ont été affectées de délirium trémens (*nouveau journal*, juillet 1821.)

Cramer et Adersbach commencent le traitement de la dipsomanie par des évacuations sanguines, proportionnées à l'âge, à la constitution du malade et à l'intensité de la maladie. Ils conseillent ensuite l'usage de demi-bains, de bains entiers, et font prendre pour boisson, des liquides aqueux acidulés. Persuadés qu'il peut être dangereux de priver subitement le malade d'eau-de-vie, ces médecins pensent qu'il est avantageux de diminuer seulement peu à peu la quantité et la force de cette boisson, et de la remplacer par certaines substances qui trompent le goût du malade, telles que des potions alcoholisées éthérées, du sucre imbibé d'éther et tenu dans la bouche jusqu'à ce qu'il soit fondu. Les préparations d'opium sont préconisées ici comme précédemment.

En analysant les faits relatifs à la dipsomanie, on voit qu'il s'agit d'abord et principalement d'une aberration dans les actions cérébrales et nerveuses qui ont rapport à la gustation. Le cerveau désire vivement, puis irrésistiblement une boisson dont la saveur lui procure d'agréables impressions; il délire, il provoque des tremblemens musculaires; enfin, la répétition de l'influence délétère des liqueurs alcoholiques prises avec excès, ajoutant encore à l'affection primitive, détermine la plupart des accidens divers dont il a été question. D'autres actions sensoriales nous offrent des aberrations de cette nature. Dans son *Voyage en Perse* Chardin parle d'opiophages qui éprouvent le *désir*, le *délire* et la *fureur* des dipsomaniaques. Les tourmens horribles de la faim et de la soif, et un désespoir affreux déterminèrent, chez les malheureuses victimes du naufrage de *la Méduse*, un délire féroce, puis un abattement extrême des forces musculaires. Les personnes habituées à l'usage du tabac sont prises de malaise, d'inquiétude, d'agitation, de céphalalgie et d'insomnie, lorsqu'elles ne peuvent satisfaire un besoin devenu impérieux. Enfin, on sait que les désirs vénériens, lorsqu'ils sont violens et dominateurs de l'intelligence, privent l'animal, et quelquefois l'homme lui-même, de toute liberté; qu'ils éclipsent, pour ainsi dire, toute idée qui ne se rapporte pas à leur satisfaction, et excitent une grande énergie de détermination et d'action pour vaincre les obstacles qui se présentent; le délire, la fureur et la rage peuvent en être la suite, surtout chez les animaux, s'ils éprouvent une résistance trop opiniâtre ou insurmontable. Ce qui distingue particulièrement les effets de la dipsomanie, c'est la nature de l'objet désiré, et son action délétère sur l'organisme. (GEORGET.)

DÉLITESCENCE, s. f., *delitescentia*, de *delitescere*, se cacher; disparition subite des phénomènes inflammatoires, l'un des modes de terminaison de l'inflammation. *Voyez* ce mot.

DÉLIVRANCE, s. f., *expulsio seu extractio secundarum*. On l'a généralement définie la sortie du délivre. Pour moi, la délivrance est l'expulsion du délivre; elle est le complément de l'accouchement; comme lui, elle est l'œuvre de la nature. Je ne reviendrai pas sur ce que j'ai dit à cet égard et relativement à l'ordre que j'adopte dans l'exposition de ces objets. (*Voyez* ACCOUCHEMENT, COUCHES.) Je passe immédiatement à la description du mécanisme et des phénomènes de la *délivrance* que l'on appelle *naturelle*.

Le mécanisme de la délivrance présente trois temps bien distincts : dans le premier, le placenta est détaché, *décollé* de la surface interne de l'utérus; dans le second, il est poussé de la cavité de cet organe dans le vagin, entraînant avec lui les membranes; dans le troisième enfin, il est expulsé au dehors. Le décollement du placenta est l'effet de la contraction de l'utérus; il commence le plus ordinairement pendant la portion du travail de l'enfantement, qui produit l'expulsion du fœtus; quelquefois même on trouve le placenta complétement détaché, et déjà tombé sur le col de l'utérus aussitôt après la sortie de l'enfant. A mesure que l'utérus se contracte, les membranes se plissent, le placenta se fronce, ce corps n'étant pas susceptible de contraction, tandis que la portion de l'utérus qui lui correspond se resserre, les deux surfaces, jusque-là exactement juxtaposées, glissent l'une sur l'autre; le tissu fin et délicat qui les unit est tiraillé, il se rompt, et le placenta détaché tombe sur le col de l'utérus. La sensation que sa présence en ce lieu détermine, excite des contractions plus énergiques, qui se manifestent par la dureté et la forme globuleuse que prend l'utérus, et par des douleurs analogues à celles de l'accouchement, mais plus faibles et proportionnées à la résistance qu'oppose le corps contenu dans la cavité utérine. Le col de l'utérus, déjà plus ou moins revenu sur lui-même, se dilate de nouveau pour livrer passage au placenta. Celui-ci descend dans le vagin, pèse sur la partie inférieure du rectum. Le sentiment qui en résulte engage la femme à contracter le diaphragme et les muscles des parois abdominales. Les viscères de l'abdomen, comprimés de toutes parts, pressent sur la matrice qui pousse au devant d'elle le placenta, et le chasse hors de la vulve. La délivrance est alors terminée.

Le mécanisme que je viens de décrire présente quelques variétés, suivant le lieu où le placenta était implanté, et la manière dont se fait le décollement de ce corps. Quand il est implanté au fond de l'utérus, ce qui est le plus ordinaire, il est aussi fort ordinaire que ce soit le centre du placenta qui commence à se séparer des parois utérines. Il s'établit une cavité de forme lenticulaire, bornée circulairement par l'adhérence du bord du placenta : cavité dans laquelle s'amasse une masse de sang, qui, en augmentant successivement, concourt à achever le décollement. Alors le placenta tombe sur le col de l'utérus, de manière que sa face fœtale répond à l'orifice. Il entraîne facilement les membranes qui se replient sur elles-mêmes ; l'œuf, complétement retourné, offre sa face fœtale en dehors, et sa face utérine forme la paroi d'une cavité où le sang qui s'écoule des vaisseaux utérins est reçu, s'amasse et se coagule. La masse assez considérable, qui résulte de cet ensemble, bouche l'orifice utérin, empêche l'issue du sang, et oppose une résistance assez considérable aux efforts expulsifs de l'utérus ou aux tractions de l'accoucheur. Si le placenta avait ses adhérences sur les parois du corps de l'utérus, le décollement commence par un des bords, ou, du centre, il se propage bientôt vers un des bords, l'autre restant plus long-temps adhérent. Dans ce cas, si c'est le bord supérieur qui se détache le premier, le délivre peut encore se présenter à l'orifice, comme dans le cas précédent. Mais si, ce qui est le plus fréquent, ce bord supérieur est le dernier à se décoller de l'utérus, alors le placenta descend en glissant sur la paroi de cet organe, et vient offrir à l'orifice un de ses bords ou sa surface utérine. Il est, dans ce cas, plié sur lui-même en forme de gouttière, ou, comme on dit, roulé en forme de cornet d'oubli. Rien ne s'oppose alors à l'issue du sang, dont l'écoulement commence avec le décollement du délivre, et continue, souvent en augmentant, jusqu'à son entière expulsion. L'utérus, en se moulant sur le corps qu'il renferme, prend alors une forme allongée, au lieu d'une forme globuleuse.

La longueur du temps qui s'écoule entre l'accouchement et la délivrance varie beaucoup. Quelquefois celle-ci se fait presque immédiatement après la sortie de l'enfant; d'autres fois elle se fait attendre un quart d'heure, et même une ou plusieurs heures. On remarque qu'en général plus la femme est forte, plus les contractions utérines auront été vigoureuses, moins il y avait d'eau dans l'amnios, plus leur écoulement aura précédé la sortie de l'enfant, plus l'instant de la délivrance sera rapproché de celui de l'accouchement; qu'au contraire il en sera d'autant plus éloigné, que la femme est plus faible, que la quantité d'eau était plus considérable, que sa sortie a eu lieu en même temps que celle du fœtus; et que celui-ci a éprouvé moins d'obstacles de la part du bassin et des parties molles. D'après ce qui a été dit précédemment, il est facile de se rendre raison de ces différences.

La délivrance peut presque toujours être abandonnée aux seuls efforts de la nature, sans qu'on ait à en redouter aucun danger pour les femmes. Une foule de faits le prouve journellement. Tous les médecins anciens ne recommandaient d'avoir recours à des médicamens ou à l'action de la main pour procurer la sortie du délivre, que dans les cas où la nature leur paraissait impuissante. Cependant il vint un temps où l'on craignit qu'en différant l'extraction du délivre, le col de l'utérus venant à se resserrer, ne le retînt ensuite pendant un temps considérable, et que le séjour prolongé de ce corps ne devînt la source des accidens les plus graves. Mauriceau le premier a insisté expressément sur ces craintes qui déjà, depuis longtemps, s'établissaient parmi les gens de l'art; et il donne le précepte formel de procéder à la délivrance aussitôt que le fœtus est sorti. Peu, Delamotte, Deventer, Chapmann, Fried, suivirent cette doctrine, qui devint presque générale; mais un grand nombre d'accoucheurs et de médecins, parmi lesquels on distingue Dionis, Ruisch, Al. Mouro, Puzos, Levret, Smellie, Crantz, Rœderer, pensèrent que l'on devait, dans les cas qui ne s'écartent pas de l'ordre naturel, attendre le décollement spontané du placenta. Leur opinion a prévalu, comme il arrive toujours à celles qui sont basées sur l'étude attentive des procédés de la nature; et les accoucheurs modernes sont presque unanimement d'accord que, dans les soins que l'on doit donner en ce moment, il faut se proposer, non de détacher et d'extraire le délivre, mais de faciliter sa sortie pour épargner à la femme quelques légères douleurs expultrices et l'inquiétude à laquelle elle est en proie, jusqu'à ce qu'elle soit totalement délivrée. Dans cette vue, dès qu'on est averti que le placenta est détaché, et que l'utérus travaille à son expulsion, ce qui se reconnaît à la formation d'une tumeur dure et plus ou moins globuleuse, que l'on sent à travers les parois de l'abdomen dans la région hypogastrique, tumeur dont le volume peut en général être comparé à celui de la tête d'un fœtus à terme, aux douleurs légères, qui se manifestent à la région lombaire, souvent à un sentiment de pesanteur sur le rectum, et à la présence d'une portion du placenta à l'orifice de la matrice; dès que, dis-je, on est averti de cet état de choses, on saisit le cordon ombilical, on le tire doucement pour amener au dehors la portion qui est dans le vagin et l'utérus; et, lorsqu'on éprouve une légère résistance, on le saisit solidement le plus près possible des parties génitales, soit en l'entortillant plusieurs fois autour de deux ou trois doigts, soit, ce qui est préférable, en l'enveloppant d'un linge sec, et le plaçant et le serrant entre le pouce et le doigt indicateur, puis dans la paume de la main par la flexion de ce doigt et du médius, et enfin entre le médius et l'annulaire. On conseille aussi, et avec raison, d'éviter de saisir une portion des membranes avec le cordon. Ces précautions minutieuses sont utiles pour pouvoir tenir fermement cette partie, qui, sans cela, glisserait facilement entre les doigts. Alors on exerce sur ce cordon une traction douce et continue, d'abord en ligne directe, puis en le portant alternativement de droite à gauche. Mais cette traction se fait nécessairement suivant l'axe du vagin, qui forme un angle avec celui de l'utérus, de sorte que le placenta, au lieu d'être porté vers le centre de l'orifice, est appuyé sur son bord antérieur et sur la partie correspondante du col. Pour obvier à cet inconvénient, changer la direction de la traction, et faire qu'elle agisse suivant l'axe de l'utérus, on porte le doigt indicateur et celui du milieu réunis le long du cordon dans le vagin et jusqu'à l'orifice de l'utérus. On s'en sert pour pousser vers le sacrum le cordon qui, reçu dans l'angle rentrant que forme l'accollement de leurs extrémités inégales, y glisse comme sur une poulie de renvoi. A mesure que le placenta s'engage dans l'orifice de l'utérus et descend dans le vagin, on abaisse les doigts; et, dès qu'il est descendu dans cette cavité, on porte le cordon un peu en avant pour exercer les tractions suivant l'axe de ce conduit. Souvent alors le sentiment de pesanteur que la femme éprouve l'engage à pousser en en bas. Quand la femme ne le fait pas d'elle-même, quelques personnes l'engagent à le faire. Delamotte voulait qu'elle soufflât dans sa main; cette pratique est encore en usage parmi le vulgaire, qui y ajoute la recommandation ridicule de tenir dans cette main quelques grains de sel. Ces efforts sont rarement utiles; plus souvent ils peuvent nuire en occasionant une dépression subite et trop forte de la matrice, et il faut engager la femme à les cesser ou à les modérer. L'extraction du délivre n'exige ordinairement que des tractions modérées. Si l'on éprouvait de la résistance, ce qui peut provenir ou de ce que le placenta n'est pas encore complétement détaché, ou de ce que l'orifice de l'utérus est un peu resserré, ou du volume, soit du placenta, soit des caillots qui l'accompagnent, il faudrait attendre. Bientôt des nouvelles contractions utérines surmonteront ces résistances. Il est même des praticiens, dont l'autorité est d'un grand poids, qui veulent que l'on ne fasse quelque tentative pour extraire le délivre, que lorsqu'il est descendu dans le vagin. Denman, au contraire, est d'avis qu'il faut l'abandonner, dès qu'il est parvenu dans ce conduit, et laisser à la nature le soin d'achever la délivrance. Les raisons qu'il en donne sont loin d'être convaincantes. Aussitôt que le placenta a franchi la vulve, on le saisit avec les deux mains, et on le tord plusieurs fois sur lui-même pour réunir les membranes en un seul cordon, achever de les détacher de l'utérus, et les entraîner en entier. Cette précaution est surtout utile quand elles se sont ouvertes vers le bord du placenta, ce qui a lieu dans les cas où ce corps est implanté près de l'orifice. Alors, en effet, la déchirure se propage tout autour du placenta, et la totalité ou une grande partie des membranes reste dans l'utérus, d'où on a de la peine à les extraire. Nous verrons plus loin ce qu'on doit penser du séjour d'une portion des membranes ou du placenta dans la matrice.

Des obstacles que rencontre la délivrance, et des accidens qui peuvent la traverser, ou *des cas dans lesquels il faut retarder ou accélérer la délivrance;* cas que quelques auteurs désignent sous le nom de *délivrance non naturelle* ou *contre nature*. — Les obstacles qui retardent la délivrance, ou même qui empêchent qu'elle puisse s'effectuer par les seuls efforts de la nature, dépendent, 1° de l'inertie de l'utérus; 2° de la contraction spasmodique de l'orifice de cet organe; 3° du volume ou de la forme du placenta; 4° de la faiblesse du cordon ombilical; 5° de l'adhérence trop intime du placenta; 6° de son chatonnement. Je vais examiner successivement ces différens cas.

1° *L'inertie de l'utérus* peut dépendre d'un état particulier de l'organe, de la faiblesse de la constitution, ou de la fatigue que l'utérus a éprouvée pendant un accouchement long et difficile. Outre les autres inconvéniens qui résultent de cet état (*Voyez* INERTIE DE L'UTÉRUS), la délivrance se trouve notablement retardée, les contractions qui doivent produire le décollement et l'expulsion du délivre n'existant pas ou étant trop faibles et trop éloignées. J'ai vu cet état se prolonger plusieurs heures et même des jours entiers. Si, pendant ce temps, on faisait des tentatives pour extraire le délivre, on produirait infailliblement le renversement de l'utérus, si les adhérences du placenta résistaient, et, dans le cas contraire, une hémorrhagie utérine, accidens rares actuellement, mais communs à l'époque où on ne savait pas suivre une sage expectation. Il faut donc attendre que l'utérus reprenne son énergie, l'y exciter en faisant de douces frictions sur la paroi antérieure de l'abdomen, en le massant, pour ainsi dire, légèrement avec l'extrémité des doigts, en donnant à la femme une nourriture capable de soutenir et relever ses forces. On ne procédera à l'extraction du délivre que quand des signes manifestes feront connaître que l'utérus, en se contractant, a décollé le placenta, et prélude à son expulsion. Je crois les stimulans, conseillés par les anciens et par quelques modernes, inutiles dans la plupart des cas, et dangereux dans un grand nombre où l'on doit craindre, soit une hémorrhagie, soit une inflammation, comme cela a lieu surtout après un accouchement long et difficile. On ne doit s'écarter de cette circonspection que lorsque des accidens, venant à la traverse, présentent des indications plus pressantes.

2° Il y a tout lieu de croire qu'on aura souvent pris pour une *contraction spasmodique du col de l'utérus* le resserrement qui s'opère naturellement dans cette partie après la sortie du fœtus, et qui cède aux contractions du corps et du fond qui tendent à expulser le placenta. Cette erreur devait être fréquente quand on se pressait trop de délivrer les femmes. Quelques accoucheurs n'admettent la possibilité de cette contraction spasmodique que dans les cas où il existe un état général de spasme ou de convulsion. Si cette contraction spasmodique se rencontre hors de ces cas, cela doit être bien rare, car je n'en ai jamais rencontré d'exemple, et je ne me rappelle pas d'en avoir lu d'observation précise. Tous les bons praticiens sont d'accord que, dans ces cas, on devrait attendre que le spasme de l'orifice cédât à l'action des contractions du fond et du corps de l'organe, ce qui ne tarderait pas à arriver; et que, s'il survenait quelque accident qui forçât à accélérer la délivrance, on parviendrait facilement à vaincre ce resserrement, et à dilater l'orifice avec les doigts.

3° *Le volume du placenta*, qui est quelquefois fort considérable, ainsi que sa consistance, peut opposer une certaine résistance à son expulsion; mais les contractions utérines, aidées de quelques tractions modérées et méthodiques sur le cordon ombilical, suffiront toujours pour vaincre cette résistance, pourvu qu'on ne se presse pas trop de délivrer la femme. Si quelque cause empêchait d'attendre le développement et l'effet des contractions utérines, il ne serait pas difficile d'extraire le délivre, soit en faisant des tractions sur le cordon ombilical, soit en saisissant le placenta lui-même avec la main introduite dans le vagin ou dans l'utérus. Quelquefois le placenta n'est pas très-volumineux, mais une grande quantité de sang, en partie coagulé, est amassée derrière lui, dans la poche que forment les membranes renversées sur elles-mêmes. On peut dans ce cas, qui, de même que le précédent, se reconnait facilement par le toucher, déchirer les membranes, si elles sont à portée du doigt, ou percer le placenta lui-même, pour donner issue à la partie fluide de ce sang, diminuer la masse totale, et faciliter son expulsion ou son extraction.

4° D'autres fois la difficulté d'extraire le délivre vient, soit de la *faiblesse du cordon ombilical*, soit de ce que ce cordon s'implante obliquement sur le placenta, ou de ce qu'il s'insère sur son bord ou même à une certaine distance sur les membranes, les vaisseaux se séparant avant d'atteindre la masse placentaire.

Dans le premier cas, le cordon ne peut résister sans se rompre aux tractions nécessaires pour amener le placenta. Dans le second, l'effort des tractions porte inégalement sur les racines du cordon; une portion des vaisseaux est dans le relâchement, tandis que l'autre, fortement tiraillée, cède à l'effort que l'on exerce sur elle, et se déchire. Quand cette disposition existe, il faut bien se garder de continuer une tentative qui n'aurait d'autre effet que d'arracher le cordon, et abandonner à la nature l'expulsion complète du délivre; mais, s'il survient des accidens, on ira chercher le placenta avec la main.

5° *L'adhérence morbide* ou *contre nature du placenta à l'utérus* a été signalée par tous les auteurs qui ont écrit sur les accouchemens. Peu d'entre eux se sont occupés de rechercher la cause de cet état, et ils l'ont attribué à une disposition squirreuse de l'utérus et du placenta. Cependant les observations détaillées, que l'on a en petit nombre sur cette adhérence, ne font pas mention de la dureté propre à la dégénérescence squirreuse; elles représentent, au contraire, le tissu de l'utérus et du placenta comme facile à déchirer. On sait d'ailleurs que l'on trouve toujours ce corps fort peu adhérent aux points de l'utérus, qui offrent des tubercules scrofuleux ou des corps fibreux; et, lorsqu'il présente lui-même cette sorte de dégénérescence, qui transforme une plus ou moins grande partie de sa substance en un tissu ferme, homogène, d'un blanc-jaunâtre, analogue au tissu squirreux, et que l'on désigne sous le nom de *placenta gras*, on sait aussi qu'alors les portions ainsi transformées ne paraissent pas même avoir adhéré à la surface de l'utérus. Dans ces derniers temps, sans examiner la chose avec autant d'attention, on a attribué cette adhésion trop intime à l'inflammation des surfaces correspondantes de l'utérus et du placenta. Cette opinion, conforme aux notions les plus saines de la pathologie, est fort vraisemblable; et quelques observations dans lesquelles on a noté qu'un coup avait été reçu sur la paroi antérieure de l'abdomen, qu'une douleur fixe avait été ressentie, pendant le cours de la grossesse, vers le lieu correspondant à celui où l'on a trouvé le placenta adhérent, semblent lui donner une pleine confirmation. Peut-être aussi des observations plus exactes et plus détaillées que celles qu'on a recueillies jusqu'à présent, montreront-elles que cette adhérence peut dépendre de diverses causes? Cette adhérence est plus ou moins étendue. Quelquefois elle a lieu par toute la surface du placenta : outre les faits consignés dans les auteurs, j'ai eu occasion d'en observer un semblable. D'autres fois elle est partielle : dans ce cas on l'a vue occuper toute la circonférence du placenta, le milieu étant libre, ou seulement une portion quelconque plus ou moins large de la surface de ce corps. Elle offre différens degrés de résistance. Dans certains cas, elle cède aux tractions exercées sur le placenta par l'intermédiaire du cordon ombilical, ou à l'action de la main que l'on glisse entre le placenta et la matrice. Dans d'autres cas, elle est tellement intime, que le tissu de ces deux parties se laisse déchirer, sans qu'on parvienne à rompre leur union. J'ai rencontré deux cas semblables, un d'adhérence totale, et un d'adhérence partielle. On en trouve aussi quelques-uns dans les observateurs.

On reconnaît que cette disposition existe, lorsqu'après l'accouchement la forme globuleuse de l'utérus, sa dureté, ses contractions manifestes, montrent que cet organe travaille à détacher et expulser le délivre, et que, portant le doigt à travers le col de l'utérus, on sent que le placenta ne vient pas s'y présenter, et ne cède pas aux tractions modérées exercées sur le cordon, la cavité de l'organe conservant sa forme, quoique ses dimensions soient bien diminuées. En faisant attention à toutes ces circonstances, on ne confondra pas les cas, véritablement rares, d'adhérence morbide du placenta avec ceux, beaucoup plus nombreux, où son extraction est rendue difficile ou même impossible par quelque autre cause. Plus souvent encore on prononce que le placenta est adhérent contre nature, lorsqu'il n'est retenu que parce qu'on n'a pas laissé à l'utérus le temps de se contracter et de résoudre l'adhérence naturelle de ce corps. Il n'est pas de praticien qui n'ait été souvent appelé pour faire l'extraction d'un délivre jugé adhérent, et qu'à son arrivée il a trouvé dans le vagin, et quelquefois même entre les cuisses de la femme. Ces cas étaient surtout très-fréquens, lorsque la doctrine, qui enseigne qu'il faut laisser à la nature la plus grande part dans la délivrance et se renfermer dans une sage expectation, n'était pas encore établie ou aussi généralement répandue qu'elle l'est actuellement.

L'adhérence morbide du délivre peut exister seule ; elle peut être compliquée de quelque accident qui menace l'existence de la femme, tels que des convulsions ou une hémorrhagie utérine, hémorrhagie qui est la suite presque nécessaire du décollement d'une portion du placenta, dans le cas d'adhérence partielle. Il ne peut y avoir de doute sur la conduite à tenir lorsqu'il existe quelque accident semblable. Il faut extraire le placenta, dont la présence cause ces accidens. Mais on n'est pas généralement d'accord sur ce qu'il faut faire dans le cas contraire. Les uns, fortement attachés à la doctrine des anciens, craignent que le placenta, devenu corps étranger, et irritant l'utérus, n'y détermine une hémorrhagie ou une inflammation, ou que, se putréfiant inévitablement, la sanie putride qui en découlera ne soit absorbée, et ne produise une fièvre putride. Ils veulent en conséquence que, pour soustraire la femme à des dangers aussi pressans, on fasse, à quelque prix que ce soit, l'extraction du délivre, dût-on l'arracher par morceaux, le *décortiquer*, n'abandonnant que la portion qui est immédiatement et intimement unie à l'utérus. D'autres, partisans outrés de l'expectation, traitent ces craintes de chimères, soutiennent que, dans ces cas, l'inflammation de l'utérus est bien plutôt la suite des violences employées pour extraire le délivre que de la présence de ce corps; que les prétendues fièvres putrides ne sont en réalité que des péritonites produites par les mêmes causes, et que les seuls accidens à craindre de la putréfaction du délivre sont de la céphalalgie produite par la fétidité des écoulemens, la perte de l'appétit et une fièvre peu redoutable. Selon eux, il faut attendre l'effet des efforts de la nature, et se borner à entraîner par des injections la sanie qui résulte de la décomposition du placenta. Chacune de ces opinions est confirmée par des observations, et a pour appui des noms recommandables. Si, pour fixer son opinion, on ne consulte que les résultats de l'expérience et d'un grand nombre d'observations examinées avec soin, on voit que, dans beaucoup de cas, la séparation du placenta peut se faire sans beaucoup de difficultés et sans inconvéniens, soit en faisant des tractions sur le cordon ombilical, soit en saisissant le placenta lui-même avec la main portée dans l'utérus; que, dans les cas les plus difficiles, l'avulsion d'un placenta intimement adhérent, sa *décortication*, n'a été quelquefois suivie d'aucun accident, mais que le plus souvent elle a eu les suites les plus terribles. M. de Saint-Amand (*Dissertation sur les pertes de sang*, etc., thèse *in*-8°. Paris) cite, d'après la pratique de Lauverjat, l'observation d'une femme morte d'une inflammation gangréneuse de l'utérus, à la suite des manœuvres employées pour la *décortication* du délivre. De semblables observations ne sont pas rares. Roëderer (*Obs. med., de partu lab.*, n° 6.) a vu, sur le cadavre d'une femme morte d'hémorrhagie utérine après avoir été délivrée avec violence, la surface interne de l'utérus déchirée de manière que les fibres charnues étaient mises à nu dans une grande étendue. Dans la plupart de ces cas où soit la mort des femmes, soit les maladies très-graves qu'elles ont éprouvées, ont été attribuées au séjour et à la putréfaction du placenta, on peut aussi bien, et souvent avec plus de raison, attribuer les accidens à l'irritation produite par les tentatives violentes et réitérées que l'on a faites pour extraire le délivre. Cependant quelquefois on a vu ces accidens se développer, sans qu'on ait fait aucune tentative, ni violenté l'utérus en aucune manière. (Duchâteau, *Diss. sur la délivrance*, thèse *in*-4°. Paris, *obs.* 4, 5, 6.) On doit, ce me semble, conclure de ce qui précède que si, dans la plupart des cas, le séjour du placenta dans l'utérus n'entraîne pas d'accidens graves, il peut aussi quelquefois en résulter des suites très-fâcheuses, et que toutes les fois qu'on a reconnu que la nature est impuissante pour expulser le placenta, il faut tenter d'en faire l'extraction; mais que ces tentatives doivent être faites avec beaucoup de prudence et de ménagement, et qu'il vaut mieux abandonner la femme au hasard incertain des maladies qui peuvent être la suite de la rétention du délivre, que de la livrer au péril bien plus certain qui résultera des violences exercées sur l'utérus, surtout sous l'influence de certaines constitutions épidémiques qui disposent éminemment aux inflammations. On se bornera à combattre la disposition inflammatoire de l'utérus ou du péritoine, par la diète, les boissons délayantes, la saignée et des applications émollientes, à entraîner les écoulemens putrides par des injections émollientes souvent répétées, en ayant soin d'examiner souvent la femme pour saisir et extraire le placenta, soit avec les doigts, soit avec une pince telle que la pince à faux germe de Levret, dès qu'il se présentera à l'orifice de l'utérus. S'il n'y a pas de fièvre ni de menace d'inflammation, il faut soutenir les forces par une nourriture convenable. Telle est la conduite tracée par Levret, Baudelocque et d'autres praticiens distingués; telle est celle que j'ai toujours suivie, et je n'ai jamais eu à m'en repentir. Dans les cas où j'ai jugé à propos d'abandonner le délivre, ou dans lesquels je n'ai pas voulu renouveler les tentatives qui avaient été faites par les personnes qui m'avaient précédé auprès des malades, j'ai vu le délivre venir, au bout de quelques jours, se présenter à l'orifice de l'utérus, ou dans le vagin, où l'on a pu facilement le saisir pour l'entraîner au dehors. D'autres observateurs l'ont vu n'être expulsé qu'après plusieurs semaines, et même trois ou quatre mois, dans un état de putréfaction plus ou moins avancée, ou privé de sucs et comme desséché.

Pour procéder à l'extraction du délivre, si le cordon ombilical est intact, on exerce sur lui des tractions de la manière qui a été décrite à l'occasion de la délivrance naturelle. Il faut cependant avoir grande attention que ces tractions agissent, autant qu'il est possible, dans une direction perpendiculaire à la surface du placenta. On sent, en effet, que les tractions auraient bien peu d'action si elles se faisaient parallélement à ce corps, car alors elles tendraient seulement à le faire glisser sur la surface de la paroi utérine, au lieu de l'en éloigner. Levret, pour bien faire comprendre cela, compare l'adhérence du placenta et de l'utérus à celle de deux feuilles de papier mouillées et appliquées l'une sur l'autre. Si on les tire en sens inverse, comme pour les faire glisser l'une sur l'autre, on les déchire facilement, mais on ne parvient pas à les séparer, tandis qu'on les sépare sans effort, si on les tire en les écartant l'une de l'autre. Pour obtenir cet effet, on pousse fortement le cordon ombilical du côté opposé à celui de l'insertion du placenta, au moyen des deux doigts portés dans le vagin jusqu'à l'orifice de l'utérus pour diriger ce cordon. Le lieu d'insertion du placenta se reconnaît à la direction que prend le cordon ombilical au-dessus de l'orifice utérin, sur le bord duquel il se contourne : direction dont il est facile de s'assurer en tendant légèrement d'une main le cordon, et le suivant avec les doigts de l'autre main jusque dans la cavité de l'utérus. Lorsque l'insertion du placenta a lieu sur la paroi postérieure de l'utérus, la précaution recommandée ci-dessus est inutile, le cordon se portant naturellement en avant dans les tractions que l'on exerce sur lui. Dans tous les cas, ces tractions peuvent être portées à un degré assez considérable; mais il faut avoir soin de porter de temps à autre une main sur la région hypogastrique pour s'assurer que l'on ne déprime pas l'utérus, que l'on n'en produit pas le renversement. On ne doit jamais employer assez de forces pour rompre le cordon ombilical; et, si l'on s'apercevait qu'il cédât dans un point de son étendue ou vers ses attaches, il faudrait sur-le-champ cesser tout effort. Il serait alors bien reconnu que ce mode d'opérer est insuffisant, et l'on devrait porter la main dans la cavité de l'utérus pour détacher et amener le placenta. Le cordon, conservé encore uni à cette masse, serait le meilleur guide pour diriger la main vers elle. Dans le cas où il aurait été arraché, ce qui arrive quelquefois très-facilement et sans qu'on puisse l'imputer à blâme à ceux à qui ce malheur est arrivé, la main introduite dans la matrice distingue le placenta aux ramifications vasculaires saillantes sur sa face fœtale, à la saillie qu'il forme sur la surface de l'utérus, à la consistance comme pulpeuse qu'il présente, à ce que les doigts, en appuyant sur le lieu qu'il occupe, produisent à la femme une sensation plus obscure que lorqu'ils portent immédiatement sur la surface de l'utérus lui-même. Le lieu d'insertion du placenta bien reconnu, on cherche si quelque portion du bord de ce corps n'est pas déjà détachée de l'utérus; et, si l'on en trouve une qui le soit, on profite de cette circonstance pour achever le décollement, soit en attirant cette portion vers le centre de la cavité utérine, soit en glissant la main à plat entre le placenta et l'utérus, et agissant comme quand on veut décoller deux feuillets d'un livre agglutinés ensemble. Ce procédé, recommandé par Baudelocque, paraît préférable au premier. Si, au contraire, le placenta est adhérent dans toute son étendue, on glisse la main derrière les membranes; et, lorsqu'elle est arrivée vers la circonférence du placenta, on essaie de la décoller avec l'extrémité des doigts; puis, quand on y est parvenu, on continue d'agir comme dans le cas précédent. La crainte de déchirer les prétendues *crêtes* utérines, que l'on supposait s'engager dans des anfractuosités du placenta, est chimérique, et dépendait de l'ignorance où l'on était sur le mode d'adhésion de ce corps à l'utérus. Lorsque l'adhérence du placenta a lieu par sa circonférence, la partie moyenne étant détachée, et laissant entre elle et la surface de l'utérus une cavité dans laquelle s'amasse le sang, si l'on éprouve de la difficulté à détruire les adhérences, on peut, comme Baudelocque le conseille, percer le centre du placenta, et porter les doigts par cette ouverture pour achever le décollement avec plus de facilité. Dans les cas où une portion ou même la totalité de ce corps serait trop adhérente pour céder à ce procédé, nous avons déjà vu qu'il vaudrait mieux la laisser en place que de s'obstiner à en faire l'extraction. Lorsqu'on a détaché le placenta, on l'entraîne au dehors avec la main, en ayant soin d'amener en même temps les portions qui peuvent être isolées et les caillots qui se trouvent dans l'utérus.

Les craintes que l'on a conçues de la rétention du délivre dans l'utérus se sont étendues jusque sur les plus petites parties du placenta, des membranes ou des caillots de sang qui séjourneraient dans la cavité de cet organe. Ce qui a été dit plus haut suffit pour réduire ces craintes à leur juste valeur. Il est facile de voir que ces corps s'échapperont aisément à travers l'orifice utérin, et que d'ailleurs quelques injections les entraîneront infailliblement au dehors. C'est ce que l'on voit tous les jours, surtout pour les caillots qui se forment successivement dans l'utérus, comme il a été dit à l'article COUCHES. Aussi est-ce bien à tort que quelques accoucheurs recommandent d'introduire la main dans l'utérus, après tout accouchement, dès que la délivrance est opérée, pour vider cet organe des caillots qu'il contient. Cette pratique ne pourrait empêcher la formation ultérieure de caillots, et elle aurait le grand inconvénient d'irriter inutilement l'utérus. On recommande aussi d'examiner avec soin le placenta et les membranes, après leur extraction, pour s'assurer qu'il n'en est resté aucune partie à l'intérieur. Cette précaution, superflue quand la délivrance s'est opérée naturellement, serait plus utile quand on a été obligé d'employer quelqu'un des procédés précédemment exposés pour extraire le délivre; mais je ne crois pas qu'il faille y attacher autant d'importance que le font quelques personnes, et ce qui précède justifie cette manière de voir.

6° L'espèce de kyste ou de cellule qui tient le placenta *enchatonné* ou *enkysté*, n'est pas toujours formée aux dépens du corps de l'utérus, comme Simson, et depuis lui beaucoup d'accoucheurs l'ont pensé. Il arrive souvent aussi que cette cellule se forme vers les parois latérales de l'organe. Des observations, rapportées par Peu, Levret, Leroux, OEpli et M. Puzin (*thèse in*-4°. Paris, 1809), ne laissent aucun doute à cet égard. Peu semble attribuer cette disposition rare et singulière à la *constitution*, à la forme primitive de l'utérus. Mais cette opinion n'est pas soutenable, car on rencontre le chatonnement du placenta chez des femmes qui ont déjà eu plusieurs accouchemens, ou qui en ont par la suite dans lesquels on n'observe rien de particulier. Simson (*Essais d'Édimbourg*) pense que la formation du kyste est due à la tendance que la matrice affecte à reprendre sa forme première, dès qu'elle n'est plus soutenue par le fœtus : tendance en vertu de laquelle l'orifice interne, se resserrant par la contraction, partage la cavité utérine en deux portions dont la supérieure enferme le délivre. On remarque, en effet, que le chatonnement du placenta a le plus souvent lieu après des accouchemens longs, plus ou moins difficiles, dans lesquels l'eau de l'amnios s'est échappée long-temps avant la sortie du fœtus. On conçoit qu'alors la matrice s'applique et se moule sur le corps de celui-ci, que sa partie supérieure ou la cavité du corps reste dilatée pour contenir le tronc et les membres, et la partie inférieure ou la cavité du col pour contenir la tête, et que l'orifice interne se resserre et embrasse le col. Cette disposition rend plus ou moins difficile l'expulsion de l'enfant, mais la résistance que la contraction de l'orifice interne oppose au passage des épaules cède, ainsi que les autres obstacles, aux contractions de l'utérus et des muscles abdominaux. La matrice délivrée reprend la figure qu'elle avait pendant le travail, avec d'autant plus de promptitude et de facilité, qu'elle ne fait qu'obéir à sa tendance naturelle; et, si le placenta entier ou seulement une de ses portions se trouve implanté au-dessus du resserrement de l'orifice interne, il se trouve enchatonné en entier ou en partie. Cette explication, qui découle naturellement de la théorie de l'accouchement, et s'accorde parfaitement avec les faits, a été adoptée par le plus grand nombre des accoucheurs; et on ne peut guère se refuser de l'admettre pour les cas dans lesquels la cellule qui renferme le placenta occupe le fond de l'utérus. Mais nous avons vu que cette cellule peut aussi se trouver sur les parties latérales de cet organe. Levret, qui n'avait observé personnellement qu'un cas de chatonnement et un cas de cette dernière espèce, rejette cette théorie et en propose une autre. Selon lui, le lieu de l'attache du placenta, étant destitué des fibres charnues qu'a remarquées Ruisch dans le fond de l'utérus, reste dans l'inertie, tandis que le reste de l'organe se contracte. D'après cette manière de voir, il nie la possibilité de la formation d'une cellule vers le fond de l'utérus, et soutient que Simson s'est nécessairement trompé. L'explication de Levret n'est pas admissible, actuellement qu'on connaît mieux la disposition des fibres musculaires de l'utérus; mais il me semble qu'il n'est pas déraisonnable d'admettre que, dans ces cas, la cellule qui enchatonne le placenta se forme parce que le lieu où ce corps est implanté ne suit pas, dans sa contraction, la même progression que le reste des parois de l'organe, sans rejeter pour cela la théorie de Simson pour les autres cas. Un fait extrêmement curieux et propre à répandre du jour sur cette question, est celui que cite Meyfeld (*Diss. sistens historiam partûs difficilis ex spasticâ stricturâ uteri circa placentam.* Altorf, 1732.). Chez une femme en travail depuis trois jours, le bras gauche du fœtus et le cordon ombilical avaient franchi l'orifice utérin; les eaux s'étaient écoulées depuis long-temps, la matrice était fortement contractée sur le corps du fœtus, et le placenta était renfermé dans une cellule placée vers la partie antérieure droite de l'utérus.

Le chatonnement du placenta se reconnaît aux signes suivans : en portant la main sur la région hypogastrique, on trouve la matrice contractée et offrant une dépression sensible qui la partage en deux parties, et lui donne la forme d'une calebasse; la difficulté que l'on trouve à opérer la délivrance de la manière ordinaire, ou quelque accident qui survient et oblige à l'accélérer, engage à introduire la main dans l'utérus, et l'on arrive dans une cavité où l'on ne trouve pas le placenta. En continuant ses recherches, on suit le cordon ombilical jusqu'à une ouverture rétrécie, à bords lisses, et de figure ronde ordinairement, à travers laquelle passe ce cordon. S'il a été arraché, l'examen attentif de la cavité où est arrivée la main fait bientôt découvrir cette ouverture de communication avec le kyste, surtout si l'on fait attention à la figure que la matrice présente extérieurement. Alors il n'y a plus de doute sur la nature de l'obstacle qui retarde la délivrance. Il ne viendra pas à l'esprit que cette ouverture puisse être une déchirure à travers laquelle le placenta serait passé dans la cavité du péritoine, ainsi que cela est arrivé à une sage-femme qui, dans un cas semblable, eut recours aux lumières de Levret. Je suis persuadé que ce que beaucoup d'auteurs ont dit de la contraction spasmodique de l'orifice de l'utérus, comme obstacle à l'issue du placenta, doit s'appliquer à la constriction de l'orifice interne, qui, dans le plus grand nombre des cas, détermine le chatonnement de ce corps.

Cette disposition peut exister sans complication, ou être accompagnée de quelque accident qui mette en péril les jours de la femme, et force d'accélérer la délivrance. Dans le premier cas, il faut abandonner la délivrance à la nature. L'utérus continuant de se contracter, l'orifice accidentel, qui sépare de la cavité utérine la cellule qui renferme le placenta, se dilatera peu à peu et s'effacera; cette cellule elle-même diminuera successivement, finira par se confondre entièrement avec la cavité utérine, et le délivre sera bientôt expulsé, ou poussé seulement sur le col de la matrice, d'où on l'extraira avec facilité. On peut seconder ce mécanisme en faisant, sur la paroi antérieure de l'abdomen, de douces frictions qui contribueront à résoudre le spasme de la matrice, et à rendre ses contractions plus régulières et plus efficaces. Mais, s'il existe quelque accident, il faut dilater progressivement le collet accidentellement formé, en y introduisant d'abord un doigt, puis deux, puis trois, et enfin toute la main, qui pénètre dans la cellule après avoir surmonté la résistance qu'offre son orifice, détache le placenta, s'il est encore adhérent, le saisit et l'entraine au dehors. Si la placenta n'est que partiellement enchatonné, on porte le doigt indicateur dans l'ouverture du chaton, on le promène autour de la portion de placenta étreinte par la circonférence de cette ouverture, et par ce moyen on fait cesser l'étranglement, et on dégage la partie enchatonnée. Il est alors facile d'amener le placenta au dehors. Il est presque inutile de dire que, dans ce cas comme dans tous ceux qui exigent que l'on introduise une main dans l'utérus, l'autre main doit être appliquée sur la paroi antérieure de l'abdomen, pour fixer l'utérus, et faciliter celle qui est à l'intérieur. Ces mouvemens déterminent une contraction plus énergique de l'utérus, et cet organe reprend bientôt sa forme primitive de la manière que j'ai décrite plus haut, comme Levret s'en est assuré par le *toucher* pratiqué plusieurs fois après la délivrance.

On a encore rangé, parmi les causes qui s'opposent à l'expulsion ou à l'extraction du délivre, la mauvaise situation de la femme, l'obliquité de l'utérus, le lieu d'insertion du placenta, un vice local des parties génitales, l'étroitesse extrême du bassin lorsqu'on a extrait l'enfant par les voies naturelles, au lieu de pratiquer l'opération césarienne. De ces causes, il est si facile de reconnaître les unes et d'y remédier, qu'il serait superflu d'en parler après ce qui a été dit précédemment. Quant aux deux dernières, on voit au premier coup d'œil que, si le vice des parties génitales ou du bassin a bien permis d'introduire la main pour aller chercher le fœtus, et l'extraire, même par morceaux, il permettra bien aussi le passage du délivre.

Les accidens qui peuvent survenir avant la délivrance, et forcer de l'accélérer, sont l'hémorrhagie utérine, les convulsions ou éclampsie, et les syncopes. Il sera traité de ces affections dans des articles spéciaux, où il sera plus convenable d'examiner en même temps leur influence sur la grossesse, l'accouchement et la délivrance. (*Voyez* HÉMORRHAGIE UTÉRINE, ÉCLAMPSIE DES FEMMES ENCEINTES, SYNCOPE.) Je me bornerai à dire que, dans la plupart des cas, la présence du placenta dans l'utérus cause ces accidens, ou au moins les entretient, et qu'il faut se hâter d'en faire l'extraction. On y procédera de la manière qui a été indiquée dans le cours de cet article, suivant les circonstances que présentera la disposition du délivre, et suivant que ces accidens existeront seuls ou seront compliqués avec l'inertie de l'utérus, ou les autres états dont il a été fait mention.

De la délivrance à la suite de l'avortement. — Lorsque l'avortement a lieu dans les trois premiers mois de la grossesse, souvent l'œuf est expulsé en entier, et c'est ce qui est le plus désirable; mais il arrive souvent aussi que les membranes se rompent prématurément, que le fœtus s'échappe promptement, et que le placenta reste dans la cavité utérine, d'où il n'est expulsé qu'après un temps plus ou moins long. On a même vu une nouvelle grossesse survenir, arriver régulièrement à son terme, et le placenta de la conception précédente n'être expulsé qu'avec le produit de cette nouvelle grossesse. La rupture prématurée des membranes et la rétention du placenta ont aussi souvent lieu, lorsque l'avortement se fait à une époque plus avancée de la grossesse. Le séjour du placenta dans l'utérus est en général d'autant plus long, que la grossesse est moins avancée; mais il a aussi d'autant moins d'inconvéniens, quoique son extraction soit plus difficile. Ce qui a été dit sur la délivrance en général s'applique à ce cas particulier, et suffit pour régler la conduite de l'accoucheur. S'il n'y a pas d'accidens, on attendra que la nature opère elle-même l'expulsion du placenta, ou au moins on ne procédera à l'extraction du délivre que lorsqu'il se présentera à l'orifice de l'utérus, où on le saisira, soit avec les doigts, soit avec la pince à faux germe. L'expectation ici est de rigueur, car le cordon est trop faible pour entraîner le placenta, et la matrice trop peu spacieuse pour permettre l'introduction de la main. A une époque plus avancée de la grossesse et qui se rapproche du terme naturel, la délivrance suit les mêmes conditions, et présente les mêmes indications que celle qui suit l'accouchement à terme. La conduite à tenir lorsque l'avortement est suivi d'une hémorrhagie utérine, avant que la délivrance soit opérée, sera tracée à l'article HÉMORRHAGIE UTÉRINE.

De la délivrance après un accouchement de plusieurs enfans. — On ne doit procéder à la délivrance, dans ces cas, que lorsque l'accouchement est terminé complétement, c'est-à-dire lorsque tous les fœtus sont expulsés ou extraits. Il est facile de saisir l'importance de ce précepte, si l'on se rappelle les divers rapports que les placenta peuvent avoir entre eux, si l'on fait attention que, quand ils sont réunis en une seule masse, on ne peut en extraire un, sans décoller ou déchirer les autres, et par cela même sans produire une hémorrhagie d'autant plus grave, que la matrice est plus développée, et si l'on réfléchit que, même dans le cas où les placenta seraient isolés, en décoller un, ce serait laisser béans les orifices des sinus utérins, et amener le même résultat. Si cependant la disposition des placenta était telle, qu'un d'eux, s'étant détaché, vînt se présenter à l'orifice de l'utérus, tandis qu'un ou plusieurs fœtus resteraient encore dans cet organe, il faudrait faire l'extraction de ce placenta, après toutefois s'être assuré qu'il ne fait pas corps avec les autres. Quand l'accouchement est complétement terminé, et que les signes qui annoncent la contraction de l'utérus et le moment favorable pour la délivrance se manifestent, on réunit les cordons en un faisceau au moyen d'une légère torsion, pour leur donner plus de consistance, et on procède à l'extraction du délivre, comme je l'ai indiqué pour les cas où le placenta peut être retenu par l'excès de son volume. Il est aussi à remarquer que souvent, dans ces cas, l'excès de distension de l'utérus a diminué son énergie, que sa contraction est lente et faible, que la délivrance se fait longtemps attendre, et qu'il faut quelquefois stimuler l'organe comme dans les cas d'*inertie*.

Dans le cours de cet article, je n'ai pas parlé des vomitifs, des sternutatoires, des médicamens stimulans et de quelques spécifiques que les médecins anciens et quelques modernes ont conseillés pour faciliter ou provoquer l'expulsion du délivre. Ces moyens ont été, je pense, suffisamment appréciés à l'article ACCOUCHEMENT. (DÉSORMEAUX.)

DÉLIVRE, s. m. Nom sous lequel on désigne vulgairement l'*arrière-faix*, c'est-à-dire la masse commune du placenta, du cordon ombilical et des membranes du fœtus, masse qui doit être expulsée après le fœtus pour que l'accouchement soit complétement terminé, et que la femme soit totalement *délivrée* des efforts et des douleurs qui accompagnent cette fonction : c'est cette circonstance qui a donné lieu à la formation du mot *délivre*. *Voyez* DÉLIVRANCE. (DÉSORMEAUX.)

DELPHININE, s. f.; base salifiable organique trouvée par MM. Lassaigne et Feneul, dans la staphysaigre (*delphinium staphysagria*), paraît être le principe actif de cette semence.

La delphinine se présente sous forme de poudre blanche, grenue, d'apparence cristalline; elle se distingue par sa saveur très-âcre et légèrement amère. Elle est peu soluble dans l'eau. L'alcohol et l'éther la dissolvent facilement; elle verdit le sirop de violette, ramène au bleu le tournesol rougi par un acide. Projettée sur des charbons ardens, elle se fond et brûle en répandant une fumée blanche d'une odeur particulière.

La delphinine se dissout dans tous les acides et forme des sels très-solubles, d'une saveur très-âcre. Les alcalis minéraux la précipitent de ses dissolutions acides sous forme de flocons gélatineux.

La delphinine est le principe actif de la staphysaigre, comme l'a démontré M. Orfila. *Voyez* POISON.

Le procédé qu'il faut suivre pour obtenir la delphinine est analogue à celui qu'on suit pour avoir la morphine : nous traiterons en détail de ce procédé en parlant de cette dernière substance, dont l'emploi médical est maintenant très-étendu, tandis qu'on ne paraît pas encore avoir fait aucune application de la delphinine. (PELLETIER.)

DELTOIDE (muscle), *musculus deltoïdes* seu *deltoïdeus;* muscle de l'épaule et du bras, ainsi nommé à cause de sa forme triangulaire, qui le fait ressembler à un delta Δ, et aussi appelé, d'après ses attaches, *sous-acromio-huméral.* Très-large et épais, il embrasse, en se recourbant sur lui-même, les parties antérieure, externe et postérieure de l'épaule, dont il forme spécialement le moignon, et d'où il descend au côté externe du bras, jusque vers le milieu de ce membre. Il s'attache, en haut, 1° à la partie externe du bord antérieur de la clavicule, par de courtes aponévroses, fortifiées, en arrière, par une bande fibreuse transversale, qui part du ligament acromio-coracoïdien et s'unit au muscle grand pectoral, après avoir rempli l'intervalle de celui-ci et du deltoïde; 2° au sommet de l'acromion, par de longues aponévroses, entremêlées avec les fibres charnues; 3° à la lèvre inférieure du bord postérieur de l'épine de l'omoplate, par une aponévrose qui se divise en deux lames, comprenant dans leur intervalle les fibres charnues, et descendant, l'une sur ces fibres, l'autre au-dessous d'elles: la première ne s'étend pas loin, et se confond, en bas, avec ces dernières, et en arrière avec la seconde, tandis que celle-ci se prolonge entre le deltoïde et le sous-épineux, et forme, soit seule, soit en s'unissant à l'autre, l'aponévrose qui recouvre ce dernier muscle. Ces trois attaches du deltoïde sont continues entre elles. Inférieurement, ce muscle se fixe à l'empreinte de l'humérus qui porte son nom, par un tendon applati, élargi par en haut, et divisé dans ce sens en plusieurs aponévroses qui s'entremêlent avec les fibres charnues. Ce tendon est couché sur l'os, et n'adhère à la surface de celui-ci qu'à son sommet et sur ses parties latérales, qui semblent former deux tendons distincts, réunis en V, tandis que le milieu est séparé du périoste par du tissu cellulaire, comme on le voit surtout très-manifestement en haut: aussi l'empreinte de l'humérus présente-elle cette même forme d'un V. Les fibres charnues du deltoïde sont verticales à sa partie moyenne, obliques en bas et en dehors sur ses côtés antérieur et postérieur. La plupart, fixées en haut les unes à côté ou au-devant des autres, descendent en convergeant, et se terminent successivement aux divisions du tendon inférieur et à ce tendon lui-même, dont elles laissent le côté interne libre, et sur lesquelles elles affectent en divers endroits une disposition peu uniforme. Quelques-unes naissent obliquement de chaque côté des prolongemens aponévrotiques supérieurs, pour se terminer comme les premières, dont elles se distinguent en ce que les faisceaux qu'elles forment commencent en pointe supérieurement. Les faisceaux charnus du deltoïde sont séparés par des lignes celluleuses très-prononcées, analogues à celles que l'on remarque entre ceux du muscle grand fessier; ils sont rassemblés en quatre faisceaux principaux qui correspondent aux trois attaches supérieures, deux se fixant à l'épine; les fibres obliques, dont il vient d'être parlé, forment assez souvent, mais non constamment, trois faisceaux situés entre les précédens.

Une et quelquefois deux bourses synoviales existent entre le deltoïde et plusieurs des parties qu'il recouvre, comme la capsule de l'épaule, le tendon du sus-épineux. Ce muscle reçoit quelquefois un faisceau particulier du bord spinal ou du bord axillaire de l'omoplate. Sa contraction produit l'élévation du bras, directe ou accompagnée d'un mouvement en avant ou en arrière, suivant les fibres qui agissent; les postérieures peuvent abaisser ce membre élevé. L'omoplate est mue par ce muscle en même temps que l'humérus, mais en sens opposé et dans une bien moindre étendue; quand l'humérus est fixé, tout le mouvement se passe dans l'épaule, dont la partie supérieure est inclinée en avant.

(A. BÉCLARD).

DELTOIDIEN, adj., *deltoïdeus*, qui appartient au deltoïde. On appelle *empreinte deltoïdienne* celle que présentent, pour l'insertion de ce muscle, la face externe et le bord antérieur de l'HUMÉRUS. *Voyez* ce mot.

DÉMANGEAISON, s. f., *pruritus*; synonyme de prurit. *Voyez* ce mot.

DÉMENCE, *dementia*, *amentia*, *fatuitas*. Dans le langage vulgaire et même dans le langage des lois, ce mot est synonyme de *folie* ou d'*aliénation mentale*. Mais les médecins s'en servent en général pour désigner cette maladie, lorsqu'elle a pour caractère l'abolition de la faculté de penser, ou un tel affaiblissement de l'intelligence, que les idées sont d'une incohérence extrême, sans liaison, et qu'il n'existe aucun principe de raisonnement. *Voyez* FOLIE. (GEORGET.)

DEMI-APONÉVROTIQUE (MUSCLE). *Voyez* DEMI-MEMBRANEUX.

DEMI-ORBICULAIRES (muscles), supérieur et inférieur. On a donné ces noms aux deux portions de l'ORBICULAIRE DES LÈVRES. *Voyez* ce mot.

DEMI-AZYGOS (veine), *vena hemi-azyga*, petite veine prélombothoracique (Ch.). On appelle ainsi une branche de la veine azygos qui lui ressemble par sa disposition, mais qui a moitié moins de longueur, si ce n'est dans certains cas où elle s'ouvre dans la veine sous-clavière, et forme une azygos gauche. Cette veine est aussi quelquefois plus prolongée qu'à l'ordinaire, sans pourtant remonter jusqu'à la sous-clavière : elle est double dans quelques sujets. *Voyez* Azygos. (A.-B.)

DEMI-BAIN, s. m., *semi-cupium*, *incessio*. On donne ce nom aux bains dans lesquels le corps ne plonge que jusqu'à l'ombilic ; ceux dans lesquels le bassin seulement est dans le bain, et les extrémités inférieures hors du liquide, ont reçu les noms particuliers de bains de siége ou de fauteuil : ils ne diffèrent des demi-bains ordinaires qu'en ce que leur action est bornée à une plus petite surface.

Les effets généraux des demi-bains varient, comme ceux des bains entiers, suivant la température et les propriétés médicamenteuses des liquides dans lesquels l'immersion a lieu. Nous ne reviendrons pas ici sur ce qui a été dit à cet égard à l'article bain ; nous nous bornerons à faire connaître les effets particuliers des demi-bains, qui dépendent surtout de la manière dont cette immersion partielle agit sur les parties des corps qui sont en contact avec le liquide.

La partie inférieure du tronc, les organes situés au-dessous de l'ombilic et les extrémités abdominales se trouvent seules exposés à l'action et à la pression des liquides dans le demi-bain, tandis que les parties supérieures et l'épigastre, qui est très-sensible à cette action, surtout chez les individus nerveux ou chez ceux qui ont quelques lésions organiques du poumon, du cœur ou des gros vaisseaux, en sont entièrement exempts. Il en résulte une influence très-différente, par rapport aux parties supérieures et inférieures du corps, suivant le degré et la température des liquides. Nous n'admettrons pas ici toutes les subdivisions établies dans l'article bain, nous ne conserverons que deux distinctions principales, les demi-bains chauds, les demi-bains froids. Ces deux extrêmes étant connus, il sera facile de se faire une idée des intermédiaires.

Les demi-bains chauds dilatent le tissu cutané et le réseau capillaire des extrémités inférieures et secondairement l'appareil vasculaire du bassin et des organes qui y sont contenus. Cette action générale détermine l'afflux de tous les liquides aux dépens de ceux des parties supérieures, et cette dérivation et d'autant plus prompte et plus marquée que le demi-bain est plus chaud et que les parties supérieures sont exposées à l'action réfrigérante d'une atmosphère plus froide. Le demi-bain chaud produit un effet dérivatif, par rapport aux parties placées au-dessous de l'ombilic, et un effet révulsif, au contraire, relativement aux parties supérieures. Les demi-bains de vapeur, par l'élévation de leur température, rentrent dans la classe des demi-bains chauds; mais néanmoins, comme ils causent une déperdition plus ou moins abondante, par l'évaporation cutanée qu'ils augmentent, ils ne produisent pas un afflux et un engorgement aussi considérable des humeurs que l'eau très-chaude, et ne sont pas, par conséquent, aussi puissamment dérivatifs que les demi-bains chauds ordinaires.

Les demi-bains dont la température est au-dessous du 20° de Réaumur déterminent en général, sur les parties inférieures, une impression analogue à celle du bain froid. Ils refoulent le sang des extrémités abdominales et du bas-ventre vers la poitrine et la tête, ils agissent alors d'une manière absolument inverse aux demi-bains tièdes ou chauds, et deviennent par conséquent révulsifs, par rapport aux parties contenues dans le bassin et aux extrémités inférieures. Cette révulsion, en engorgeant successivement les vaisseaux du poumon et de la tête, produit secondairement une sorte de dérivation vers les parties placées au-dessus du diaphragme. Mais cette dérivation est le résultat d'une simple révulsion, qui est ici d'autant moins active, que le poids des liquides lutte contre la force qui les dirige dans la position verticale du corps, tandis que cette cause physique est au contraire en faveur de la dérivation vers les parties inférieures. D'après cet effet particulier des demi-bains chauds et froids, il est facile maintenant de se faire une idée de leurs applications nombreuses à la thérapeutique.

Les demi-bains tièdes ou chauds, simples ou émolliens, sont, dans beaucoup de cas, les seuls bains qu'on puisse employer comme moyen général relâchant et calmant, lorsque des lésions organiques du cœur, des gros vaisseaux ou des poumons s'opposent à ce qu'on puisse recourir à des bains entiers, qui, dans ce cas, augmentent beaucoup la gêne de la respiration par la pression qu'ils exercent sur l'épigastre, et qui provoquent des congestions sanguines fâcheuses vers les organes malades.

On favorise l'écoulement menstruel et hémorrhoïdal à l'aide des demi-bains chauds, et on fait cesser, par ce moyen, des épistaxis et des hémoptysies qui dépendent de l'irrégularité des règles ou de la suppression d'hémorrhoïdes; c'est aussi, dans beaucoup de cas, le meilleur moyen de remédier aux céphalalgies qui reconnaissent ces mêmes causes. Les demi-bains, simples ou émolliens, calment les douleurs qui ont leur siége vers la vulve, la matrice, la vessie ou le rectum; cependant, dans les cancers de ces parties, il ne faut pas trop insister sur l'usage des demi-bains, parce qu'ils ont l'inconvénient d'augmenter l'afflux des liquides vers les parties malades, de provoquer des hémorrhagies et d'accélérer la dégénérescence des tissus morbides par le relâchement qu'ils occasionent. Les demi-bains chauds peuvent être nuisibles, par les mêmes raisons, chez les femmes affectées de leucorrhée chronique, de relâchement du vagin et de la matrice, et chez les hommes atteints d'engorgemens hémorrhoïdaux très-considérables, ou de catarrhes chroniques de la vessie, ou de maladies organiques de la prostate.

Les demi-bains frais et froids qui peuvent être rapprochés, quant à leurs effets thérapeutiques, sont d'un usage beaucoup moins répandu que les demi-bains chauds. On ne les emploie ordinairement que dans le cas de relâchement du rectum et du vagin, ou d'hémorrhagies passives de ces parties, sans altération de texture; mais dans ces cas mêmes, ces moyens ne doivent être conseillés qu'avec beaucoup de réserve, parce qu'ils sont dangereux pour tous les individus qui ont quelques lésions organiques commençantes vers les cavités abdominales ou thoraciques.

(GUERSENT.)

DEMI-CIRCULAIRE, adj., *semi-circularis*. On désigne par cette épithète trois canaux recourbés sur eux-mêmes, qui font partie du labyrinthe de l'oreille, et sont distingués en supérieur, postérieur et externe. *Voyez* ORBILLE.

DEMI-LUNAIRE (os). *Voyez* SEMI-LUNAIRE.

DEMI-MEMBRANEUX (muscle), *musculus semi-membranosus*, ischio-popliti-tibial (Ch.); muscle long, situé à la partie postérieure et interne de la cuisse. Une aponévrose forte et épaisse, surtout en dehors, qui le forme entièrement en haut, fixe son extrémité supérieure à la tubérosité de l'*ischium*; l'inférieure est attachée, par un fort tendon, divisé en trois portions qui s'écartent en patte d'oie, à la tubérosité interne du tibia, en dedans et en arrière, et au ligament postérieur de l'articulation du genou. Les fibres charnues sont très-obliquement placées entre la partie inférieure interne de l'aponévrose et le côté supérieur externe de ce tendon, ce qui les rend moins longues, mais beaucoup plus nombreuses qu'elles ne le seraient, dirigées suivant la longueur du muscle. Ces fibres s'insèrent, non-seulement au bord, mais aussi aux deux faces de l'aponévrose dans une certaine étendue, et embrassent également la partie la plus élevée du tendon. Une bourse synoviale sépare, en haut, le demi-membraneux du carré de la cuisse; une autre existe, en bas, entre son tendon et le jumeau externe, et une troisième entre le tibia et la portion antérieure de ce tendon, qui est renfermée dans une gaîne fibreuse.

Le muscle demi-membraneux est un des fléchisseurs de la jambe, qu'il peut aussi tourner en dedans; quand la jambe est fixée, il meut le bassin sur la cuisse, et celle-ci sur la jambe.

DEMI-NERVEUX (muscle). *Voyez* DEMI-TENDINEUX.

DEMI-TENDINEUX (muscle), *musculus semi-tendinosus*, ischio-prétibial (Ch.); muscle long, situé superficiellement à la cuisse, en arrière et en dedans, sur le demi-membraneux. Confondu, à sa partie supérieure, avec la longue portion du biceps, il s'attache, par un tendon commun à lui et à cette portion, à la tubérosité sciatique, derrière le demi-membraneux, et descendant de là un peu en dedans, se fixe sur le haut de la face interne du tibia, par un tendon grêle, qui le forme tout entier dans une certaine étendue, et se change, à son extrémité, en une aponévrose unie à celles des couturier et droit interne, ainsi qu'à l'aponévrose de la jambe. Les fibres charnues s'implantent au côté interne du tendon supérieur, et autour d'abord, puis les unes au-dessous des autres en dehors seulement du tendon inférieur, ce qui fait que leur faisceau, généralement arrondi, va en se rétrécissant de haut en bas. Ces fibres sont souvent interrompues, en haut, par une intersection oblique. Il existe une bourse muqueuse entre la partie supérieure du demi-tendineux, le biceps et le demi-membraneux, et une autre inférieurement entre le ligament interne de l'articulation et les tendons réunis des couturier, droit interne et demi-tendineux. Les usages de ce muscle sont les mêmes que ceux des demi-membraneux. *Voyez* ce mot.

(A. BÉCLARD.)

DÉMONOMANIE, *dæmonomania*; variété de *folie* ou d'*aliénation mentale*, dans laquelle le malade est continuellement poursuivi par la crainte des diables, des sorciers, des malins esprits, des tourmens de l'enfer, ou se croit déjà au pouvoir des diables, des malins esprits, etc. *Voyez* FOLIE. (GEORGET.)

DENT, s. f., *dens*, ὀδούς. On appelle *dents* de petits os ou plutôt des ostéides implantés dans les alvéoles de l'une et de l'autre mâchoires, qui ressemblent aux cornes par leur mode de connexion et de formation, aux os par leurs propriétés physiques et chimiques, et qui sont les parties les plus dures du corps. Les zootomistes ont généralisé davantage ce mot, et s'en sont servis pour désigner aussi les substances cornées qui occupent la même place dans certains animaux, et même tous les autres organes calcaires ou cornés placés, soit à l'entrée des voies digestives, soit même plus ou moins profondément dans ces voies, et qui servent à saisir une proie ou à diviser les alimens. Voulant, dans cet article, traiter spécialement des dents de l'homme, nous nous en tiendrons, pour le moment, à la première définition.

Elles sont situées au bord alvéolaire des os maxillaires supérieur et inférieur, et en partie enfoncées dans les alvéoles dont ce bord est creusé. Elles forment, par leurs séries non interrompues, sur les arcades alvéolaires, deux lignes courbes paraboliques, qu'on appelle *arcades dentaires*, et qui, inégales entre elles, représentent, la supérieure la grosse extrémité d'un ovale, et l'inférieure la petite extrémité du même ovale; de telle sorte que, dans l'état de rapprochement, les deux arcades se rencontrent exactement dans le fond de la bouche, tandis qu'en devant l'arcade dentaire supérieure dépasse ou entoure l'inférieure. Le bord libre de l'une et de l'autre arcade dentaire est mince et simple en avant, épais et double sur les côtés, endroits où les dents sont plus grosses, et garnies de deux rangs de tubercules. La direction des dents est en général verticale ou à très-peu de chose près. Elles ont en général la forme d'un cône irrégulier, dont la grosse extrémité est libre et saillante dans la bouche, et dont le sommet, simple ou multiple et toujours percé, est enfoncé dans les alvéoles.

La partie qui est libre porte le nom de *corps* ou *couronne* de la dent, et fait hors de l'alvéole une saillie égale dans toutes les dents; celle qui est cachée dans l'alvéole porte le nom de *racine*, et diffère par sa longueur et par son état simple ou multiple. On appelle *col* ou *collet* de la dent le rétrécissement qui sépare les deux autres portions, et autour duquel semble finir la gencive. Dans toutes les dents, le collet est formé par la rencontre de deux lignes courbes, dont la convexité regarde du côté de la racine, et qui se rencontrent à angle sur les côtés par lesquels les dents se répondent.

Chaque dent est essentiellement composée : 1° d'une partie molle, intérieure, productrice, qu'on appelle *pulpe* ou *noyau* de la dent; 2° d'une partie dure, extérieure, produite, et qu'on appelle l'*ivoire*; 3° celle-ci est revêtue, mais à la couronne seulement, d'une troisième partie nommée *email*.

L'ivoire, appelé communément l'*os dentaire*, a la forme et presque tout le volume de la dent dont il forme la plus grande partie du corps et toute la racine. Il est creusé d'une cavité qui occupe le centre de la couronne, et se prolonge, en se rétrécissant, jusqu'au sommet ouvert de la racine. La texture de l'ivoire est extrêmement dense; on n'y distingue point d'aréoles ou cellules; on y aperçoit une disposition lamelleuse, surtout dans la couronne, qui paraît en effet assez distinctement être formée de petites écailles apposées les unes aux autres; la racine, au contraire, ne présente pas distinctement cette disposition; l'une et l'autre partie de l'ivoire sont blanches, et ont un aspect soyeux et chatoyant comme le satin.

Cette partie de la dent est formée d'une matière animale, organique, qu'on peut supposer vasculaire, et contient aussi une grande proportion de substance terreuse. L'injection ne la pénètre jamais. Cependant on l'a supposée vasculaire, à cause de quelques tuméfactions et ramollissemens dont elle est susceptible à la racine seulement, et parce que cette même partie se soude quelquefois à l'alvéole; du moins J. Hunter dit avoir vu trois fois ce cas à la mâchoire inférieure; mais les argumens qui portent à ne la pas regarder comme vasculeuse ont aussi beaucoup de force. Jamais l'injection ne la pénètre; cette substance une fois formée, est parfaite, et n'éprouve plus de mutations sensibles. Cependant cela n'est pas tout-à-fait certain. On a présenté aussi comme un argument d'une grande valeur, que, quand on donne à un animal de la garance pendant la dentition, la partie des dents qui se forme alors est la seule colorée en rouge. Ce fait, qu'on a voulu opposer à ce qui arrive en pareil cas aux os, ne prouve point ce qu'on a prétendu lui faire prouver. Mais ce ne peut être le lieu de discuter ici ce point important de l'ostéogénésie; une meilleure preuve de la différence des os et de l'ivoire, et que par induction on donne aussi de l'absence de la circulation dans cette partie, se tire de ce qui arrive dans le rachitis et dans le malacostéon, où les os perdent leur consistance, tandis que les dents conservent la leur. De ces faits et de beaucoup d'autres qui appartiennent à la pathologie des dents, Hunter conclut qu'elles sont étrangères à la circulation, et Blake conclut précisément le contraire. On peut, je crois, dire que l'ivoire de la couronne n'a point de vaisseaux continus avec ceux de la pulpe, mais que cependant il en reçoit continuellement un liquide qui y pénètre par imbibition; qu'il est par conséquent, à l'égard de la pulpe, dans la même condition que les poils, les ongles et les cornes en général le sont à l'égard de la partie vasculaire de la peau. Quant à l'ivoire des racines, la texture, l'action organique et les altérations morbides, sans y mettre en évidence des vaisseaux continus avec ceux de l'organisme général, laissent au moins la question indécise.

Quand on soumet l'ivoire à l'action d'un acide faible, la substance terreuse est dissoute, et il reste une substance flexible, tenace, dense et homogène en apparence. Quand, au contraire, on le soumet à l'action du feu, il noircit, brûle et laisse un résidu blanc, dur et friable.

Berzélius a trouvé, dans la substance osseuse ou éburnée des dents : phosphate de chaux, 61,95; fluate de chaux, 2,10; phosphate de magnésie, 1,05; carbonate de magnésie, 5,30; soude et chlorure de sodium, 1,40; cartilage, vaisseaux et eau, 28,00. Suivant Pepys, les racines des dents sont composées de phosphate de chaux, 58; de carbonate de chaux, 4; de cartilage, 28; 0, eau, et perte, 10. C'est M. Morichini qui indiqua le premier, en 1802, la présence du fluate de chaux dans les dents, après l'avoir découvert dans l'ivoire fossile. M. Berzélius est le seul chimiste qui ait confirmé cette annonce. Fourcroy et MM. Vauquelin, Wollaston et Brande n'ont pu découvrir de trace sensible de fluate de chaux dans les dents fraîches.

L'émail, ou substance vitrée, appelé aussi écorce striée, revêt d'une couche peu épaisse la couronne de la dent, et finit en s'amincissant au collet. Sa texture est fibreuse, les filets dont elle est formée sont pressés les uns contre les autres, et tiennent par une extrémité à la substance éburnée, de la surface de laquelle ils s'élèvent perpendiculairement. On ne connaît aucun vaisseau dans cette substance, que pourtant Mascagni regarde (*prodomo*) comme entièrement formée de vaisseaux absorbans. Les injections ne la pénètrent jamais, et l'usage de la garance dans les alimens ne la colore point en rouge. Elle est d'une dureté extrême; elle fait feu au briquet; en place sur l'ivoire, elle est d'un blanc laiteux ; séparée de lui, elle a l'aspect d'un émail demi-diaphane et d'une teinte opaline. Soumis à l'action du feu, l'émail noircit un peu, et puis il devient terne, se fend et devient friable, après avoir résisté pourtant plus long-temps que l'ivoire. Soumis à l'action d'un acide affaibli, il se dissout en laissant un flocon léger, mais qui ne conserve point sa forme. Suivant M. Berzélius, il est composé de phosphate de chaux, 85,3 ; de carbonate de chaux, 8,0 ; de phosphate de magnésie, 1,5, et de membranes, soude et eau, 20. Suivant Pepys, il serait formé de phosphate de chaux, 78 ; de carbonate de chaux, 6 ; 0, eau, et perte, 16, et point de cartilage. Il semblerait, d'après ces analyses et d'après les phénomènes chimiques indiqués que l'émail est une matière saline, n'ayant d'organique que le liquide de cristallisation.

La cavité de la dent occupe le centre de la couronne, endroit où elle a le plus de largeur, et se continue, en se rétrécissant, jusqu'à l'ouverture de la racine simple ou multiple ; elle a, au volume près, la même figure que la dent à l'extérieur. Cette cavité est lisse à la surface, et remplie par la pulpe.

La pulpe de la dent est une papille de la membrane muqueuse de la bouche, qui forme les gencives, se prolonge dans les alvéoles, et du fond de ces cavités envoie dans celle de l'ivoire un prolongement renflé qui la remplit exactement. Cette continuité, aperçue d'abord par Bonn, Walther, Lavagna, et depuis par tous les anatomistes, est en effet de toute évidence. Cette papille est pourvue de vaisseaux et de nerfs volumineux, qu'on appelle dentaires ou alvéolaires.

Les dents reçoivent et transmettent les actions mécaniques auxquelles elles sont soumises, à la membrane qui entoure leur racine ; le chaud et le froid sont transmis, à travers l'épaisseur de l'émail et de l'ivoire, à la pulpe qui, suivant son état sain ou morbide, en reçoit des impressions diverses ; enfin les acides paraissent agir pour produire l'agacement des dents sur la pulpe aussi, soit par les gencives, soit en imbibant les parties dures des dents.

Les dents sont articulées d'une manière presque absolument immobile, avec les alvéoles, par gomphose, c'est-à-dire qu'elles sont comme clouées dans ces cavités qui sont exactement moulées sur leurs racines ; mais ce rapport de contact n'est que médiat, et elles ont un rapport immédiat de contact avec le prolongement alvéolaire de la gencive, appelé aussi *périoste alvéolo-dentaire*, qui embrasse leur racine, et avec la papille ou pulpe dentaire qui remplit leur cavité. Quant à la connexion organique qui pourrait avoir lieu entre l'un et l'autre de ces deux prolongemens de la membrane muqueuse et l'ivoire, on ne l'a encore point aperçue ni démontrée.

Dans l'homme adulte, les dents sont au nombre de trente-deux, savoir, seize à chaque mâchoire; celles de la mâchoire supérieure sont en général un peu plus volumineuses que celles de la mâchoire inférieure, auxquelles elles ressemblent d'ailleurs presque tout-à-fait; et comme chaque moitié latérale des arcades dentaires ressemble exactement à l'autre, il y a de chaque côté huit dents à chaque mâchoire, tout-à-fait semblables à celles du côté opposé, et qu'on peut distinguer par des noms numériques de première, seconde, et ainsi jusqu'à la huitième.

D'après leur forme et leur usage, on distingue aussi les dents en incisives, en canines, en petites molaires, et en grosses molaires. En général le volume de ces quatre classes de dents va croissant de la première à la quatrième.

Les incisives ou cunéiformes sont au nombre de deux. Leur couronne est en forme de coin; la face extérieure, qui est tournée en avant, est convexe; la face opposée est légèrement concave; les deux autres côtés de la couronne sont à peu près planes et triangulaires; la racine est simple, conoïde, comprimée latéralement, et un peu plus épaisse en avant qu'en arrière. A la mâchoire supérieure, la première incisive a son bord tranchant tout-à-fait droit; la seconde, au contraire, moins large que la première, a son bord libre oblique, et l'angle le plus saillant répond à la première incisive. A la mâchoire inférieure, les incisives sont beaucoup moins grandes que les précédentes : la première est d'environ un tiers moins large que celle de la mâchoire supérieure, et a comme elle son bord libre horizontal; la seconde, un peu plus large que la première, a son bord libre un peu oblique, et l'angle le plus saillant est celui qui avoisine la troisième dent.

La dent canine, conoïde, laniaire, angulaire, ou cuspidée, est la troisième. Sa couronne est conoïde, un peu rétrécie dans le diamètre qui répond aux autres dents, moins large que la première incisive d'en haut et plus large que la seconde, convexe dans les trois quarts de sa circonférence, un peu concave du côté de la cavité de la bouche, endroit où il y a quelquefois le rudiment d'un petit tubercule beaucoup plus court que celui qui forme le sommet de la couronne, et qui dépasse un peu, mais extrêmement peu, le niveau des autres dents. La racine est simple, plus longue et plus épaisse que celle des incisives. A la mâchoire supérieure, la dent canine, nommée vulgairement œillère, a souvent un petit tubercule en dedans de la couronne; elle a sa racine plus longue que celle d'en bas, et plus longue que toutes les autres dents. A la mâchoire inférieure, le collet de la dent canine et les parties voisines de sa couronne et de sa racine font une légère saillie hors de la courbe parabolique de l'arcade dentaire.

Les petites molaires, fausses molaires ou bicuspidées sont au nombre de deux. Leur couronne est cylindroïde, à peu près large comme celle de la canine, comprimée suivant le diamètre qui répond à la courbe parabolique des arcades dentaires. L'extrémité libre de la couronne présente deux tubercules conoïdes, courts, l'un externe, un peu plus gros, et l'autre interne, séparés par un sillon qui suit la direction de l'arcade. Leur racine est plus ou moins évidemment double et biforée au sommet. A la mâchoire supérieure, les petites molaires, un peu plus grosses que celles d'en bas, ont deux tubercules très-distincts et à peu près égaux; elles ont deux racines assez souvent distinctes, du moins en partie. Il n'y a pas de différence bien tranchée et constante entre la première et la seconde, si ce n'est peut-être un peu plus de longueur dans la racine de la première, et un peu plus de volume dans la couronne de la dernière. A la mâchoire inférieure, les tubercules de la couronne et surtout l'interne sont très-peu saillans; les deux parties de la racine, distinctes par un sillon, sont réunies entre elles. La première a le tubercule interne de la couronne très-petit.

Les grosses molaires, vraie molaires, ou multicuspidées, sont au nombre de trois; la dernière a aussi reçu le nom de dent de sagesse. Elles sont bien plus grosses que les précédentes, qu'elles débordent sensiblement en dehors de l'arcade. Leur couronne est cylindroïde, courte, un peu aplatie sur les deux côtés par lesquels elles se correspondent; la surface libre est garnie de plusieurs tubercules dont le nombre moyen est de quatre, séparés par des sillons en nombre proportionné. Leur racine est un peu plus courte, mais toujours plus forte, plus divisée et plus perforée que celle des petites molaires. Les divisions de la racine sont en général divergentes. A la mâchoire supérieure, elles sont un peu plus grosses que celles d'en bas; leurs racines sont plus nombreuses ou plus distinctes, plus divergentes, et quelquefois, après s'être écartées, elles se rapprochent : ce qui constitue les dents barrées. La première est la plus grosse de toutes; sa couronne a ordinairement quatre et quelquefois cinq tubercules, sa racine a ordinairement quatre divisions, dont deux externes, séparées, et deux autres réunies entre elles. La seconde a trois ou quatre tubercules à la couronne. Dans le premier cas, l'impair est en dedans; des divisions de la racine, ordinairement au nombre de trois, deux sont externes et soudées ensemble; l'autre, interne, est très-divergente. La troisième ressemble beaucoup à la seconde, seulement sa racine est composée de deux grosses divisions souvent rapprochées et quelquefois confondues en partie ou en totalité. A la mâchoire inférieure, les molaires ressemblent beaucoup à celles d'en haut et sont à peu près aussi grosses qu'elles. La couronne a ordinairement, dans chacune, quatre tubercules. La racine de la première a communément quatre divisions soudées deux à deux; la seconde en a trois, dont deux réunies entre elles; la troisième a ses racines à peu près comme la supérieure.

Depuis les incisives jusqu'à la première grosse molaire, la couronne des dents va en augmentant d'épaisseur, et en diminuant ensuite jusqu'à la dernière. Depuis la cuspidée jusqu'à la dent de sagesse, les racines vont en diminuant de longueur, les incisives et les bicuspidées les ayant à peu près égales. Depuis la première dent jusqu'à la huitième et dernière, la saillie des dents hors des alvéoles et des gencives va en diminuant.

Depuis la partie postérieure de l'arcade jusqu'à l'antérieure, la couronne des dents d'en haut se porte de plus en plus en dehors, pour embrasser celles d'en bas, qui, au contraire, sont un peu inclinées en dedans, de plus en plus, depuis la partie antérieure jusqu'aux deux extrémités de l'arcade.

Dans l'enfant de trois à quatre ans, il existe des dents assez différentes de celles de l'adulte, pour qu'il faille les décrire à part. Ces dents, que l'on nomme dents de lait, infantiles, ou caduques, par opposition à celles qui viennent d'être décrites et qu'on appelle permanentes, sont au nombre de vingt, dix à chaque mâchoire, celles d'en haut étant comme celles de l'adulte un peu plus fortes que celles d'en bas, et les cinq de chaque côté ressemblant tout-à-fait à celles du côté opposé. D'après leur forme et leur usage, on les distingue aussi en incisives, en canines et en molaires. Les arcades qu'elles forment aux deux mâchoires ressemblent beaucoup à des arcs de cercle et diffèrent peu l'une de l'autre; cependant on commence dès lors à apercevoir l'excès de largeur de la supérieure sur l'inférieure, et le prolongement postérieur des deux côtés de l'arc, dispositions qui deviennent bien plus évidentes dans l'adulte.

Les deux incisives et la canine de l'enfant ne diffèrent pas notablement de celles de l'adulte, seulement elles sont plus petites.

Les deux molaires, au contraire, diffèrent beaucoup des mêmes dents numériques de l'adulte, et ne peuvent être comparées qu'à ses grosses molaires, ou multicuspidées. Leur couronne est renflée et présente, surtout en dehors, une petite tubérosité arrondie. A la mâchoire supérieure, la première, bien plus grosse que la canine, a quatre tubercules à sa couronne, qui est cylindroïde à sa racine, trois divisions, dont deux réunies entre elles; la seconde, plus grosse que la première, a cinq tubercules à sa couronne, qui est également cylindroïde, et trois divisions séparées et divergentes à sa racine. A la mâchoire inférieure, les deux molaires, un peu moins volumineuses, ont à peu près la même forme; elles n'ont que deux divisions séparées à leur racine; dans la seconde, l'une de ces divisions est double et biforée.

Les dents présentent des différences importantes, suivant l'âge, les races et les individus. Depuis un moment assez rapproché de la conception, époque où elles commencent à paraître, jusqu'à la vieillesse, les dents éprouvent des changemens considérables, continuels, et qui en produisent de proportionnés dans les mâchoires, dans la face, en général, et même dans tout l'organisme. Les plus remarquables de ces changemens constituent la DENTITION.

Il n'y a pas de différence notable dans les dents des deux sexes.

La position oblique des incisives des nègres, et de quelques autres tribus qui ont les mâchoires proéminentes, est la seule différence nationale que l'on connaisse dans les dents, et l'on peut même donner cette correspondance constante du nombre et de la forme des dents dans toutes les races humaines, comme un argument puissant en faveur de l'unité de l'espèce.

On a observé, sur les têtes des momies égyptiennes, et sur quelques autres têtes, une conformation des dents incisives et canines, que l'on aurait pu prendre pour une variété, et qui tient uniquement au racourcissement de la couronne, par l'effet de l'usure.

Buffon et Erxleben avaient avancé que les dents des Calmoucks sont plus longues et plus espacées que celles des autres races; les observations de Blumenbach ont démenti cette assertion.

On trouve dans les récits des voyageurs, que diverses tribus de l'espèce humaine sont dans l'usage de teindre leurs dents de diverses couleurs, et d'autres d'en changer la forme, comme de rendre les incisives coniques et pointues, etc. J'ai vu cette dernière forme artificielle sur des têtes de nègres.

Les dents de beaucoup d'animaux diffèrent, sous plusieurs rapports, de celles de l'homme. Dans les animaux rayonnés, on trouve à l'entrée des voies digestives, des organes disposés circulairement et dont la texture et la composition sont, comme celles de la peau, fibreuse ou calcaire. Dans les animaux articulés, les dents sont placées ou à l'entrée du canal alimentaire, ou dans son intérieur et quelquefois même dans l'estomac. Elles sont disposées latéralement par paires, sont des parties de la peau, et ont une composition cornée, cornée et calcaire, ou calcaire. Dans les animaux mollusques, les organes qu'on a nommés dents sont encore évidemment des parties de la peau, car il n'y a point de mâchoires dont on puisse les prendre pour des dépendances; elles sont aussi à l'entrée du canal digestif, ou plus avant, ou même dans l'estomac; elles sont symétriques et généralement opposées verticalement; leur composition est cornée ou cornée et calcaire. Dans les vertèbrés, enfin, il y a généralement des dents; elles sont toujours situées à l'entrée des voies digestives et jamais au-delà du pharynx. D'après leur siége, on les distingue en maxillaires, mandibulaires, intermaxillaires ou incisives, palatines, ptérigoïdiennes, vomériennes, et hyoïdiennes, autrement pharyngiennes ou linguales. Tantôt elles ne tiennent qu'à la peau, d'autres fois elles sont plus ou moins solidement aussi enclavées dans les os. Elles sont d'ailleurs ou cornées, ou cornées et calcaires, ou calcaires. Elles ont toujours une composition anatomique très-analogue à ce qui existe dans l'homme. Dans les poissons cartilagineux, les dents ne tiennent qu'à la peau; dans les poissons osseux, elles sont en outre enclavées dans les os. Dans les reptiles chéloniens, la place des dents est occupée par un bec corné qui est séparé des os maxillaires par un prolongement de la peau. Les autres reptiles ont des dents ostéïdes ou calcaires implantées. Dans les oiseaux, le bec corné est dans le même rapport avec les os maxillaires et intermaxillaires et avec la peau, que les dents ostéïdes des autres classes. Parmi les mammifères, enfin, on ne connaît que trois genres dépourvus de dents; le genre baleine a des dents cornées; tous les autres genres ont des dents ostéiformes ou calcaires dont le nombre, la forme, l'arrangement varié, fournissent d'excellens caractères zoologiques. On consultera avec fruit, sur les dents des animaux, les travaux de M. Blainville, d'Illiger, et sur les dents des mammifères, l'ouvrage de M. F. Cuvier.

Les dents présentent, dans les divers individus, des variétés plus ou moins anormales qui se rapportent, d'une part, aux différences qu'elles offrent dans les animaux, et de l'autre, aux altérations pathologiques.

Les dents ont pour fonction de servir à la mastication et à la prononciation. Dans la rencontre des deux arcades dentaires pour la mastication, l'arcade supérieure entoure l'inférieure en devant, et s'appuye sur elle en arrière. En outre les dents ne se rencontrent pas exactement l'une l'autre; chacune de celles de la rangée inférieure vont en général frapper contre la réunion de deux de la rangée supérieure, ce qui dépend surtout de l'excès de largeur de la première incisive supérieure sur l'inférieure; et, dans la rencontre des molaires, les tubercules externes de celles d'en-bas sont reçus dans l'intervalle des tubercules de celles de la mâchoire supérieure, qui, de leur côté, appuient entre les tubercules des dents inférieures; en outre, dans l'action de broyer, les dents glissent les unes sur les autres.

(A. BÉCLARD.)

DENT (pathologie). Nous rapportons les maladies des dents à trois sections principales. Nous rangeons dans la première, les anomalies qu'elles peuvent offrir dans leur nombre, leur situation, leur arrangement, et les vices de forme des arcades dentaires; dans la seconde, les maladies de leurs substances, et dans la troisième, les affections relatives à leurs connexions. Au mot DENTITION, nous traiterons des accidens qui ont lieu assez fréquemment aux époques de la sortie des dents.

Section première. — A. Le nombre des dents doit être de

vingt pour les enfans de trois ans, et de trente-deux pour les adultes, mais il peut varier en plus ou en moins. Le défaut de quelques dents ou même leur absence complète n'a pas de graves inconvéniens chez les enfans. S'ils doivent en rester privés toute leur vie, comme Borelli en cite une observation fournie par une femme de soixante ans, les gencives se durcissent et deviennent insensibles. Mais il peut arriver qu'à la place des dents primitives, dont l'éruption n'a pas eu lieu, paraissent, vers l'âge de sept ans, et plus tard, les dents secondaires et les dents permanentes. On doit donc chercher à entretenir la souplesse des gencives jusqu'à l'époque où doivent sortir ces dents, en donnant à l'enfant des alimens tendres. Quelquefois il n'y a que les dents primitives et celles qui doivent leur succéder qui viennent à manquer; alors la mâchoire n'est garnie que des grosses molaires. Dans d'autres cas, les dents primitives tombent et ne sont pas remplacées. Ces dispositions peuvent être héréditaires ou produites par une cause pathologique qui a agi sur l'embryon ou sur l'enfant après sa naissance. L'art ne peut remédier à l'absence des dents naturelles que par l'usage des dents artificielles, et il convient d'attendre que les mâchoires se soient complétement développées pour les placer. Les dernières grosses molaires, que l'on nomme vulgairement dents de sagesse, manquent chez beaucoup d'individus; elles restent cachées dans leurs alvéoles, et le plus ordinairement sans occasionner d'accidens.

Le nombre excédant des dents, n'est le plus souvent, et surtout chez l'adulte, que d'une ou de deux. Arnold, dans un recueil d'observations imprimé à Breslaw, en 1772, et dédié à Haller, dit avoir vu un enfant de quatorze ans qui avait soixante-douze dents, trente-six à chaque mâchoire; elles étaient saines et bien placées sur deux rangs, excepté les incisives qui étaient légèrement déviées. Tantôt les dents surnuméraires n'existent que parce qu'une ou deux dents primitives sont restées, mais d'autres fois leur présence résulte du nombre des germes dentaires. Chez quelques sujets, quand les dents molaires sont renouvelées, et que les grosses molaires sont en place, il paraît une dent surnuméraire de forme irrégulière et oblongue qui cherche à se placer entre celles-ci. Il convient d'en faire l'extraction. Il en est de même des dents primitives qui ne tombent pas à l'époque de la sortie des dents secondaires; mais il faut attendre la sortie de celles-ci, et apporter la plus grande attention pour ne pas les extraire au lieu des primitives. La méprise serait très-fâcheuse, et elle a été commise plusieurs fois.

B. La situation des dents a offert aux observateurs des *aberrations* nombreuses. On a trouvé des dents cachées dans l'épaisseur des os maxillaires et couchées horizontalement; d'autres, développées dans l'épaisseur de l'apophyse montante de l'os maxillaire et simulant une exostose. On en a vu dont la racine était tournée vers les gencives, et la couronne vers le fond de l'alvéole. Ces positions vicieuses des dents peuvent n'occasioner aucun accident, mais chez quelques sujets elles produisent de la douleur, de l'inflammation, des abcès. Ce n'est qu'en ouvrant ces tumeurs qu'on reconnaît la cause des accidens; et le moyen de les faire cesser est d'extraire la dent mal placée, si son extraction peut être faite sans donner lieu à de grands désordres. L'aberration des dents n'est pas toujours latente : on en voit d'implantées dans les os maxillaires, de manière que leur couronne presque horizontale gêne la langue, les lèvres, les joues. On en trouve aussi assez souvent sur la voûte palatine. Les unes et les autres doivent être extraites. Ajoutons que l'on a rencontré des dents dans les orbites, la langue, le pharynx, l'estomac, et que ce n'est pas une chose extraordinaire que d'en trouver dans les ovaires et même dans la matrice.

Les dents sont tellement rapprochées chez certains sujets que, pendant leur développement, plusieurs d'entre elles se réunissent soit par leurs racines, soit par leurs couronnes. Sœmmering a vu un exemple de cette dernière disposition, qu'il ne faut pas confondre avec l'union des dents par une couche de tartre. Un homme portait à la mâchoire inférieure plusieurs dents irrégulières agglomérées et confondues ensemble. Elles formaient une masse volumineuse difforme et très-gênante. M. Oudet en ayant fait l'extraction, a communiqué cette pièce extraordinaire à la section de chirurgie de l'Académie royale de Médecine.

C. L'arrangement des dents peut présenter plusieurs irrégularités. Les unes dépendent seulement de la direction vicieuse des dents; les autres sont l'effet d'un rapport contre nature des arcades dentaires.

Les premières de ces irrégularités sont connues sous le nom d'*obliquité* des dents, et sont distinguées en obliquités antérieure, postérieure, latérales et par rotation : dans cette dernière, il semble que la dent ait tourné sur son axe. Il est à remarquer que les dents primitives présentent rarement ces directions vicieuses, et que parmi les secondaires, les antérieures en sont bien plus souvent le siége que les postérieures. Les causes de l'obliquité des dents secondaires sont le défaut de rapport convenable entre leur volume et l'espace qu'elles doivent occuper; la chute trop tardive de quelque dent primitive; la présence d'une dent quelconque qui rétrécit l'espace que devrait occuper la dent qui pousse; l'existence d'une dent surnuméraire; les maladies organiques du bord alvéolaire. On peut quelquefois annoncer d'avance la direction oblique d'une dent à l'inspection de l'espace qu'elle pourra occuper, de la saillie du bord alvéolaire, de la longueur de la gencive; et, dans quelques cas, cet accident sera annoncé par l'agacement ou l'ébranlement d'une dent voisine, primitive ou secondaire. L'obliquité d'une dent influe souvent sur la position des dents voisines. Les dents opposées ressentent de mauvais effets de ce vice de direction, l'arcade dentaire en devient quelquefois difforme, et même dans quelques cas, il en résulte des lésions à la langue ou aux joues.

La conduite à tenir pour *prévenir* l'obliquité des dents sera la suivante : A l'époque de la seconde dentition, s'il se manifeste, devant ou derrière les incisives médianes inférieures ou supérieures, un engorgement douloureux, et que ces dents ne s'ébranlent pas, il faut les extraire pour fournir un espace libre aux dents qui doivent les remplacer. Si ces dents nouvelles se trouvaient trop larges pour se placer entre les incisives latérales, on procéderait à l'extraction de celles-ci, mais seulement lorsque la couronne des incisives médianes temporaires serait sortie de moitié de sa longueur. En opérant plus tôt, il pourrait arriver que les dents médianes restassent trop écartées l'une de l'autre. On se comporte de la même manière pour les dents suivantes, si le cas l'exige. Ainsi, on fait l'extraction de la canine temporaire pour faire place à l'incisive latérale, et celle de la première petite molaire en faveur de la canine. On doit même, dans quelques cas, extraire la première petite molaire secondaire pour faciliter le placement de la canine. Il importe de faire observer que si les dents sont obliques avec divergence, il faut s'abstenir d'extraire toute dent voisine; l'extraction rendrait l'obliquité plus considérable, et les dents resteraient très-séparées du côté de la ligne médiane. Si, pendant sa sortie, une dent prend une direction oblique, et qu'elle vienne à toucher le bord libre des dents opposées encore primitives, il ne faut pas balancer à limer ou à extraire celles-ci. Lorsque les dents opposées sont renouvelées, il faut limer le bord libre des unes et des autres, pour lever l'obstacle s'il est léger, autrement il faut avoir recours au baillon dentaire.

Souvent on n'est appelé que pour *remédier* à l'obliquité des dents, lorsqu'elles sont tout-à-fait sorties. S'il n'y en a qu'une ou deux qui soient obliques, il est possible de les redresser; mais quand il y en a plusieurs qui chevauchent entre elles, et qu'elles forment une sorte d'engrenage avec les dents opposées, il est très-difficile, pour ne pas dire impossible, de remédier à cette disposition. Pour redresser les dents obliques, il faut d'abord extraire les dents primitives qui peuvent encore gêner leur placement. Si toutes les dents sont renouvelées, et que l'obliquité soit légère, on lime légèrement les côtés de la dent oblique et ceux de ses voisines; ensuite on exerce sur elle une pression forte et fréquente, soit qu'on ait ou qu'on n'ait pas cherché à lui donner quelque mobilité, en appliquant un fil autour de son collet, le plus près possible de la gencive. Quand l'obliquité est considérable, on est obligé quelquefois d'ôter une dent voisine de celle qui est oblique, et, dans ce cas, c'est toujours celle dont l'extraction est la plus favorable à l'arrangement de celle-ci, et entraîne le moins de difformité. Ainsi, à la mâchoire supérieure, on ôte une incisive latérale pour le redressement d'une médiane, et même pour une canine, quand l'incisive latérale est défectueuse. Mais ordinairement on extrait la petite molaire pour redresser la canine. A la mâchoire inférieure, au contraire, on fait l'extraction de l'incisive médiane, et on conserve la latérale. Quant à l'obliquité de la canine, elle disparaît bien difficilement par l'extraction de l'incisive latérale ou de la petite molaire.

On a encore proposé d'autres moyens pour remédier à l'obliquité des dents : telles sont les ligatures fixées sur une dent voisine, et dont l'action doit être d'entraîner vers elle la dent déviée. Elles ont souvent pour effet de donner une direction vicieuse aux dents bien placées ou de les ébranler. Telles sont encore les plaques d'or ou de platine placées de manière à repousser en avant, en arrière ou en dehors, les dents déviées.

Leur emploi a quelquefois réussi. Dans quelques cas, on s'est servi des instrumens qui servent ordinairement à l'extraction des dents, pour les luxer incomplétement, et les replacer dans une direction meilleure. Ce procédé n'est pas toujours sans danger.

Quel que soit le procédé auquel on accorde la préférence, on sera d'autant plus sûr de réussir, qu'on opérera dans une période de la vie plus favorable, et cette période est celle qui s'écoule depuis l'âge de huit ans jusqu'à celui de quatorze. On peut même avancer que le succès sera encore plus certain si on agit peu de temps après la sortie des dents déviées. Il ne faut pas oublier, cependant, qu'il ne faut jamais arracher sans nécessité les dents primitives, parce que chez quelques sujets elles ne sont pas remplacées.

Lorsqu'on ne peut remédier à l'obliquité des dents, il faut quelquefois corriger les mauvais effets qui résultent de leur présence. Ainsi, on peut être forcé d'extraire celles qui sont trop difformes et celles qui blessent la langue, les lèvres ou les joues; d'autres fois on se borne à en limer le bord libre; quelquefois on a coupé la couronne d'une de ces dents qu'on ne pouvait extraire.

D. Les arcades dentaires sont susceptibles d'offrir trois modes principaux de rapports vicieux, que l'on peut désigner sous les noms de *proéminence*, de *rétroïtion* et d'*inversion* de ces arcades.

Dans la *proéminence*, les dents antérieures de l'une ou des deux arcades dentaires sont très-obliques et saillantes en avant; elles paraissent très-longues, les arcs alvéolaires paraissent quelquefois avoir suivi la direction des dents. Cette disposition vicieuse des dents est propre à quelques nations; elle est quelquefois héréditaire, mais elle reconnaît souvent pour cause l'habitude que contractent les enfans de téter leur pouce, leur langue, un morceau de linge. La proéminence des arcades dentaires donne lieu à une difformité assez grande, et en outre elle devient assez souvent, avec le temps, une cause de l'ébranlement et de la chute des dents. Il faut donc surveiller avec attention les enfans, pour leur faire abandonner les habitudes qui peuvent y donner lieu. Les moyens que l'on a proposés pour arrêter les progrès de cette déviation et pour y remédier, ne réussissent pas constamment. On a conseillé, 1° d'extraire une petite molaire droite et gauche à chaque mâchoire; 2° d'appliquer des plaques destinées à comprimer les arcades dentaires de devant en arrière; 3° de se servir d'un palais artificiel recourbé, pour y fixer des fils destinés à tirer en arrière les dents trop saillantes. Ces fils doivent être resserrés journellement et pendant long-temps. Ces différens moyens n'ont pu produire de résultats satisfaisans que sur quelques sujets très-jeunes. Leur emploi prolongé est douloureux, et peut donner lieu à la chute prématurée des dents.

La *rétroïtion* est un vice de conformation opposé au précédent; les dents antérieures sont obliques en arrière : il en résulte de la difformité, de la gêne dans la prononciation, l'usure prématurée de l'émail de la partie antérieure des dents, et quelquefois même l'ulcération des gencives inférieures, fatiguées par le contact des dents supérieures. On est obligé, dans ce cas, d'en limer le bord libre.

L'*inversion* des arcades dentaires a lieu lorsque, les mâchoires étant rapprochées, les dents supérieures se placent derrière les inférieures. Les dents, en général, se ressentent quelquefois tellement de cette discordance, que l'arc des molaires supérieures est de beaucoup postérieur à celui des inférieures, de sorte que leurs tubercules ne peuvent s'engrener régulièrement. Les dents supérieures s'usent par leur partie antérieure, tandis que dans l'état naturel le contraire a lieu. Lorsque la mâchoire inférieure est manifestement plus grande que la supérieure, la difformité dont nous parlons est incurable. Lorsque les incisives supérieures seulement passent derrière les inférieures, on peut parvenir à les repousser en devant, en suivant le procédé conseillé par M. Catalan, qui adapte un plan incliné aux dents inférieures, destiné à glisser au-dessous et en arrière des supérieures, pour les porter en avant toutes les fois que la bouche se ferme.

§ II. *Maladies des substances dentaires.* — Nous les divisons en celles qui affectent les parties dures des dents, et en celles qui intéressent leurs parties molles. Les premières sont l'usure, l'entamure, la fracture, l'atrophie des dents, la décomposition de l'émail, sa décoloration, la carie, la consomption des racines et leur exostose. Les secondes sont l'inflammation de la pulpe, sa fongosité, son ossification. Ce serait aussi dans cette dernière série qu'il faudrait placer les diverses névroses dentaires. *Voyez* ODONTALGIE.

L'*usure* lente et uniforme des dents est une conséquence naturelle de l'acte de la mastication, et ne peut être considérée comme un état pathologique. Il n'en est pas de même lorsque cette usure a lieu sur des sujets encore jeunes, qu'elle s'opère, rapidement, qu'elle intéresse les dents très-inégalement. Les causes de cette usure accidentelle sont la mauvaise organisation des dents, le grincement des dents souvent répété, l'emploi de poudres dures ou de substances trop acides pour les nettoyer, la mastication habituelle d'alimens très-durs, l'action souvent répétée de briser avec les dents des os, des noyaux, l'habitude de ne mâcher que d'un seul côté, l'emploi des tuyaux de pipe cylindriques et durs, etc. Les portions des dents qui ont été usées ne se reproduisent jamais; mais, à mesure que leur couronne se rase, il paraît qu'il s'opère une ossification dans la cavité dentaire, ossification qui s'oppose souvent à ce que les dents usées deviennent sensibles et douloureuses. Dans un certain nombre de cas, cependant, les dents usées deviennent très-sensibles au contact des corps froids et chauds; elles s'agacent facilement; elles deviennent même douloureuses; mais il est à observer que la carie ne se développe presque jamais sur la partie usée.

L'énumération que nous avons faite des causes de l'usure accidentelle des dents suffit pour faire connaître les précautions à prendre, dans le plus grand nombre de cas, pour prévenir cet accident. Nous ajouterons que, pour les personnes qui grincent des dents en dormant, il est utile de faire placer pendant la nuit un tampon de coton entre les molaires. Lorsqu'une dent seule use celle qui lui est opposée, il convient d'en diminuer la longueur avec la lime. Lorsqu'une dent usée est douloureuse, on a conseillé de la trépaner : ce moyen n'est rien moins que sûr, et souvent il vaut mieux en faire l'extraction. Lorsque la cavité dentaire a été ouverte par l'usure, on peut ordinairement la plomber avec sûreté, surtout quand il n'y a aucun suintement dans cette cavité. Si, par les différentes formes que l'usure donne aux dents, il en résulte des difformités qui blessent les parties molles voisines, il faut les faire disparaître avec la lime.

L'*entamure* des dents est une solution de continuité superficielle ou profonde, qui ne pénètre pas jusque dans la cavité dentaire. Elle peut être produite par le grincement de dents, les convulsions, le choc d'un corps dur, l'action de la lime, etc. L'entamure altère le poli de la dent, en change la forme, et la rend quelquefois très-sensible au contact des acides, du froid, de la chaleur. Les dents simplement entamées ne se carient pas ordinairement dans le lieu où elles ont éprouvé l'entamure. Lorsque cette lésion a produit des aspérités ou de la difformité, on y remédie au moyen de la lime.

La *fracture* des dents est une solution de continuité de ces os, avec lésion de la cavité dentaire. Elle peut être transversale, longitudinale, oblique; elle a son siége à la couronne, au collet ou à la racine. Une disposition morbide peut disposer les dents à se fracturer avec facilité. Laveran a vu une petite molaire saine se fracturer en travers, sans cause connue; M. Duval a également vu, sur un homme de soixante-trois ans, les secondes petites molaires droite et gauche de la mâchoire supérieure, se fracturer en long, sans aucun effort et sans douleur. Mais, dans le plus grand nombre des cas, les fractures des dents sont occasionées par un coup, une chute, la rencontre d'un corps dur entre les mâchoires fortement rapprochées, ou par l'action d'un instrument de chirurgie.

Lorsque la fracture affecte seulement le collet et surtout la racine de la dent, on peut espérer de la conserver. Les observations de Jourdain, de Bohn, de M. Duval ont prouvé que, dans ce cas, la réunion des fragmens s'opère. Pour seconder le travail de la nature, il faut maintenir les parties fracturées en contact et dans une immobilité parfaite, au moyen d'une plaque qui appuie sur elles et sur les dents voisines. Il faut aussi raccourcir avec la lime les dents opposées, pour les empêcher de toucher la dent fracturée. Lorsque la fracture est transversale, et qu'elle intéresse la couronne près du collet, si l'ossification de la dent est terminée, on peut cautériser de suite la pulpe dentaire, afin de placer une dent à pivot. Si on abandonne la dent fracturée à elle-même, il survient presque toujours une inflammation de la pulpe dentaire et de l'alvéole, un abcès qui reste fistuleux, un écoulement de pus fétide, et la carie de la dent. Fox, dans un cas de ce genre, s'est décidé, pour éviter au malade les douleurs qui seraient résultées de la cautérisation, à extraire la racine, à la nettoyer et à la perforer après l'avoir replacée. Ce procédé fut suivi de succès. Si la fracture a son siége près de la partie libre de la couronne, on conseille de cautériser la dent et de la plomber. Cette opération est douloureuse et ne prévient pas toujours la carie. Serait-il plus avantageux d'extraire la dent, d'en enlever la pulpe, de remplir sa cavité avec des feuilles d'or, et de la replacer ensuite? L'expérience n'a pas encore établi suffisamment les avantages de ce procédé.

Lorsqu'une dent s'est fracturée en long, et jusqu'à sa racine, il est impossible de la conserver. Quand la fracture intéresse une dent temporaire, il convient de l'extraire pour prévenir l'inflammation et les abcès consécutifs. L'extraction d'une dent permanente fracturée est encore indiquée chez les sujets de douze à vingt ans. Les dents voisines, en se rapprochant, pourvu qu'elles ne soient pas naturellement très-écartées, finissent par fermer le vide qui résulte de la perte de la dent cassée.

L'*atrophie* des dents est la maladie qui a été décrite sous le nom d'*érosion* par Bunon et Mahon. On a prétendu que la dénomination que nous employons, d'après M. Duval, est inexacte, et que les dents que nous considérons comme affectées d'atrophie sont aussi volumineuses que les dents saines. Cette assertion est inexacte, comme nous le prouverons par la description des deux principales variétés de cette affection; et dans celle des variétés qui va d'abord nous occuper, on est bien forcé d'admettre un vice d'organisation plutôt qu'une véritable érosion.

Cette première variété de l'atrophie consiste dans des taches qu'on aperçoit dans l'émail des dents. Elles sont d'un blanc de lait, ou d'un jaune plus ou moins foncé, irrégulières, situées dans l'émail dont elles n'altèrent pas le poli. Elles n'augmentent ni ne diminuent avec l'âge, et l'art ne peut parvenir à les faire disparaître.

La deuxième variété de l'atrophie dentaire est la plus commune; elle semble n'affecter que l'émail. Elle se manifeste par de petits enfoncemens rapprochés, qui ressemblent à des piqûres, par des dépressions irrégulières dont la surface n'est pas toujours polie, par des sinuosités transversales unies ou pointillées, séparées par des lignes saillantes. Ces traces d'atrophie sont quelquefois sans altération de couleur à l'émail, ou elles sont jaunâtres. Si on fend en long ces dents atrophiées, on remarque que l'émail est plus mince au niveau des dépressions, et plus épais vis-à-vis les saillies. La substance cornée ne paraît pas participer à la maladie.

La troisième variété de l'atrophie affecte toutes les substances dentaires, et spécialement l'os de la dent; celui-ci ne se développe qu'imparfaitement; la dent ne prend pas toutes ses dimensions, souvent même elle est complétement ou presque complétement privée de l'une de ses parties. Tantôt la couronne est réduite aux deux tiers de son volume; tantôt elle est partagée par une dépression circulaire très-profonde. Là, c'est une molaire dont la surface triturante présente une cavité en entonnoir; ici, c'en est une autre dont la même face est surmontée d'aspérités dont le sommet est couvert d'émail, et dont la base en est totalement dépourvue. Les racines offrent des sinuosités, des lignes saillantes circulaires; elles sont noueuses ou très-courtes; l'une des racines d'une molaire peut manquer totalement, tandis que l'autre est très-imparfaite. On conçoit que les causes qui peuvent produire ces altérations peuvent aussi empêcher totalement le développement d'une ou de plusieurs dents. Ces causes sont une maladie locale des parties qui sont en rapport avec les dents, et bien plus souvent encore une affection générale scrofuleuse, scorbutique, etc. Aussi on peut, jusqu'à un certain point, annoncer d'avance l'atrophie. On peut aussi déterminer à quel âge elle est survenue, et si une seule ou plusieurs maladies ont contribué à la produire. L'art est impuissant pour remédier aux altérations des dents produites par l'atrophie, mais on doit combattre ses causes, soit pour la prévenir, soit pour en arrêter les progrès. Cette affection peut devenir un signe anamnestique important à noter dans plusieurs circonstances.

La décomposition de l'émail offre, comme l'atrophie des dents, plusieurs variétés : la première, qui est la plus fréquente, se manifeste par des taches brunes ou noirâtres sur la face antérieure ou sur les côtés de la couronne. Au niveau de ces taches l'émail conserve son poli et résiste aux instrumens, ou bien il est rugueux, offre une légère déperdition de substance et cède un peu à la rugine. Ces taches peuvent s'étendre jusqu'à la face interne de l'émail, qui, dans la plupart des cas, reste blanche. Elles ne sont point accompagnées des traces que fait la carie dans la substance osseuse. Elles sont toujours produites, d'ailleurs, par le contact des parties malades voisines, soit d'une dent cariée, soit d'une ulcération ou d'une inflammation gangréneuse des parties molles. Cette espèce d'altération de l'émail ne rend pas les dents douloureuses, et elle s'arrête spontanément dès que la dent qui en est affectée cesse d'être en contact avec les parties malades. On enlève sans inconvénient les taches qui restent sur les dents, avec la lime ou avec la rugine.

La seconde espèce de décomposition de l'émail se reconnaît facilement à la perte de son poli, à la facilité qu'on a d'en enlever quelques parcelles, et à la blancheur extraordinaire que cette substance acquiert d'abord, et qu'elle perd dans la suite. C'est particulièrement près du bord antérieur des gencives que cette décomposition arrive. Elle paraît être, dans le plus grand nombre des cas, produite par l'action de quelque substance acide employée en boisson, en gargarisme, en lotions. Les vomissemens acides souvent répétés paraissent aussi susceptibles d'y donner lieu. Cette destruction de l'émail peut s'étendre jusqu'à la substance osseuse. Les dents deviennent alors très-sensibles au froid, à la chaleur, et même au contact des corps solides. Elles prennent une teinte jaune là où l'émail manque; elles s'y incrustent plus facilement de limon, de tartre. Lorsque la maladie ne peut être attribuée à une des causes que nous avons indiquées, il est très-difficile de prescrire un traitement rationnel pour prévenir ses progrès ultérieurs. On ne peut guère alors tirer d'indications que de l'état général du malade et de l'état de l'intérieur de la bouche en particulier.

La troisième espèce de décomposition de l'émail, à peine visible dans son origine, ne se fait d'abord reconnaître que par une légère déperdition superficielle de cette substance, à la partie antérieure de la couronne, sous la forme d'une facette ovale ou circulaire qui augmente peu à peu en largeur et en profondeur. Cette facette est d'abord blanche comme l'émail; elle prend ensuite une teinte jaune. On la prendrait, à son aspect, pour une trace d'usure, quoiqu'elle ne soit pas produite par cette cause. On observe assez souvent cette altération chez les sujets bilieux, chez les individus tourmentés par le rhumatisme, chez les personnes sujettes aux aphthes miliaires. La dénudation de la partie osseuse de la dent qui en résulte la rend sensible et la dispose à la carie. Les exutoires pourraient-ils contribuer efficacement à borner les progrès de cette affection, quand elle intéresse plusieurs dents et qu'elle paraît dépendre d'une cause générale? Nous manquons d'observations pour résoudre cette question.

La décoloration des dents. — Nous désignons, par cette expression, le changement de couleur que présentent une ou plusieurs dents, et qui n'est occasionée ni par un enduit ni par une lésion de tissu extérieure. Une dent devient quelquefois jaune, noirâtre; elle reste indolente; aucun moyen ne peut lui rendre sa blancheur. Si on extrait cette dent, et qu'on la divise en deux, on trouve les débris de la pulpe frappée de mort depuis long-temps; ils sont bruns ou noirâtres, et ce sont eux qui ont taché les parois de la cavité dentaire. Toutes les dents prennent quelquefois une teinte jaunâtre chez les vieillards. Quelques maladies prolongées, et notamment les fièvres intermittentes, l'ictère, jaunissent aussi les dents. Quelquefois cette coloration accidentelle se dissipe; mais, dans le plus grand nombre des cas, les dents ne reprennent jamais leur couleur naturelle.

La carie est une des maladies qui affectent le plus souvent les dents, surtout chez les jeunes sujets et chez les adultes. Les femmes en sont plus fréquemment atteintes que les hommes. Elle se développe rarement chez les individus qui ont passé l'âge de cinquante ans. Malgré les nombreuses recherches qu'on a faites sur cette affection, on n'est point encore d'accord sur sa nature : les uns, adoptant l'opinion de Hunter, la considèrent comme une sorte de nécrose ou de mortification des substances dentaires; d'autres, au contraire, pensent qu'elle doit plutôt être rangée dans les affections ulcéreuses. Quoi qu'il en soit, on a constaté qu'elle offre plusieurs variétés que nous décrirons après avoir indiqué ses principales causes. L'organisation primitive de certaines dents les prédispose à la carie : ces dents sont ou plus molles ou plus friables, ou bien encore, comme on l'observe souvent chez les individus lymphatiques, elles sont d'un blanc mat, ou présentent une teinte bleuâtre. Il paraît démontré qu'il faut souvent attribuer la carie des dents aux vices scrofuleux, herpétique, rhumatismal, scorbutique. Les fluxions souvent répétées sur les gencives, sur les sinus maxillaires, la suppression des sueurs habituelles ou de leucorrhées anciennes, l'occasionent assez fréquemment. On remarque qu'elle est très-commune dans les lieux humides, bas, marécageux. D'autres causes purement physiques, telles que les contusions, les fractures qui ouvrent la cavité dentaire, l'usage fréquent des boissons ou des alimens acides, âcres; l'habitude de prendre dans le même repas des alimens très-chauds et des boissons glacées, peuvent aussi suffire pour y donner lieu. Nous répéterons ici que l'usure naturelle des dents, et que l'ablation d'une portion de leur émail par un accident ou par l'action de la lime ne peuvent être considérées comme une cause de cette maladie. Il n'en est pas de même du contact immédiat des dents, surtout lorsque l'une d'elles est déjà cariée; car il arrive souvent alors que la portion de la dent saine correspondante à la carie ne tarde pas à en être affectée elle-même.

La carie attaque bien plus souvent la couronne des dents que leur racine; et, quand elle se développe en même temps sur ces deux parties d'une dent, ce n'est jamais du même côté. Les dents molaires sont les plus sujettes à cette affection; elle commence sur leurs surfaces triturantes ou sur leurs surfaces contiguës. Les dents de sagesse sortent quelquefois cariées, lorsque leur éruption est tardive. La carie des dents incisives commence le plus souvent par leurs surfaces latérales; il est très-rare de la voir se développer sur leur bord tranchant ou sur leur surface linguale. Les dents de la mâchoire supérieure sont plus fréquemment affectées de carie que celles de la mâchoire inférieure; et il arrive souvent que plusieurs dents correspondantes du même côté de la bouche, ou que les dents semblables des deux côtés de la même mâchoire, sont prises de carie en même temps ou à des intervalles très-rapprochés. On peut expliquer ce phénomène d'une manière plus satisfaisante par l'identité de texture des dents devenues malades, que par la distribution des nerfs qu'elles reçoivent. Les dents de lait sont souvent affectées de carie; mais la maladie ne se communique pas aux germes des dents secondaires; et si ces dernières dents en sont elles-mêmes attaquées par la suite, on ne peut raisonnablement l'attribuer à celle des dents primitives.

La carie ne commence jamais dans le voisinage de la cavité dentaire; à la couronne, elle se développe sous l'émail; et à la racine, sur sa superficie. Jamais la carie ne survient sur le collet d'une dent déchaussée; elle ne survient pas non plus sur une portion de racine dénudée depuis un certain temps.

La plupart des auteurs ont distingué les caries des dents en externe et en interne, en sèche et en humide ou pourrissante. M. Duval les rapporte toutes à sept variétés :

1re. *La carie calcaire*, ainsi désignée, parce que l'émail, le long du bord antérieur des gencives devient blanc, friable, inégal comme de la chaux. De sa destruction résulte un sillon linéaire dont le fond répond à la substance cornée. La dent, en cet endroit, est extrêmement sensible. Cette carie, fréquente dans la jeunesse, s'arrête avec l'âge, et la partie altérée devient jaune et peu sensible. Quelques auteurs rangent cette affection dans les altérations de l'émail.

2°. *La carie écorçante*. Dans celle-ci, l'émail prend une teinte jaunâtre près de la gencive; il devient fragile, et se détache de la dent par parcelles. La substance osseuse d'abord jaune, ensuite brune, est molle, et peut se couper par lames; elle est médiocrement sensible là où elle est découverte; elle l'est beaucoup là où l'émail est encore adhérent. Cette espèce de carie se rencontre presque toujours avec des affections dartreuses.

3e. *La carie perforante.* Elle se montre indistinctement sur toutes les parties de la couronne. La substance osseuse est jaune ou brune; elle se ramollit, devient humide, fétide, et peut se couper facilement; l'excavation s'agrandit plus ou moins rapidement. Elle présente la forme d'une cavité arrondie communiquant à l'extérieur par une ouverture étroite, ou bien celle d'un entonnoir; quelquefois elle ressemble à un canal. La portion de dent malade est sensible à l'impression du froid et des corps solides; lorsque l'inflammation s'est propagée jusqu'au bulbe de la dent; et quand la cavité dentaire est ouverte, les douleurs deviennent aiguës, quelquefois intolérables. Peu à peu la portion osseuse de la dent est détruite, l'émail resté presque seul se casse par fragmens, et enfin il ne reste plus que la racine qui cesse ordinairement d'être douloureuse. Cette espèce de carie est la plus fréquente.

4e. *La carie charbonnée.* — Elle s'annonce par une couleur bleuâtre que l'on aperçoit sur l'un des côtés de la dent, à travers l'émail, qui, d'abord intact, noircit et se détruit. Alors on voit une excavation plus large que profonde, dont les parois, formées par la substance osseuse, sont noires, sèches, friables, inodores, insensibles. Cette espèce de carie fait des progrès rapides, et s'arrête ordinairement à la racine. On ne l'observe guère que chez des individus de quinze à trente ans, et particulièrement avec la diathèse rachitique, ou avec des dispositions à la phthisie pulmonaire.

5e. *La carie diruptive.* — Elle commence par une tache jaunâtre avec déperdition de substance près du collet de la dent, et se propage ensuite obliquement et plus profondément du côté de la racine, en formant ordinairement un sillon brunâtre demi-circulaire. Cette carie rend d'abord la dent sensible au froid, à la chaleur, à la pression des corps solides. Quand elle a fait beaucoup de progrès et qu'elle a dépassé la cavité dentaire, la dent cesse d'être sensible; enfin il arrive un moment où la couronne restée intacte se sépare de la racine cariée, qui se brise. Cette carie affecte le plus souvent les dents incisives, et on ne l'observe guère que chez des sujets qui ont atteint l'âge de quarante ans.

6e. *La carie stationnaire.* — Celle-ci commence presqu'en même temps par une tache noire et par une destruction superficielle de l'émail. Bientôt après il se forme une excavation superficielle, mais large, de l'émail, qui n'altère que la superficie de la substance osseuse, et dont le fond est noir et dur au point de ne céder que difficilement à la rugine. Cette carie attaque les dents à tout âge, mais ordinairement elle s'arrête et reste stationnaire jusqu'à un âge très-avancé. Elle est tout-à-fait inodore et insensible. Elle coïncide assez communément avec quelques-unes des affections inflammatoires des gencives.

7e. *La carie simulant l'usure.* — Elle est difficile à reconnaître dans son principe. C'est plutôt la trace d'une carie guérie spontanément qu'une carie actuelle. Elle a son siége sur la surface triturante des dents molaires, et se distingue par une cavité large plus ou moins profonde, dont le fond est quelquefois de niveau avec le collet de la dent. Cette cavité est lisse et unie, le plus souvent très-jaune et quelquefois brunâtre. On remarque à son pourtour deux bandes bien distinctes, formées par l'émail et par la substance cariée, et parfois, dans le centre, une petite facette très-jaune, formée par une nouvelle substance qui a rempli la cavité dentaire. On retrouve quelquefois la même disposition dans des dents qui ont été plombées et qui ont cessé de l'être. Le défaut de rapport de la dent malade avec la dent opposée ne permet pas de confondre l'affection que nous venons de décrire avec l'usure.

L'agacement des dents, leur sensibilité, leur douleur, ne sont que des signes rationnels insuffisans pour caractériser l'existence de la carie; mais l'inspection des dents suffit, dans le plus grand nombre des cas, pour faire reconnaître cette maladie. Cependant on est souvent obligé de se servir de la sonde pour s'assurer de son existence, lorsqu'elle a son siége sur les parties latérales des dents, dans le voisinage de leurs racines.

Le pronostic de cette affection doit nécessairement être différent suivant le nombre des dents qu'elle intéresse, le caractère qu'elle présente, et la nature de ses causes. Quant à ses indications, elles sont au nombre de trois: 1° en préserver les dents saines; 2° en arrêter les progrès; 3° remédier aux désordres qu'elle a produits.

Pour préserver les dents de la carie, il faut s'attacher à détruire les causes générales qui peuvent y donner lieu, et recommander d'éviter toutes les influences susceptibles de produire et d'entretenir de l'irritation dans les dents et dans les gencives. Ajoutons qu'il est également convenable de prévenir l'accumulation du tartre et le ramollissement des gencives par une bonne mastication des alimens solides, par des frictions faites sur les dents et sur les gencives avec des brosses douces, par des lotions légèrement spiritueuses.

Lorsqu'il s'agit d'arrêter les progrès de la carie, il n'est pas moins important de mettre en usage les moyens hygiéniques et les médicamens internes; et en même temps on a recours à un traitement local, par lequel on se propose, soit de changer le mode de vitalité des parties malades, soit de les désorganiser, soit de les enlever immédiatement. On réussit quelquefois à arrêter des caries superficielles par l'application des teintures aromatiques ou balsamiques, des huiles essentielles, de l'alcohol; mais il est bien plus sûr d'enlever tout ce qui est carié, soit avec la rugine, soit avec la lime. La cautérisation convient particulièrement dans les cas où la carie est profonde, et pénètre en forme de canal dans la dent. On est quelquefois forcé, par la forme des surfaces cariées et par la profondeur de la maladie, à recourir en même temps aux moyens d'ablation et de cautérisation. Ce mode de traitement ne pourrait convenir ni pour la carie écorçante, ni pour la carie diruptive.

On remédie aux désordres produits par la carie, lorsqu'ils se bornent aux substances dures de la dent, et qu'il existe une cavité dont l'ouverture est étroite, en la plombant définitivement ou provisoirement, avec ou sans cautérisation préliminaire. Si la présence d'un corps métallique y excite de la douleur, il faut accoutumer cette cavité à la présence d'un corps étranger, en la remplissant avec un petit tampon de coton imprégné de poudre de charbon animal, ou imbibé d'une teinture alcoholique : on peut aussi remplir cette cavité avec de la résine ou avec de la cire.

Quand les dents cariées présentent des aspérités qui piquent la langue, l'intérieur des lèvres ou des joues, il faut limer ces aspérités, et quelquefois on les excise avec des tenailles incisives, avant de les attaquer avec la lime.

Lorsque la pulpe dentaire est devenue très-douloureuse, et que les malades ne peuvent supporter l'espèce de tamponnement dont nous venons de parler, il faut percer avec un stylet aigu le plancher mince qui peut encore recouvrir cette pulpe, et la piquer elle même avec ce stylet. Si la douleur persiste, ou doit alors détruire totalement cette pulpe, soit en enfonçant profondément dans la dent un fil de métal, soit en la cautérisant. Le meilleur cautère pour cette opération doit avoir la forme d'une sphère supportée sur une tige recourbée. Vis-à-vis l'insertion de cette tige, la sphère qui est nécessaire pour conserver la chaleur, présente un prolongement styliforme, long de quatre à cinq lignes, destiné à pénétrer dans la cavité dentaire.

Nous devons enfin présenter, comme dernière ressource contre la carie et les désordres qui en sont la suite, l'ablation partielle ou totale de la dent malade et son remplacement.

L'ablation partielle, désignée par A. Paré sous le nom de *déchapellement*, et qui consiste à enlever la couronne d'une dent, a été proposée pour les dents cariées qui sont très-douloureuses. Comme cette opération ne réussit pas toujours, elle a été généralement abandonnée pour les dents molaires, et on ne la pratique plus que sur les dents antérieures, dont on veut conserver la racine pour y adapter une dent artificielle. Dans ce cas, la carie a déja fait une partie de l'opération que l'art achève.

L'ablation totale, autrement dite l'extraction ou l'évulsion, convient lorsque la douleur est très-vive et ne peut être calmée par aucun moyen, quand la dent répand une odeur fétide, et qu'on ne peut parvenir à arrêter les progrès de la carie. L'extraction des dents de lait cariées, douloureuses, fétides, est indiquée, non pas pour prévenir la carie des dents secondaires, mais pour empêcher les fluxions vers la tête, et pour éviter les accidens qui peuvent résulter du mélange avec les alimens de fluides putrides. On est aussi souvent obligé de procéder à l'extraction d'une ou de plusieurs dents cariées pour obtenir la guérison de maladies consécutives survenues aux gencives, aux alvéoles et aux autres parties voisines.

Lorsque les racines qui restent après la destruction des couronnes ne sont ni douloureuses ni fétides, on peut les conserver. Il arrive d'ailleurs assez souvent dans ce cas qu'elles tombent par fragmens, ou même qu'elles sont expulsées par les alvéoles qui se resserrent sur elles-mêmes. Nous ferons observer qu'il est quelques cas où on ne doit pas se presser de recourir à l'extraction des dents cariées; par exemple, lorsqu'il s'établit une alternative de douleur entre ces dents et d'autres parties essentielles à la vie; ou bien encore lorsque l'on peut craindre que la douleur résultant de l'opération donne une nouvelle énergie à une affection névralgique plus ancienne, à laquelle les dents cariées ne participeraient que secondairement.

La consomption des racines des dents, est une maladie très-fréquente, dans laquelle on observe constamment une perte de substance plus ou moins considérable à ces parties. Sa nature est encore peu connue; peut-être se rapproche-t-elle de l'affection des vertèbres dans laquelle le corps de ces os est peu à peu détruit par l'absorption de la substance osseuse. M. Duval a constaté, par de nombreuses recherches, qu'elle commence toujours par le sommet des racines des dents; qu'elle n'affecte jamais les parties de racine dénudées; qu'elle présente trois espèces, qu'on ne peut, à la vérité, distinguer les unes des autres qu'après que les dents ont été arrachées; enfin qu'elle est toujours accompagnée d'un état pathologique de la membrane alvéolo-dentaire, différent suivant le mode d'altération de la racine.

La première espèce commence par une ou deux aspérités que l'on reconnaît plus au toucher qu'à la vue : ces aspérités se multiplient, deviennent plus fortes, et laissent entre elle des petites fossettes irrégulières, dans l'une desquelles on aperçoit l'ouverture du canal dentaire, toujours plus grande que dans l'état naturel. Au moment de l'extraction de la dent on n'aperçoit sur ces aspérités aucun débris des parties molles avec lesquelles elles étaient en contact, mais seulement de très-petites taches d'un sang vermeil. A la circonférence de la partie malade, la membrane alvéolo-dentaire est injectée, et dans le fond de l'alvéole on trouve des chairs fongueuses.

Dans la seconde espèce de consomption, l'extrémité de la racine de la dent est tronquée et arrondie. Elle présente une surface concave entourée d'un rebord mousse, blus blanche que le reste de la racine, tantôt lisse, tantôt inégale, et en outre un point noir correspondant à l'ouverture du canal dentaire. Au moment de l'extraction de la dent, on reconnaît que cette surface est complétement denudée, et qu'elle est baignée par un fluide contenu dans un kyste implanté au rebord qui limite la surface dénudée. Le kyste reste quelquefois en grande partie dans l'alvéole dilatée, et M. Duval nous a fait voir plusieurs cas de cette espèce où l'alvéole était tellement élargie par le kyste, que la maladie aurait pu facilement être prise pour une affection du sinus maxillaire; mais en portant un gros stylet dans le fond de cette alvéole, on pouvait facilement s'assurer que la paroi inférieure du sinus n'était que refoulée de bas en haut.

La troisième espèce de consomption affecte le plus souvent les dents primitives qui, au lieu d'être remplacées suivant l'ordre naturel, restent en place une grande partie de la vie, et très-rarement les dents secondaires et permanentes. Tantôt elle n'occupe qu'une petite partie de la racine, tantôt elle la détruit presqu'en totalité. La partie malade paraît grenue, inégale, et immédiatement après l'extraction de la dent, on remarque sur cette racine un tissu filamenteux, ténu, par le moyen duquel elle adhérait à l'alvéole.

La consomption de la racine des dents est souvent accompagnée de douleur, du gonflement inflammatoire des gencives, de la mobilité des dents malades. Elle peut donner lieu à des abcès et à des fistules dentaires. Tant que cette affection n'a pas produit d'autre symptôme que la douleur, on ne peut être assuré de son existence, ni la distinguer d'une odontalgie essentielle. Dans ce cas on ne doit mettre en usage que les moyens locaux et généraux propres à combattre l'irritation; mais lorsque la dent est ébranlée, lorsqu'un suintement puriforme a lieu entre sa racine et la gencive, quand l'alvéole est gonflée, ou qu'il s'est formé une fistule dentaire, il faut alors, quand même la dent paraîtrait saine à l'extérieur, en faire l'extraction. Après l'opération il convient souvent de tamponner l'alvéole avec du coton imbibé d'une liqueur spiritueuse, pour réprimer les chaires fongueuses contenues dans l'alvéole. Au bout d'un temps assez court, cette cavité, lors même qu'elle a été fortement dilatée, soit par ces chairs, soit par un kyste, revient sur elle-même, et s'oblitère complétement.

L'exostose des dents n'affecte que leurs racines. Fox parle d'une jeune dame qui fut obligée de se faire arracher toutes les dents dont les racines étaient exostosées, tandis que leurs couronnes étaient parfaitement saines. M. Oudet a présenté à la société de la Faculté de médecine une dent avec une exostose dont le volume égalait celui d'une grosse noisette. Tantôt l'exostose occupe tout le pourtour et la hauteur de la racine d'une dent, plus souvent elle n'existe que sur un côté. Sa forme est alors arrondie ou anguleuse. Si on fend l'exostose suivant la longueur de la dent, sa couleur jaune ou cornée fait ordinairement distinguer ce qui lui appartient de ce qui constitue la racine; et on reconnaît que son tissu, quoique éburné en apparence, est moins dur que la substance osseuse de la racine. Tantôt l'exostose forme seule l'état morbide de la racine, tantôt aussi elle se rencontre avec la consomption enkystée. Il paraît que l'exostose de la racine des dents est presque toujours le résultat de l'engorgement et de l'ossification de leur périoste, surtout chez des sujets dont les dents sont devenues douloureuses, soit à la suite de leur carie ou de leur usure, soit par l'action d'une diathèse goutteuse ou rhumatismale.

Cette maladie est très-difficile à connaître avant l'extraction de la dent. On peut tout au plus auparavant en soupçonner l'existence à la douleur gravative et profonde qui l'accompagne, et dont l'intensité n'est pas toujours la même (cette douleur n'augmente presque pas par la percussion), au gonflement de l'alvéole, à la mobilité de la dent malade, et cette mobilité ne se rencontre pas dans tous les cas; enfin, à la perte de niveau de cette dent avec les dents voisines.

Dans l'origine de cette maladie, la seule indication rationnelle qui se présente est de combattre la douleur par les topiques émolliens et narcotiques, par les saignées locales et les révulsifs. Si la douleur persévère, et que la dent devienne mobile, ou qu'elle se déplace, on est forcé d'en faire l'extraction.

Le spina ventosa de la racine des dents est excessivement rare; on doit le rapprocher de l'exostose, et il présente les mêmes signes et les mêmes indications. M. Oudet possède une dent canine affectée de cette maladie. Sa racine est grosse et creuse comme la coquille d'une noisette, avec des parois très-minces et une large ouverture.

La nécrose des dents survient à la suite de la suppuration, de la destruction ou de la désorganisation de la membrane alvéolo-dentaire. Elle peut être occasionée par des violences extérieures; mais elle est plus souvent le résultat d'inflammation chronique ou gangréneuse des parties molles qui sont en rapport avec les racines des dents. Les dents affectées de nécrose perdent leur couleur naturelle; elles s'ébranlent, quelquefois elles tombent spontanément; d'autres fois elles restent dans les alvéoles, et entretiennent un écoulement purulent, fétide, qui suinte entre leur collet et la gencive. Lorsque l'on a extrait ces dents, on en trouve la racine rugueuse, jaunâtre ou noirâtre.

L'inflammation de la membrane alvéolo-dentaire ou la *périodontite* peut être aiguë ou chronique. Les femmes nouvellement accouchées y sont assez sujettes; nous l'avons plusieurs fois observée chez les enfans dans les saisons froides et humides. Cette maladie, lorsqu'elle est aiguë, est souvent produite par les courans d'air froid, par les lotions de la tête avec de l'eau froide, la répercussion de la transpiration, d'un exanthème, la suppression d'un exutoire, etc. Elle est caractérisée d'abord par une douleur sourde et ensuite aiguë et pulsative d'une dent qui paraît saine. La gencive ne tarde pas à se gonfler et à devenir rouge et douloureuse, et souvent le gonflement se propage à la joue. Cette inflammation peut se terminer par résolution ou par la formation d'un abcès. On doit la combattre par les gargarismes émolliens et narcotiques, par l'application des sangsues sur les gencives ou au-dessous des angles des mâchoires; par les boissons émollientes tièdes, les bains tièdes, les pédiluves révulsifs.

Lorsque cette maladie passe à l'état chronique, elle est ordinairement entretenue par une cause interne, telle que les vices scrofuleux, herpétique, scorbutique, vénérien, rhumatismal, arthritique. Elle est alors peu douloureuse; mais elle occasionne un écoulement puriforme et fétide entre les dents et les gencives, le déchaussement des dents, leur ébranlement, le ramollissement des gencives. Cette affection est souvent très-difficile à guérir. Les moyens thérapeutiques locaux qui réussissent le mieux, lorsque la douleur est légère ou nulle, sont les lotions amères, astringentes, spiritueuses antiscorbutiques. Il est quelquefois utile d'appliquer des sangsues sur les gencives tuméfiées, ou d'y faire des mouchetures avec la pointe d'une lancette. Mais c'est particulièrement le traitement interne qui doit fixer l'attention du praticien. Ce traitement doit nécessairement varier suivant la cause de la maladie, et souvent il est nécessaire de le seconder par l'application d'un exutoire.

L'inflammation de la pulpe dentaire, ou l'*odontite* est plus fréquente chez les adultes que chez les enfans. Elle se développe plus souvent dans les dents cariées que dans les dents saines; on l'observe plus fréquemment quand la carie approche de la cavité dentaire, que lorsqu'elle y a pratiqué une ouverture, et quand les dents commencent à s'user, que quand elles le sont beaucoup. Cette inflammation est particulièrement caractérisée par une douleur aiguë qui augmente quand on percute légèrement les côtés de la dent, quoique le rapprochement des mâchoires n'y apporte pas de modification. La douleur ne s'étend pas d'abord aux gencives, ni à la mâchoire; mais vers le troisième jour, si elle ne diminue pas progressivement, elle s'y propage, et tous les nerfs de la face y participent : elle devient alors pulsative. Quelquefois cependant, sans prendre ce caractère, elle disparait subitement, et le malade ne ressent plus qu'un état d'engourdissement de la dent. Si, comme cela arrive souvent, la violence et l'opiniâtreté de la douleur forcent d'extraire la dent, et qu'on examine le canal dentaire, on en fait sortir, en y enfonçant un stylet, tantôt du sang vermeil, tantôt une matière puriforme et tantôt un fluide noir et fétide. Si on fend cette dent, on y trouve la pulpe ou très-rouge, ou très-blanche et molle, ou bien très-noire, et quelquefois l'ouverture du canal de la dent est manifestement agrandie. A la vue de ces lésions on ne peut méconnaître l'inflammation violente, la suppuration et la gangrène de la pulpe dentaire.

Les causes de l'odontite sont les mêmes que celles de l'inflammation de la membrane alvéolo-dentaire. Elle peut, comme cette dernière, être très-aiguë ou chronique, continue ou intermittente, avec des accès réguliers ou irréguliers.

Le traitement rationnel de cette maladie est celui qui convient contre les affections inflammatoires, modifié suivant la constitution des sujets. Les gargarismes spiritueux ou éthérés réussissent quelquefois pour calmer la douleur, mais seulement au début de l'inflammation. Lorsque, malgré l'emploi des moyens antiphlogistiques, la douleur persiste avec violence, on peut chercher à détruire la pulpe dentaire avec un stylet très pointu, ou avec un cautère. On a proposé, lorsque la maladie a son siége dans une dent molaire, de la trépaner pour donner issue au pus, et de déchapeler, dans le même cas, les dents incisives ou canines. Si la violence de la douleur ne permet pas d'employer le trépan, la dernière ressource pour la faire cesser est d'extraire la dent malade, et la douleur disparaît ordinairement immédiatement après cette opération.

La fongosité de la pulpe dentaire est une affection qui ne peut survenir que quand l'orifice du canal de la dent est *dilaté* par une maladie, ou que le canal se trouve accidentellement ouvert. Dans le premier cas, la pulpe tuméfiée devient plus rouge et plus consistante. Elle forme un cordon plus volumineux que dans l'état naturel qui se continue avec la membrane alvéolo-dentaire. Dans le second cas, la pulpe tuméfiée paraît extérieurement sous la forme d'une petite tumeur rouge circonscrite par les bords de l'ouverture de la dent. Cette tumeur est ordinairement très-sensible au contact des corps étrangers. Chez quelques sujets elle durcit et disparaît. On remédie à cette maladie, soit en excisant la fongosité, soit en la cautérisant, soit enfin en faisant l'extraction de la dent lorsque les autres moyens n'ont pas eu de succès.

L'ossification de la pulpe dentaire présente deux variétés : dans une dent usée, la pulpe s'ossifie dans le voisinage de la table qui ferme encore le canal de la dent; et cette ossification est un véritable bienfait de la nature, parce qu'elle devient adhérente à cette table, et en augmente l'épaisseur. On reconnaît cette couche osseuse accidentelle à sa couleur cornée et à sa transparence. Dans les dents cariées, il se forme assez souvent un petit osselet irrégulier, inégal, restant suspendu dans la pulpe. Il ne peut que l'irriter et augmenter la fréquence et l'intensité des accidens précédens par l'inflammation de la pulpe dentaire.

La carie des dents, la consomption de leurs racines, leur exostose, l'inflammation de la membrane alvéolo-dentaire, l'éruption difficile des dents de sagesse, occasionent souvent des abcès suivis de fistules dentaires. On ne peut obtenir la guérison de ces fistules que par l'extraction des dents malades, ou par celle des dents qui s'opposent à l'éruption des dernières molaires. *Voyez* FISTULE.

Maladies des dents relatives à leurs connexions. — Les dents, heurtées ou tiraillées avec violence peuvent être fortement *ébranlées ;* mais quand les gencives sont saines, les dents reprennent en peu de temps leur immobilité, pourvu qu'on s'abstienne de leur communiquer des mouvemens, soit dans l'acte de la mastication, soit en les poussant avec la pointe de la langue. Le traitement est d'ailleurs le même que celui des luxations par cause externe.

Les luxations des dents doivent être distinguées en celles qui ont produites brusquement par une cause externe, et en celles qui sont la suite d'une autre maladie.

Les premières sont incomplètes ou complètes ; une seule dent ou plusieurs sont déplacées. Le déplacement est simple ou il est compliqué de contusions, de plaies aux gencives, de fracture du bord alvéolaire ou du corps de la mâchoire; les gencives sont saines, ou bien elles sont en mauvais état. Toutes ces différences doivent influer beaucoup sur le pronostic que l'on peut porter sur ces luxations. Notons ici qu'on les produit quelquefois à dessein, dans l'intention de faire cesser une violente douleur dont une dent est le siége.

Il est certain qu'une dent luxée incomplétement, et replacée ensuite, continue de vivre; il est également certain qu'une dent luxée complétement, et réintroduite dans l'alvéole, cesse au bout de quelque temps d'être mobile. Dans ce cas, la dent replacée cesse-t-elle de vivre ? est-elle seulement assujettie mécaniquement par l'alvéole et par la gencive? ou bien s'établit-il de nouvelles connexions vasculaires entre elle et les parties qui environnent sa racine? Nous pensons que le resserrement des gencives et de l'alvéole devient son principal moyen de solidité; mais nous admettons cependant qu'il est possible que la circulation se rétablisse en partie dans cette dent.

On reconnaît facilement la luxation des dents à leur mobilité et à leur perte de niveau. On doit s'aider en même temps de la connaissance des circonstances commémoratives. Ce genre de lésion présente trois indications : 1° le replacement de la dent qu'on exécute avec le pouce et l'index. Il faut quelquefois exécuter sur la dent un léger mouvement de traction avant de l'enfoncer dans l'alvéole, et lui faire exécuter un petit mouvement de pivot en l'enfonçant. Après l'avoir réduite, on rapproche doucement contre son collet et sa racine les gencives et les fragmens de l'alvéole. 2° La seconde indication est d'assurer l'immobilité de la dent réduite : pour cela, on emploie des plaques de plomb recourbées qu'on fixe sur les dents voisines ; on empêche les mâchoires de se rapprocher en mettant entre les dents molaires une plaque de platine ou d'ivoire; on recommande au blessé de ne point appuyer la langue sur la dent luxée, et on ne donne pour aliment que des potages, des bouillies, des purées, ou d'autres substances qui n'exigent aucune mastication. 3° La troisième indication enfin consiste à prévenir et à combattre les accidens inflammatoires par les moyens antiphlogistiques locaux et généraux. Si ces accidens offraient une grande intensité et qu'ils parussent entretenus par la présence de la dent luxée et réduite, il faudrait se décider à l'extraire.

Quand les luxations des dents surviennent lentement à la suite d'autres maladies, elles sont peu douloureuses, ou ne le sont pas; les dents luxées servent encore quelquefois à la mastication : mais leur déplacement occasione presque toujours de la difformité et de la difficulté à parler. Les indications ne sont fournies, dans ce cas, que pour la maladie dont le déplacement des dents est l'effet; et lors même que l'on parvient à guérir cette maladie, on ne voit pas ordinairement les dents reprendre leur direction naturelle.

La dénudation des racines des dents peut être occasionée par une blessure; mais presque toujours elle est produite par une maladie des gencives développée sous l'influence d'une cause qui agit sur toute l'économie : elle ne présente donc pas d'indications par elle-même (*Voyez* GENCIVE *pathologie*). Nous ferons seulement ici observer que les portions de racines dénudées ne se carient pas; mais elles jaunissent et se couvrent plus facilement de limon et de tartre que le reste de la dent. Si la carie survient à une dent *déchaussée*, c'est à la jonction de la racine avec la gencive.

On trouve, dans la plupart des auteurs, *la mobilité* des dents rangée au nombre de leurs maladies. Cette affection n'est jamais essentielle. Il est important de ne pas la confondre avec l'ébranlement dont nous avons parlé précédemment, et qui est produit par des causes externes qui agissent instantanément. La mobilité, au contraire, survient plus ou moins lentement; elle peut être occasionée par des maladies des gencives, du bord alvéolaire, des caries, des nécroses des mâchoires. Il faut détruire ces causes pour faire cesser la mobilité des dents. Tant qu'elles sont mobiles, il faut éviter de s'en servir, de les pousser avec la langue. Il serait bien plus nuisible qu'utile de chercher à assujettir par des ligatures les dents mobiles aux dents voisines. Celles-ci ne tarderaient pas elles-mêmes à perdre leur solidité; mais il est quelquefois nécessaire de limer une dent trop longue dont le contact ébranle et rend mobile celle qui lui est opposée.

L'édentation. — Par ce mot, on doit entendre la perte d'une, de plusieurs ou de toutes les dents. Lorsque l'édentation n'est que partielle, et qu'elle a lieu peu de temps après l'apparition des secondes dents, les dents restantes se rapprochent, et la difformité est moindre. Quand l'édentation est complète ou presque complète, les joues se creusent, le menton semble se rapprocher du nez, la bouche paraît rentrante, la mastication et la prononciation deviennent difficiles. On ne peut faire disparaître ces inconvéniens qu'en remplaçant les dents perdues par des dents artificielles. On a eu assez souvent recours à la transplantation de dents arrachées à une personne saine, et replacées immédiatement après dans les alvéoles correspondantes d'une autre personne, à laquelle on avait extrait quelques instans auparavant les dents cariées pour remédier à l'édentation. Depuis que l'on a apporté une grande perfection dans les pièces artificielles, on a rarement recours à cette opération, qu'il faudrait entièrement abandonner, parce qu'elle est cruelle pour le malheureux qui livre ses dents en échange de quelques pièces d'argent, et peu sûre, quelquefois même dangereuse pour celui qui se les fait placer.

Concrétions qui se forment sur les dents.—On leur donne généralement le nom de *tartre* quand elles sont devenues dures, et celui d'*enduit* ou de *limon* lorsqu'elles sont encore molles. La nature de ces concrétions a beaucoup d'analogie avec celle des concrétions salivaires. Elles sont produites en partie par une sécrétion pathologique des gencives, et en partie par une sorte de dépôt fourni par la salive et les autres fluides qui humectent la bouche. Le dépôt de cette matière se fait sur les dents en plus grande abondance pendant la nuit que pendant le jour; il s'attache d'abord au collet de la dent, et s'insinue ensuite entre la gencive et la racine qu'il déchausse. On le voit aussi s'amasser en grande quantité entre les dents, et se propager sur le contour de leurs couronnes, et même quelquefois sur leurs surfaces triturantes. La couleur de ces couches est variable, jaune, grise, verdâtre, noirâtre : la consistance ne l'est pas moins, depuis celle d'une sorte de pulpe grumeleuse jusqu'à celle d'une pierre calcaire. On trouve de ces concrétions très-dures qui semblent faire corps avec les dents ; d'autres, au contraire, qui s'en détachent avec facilité. On a vu souvent des malheureux dont les dents étaient tellement encroûtées de tartre, qu'elles ne semblaient plus former qu'une seule pièce. Ces concrétions, en acquérant du volume et de la dureté, irritent et même ulcèrent les joues, les lèvres, la langue. Elles déchaussent les dents, et les refoulent hors de leurs alvéoles; elles entretiennent un suintement purulent des gencives; elles répandent d'ailleurs une odeur infecte.

Il importe de prévenir la formation de ces concrétions, et on obtient ce résultat par des soins de propreté, tels que les lotions de la bouche avec de l'eau fraîche, de l'eau aiguisée avec une liqueur spiritueuse. L'emploi du cure-dent, des préparations dentifrices et des brosses douces, dirigées du collet de la dent vers la couronne, n'est pas moins nécessaire. Lorsque l'on n'a pas pris ces précautions, et que les dents sont encroûtées de tartre, il faut l'enlever, et son extraction exige beaucoup de précautions lorsque les dents sont déchaussées et ébranlées.

Voyez, pour les opérations à exécuter sur les dents, les mots EXTRACTION DES DENTS, PROTHÈSE DENTAIRE. (MARJOLIN.)

DENT DE LION, s. m.; l'un des noms vulgaires du pissenlit. *Voyez* ce mot. (A. R.)

DENTAIRE, adj., *dentarius*, *dentalis*; qui appartient aux dents : *arcades dentaires*, *follicules dentaires*, *vaisseaux* et *nerfs dentaires*. *Voyez* DENT, DENTITION. (A. B.)

DENTELAIRE, s. f., *plumbago europæa*, L., famille naturelle des Plumbaginées, pentandrie monogynie. C'est dans les provinces méridionales de l'Europe que croît spontanément la dentelaire. Sa racine, qui est brunâtre, rameuse et vivace, donne naissance à une tige herbacée, haute de deux à trois pieds, qui porte des feuilles alternes, amplexicaules, sinueuses, et se termine par des fleurs violettes, rassemblées à l'aisselle des feuilles supérieures. Toutes les parties de la dentelaire, lorsqu'elles sont fraîches, mais surtout sa racine, sont douées d'une âcreté extraordinaire, qui se dissipe presque complétement au moyen de la dessiccation. Appliquées sur la peau, sa racine ou ses feuilles la rougissent, l'enflamment et finissent par y déterminer la formation de phlyctènes plus ou moins volumineuses; en un mot, elles agissent comme le garou, les cantharides et les autres médicamens vésicans. Si l'on mâche pendant quelque temps un petit fragment de la racine, l'on éprouve bientôt dans la bouche un picotement et une cuisson très-intenses, et la sécrétion des glandes salivaires est considérablement augmentée. Aussi plusieurs auteurs ont-ils recommandé l'usage de la racine de dentelaire comme un médicament masticatoire très-efficace. Mais c'est surtout contre la gale que l'on emploie plus fréquemment la dentelaire. Le docteur Soumaire, qui remporta, il y a environ quarante ans, un prix proposé par l'Académie royale de Médecine sur le traitement de la gale, a prouvé par un grand nombre de faits authentiques, répétés très-souvent depuis cette époque, que des frictions faites avec l'huile dans laquelle on a fait infuser de la dentelaire sont un des moyens les plus efficaces pour combattre cette maladie. La préparation que l'on emploie ordinairement consiste à faire bouillir deux ou trois onces de la racine et des feuilles dans une livre d'huile d'olives, et à exprimer le marc après l'ébullition.

Cependant il est important de surveiller l'action de cette préparation sur la surface cutanée ; il est des individus qui, ayant la peau fine et délicate, ne peuvent en faire usage sans qu'elle y détermine une irritation quelquefois très-vive. On doit, dans ce cas, en suspendre l'usage et avoir recours aux bains généraux.

On a proposé la racine de dentelaire pour remplacer l'ipécacuanha. Mais il faut en employer des doses assez élevées pour occasioner le vomissement ; aussi ne la prescrit-on presque jamais dans cette circonstance. (A. RICHARD.)

DENTELÉ, adj., *dentatus*. Trois muscles du tronc portent ce nom, à cause des dentelures qu'ils présentent à une de leurs attaches. L'un est le *grand dentelé* ; les autres sont appelés *petits dentelés* ou *dentelés postérieurs*, et distingués en supérieur et en inférieur. Le petit pectoral a aussi été autrefois désigné sous le nom de *petit dentelé antérieur*.

Ce mot sert encore de nom propre au ligament *dentelé*, qui fixe la moelle de l'épine dans le canal vertébral (*Voyez* MOELLE), et au corps rhomboïdal ou *dentelé* du cervelet. *Voyez* ENCÉPHALE.

DENTELÉ (muscle grand), *musculus dentatus*, seu *serratus major*, costo-scapulaire (Ch.) ; muscle large, couché sur la partie latérale de la poitrine, et en partie caché par l'épaule. Son bord antérieur s'attache aux huit ou neuf premières côtes par autant de digitations qui se fixent, 1° la première, aux deux premières côtes et à une aponévrose qui occupe leur intervalle ; 2° les trois suivantes à des lignes obliques que présentent les seconde, troisième et quatrième côtes ; 3° enfin, les quatre ou cinq dernières, à de pareilles lignes et au bord supérieur des côtes correspondantes, sur lesquelles elles s'entrecroisent avec les digitations du grand oblique de l'abdomen. Les digitations inférieures sont plus longues et plus étroites que les supérieures; la seconde est plus mince que les autres. Par son bord postérieur, le grand dentelé s'insère au bord interne de l'omoplate, en avant, et aux empreintes situées dans le même sens, vers les angles supérieur et inférieur de cet os. Toutes ces attaches se font par de courtes aponévroses. Les fibres charnues forment des faisceaux distincts, faisant suite aux digitations, et rassemblés en trois faisceaux principaux, qui correspondent aux trois points d'insertion à l'omoplate. Les fibres du faisceau supérieur montent obliquement vers cet os; celles du faisceau moyen sont à peu près horizontales; celles de l'inférieur très-obliques et convergentes.

Ce muscle tire l'omoplate en avant, ou les côtes en dehors et en haut; sa portion supérieure peut déprimer le moignon de l'épaule, l'inférieur l'élever.

DENTELÉS (muscles petits), *musculi serrati* seu *dentati postici superior et inferior*, dorso-costal et lombo-costal (Ch.). Ce sont deux plans charnus et aponévrotiques, fort minces, situés, l'un dans le haut de la région dorsale, l'autre au bas de cette région et aux lombes, et continus au moyen d'une aponévrose qui remplit leur intervalle. Le supérieur est plus étroit; il s'attache à la dernière apophyse épineuse cervicale, et aux deux ou trois premières, dorsales par une aponévrose très-longue, et aux quatre côtes qui suivent la seconde, par autant de digitations que terminent de courtes fibres aponévrotiques fixées à la face externe et au bord supérieur des côtes, au delà de leur angle. Ses fibres descendent obliquement de la première à la seconde insertion; les inférieures sont les plus longues. Quelquefois ce muscle se fixe sur cinq côtes, ou sur trois seulement. Le dentelé postérieur inférieur tient aux deux dernières apophyses épineuses dorsales, aux trois premières lombaires et à leurs ligamens, par l'aponévrose du muscle grand dorsal, dont la sienne se détache en dehors; il s'insère au bord inférieur des quatre dernières côtes par des faisceaux d'autant plus étendus, qu'ils sont plus élevés, et se recouvrant un peu de haut en bas. La brièveté des dernières côtes fait que les faisceaux inférieurs sont plus près du cartilage costal, et que le dernier s'y attache même en partie. Les fibres charnues et aponévrotiques de ce muscle montent obliquement en dehors.

L'aponévrose qui unit les deux dentelés postérieurs s'attache latéralement à l'angle des côtes et aux apophyses épineuses des vertèbres; elle est très-mince et composée de fibres entre-croisées, pour la plupart transversales et plus distinctes au voisinage de l'un et de l'autre muscles.

Le petit dentelé postérieur et supérieur élève les côtes; l'inférieur les abaisse et les porte en dehors : cependant leur action doit être peu marquée, à cause de leur situation très-rapprochée du centre du mouvement. Ces muscles, ainsi que leur aponévrose qu'ils peuvent tendre dans quelques circonstances, servent d'enveloppe à ceux des gouttières vertébrales, dont ils aident l'action en les comprimant un peu. (A. BÉCLARD.)

DENTIER, s. m., pièce moulée sur la forme des arcades alvéolaires, destinée à servir d'implantation et de soutien aux dents artificielles. Les dentiers ne peuvent se fixer à la bouche qu'au moyen de ressorts à leviers. On se sert de la dent d'hippopotame pour leur fabrication. Ils sont dits simples quand on ne les applique qu'à une seule machoire, et complets quand ils doivent remplacer les deux rangées de dents. (*Voyez* PROTHÈSE DENTAIRE). (MARJOLIN.)

DENTIFORME, adj., *dentiformis*, synonyme d'ODONTOÏDE. *Voyez* ce mot. (A. B.)

DENTIFRICE, adj., et s.m., *dentifricium*. Ce mot, dans son origine, servit seulement à désigner la poudre dont on se frottait les gencives et les dents; d'autres compositions furent ensuite appelées du même nom à cause de leur destination. Ainsi on connaît des opiats dentifrices. Parmi les poudres dentifrices, nous donnerons, comme les plus convenables, celles qui se trouvent dans la formule suivante extraite du *Codex* :

Bol d'Arménie préparé,	24 gram. ou 6 gros;
Corail rouge préparé,	24
Os de sèche porphyrisés,	24
Résine dite sang-dragon,	12
Cochenille pulvérisée,	30
Tartrate acidule de potasse,	36
Canelle,	6
Gérofle,	1

Mêlez exactement.

Parmi les opiats, un de ceux dont on se sert le plus communément contient presque toutes les poudres que nous venons d'énumérer ; il doit sa consistance à une certaine quantité de miel blanc, il ne contient ni sang-dragon ni cochenille.

Quelle que soit la forme sous laquelle on prépare les médicamens dentifrices, on doit bannir de leur confection toutes les substances qui pourraient altérer l'émail des dents : on doit aussi tenir compte de l'action qu'ils exercent sur les gencives, et en varier la nature suivant l'état des parties.

Mais le plus ordinairement ils ne sont employés que pour entretenir la blancheur des dents, en enlevant le tartre qui s'y dépose. (MARJOLIN.)

DENTISTE, s. m., *qui dentibus operam dat*, celui qui exerce cette partie de la médecine et de la chirurgie, qui a pour objet le traitement des maladies de la bouche, et particulièrement de celles des dents. Quoique beaucoup de médecins aient écrit sur ce sujet, et entre autres Hippocrate, Galien, Ambroise Paré et un grand nombre de modernes, on est porté néanmoins à croire qu'il a toujours formé une branche séparée et distincte de l'art de guérir.

Les praticiens qui s'y livraient exclusivement, sont appelés par Galien ἰατροὶ ὀδοντικοὶ (médecins dentaires.)

Aujourd'hui surtout où l'exercice de cet art demande tant de connaissances, on conçoit qu'il est plus que jamais nécessaire qu'il soit pratiqué par des personnes qui en fassent l'unique objet de leurs études. Car on n'est pas dentiste pour reconnaitre l'altération la plus évidente d'une dent, et pour faire sur elle les opérations les plus simples et les plus grossières manœuvres. Il faut à la connaissance précise de l'anatomie de la bouche, et particulièrement de celle des dents, réunir des notions générales d'anatomie et de physiologie, de médecine, d'hygiène et de mécanique, et de plus encore celle d'un grand nombre d'opérations d'orfévrerie. Comment, en effet, sans le secours de leurs connaissances, parvenir à distinguer les maladies purement locales de la bouche, de celles qui ne sont que le symptôme d'une affection générale, à déterminer l'influence des divers agens qui peuvent contribuer à produire ces maladies, à classer chacune de ces dernières d'après les modifications survenues dans les propriétés vitales des organes affectés, et à choisir d'après ces différences le traitement qui convient à chacune d'elles ?

Comment remédier aux inconvéniens et aux difformités qu'elles entraînent, si l'on n'a pas quelques principes de mécanique? comment enfin prescrire les médicamens dont on doit faire usage si l'on n'est pas instruit auparavant de leurs propriétés? Celui qui serait étranger à toutes ces connaissances ne pourrait pas plus se flatter de posséder son art, qu'un charlatan ou une garde-malade de savoir la médecine. (MARJOLIN.)

DENTITION, s. f., *dentitio*, ὀδοντίασις, ὀδοντοφυΐα; formation des dents. Le mot dentition est souvent pris dans une acception très-restreinte, et pour exprimer seulement la sortie de la couronne des dents hors des alvéoles et son apparition au-dessus des gencives; il est employé ici dans son acception la plus générale, et pour exprimer tous les phénomènes de la formation, de l'accroissement, de la sortie, de l'usure, de la chute, et du remplacement des dents, ainsi que les phénomènes concomitans que présentent les alvéoles, les gencives, les mâchoires et même des parties plus éloignées.

Les germes des dents infantiles commencent à être visibles dans le fœtus, dans le courant du second mois. Ces germes consistent en follicules membraneux situés sous la gencive, dans la gouttière que commencent à présenter alors les mâchoires, et où ils forment, par leurs séries, deux arcs, un supérieur et un inférieur; le germe de la canine fait exception; il est placé en dehors de l'arc. Mais ces arcades alvéolaires s'accroissant continuellement, à l'époque de l'éruption, la canine se trouve en ligne avec les autres.

Ce follicule, très-petit d'abord, et qui s'accroît rapidement, a une forme ovoïde ou olivaire, il est plongé au milieu d'un tissu cellulaire pulpeux; par une de ses extrémités, qui est profonde, il tient à un pédicule vasculaire et nerveux, par l'autre, qui est superficielle, il tient sous la gencive, et présente probablement là un pore ou orifice imperceptible de communication avec la surface de cette membrane.

La cavité du follicule a d'abord la même figure que lui, et en occupe alors toute l'étendue; elle est remplie d'un liquide incolore, limpide, mais contenant cependant quelques flocons; sa consistance est mucilagineuse, cependant il n'est pas visqueux; il est inodore, sa saveur est fade; on l'a trouvé quelquefois acide, une autre fois alcalin; il contient du mucus, de l'albumine, du phosphate de chaux, et quelques traces de sulfates et d'hydrochlorates. A une époque plus avancée le follicule se remplit d'une espèce de papille vasculaire et nerveuse de même forme que lui, qui, partant de l'extrémité profonde du follicule, et végétant pour ainsi dire dans son intérieur, finit par le remplir presque en entier, en ne tenant toutefois que par un pédicule à l'extrémité adhérente du follicule, et restant libre et baignée dans le liquide, par tout le reste de la surface. Le liquide diminue de quantité en proportion de l'accroissement de la papille ou de la pulpe dentaire. Les parois du follicule sont formées d'une membrane bifoliée, dont le feuillet extérieur est blanc, opaque, tenace, fibreux, et tendu sur l'autre feuillet, qui est très-vasculaire. La papille elle-même est recouverte par une partie de ce feuillet interne qu'elle a comme soulevé en se développant. Le follicule et la papille, qui le remplit en grande partie, s'accroissent jusqu'à l'époque de l'*ossification*; et à cette époque, le sommet de la papille a la forme de la couronne de la dent.

La partie dure et ostéiforme des dents commence à se montrer dans une période comprise entre la fin du troisième mois, époque où elle paraît dans la première dent, et la fin du sixième mois, moment où elle commence dans la cinquième et dernière. Pour chaque dent l'ossification commence un peu plus tôt à la mâchoire inférieure, et un peu plus tard pour la dent correspondante d'en haut. Elle commence à très-peu près en même temps dans la même dent de chaque côté.

L'ordre dans lequel les dents commencent à s'ossifier est le suivant : la première, la seconde, la quatrième, la troisième et la cinquième; ou bien assez souvent, la première, la quatrième, la seconde, la troisième et la cinquième.

C'est l'ivoire qui est d'abord formé, on le voit apparaître au sommet de la papille dentaire sous la forme d'une petite calotte, unique pour les dents incisives et canines, et multiple pour les dents molaires. Cette petite calotte est la lame d'ivoire qui sera immédiatement recouverte par l'émail, elle a déjà exactement la forme qu'aura l'extrémité libre de la dent. Elle augmente successivement de largeur, et finit ainsi par couvrir tout-à-fait la papille dont elle ne recouvrait d'abord que le sommet; dans les dents à papille divisée comme les dents molaires, les petites calottes éburnées, en augmentant de largeur, se rencontrent par leurs bords, et finissent par n'en former plus qu'une seule composée d'éminences égales en membre à celles de la pulpe. Elle augmente aussi successivement d'épaisseur, mais du côté intérieur, c'est-à-dire du côté de la papille, qui, en conséquence, doit le réduire ou diminuer proportionnellement de volume. C'est ce dernier phénomène qui a dû surtout faire penser que l'éburnification résultait d'une transformation de la papille en ivoire par une déposition calcaire dans son tissu; mais Hunter, Cuvier, Meckel et la plupart des autres anatomistes, admettent que l'os de la dent ou l'ivoire se forme, non dans, mais sur la pulpe dentaire, par une exsudation de la matière éburnée; en un mot, c'est une production à la surface de la pulpe et non une transformation de son tissu.

Pendant que l'ivoire de la couronne augmente, l'émail se forme à sa surface. Il apparaît d'abord à la surface libre de la couronne, et de là successivement jusqu'au collet; c'est d'abord une couche très-mince, même incomplète, et composée de petites parcelles posées comme des gouttelettes figées et très-dures à la surface de l'ivoire; il devient égal ou uni, et son épaisseur augmente successivement. Quelques-uns ont pensé que l'émail était, comme l'ivoire, fourni par la pulpe dentaire, et que les matériaux dont il est formé traversent ou transsudent l'ivoire: quelques anatomistes, dès avant Hunter, et la plupart depuis lui, regardent l'émail comme déposé à la surface de l'ivoire, soit par la liqueur dans laquelle baigne la couronne de la jeune dent, soit et plus généralement par le feuillet interne de la capsule.

A l'époque de la naissance, les incisives ont leurs couronnes formées; celles des canines ne sont pas encore achevées; celles les dents molaires ont leurs tubercules formés, les externes surtout sont achevés et déjà réunis entre eux.

La racine ne se forme que quand la couronne est achevée; pour cela, la pulpe s'alonge d'abord, et surtout le pédicule vasculaire et nerveux par lequel elle tient au fond du follicule dentaire. Le pédicule, d'ailleurs, est simple aux dents qui ne doivent avoir qu'une racine, en général double aux molaires inférieures, et triple aux supérieures. Le follicule lui-même est, à cette époque, comme étranglé à la jonction de la couronne et de la racine. La racine se forme autour du pédicule ou des pédicules de la pulpe, jusqu'à ce qu'ils en soient totalement enveloppés, et qu'il ne reste plus au sommet des racines qu'une petite ouverture par laquelle passe le faisceau vasculaire et nerveux de la papille. Les racines sont-elles formées par la pulpe seule? par la pulpe et la membrane du follicule? Cela est incertain.

M. Lemaire a particulièrement insisté, avec raison, sur la différence qui existe entre l'ivoire de la racine et celui de la couronne des dents.

L'éruption des dents a lieu lorsque la formation de leur racine est déjà assez avancée. Celle des dents infantiles commence ordinairement de six mois à un an après la naissance. Il y a des exceptions telles, que des enfans naissent avec des dents sorties, tandis que chez d'autres l'éruption n'a lieu qu'au bout de deux ou trois ans, et même plus tard. Pour chaque dent, l'éruption a lieu à la mâchoire inférieure un peu plus tôt qu'à la supérieure; et, pour chaque paire de dents, il n'y a ordinairement que quelques jours d'intervalle entre celle d'un côté et celle du côté opposé. Elles sortent ordinairement dans l'ordre suivant. La première, la seconde, la quatrième ou la troisième, et enfin la cinquième qui paraît ordinairement de deux ans à deux ans et demi.

A mesure que les dents s'ossifient, les arcades alvéolaires ayant d'abord la forme de deux petites gouttières superficielles, augmentent en profondeur, et des cloisons s'élèvent de leur fond qui divisent les gouttières en alvéoles.

Le tissu des gencives peu soulevé, peu distendu, s'amincit, et s'entr'ouvre en autant de points, probablement préexistans, que la dent a de cuspides. La couronne apparaît à travers l'ouverture de la gencive et sort jusqu'au collet. De toutes les causes auxquelles on a attribué la partie des dents, leur accroissement est la plus probable. Les dents étant sorties, sont rangées en deux courbes qui occupent toute l'étendue des arcades alvéolaires, très-courtes à cette époque de la vie. Ce n'est qu'après l'éruption des dents que leur racine achève de se former.

Ces dents infantiles ou caduques tombent vers l'âge de sept ans. Elles s'écartent d'abord sensiblement les unes des autres, l'arcade alvéolaire continuant de s'accroître dans tous ses points, tandis que les dents une fois formées ne changent plus de volume. Elles s'ébranlent ensuite, et enfin tombent d'elles-mêmes à peu près dans l'ordre de leur éruption. Leurs racines sont quelquefois entières; mais le plus souvent elles ont disparu en partie ou même en totalité. La couronne est aussi notablement usée à la surface libre.

On a allégué comme causes de la chute des dents temporaires, qu'elles n'avaient pas de racines, ce qui n'est pas exact; que leurs racines étaient détruites, et leurs alvéoles envahis par la pousse des dents de remplacement, ce qui est ordinairement vrai.

Les germes des dents de l'adulte, au nombre de trente-deux comme les dents elles-mêmes, commencent à être visibles dans le fœtus très-jeune, excepté ceux des dents bicuspidées qui ne deviennent visibles que du sixième au douzième mois après la naissance.

Les germes des dents multicuspidées sont situés dans les extrémités des arcades alvéolaires; ceux des bicuspidées profondément entre les racines des dents molaires infantiles; ceux des dents incisives profondément derrière les racines des dents qu'elles doivent remplacer, et de manière que la seconde incisive couvre de la moitié de sa largeur la première; enfin, celui de la dent canine plus profondément encore est hors de rang et en dedans de l'arc de cercle des autres.

Ces germes, comme ceux des dents infantiles, consistent en follicules membraneux, ovoïdes, remplis en grande partie par une papille ou pulpe. Ces follicules tiennent par leur extrémité profonde à un pédicule vasculaire et nerveux; par l'autre extrémité, ils tiennent à la gencive immédiatement, ceux des trois dernières dents, et ceux des cinq premières par l'intermède d'un cordon allongé et probablement creux. Les uns et les autres sont contenus dans des alvéoles de même forme qu'eux, ceux des cinq premières dents communiquant par un petit orifice avec ceux des dents infantiles, les autres étant largement ouverts sous la gencive. La double rangée d'alvéoles donne beaucoup d'épaisseur à l'arcade maxillaire.

L'ossification ou l'éburnification et la formation de l'émail se font de la même manière que pour les dents infantiles. Elles commencent de trois à six mois après la naissance pour les dents incisives et pour la première grosse molaire, deux ou trois mois plus tard pour la canine, vers trois ans pour les bicuspidées, six mois plus tard pour la seconde grosse molaire, et enfin vers dix pour la dernière dent.

Dès que la couronne est achevée et que la racine commence à se former, la progression vers la gencive a lieu, et l'éruption se prépare. Celle des cinq dents de remplacement est, dans l'ordre ordinaire, précédée de la chute des dents infantiles; pour cela l'alvéole de la nouvelle dent s'agrandissant, la cloison qui le séparait du précédent est résorbée et disparaît, la racine de la dent correspondante est aussi resorbée, en partie plus ou moins grande, ou en totalité; celles des incisives sont ordinairement tout-à-fait absorbées, celles des deux molaires le sont en partie, celle de la canine l'est peu, et quelquefois point du tout.

Les dents adultes sortent dans l'ordre suivant : la première grosse molaire, vers cinq ans, derrière les dents infantiles et avant leur chute; les incisives, la canine et les bicuspidées, depuis sept jusqu'à dix ans ou onze ans, après la chute des dents qu'elles remplacent. La canine ne sort ordinairement qu'après les bicuspidées. La seconde grosse molaire sort peu après la canine, vers onze ou douze ans. La dernière enfin sort ordinairement vers l'âge de vingt ans.

A l'époque de leur éruption, les dents ne sont pas, à beaucoup près, achevées; les racines, ébauchées seulement, mettent encore deux ou trois ans à s'achever; pendant tout ce temps et même au delà, elles continuent d'augmenter d'épaisseur à l'intérieur.

Des hommes, amis du merveilleux, ont parlé d'une troisième dentition analogue aux deux premières. Des praticiens très-habiles, comme le docteur Hudson et autres, ont judicieusement fait observer que la chute des dents caduques et l'éruption des dents de remplacement sont assez souvent retardées de plusieurs et même de beaucoup d'années, pour que cela puisse expliquer les prétendus faits de l'apparition d'une troisième série de dents dans l'âge adulte ou dans la vieillesse.

Les seuls changemens appréciables que les dents éprouvent après leur achèvement, sont l'ossification de la pulpe ou papille qui les remplit et qui, en s'ossifiant, se rétrécit un peu, et l'usure progressive de leur couronne.

Les arcades dentaires s'agrandissent continuellement jusqu'à l'époque de l'éruption de la dernière dent. On a prétendu qu'à partir du moment où les dents infantiles sont sorties, et surtout de celui où la première grosse molaire a paru, la partie antérieure de ces arcades cesse de s'accroître; c'est une erreur, car d'une part, les dents infantiles s'écartent beaucoup avant de tomber, tandis que lors de leur éruption elles se touchaient; en second lieu, les dents de remplacement sont par leur ensemble bien plus larges que les dents infantiles dont elles occupent la place; enfin, la dent canine, après être souvent sortie hors de rang, parce que la seconde molaire et la première bicuspidée, sorties avant elle, se touchent presque, finit par se placer dans l'intervalle de ces deux dents qui s'est agrandi.

Les arcades dentaires et alvéolaires, en s'agrandissant, déterminent des changemens concomitans dans le reste des os maxillaires. Dans l'enfant naissant, la branche de la mâchoire est horizontale comme l'arcade alvéolaire, et l'apophyse coronoïde seule se relève à angle droit sur cette ligne. Les choses restent à peu près en cet état, jusque vers l'époque de l'apparition de la première grosse molaire adulte. A cette époque, d'une part, la branche de la mâchoire commence à se relever en totalité sur l'arcade, et de l'autre, il s'établit successivement, entre la cinquième dent infantile et l'apophyse coronoïde, une place pour la première grosse molaire; celle-ci étant sortie, il s'établit une autre place pour la seconde molaire qui s'ossifie, et enfin, après l'éruption de la seconde, une dernière place pour la troisième pendant qu'elle se forme. Des changemens analogues ont lieu dans la mâchoire supérieure par l'allongement et l'aplatissement de la région molaire de l'os maxillaire, et par le redressement et le rejettement en arrière de l'apophyse ptérygoïde.

La sortie des premières dents et la formation des alvéoles donnent à la face une hauteur et une largeur qu'elle n'avait point dans l'enfant naissant. La sortie des trois dernières paires de dents donne ensuite successivement à la face, en augmentant sa largeur et sa profondeur en bas, le caractère de physionomie de la jeunesse et de l'adolescence.

Les dents, après s'être usées plus ou moins, après avoir ou non éprouvé des accidens ou des altérations, finissent souvent par tomber avant l'époque de la mort sénile. A mesure qu'elles tombent, leurs alvéoles reviennent sur eux-mêmes, et finissent par s'oblitérer. Les arcades alvéolaires disparaissent aussi, et par leur disparition, les mâchoires se trouvent de beaucoup diminuées de hauteur, et la face en proportion, ce qui donne un nouveau caractère à la physionomie.

La formation des dents donne lieu à un afflux de sang vers les mâchoires, qui est le plus ordinairement tout-à-fait local. L'éruption est en général précédée d'un prurit à la gencive, et d'une salivation un peu augmentée. Quelquefois aussi cette éruption est précédée et accompagnée de douleur locale et de divers phénomènes sympathiques. Il est rare, au contraire, que l'éruption des dents de la seconde série soit accompagnée de douleur. Il faut cependant excepter la dent de sagesse, dont la sortie est assez souvent très-douloureuse. (A. BÉCLARD.)

DENTITION (maladies de la). On attribue dans le monde la plupart des maladies de l'enfance au travail de la dentition. La difficulté d'observer les maladies du premier âge, et le peu de connaissances positives que nous avons sur cette partie de la pathologie, ont contribué à enraciner cette opinion; et ce préjugé, résultat de notre ignorance, est ensuite devenu populaire comme tous les autres préjugés en médecine. On accuse souvent la dentition d'être la cause de la mort de plusieurs enfans dont on n'avait point reconnu les maladies pendant la vie. Cependant l'enfant, dès sa naissance, est atteint d'une foule d'affections morbides indépendantes de la dentition; il est exposé à la plupart de celles qui se rencontrent à tous les âges, et en outre il en éprouve plusieurs qui lui sont particulières. Beaucoup d'enfans périssent, dans le cours de leur première ou de leur seconde année, de maladies aiguës ou chroniques des organes contenus dans le crâne, la poitrine ou l'abdomen, et qui souvent ont été masquées ou méconnues pendant la vie, quoiqu'elles présentent, après la mort, des traces évidentes d'altérations organiques, qui suffisent à tous les âges pour rompre les liens de la vie. Dernièrement encore, j'ai eu occasion d'ouvrir le corps d'un enfant de deux ans qui avait succombé à une pneumonie latente, et qui plusieurs mois auparavant avait perdu la vue à la suite de convulsions qu'on avait attribuées à la dentition seulement. Les nerfs optiques étaient atrophiés et avaient une teinte jaunâtre, ce qui explique bien la cause de l'amaurose. Mais toutes les parties antérieures de l'hémisphère droit étaient ramollies, et les surfaces arachnoïdiennes cérébrale et méningienne adhéraient d'une manière intime dans une assez grande étendue : ces adhérences étaient, à n'en pas douter, le résultat d'une phlegmasie déjà ancienne remontant à l'époque des convulsions, qui avaient été principalement provoquées par cette maladie, et qu'on avait à tort attribuées à la dentition. Les exemples de ces sortes de méprises ne sont pas rares. Il est donc certain qu'on s'est souvent trompé, en attribuant au travail de la dentition plusieurs maladies qui surviennent pendant son cours.

La dentition, d'ailleurs, n'est point par elle-même une maladie, quoiqu'elle dispose peut-être prochainement à un certain nombre d'affections morbides. Beaucoup d'enfans arrivent à la fin de leur première dentition, sans avoir jamais présenté la plus légère altération dans leur santé; de même qu'on voit un grand nombre de jeunes filles devenir nubiles sans aucune espèce d'accident. La dentition n'est donc pas plus une maladie que la puberté; mais néanmoins cette époque très-remarquable de l'ossification est souvent critique pour l'enfant, comme le sont dans un âge plus avancé les époques de la menstruation, de l'accouchement, de la cessation des règles, qui prédisposent à beaucoup de maladies sans être des maladies elles-mêmes.

Le travail de la première dentition surtout est une cause prochaine qui peut favoriser le développement de plusieurs maladies ou qui les complique souvent d'une manière plus ou moins fâcheuse. Pendant les deux ou trois premières années, le travail de la dentition est considérable; les mâchoires fournissent vingt premières dents, dites de lait ou temporaires, et nourrissent en outre les trente-deux germes des dents permanentes, qui doivent remplacer les premières : de sorte que les mâchoires alimentent à la fois cinquante-deux germes, tandis que la nature emploie seize ans et quelquefois plus pour parfaire la dentition complète des dents permanentes : ce qui donne cinq fois plus de temps pour la seconde dentition que pour la première. Cette rapidité d'ossification vers les os de la mâchoire pendant le premier âge détermine nécessairement un afflux plus considérable du sang, et un surcroît d'activité vers la tête, et en particulier vers le cerveau, d'où partent tous les nerfs qui se distribuent aux mâchoires. Cette première cause dispose déjà prochainement à la plupart des accidens qui ont lieu à l'époque du travail de la dentition; mais on concevra bien plus facilement encore toute l'influence de cette organisation sur les maladies, si on considère que le travail de la dentitiom, au lieu de se faire d'une manière régulière, peut être souvent troublé dans sa marche. Différentes circonstances en effet peuvent retarder le développement des dents. Les orifices alvéolaires peuvent être resserrés ou même fermés par une lame osseuse complète ou incomplète, comme on en a vu des exemples. L'inégalité du développement entre les os de la mâchoire et les dents elles-mêmes peut donner lieu à une pression plus ou moins forte dans les alvéoles. L'irrégularité de la dentition est aussi une des causes morbides les plus fréquentes. Un développement trop précoce et trop rapide, en portant un excès d'excitation et de vie vers la tête, aux dépens du reste du corps, et rompant toute espèce d'équilibre entre les forces nutritives et sensitives de l'enfant, peut amener secondairement un désordre dans l'ossification, et provoquer le développement du rachitisme ou des tubercules, qui se manifestent souvent à l'époque de la première dentition. L'éruption lente et tardive des dents s'accompagne plus rarement des mêmes accidens. Une des causes des maladies qui surviennent pendant le cours de la dentition est aussi l'espèce de susceptibilité nerveuse à laquelle ce travail dispose plus ou moins les enfans, et qui est surtout très-prononcé chez ceux qui sont doués d'un tempérament éminemment nerveux. La plupart des enfans, pendant le travail de la dentition, ont le sommeil plus ou moins agité, se réveillent en sursaut, et beaucoup d'entre eux deviennent irascibles et colères à l'époque de la sortie des grosses molaires. Toutes ces circonstances locales et générales tendent donc à favoriser le développement de beaucoup de maladies, et à imprimer un caractère particulier à celles qui surviennent alors. Aussi toutes les affections de la poitrine ou des organes de la digestion se compliquent-elles souvent de symptômes nerveux et cérébraux, à l'époque du travail de la dentition; et quoiqu'on ne puisse pas savoir jusqu'à quel point la dentition influe sur la forme que prennent ces maladies, on ne peut révoquer en doute qu'elle leur imprime une tendance vers les affections cérébrales.

Indépendamment de l'influence que la dentition exerce sur les maladies qui peuvent survenir pendant sa durée, elle provoque aussi d'autres maladies qui commencent avec l'irritation qu'elle produit, qui cessent après la sortie des dents, et qui ne reconnaissent évidemment pas d'autres causes que la dentition elle-même.

Maladies de la première dentition. — Les maladies de la première dentition sont ou locales et bornées à la bouche, ou sympathiques et plus ou moins éloignées du lieu primitivement affecté : les unes appartiennent essentiellement au travail local de la dentition, et le décèlent évidemment; les autres sont consécutives à ce travail, ou l'accompagnent.

A. *Maladies locales de la première dentition.* — Les premiers germes des dents commencent à paraître dès le troisième ou quatrième mois après la conception, et continuent à se développer jusqu'après la naissance; mais ce n'est que plusieurs mois après cette époque que ce travail d'ossification se fait reconnaître au dehors par plusieurs signes sensibles. Le ptyalisme est le premier qui se manifeste : on le remarque dès que les os de la mâchoire commencent à se développer, et que les alvéoles ont acquis une certaine étendue long-temps, avant que la dent soit au niveau du bord de la mâchoire et soit sortie de l'alvéole. L'écoulement abondant de salive, loin d'être un accident, est au contraire un effet naturel et très-salutaire du travail de la dentition. Il tend à favoriser la souplesse et la dilatation du tissu des gencives et à prévenir la douleur et l'inflammation de ces parties; et lorsque le ptyalisme cesse, l'enfant souffre davantage, et quelquefois les glandes sous-maxillaires s'engorgent. Ce ptyalisme naturel s'accompagne ordinairement d'une sensation que nous ne saurions définir, parce que nous ne pouvons plus nous ressouvenir de l'impression qu'elle nous a causée; mais cette sensation, qui n'est pas d'abord douloureuse, porte l'enfant, comme tous les jeunes animaux, à mordre les corps qu'il peut saisir. Cette pression est sans doute utile pour aplatir le bord tranchant des mâchoires et faciliter l'écartement des deux tables entre lesquelles se développent les alvéoles. C'est alors que les hochets d'os, d'ivoire, de verre, de corail, de métal, etc., peuvent être utiles pour favoriser cet écartement, et par conséquent entr'ouvrir l'alvéole, tandis que plus tard ils deviennent nuisibles, lorsque le tissu des gencives est rouge et gonflé et que la pointe de la dent presse sur le tissu fibreux des gencives. A cette époque on doit remplacer les hochets durs par des racines de guimauve, de réglisse, des figues sèches, des gimblettes ou des espèces de flûtes faites de la même pâte, comme on s'en sert à Londres. Toutes ces substances, humectées et ramollies par la salive, adoucissent le tissu des gencives et préviennent l'inflammation de ces parties.

Jusqu'ici tout se passe dans l'ordre naturel : le ptyalisme, le gonflement du bord alvéolaire, la rougeur alternative des joues, les mouvemens automatiques de l'enfant, qui porte tout à sa bouche, ne sont point des accidens et décèlent seulement le travail de la dentition. Beaucoup d'enfans n'éprouvent pas d'autres symptômes et font leurs dents presque sans s'en apercevoir. Mais chez d'autres, au contraire, le travail de la dentition s'accompagne de beaucoup de douleurs et d'un gonflement inflammatoire des gencives; chez quelques-uns, ce sont des aphthes ou d'autres inflammations de la membrane interne de la bouche.

Du gonflement inflammatoire et douloureux de la gencive.—Le tissu de la gencive est souvent très-tendu, d'un rouge vif et presque violet, sec et luisant, et si douloureux, que l'enfant pousse des cris continuels, surtout lorsqu'on introduit le doigt dans sa bouche, et ne permet pas qu'on examine l'état des gencives. Ce gonflement s'accompagne de rougeur des pommettes, de gonflement de la face, d'une chaleur brûlante de la bouche, d'une soif ardente. L'enfant est dans un état d'accablement et de somnolence, interrompu par des sursauts, des mouvemens d'agitation et des cris. La fièvre est continue ou intermittente, très-irrégulière : on lui donne alors le nom de fièvre de dentition. Elle paraît ici symptomatique du gonflement douloureux des gencives.

Cette maladie exige des boissons adoucissantes et relâchantes. Si ces moyens ne suffisent pas pour entretenir la liberté du ventre, il faut recourir aux boissons laxatives de miel, de décoction de pruneaux, et aux lavemens adoucissans et laxatifs. Il faut aussi insister sur les dérivatifs qui peuvent diminuer la congestion cérébrale et prévenir les convulsions ou l'assoupissement. Les pédiluves simples ou composés, les cataplasmes émolliens ou très-légèrement sinapisés, appliqués sur les extrémités inférieures, et enfin les sangsues derrière les oreilles, sont les moyens les plus convenables dans ce cas. Lorsqu'ils ont été inutilement employés, que le gonflement rouge et douloureux de la gencive ne diminue pas, et qu'elle paraît comme soulevée par la couronne de la dent, il est alors souvent utile de recourir à son incision, pour faire cesser par ce débridement l'engorgement local, prévenir les convulsions qui pourraient être provoquées par la douleur et remédier à la congestion cérébrale.

Pour faire cette incision, un aide assujettit la tête de l'enfant, tandis que l'opérateur écarte les mâchoires avec les doigts d'une main, et porte de l'autre, sur les gencives gonflées, un bistouri mousse dont la lame étroite est garnie d'un linge dans les deux tiers de sa lame. Il pratique d'abord une incision longitudinale et parallèle au bord alvéolaire ; et, en écartant les parois des joues et changeant complétement la direction de l'instrument, il fait une incision transversale à la première. Cette incision cruciale est nécessaire pour dégorger plus complétement la gencive, découvrir la dent et faciliter l'exploration des parties. On peut alors, en portant l'extrémité du doigt dans la petite plaie, s'assurer si la dent fait saillie, ou si l'alvéole n'est pas resserrée ou fermée par une espèce d'opercule osseux, comme Hufeland en a cité un exemple. Dans ce cas, qui est très-rare, il peut être nécessaire de briser le bord alvéolaire avec de forts ciseaux, ou même de perforer la lame osseuse qui ferme l'alvéole. Si une dent se trouvait enclavée entre deux autres, l'extraction de l'une d'elles deviendrait nécessaire; mais ce cas est extrêmement rare à l'époque de la première dentition.

On a beaucoup exalté les avantages de l'incision des gencives; et, sans parler de la résurrection presque miraculeuse opérée par ce moyen sous la main de M. Lemounier (Robert, *Traité des principaux objets de médecine*), qui paraît si extraordinaire qu'il est permis d'en douter, on a prétendu que cette opération avait sauvé la vie à plusieurs enfans. On ne peut, en effet, se dissimuler que ce débridement n'ait l'avantage de dégorger la gencive et de faire cesser la douleur, et de faciliter la sortie des dents molaires, qui paraît en général plus difficile. Je crois que ce moyen a été quelquefois utile et a pu prévenir quelques accidens; mais je suis loin d'être convaincu qu'il ait jamais sauvé la vie à aucun enfant. Il ne peut remédier qu'aux obstacles que les parties molles opposent à la sortie de la dent, et cette résistance ne peut jamais déterminer d'accidens mortels. L'incision est absolument inutile pour les dents incisives, qui paraissent sortir par une ouverture naturelle qui se dilate peu à peu et communique avec la capsule dentaire par un canal connu sous le nom d'*iter dentis*; elle est plus utile pour les dents molaires dont les tubercules opposent plus de résistance au tissu des gencives, qui n'est pas naturellement percé comme pour les incisives. Au reste, j'ai fait plusieurs fois cette incision sans en éprouver jamais un très-grand bien.

Il ne faut recourir à l'incision que lorsque tous les moyens relâchans et calmans ont été employés inutilement. En pratiquant trop tôt l'incision, on peut retarder la sortie des dents loin de l'accélérer, parce qu'on peut ouvrir la capsule dentaire avant que la dent soit arrivée à son degré d'ossification parfaite. J'ai cru remarquer que les dents qui ont été ainsi mises à nu, par suite d'une incision, poussaient plus lentement que les autres.

Les aphthes et les plaques couenneuses des lèvres et des parois des joues accompagnent quelquefois le gonflement inflammatoire des gencives, et peuvent, comme cette inflammation, dépendre du travail de la dentition. On les voit naître au moment où l'irritation des gencives paraît portée à un certain degré, et cesser à mesure que l'inflammation diminue. On ne peut donc se refuser à croire que les aphthes ne soient sollicités dans ce cas par l'irritation inflammatoire des gencives. Le traitement qu'ils exigent dans cette circonstance n'est pas différent de celui qui leur convient dans toute autre circonstance.

B. *Maladies sympathiques de la première dentition.* — Les principaux accidens sympathiques qui dépendent du travail de la dentition sont les convulsions, les ophthalmies, plusieurs inflammations ou irritations des membranes muqueuses des organes de la respiration et de la digestion, enfin plusieurs éruptions cutanées.

Convulsions. — Celles qui sont déterminées par le travail de la dentition ne se manifestent pas avant quatre à cinq mois; celles qui ont lieu dans les premiers jours de la naissance dépendent des contusions que le cerveau a pu éprouver pendant l'accouchement, ou des épanchemens qui en ont été la suite, ou de maladies entièrement étrangères à la dentition. Nous ne devons nous occuper ici que de celles qui sont dépendantes de ce travail. On les observe ordinairement chez les enfans d'un tempérament nerveux, mais de constitutions très-différentes; on les voit chez des enfans faibles, pâles, maigres, très-irritables et sujets à la diarrhée. Tantôt, au contraire, elles affectent des enfans gras, frais, colorés, forts et naturellement constipés. Elles surviennent, chez les uns et les autres, quelquefois presque subitement, sans être précédées par des signes qui annoncent le travail de dentition. Le plus souvent, cependant, on observe avant les convulsions tous les symptômes d'un travail de dentition et plus ou moins d'agitation et de soubresauts la nuit. Ces convulsions sont plus ou moins étendues; tantôt elles sont bornées aux muscles des yeux et de la face, tantôt elles se propagent aux membres supérieurs, et même quelquefois, mais plus rarement, jusqu'aux membres inférieurs. Quelquefois elles sont passagères et de très-courte durée. L'enfant recouvre promptement ses facultés; mais d'autres fois les accès se prolongent un quart d'heure et beaucoup plus. Si les sens sont émoussés ou abolis entre les accès, il est à craindre que les convulsions ne soient promptement mortelles ou ne soient suivies d'hydrocéphale ou de paralysie, ou d'imbécillité. Lorsque des enfans meurent de convulsions pendant le cours de la dentition, on ne retrouve ordinairement aucune altération organique dans le cerveau ni dans la moelle, comme dans toutes les convulsions sympathiques. Si on observe quelquefois des traces de phlegmasie cérébrale, les convulsions ne peuvent plus être considérées comme sympathiques, mais comme essentielles.

Au reste, le traitement des convulsions sympathiques de la dentition diffère peu de celui des convulsions essentielles, puisque les unes et les autres dépendent toujours d'une irritation ou d'une congestion vers cet organe. Il faut distinguer, dans l'un et l'autre cas, le traitement qui est convenable pendant les accès, de celui qu'il faut employer pour les prévenir. Pendant l'accès, les moyens qui peuvent produire une prompte dérivation sont ceux auxquels il faut d'abord recourir. Les pédiluves et les maniluves chauds, les cataplasmes irritans sur les extrémités et les applications froides sur la figure et le front, sont ceux qu'on peut d'abord employer. On peut ensuite, si l'enfant n'est pas trop faible, appliquer quelques sangsues sur les parties latérales du col ou derrière les oreilles. Les antispasmodiques ne sont pas à négliger; mais ils sont plus utiles chez les enfans d'un tempérament faible, et c'est alors qu'il faut faire attention à la grande différence des tempéramens des enfans affectés de convulsions. On peut cependant tirer aussi quelque avantage des antispasmodiques chez les enfans forts, mais après l'application des sangsues.

Les moyens qui tendent à éloigner ou à prévenir les accès sont pris d'abord parmi tous ceux qui peuvent s'opposer aux congestions cérébrales. Ainsi l'usage des boissons relâchantes et un peu laxatives doit être mis en première ligne. Les pédiluves souvent répétés, les sangsues même, chez les enfans sanguins, et les bains tièdes, sont les principales armes avec lesquelles on pourra combattre cette disposition convulsive. On a surtout recommandé, comme moyen prophylactique chez les enfans faibles, la racine de valériane sauvage, les poudres de Guttète et de Carignan, à la dose de quelques grains tous les jours. Ces moyens peuvent être utiles dans quelques cas; mais cependant je ne sais trop jusqu'à quel point on peut avoir confiance dans ces prophylactiques. J'ai vu plusieurs fois des enfans affectés de convulsions pendant qu'ils faisaient usage de la poudre de Carignan.

Quand les enfans ont eu quelque éruption à la face lors de la première apparition des dents, et que cette affection cutanée a disparu, il est avantageux d'établir un peu de suppuration derrière les oreilles, soit à l'aide de la pommade épispastique seulement, soit avec des vésicatoires. Cette légère irritation produit une dérivation très-utile pendant le travail de la dentition.

Plusieurs inflammations des membranes muqueuses, particulièrement celles de la conjonctive, du larynx, de la trachée-artère et du gros intestin, surviennent au moment du travail de la dentition, et cessent dès que les dents se sont manifestées au dehors. On rencontre des enfans qui éprouvent constamment ces mêmes affections morbides à l'époque de la sortie de toutes les dents molaires et canines, de sorte qu'il est impossible de ne pas admettre que, dans ce cas, ces maladies sont véritablement le résultat de l'irritation de la dentition. Mais toutes ces phlegmasies sont légères et cèdent ordinairement à un traitement antiphlogistique et adoucissant. Si elles prennent un caractère plus grave, on a recours alors aux différens moyens qui conviennent spécialement dans les ophthalmies, les catarrhes, les entérites et les colites ou diarrhées inflammatoires; car ces maladies, quoique provoquées souvent par la dentition, ne diffèrent cependant pas, dans ce cas, des maladies semblables déterminées par d'autres causes.

Indépendamment de ces phlegmasies des membranes muqueuses, on retrouve souvent, à l'époque de la dentition, des affections sympathiques des organes gastro-intestinaux, qui ne sont point le résultat de véritables phlegmasies, mais d'irritations particulières de ces organes. Ainsi on observe des vomissemens sans aucun des signes de la gastrite, et des diarrhées simplement séreuses ou des flux diarrhéiques sans aucune inflammation de l'intestin. Enfin, ces espèces de vomissemens sont souvent réunis à la diarrhée séreuse, et constituent une maladie particulière qui a beaucoup d'analogie avec le *cholera-morbus*.

Il est nécessaire de faire une grande attention au vomissement chez les enfans, parce qu'il est souvent chez eux le début de plusieurs maladies graves du cerveau ou des organes abdominaux; c'est d'ailleurs un accident assez commun à l'époque de la dentition. J'ai vu beaucoup d'enfans, chez lesquels l'éruption des dents incisives et molaires était toujours précédée ou accompagnée de vomissemens. Ils coïncident toujours avec le gonflement plus ou moins considérable du bord alvéolaire; mais ils se manifestent quelquefois sans que le tissu de la gencive soit enflammé ni très-douloureux. Il revient de loin en loin; l'enfant rejette ordinairement les liquides seulement, et garde les alimens solides. Ces vomissemens ne sont accompagnés ni de rougeur de la langue, ni de sensibilité dans la région épigastrique; l'enfant a peu ou point d'appétit, de l'accablement, du malaise. Il conserve quelquefois toute sa gaieté et n'a point de fièvre. Cet accident se répète d'une manière plus ou moins fréquente, jusqu'à l'époque de la sortie de la dent. Les boissons adoucissantes, les pédiluves irritans et les sangsues appliquées derrière les oreilles calment presque toujours cet accident. Ce dernier moyen est surtout indispensable si les vomissemens sont accompagnés de fièvre, de chaleur à la tête ou de rougeur des joues. Les narcotiques peuvent être quelquefois utiles, s'il se joint à cet accident de l'agitation et de l'insomnie.

Du flux diarrhéique réuni au vomissement. — Le flux diarrhéique se rencontre quelquefois seul; mais le plus souvent le vomissement coïncide avec lui, et lui succède promptement, de sorte que, dans la plupart des cas, l'une de ces maladies n'est que le premier degré de l'autre. Lorsque ces deux principaux symptômes sont réunis, ils constituent une maladie particulière très-différente de la gastro-entérite, et qui doit être distinguée de celle-ci.

On n'observe cette maladie que chez les très-jeunes enfans, et particulièrement depuis l'âge de trois ou quatre mois jusqu'à la fin de la première dentition; elle est plus fréquente à l'époque de la sortie des dents canines et des molaires. On la rencontre dans toutes les classes de la société, chez les enfans mal nourris et chez ceux qui ont une nourriture saine, mais cependant plus fréquemment peut-être chez ceux qui ont été sevrés très-jeunes, ou dont le régime alimentaire a été très-mal dirigé.

Dans la première période, l'enfant a d'abord peu de fièvre; elle est souvent irrégulièrement intermittente et s'accompagne de la rougeur et de la chaleur alternatives d'une des pommettes. L'enfant est triste, abattu, criard; la langue est sèche, blanchâtre à sa base, et d'ailleurs d'une couleur naturelle sur ses bords; la soif est ardente. Le flux diarrhéique est extrêmement abondant, séreux, jaunâtre ou le plus souvent verdâtre, et ressemblant à de petits flocons de conferve, nageant dans un liquide transparent. Cette diarrhée est inodore ou quelquefois fétide; le ventre est tendu, balloné, sonore : il y a des éructations.

Dans la seconde période, les vomissemens se joignent aux symptômes précédens; ils sont d'abord séreux et transparens, ensuite poracés; quelquefois l'enfant est tourmenté de nausées, et fait quelques efforts pour vomir. Ces vomissemens ou ces nausées sont presque toujours précédés d'une petite toux sèche et sonore. A cette époque, les yeux sont cernés, caves, abattus, un peu éteints, et présentent quelque chose qui tient de l'ivresse; le bord des paupières est rouge. Les exacerbations fébriles sont plus ou moins prononcées, mais très-irrégulières, et s'accompagnent presque toujours de la rougeur des pommettes.

Les vomissemens porracés et les évacuations intestinales, toujours plus ou moins séreux, deviennent encore plus abondans dans la troisième période; mais bientôt ces évacuations diminuent, et s'éloignent à mesure que les forces s'affaiblissent. La soif semble augmenter en proportion de l'abondance des évacuations. L'enfant est souvent dans un état de somnolence, dont il ne sort qu'en agitant ses bras et en poussant des cris et des plaintes continuelles; il veut sans cesse qu'on le change de place, qu'on le berce et qu'on l'agite. La prostration des forces et la maigreur néanmoins sont extrêmes; de petits mouvemens convulsifs se manifestent le plus souvent dans les yeux et sur la face, la voix et faible et cassée, la figure décomposée, les yeux éteints, et l'enfant succombe dans un état d'affaissement ou d'agitation, conservant presque toujours la conscience de ce qui se passe autour de lui jusqu'au dernier soupir.

La marche de cette maladie présente quelquefois des variations; les vomissemens sont tantôt très-éloignés les uns des autres, ce qui est, en général, un symptôme favorable. Dans quelques cas, le flux diarrhéique précède le vomissement de plusieurs jours, ou même de plus d'une semaine; d'autres fois le vomissement et la diarrhée surviennent presqu'en même temps, et l'enfant succombe avec tous les symptômes du choléra-morbus, dans l'espace de trois à quatre jours. J'en ai même vu mourir en vingt-quatre heures. La plus longue durée de cette maladie est de trente à quarante jours; mais dans ce cas, les vomissemens et la diarrhée se suspendent pendant quelques jours, et se renouvellent ensuite avec les autres symptômes.

A l'ouverture du cadavre des enfans qui ont succombé à cette maladie, on trouve que l'estomac et les intestins sont distendus par beaucoup de gaz et par des matières d'un jaune sale, séreuses, avec quelques flocons verdâtres. Toutes les membranes de l'estomac et des intestins sont pâles et décolorées, presque transparentes; la membrane muqueuse même est lisse; les cryptes peu apparens; il semble que toutes les membranes aient été lavées ou aient macéré dans l'eau. Quelquefois cependant on trouve un peu de rougeur sur la membrane muqueuse du cœcum ou du colon; mais cette altération est évidemment le résultat d'une complication accidentelle, car j'ai vu plusieurs cas dans lesquels le gros intestin était aussi pâle que l'intestin grêle. On retrouve aussi quelquefois des ramollissemens gélatineux de l'estomac ou d'une partie de l'intestin grêle. Toutes ces altérations appartiennent à des complications particulières, et ne sont pas essentiellement liées à cette maladie. On n'observe jamais d'épanchement dans les ventricules latéraux du cerveau, qui est ordinairement sain d'ailleurs ainsi que tous les autres organes.

Quand on compare, dans un grand nombre de cas, la marche des symptômes de cette maladie particulière avec les altérations qu'on observe après la mort, on voit qu'elle dépend essentiellement d'une altération des fonctions de toutes les membranes gastro-intestinales et des fluides différens qui sont sécrétés par elle : altération qui ne peut être rapportée ni aux phlegmasies ni aux névroses, ni même au ramollissement gélatineux, qui ne se rencontre que dans quelques cas rares, et comme accidentellement.

Le traitement qui réussit dans la gastro-entérite tend encore à isoler cette maladie des phlegmasies, et à la rapprocher du choléra-morbus essentiel, avec lequel elle a, dans quelques cas, beaucoup d'analogie. Dans la première période, la diète la plus sévère, les boissons adoucissantes et gommées, les lavemens émolliens, les fomentations, les cataplasmes émolliens, les omelettes avec l'huile et le baume tranquille, suffisent souvent pour arrêter les progrès du mal. Les sangsues sont presque toujours inutiles et même nuisibles dans tous les temps de la maladie, à moins cependant que la force de la fièvre, la nature glaireuse et sanguinolente des selles ne prouvent que cette maladie est compliquée avec une cœco-colite; et dans ce cas, on pourrait appliquer les sangsues à l'anus ou sur le trajet du colon; mais, excepté dans ce cas seulement, les sangsues doivent presque toujours être rejetées, parce que les malades, comme dans le choléra-morbus, tombent dans un grand état de faiblesse par suite des évacuations excessives. Dans la seconde période, les mêmes moyens doivent être continués, mais il faut y ajouter les bains et les lavemens opiacés. Quand les enfans ne s'agitent pas trop dans les bains, ce moyen est un des plus utiles. Les douches de vapeurs émollientes, dirigées sur le ventre, m'ont paru également recommandables. Il faut employer les opiacés avec une extrême prudence, parce les très-jeunes enfans tombent souvent facilement dans le narcotisme. Je préfère par cette raison les applications extérieures de laudanum sur le ventre; mais l'action des opiacés par la peau est plus lente, et, lorsque le danger est pressant, il faut user du sirop diacode du Codex ou de toutes autres préparations opiacées. Le symptôme le plus fâcheux dans cette maladie est la prostration dans laquelle tombent les malades. Les moyens les plus efficaces dans ce cas sont les sinapismes et les vésicatoires. Il faut en appliquer sur les extrémités, et même à la nuque et sur le ventre si les accidens s'aggravent. Malgré la prostration, les toniques, et les excitans surtout, m'ont toujours paru nuisibles et aussi dangereux que les vomitifs dans la première période. Quand la maladie se présente sous la forme du choléra-morbus, elle est presque toujours promptement mortelle, et tous les moyens sont insuffisans. Les opiacés sont alors les moyens sur lesquels il faut surtout insister.

Les éruptions cutanées, qui surviennent pendant le cours de la dentition sont, ou des scrofules ou de petites dartres écailleuses; soit à la face ou derrière les oreilles. Elles n'exigent presque aucun traitement particulier, et diparaissent lorsque la dent est sortie. Quant à l'érythème qu'on observe si fréquemment sur les cuisses et le bassin des enfans, pendant le temps de la dentition, et auquel on donne vulgairement le nom de *feu de dents*, il est probablement le résultat d'une altération particulière de l'urine ou peut-être des matières fécales, et ne paraît pas essentiellement dépendant du travail de la dentition.*

Maladies de la deuxième dentition. — Les maladies locales de la deuxième dentition sont à peu près les mêmes que celles de la première, et réclament les mêmes moyens. On observe cependant plus fréquemment à cette époque que dans le premier âge, des fluxions et des inflammations des ganglions sous-maxillaires et cervicaux, qui, chez les scrofuleux, se terminent souvent par des indurations ou des dégénérescences tuberculeuses, et qui exigent alors un traitement approprié aux scrofules. *Voyez* ce mot.

Quant aux maladies sympathiques de la deuxième dentition, on retrouve des ophthalmies, des éruptions cutanées qui coïncident exactement avec le travail de cette dentition, comme à l'époque de la première; mais les catarrhes, les diarrhées inflammatoires et séreuses ne se rencontrent plus; on remarque seulement que certains individus sont affectés, au moment de la sortie des grosses molaires, et surtout des dernières dents de sagesse, de fièvres continues ou irrégulièrement intermittentes avec des symptômes nerveux vers la poitrine ou la tête, et une toux sèche et sonore, comme dans certains catarrhes secs, ou dans la toux dite improprement stomacale, et souvent ces fièvres, rebelles à tous les moyens, cèdent au moment de l'éruption des dents. Il est quelquefois utile, dans ces circonstances, de recourir à l'incision des gencives, comme nous l'avons dit à l'article de la première dentition, pour accélérer une terminaison favorable. On lit dans les auteurs plusieurs observations assez remarquables relativement aux effets prompts de cette opération dans des cas de fièvre entretenue par le travail de la deuxième dentition. Les moyens de prévenir les accidens qui accompagnent la dentition des dents permanentes sont, comme pour celle des dents temporaires, de prévenir les congestions cérébrales et les inflammations consécutives. Je ne répéterai pas à cet égard tout ce que nous avons dit à l'article des maladies de la première dentition, puisque les moyens sont les mêmes. (GUERSENT.)

DÉNUDATION, s. f., *denudatio*, de *denudare*, dénuder, mettre à nu. Ce mot peut et devrait s'appliquer à toute partie qui est dépouillée de ses enveloppes naturelles; mais l'usage l'a plus particulièrement consacré pour exprimer cet état dans lequel un ou plusieurs os sont dépouillés, non-seulement des parties molles qui les recouvrent, comme la peau, les muscles, etc., mais encore de leur membrane propre, connue sous le nom de périoste.

La dénudation reconnaît quelquefois pour cause une plaie, une fracture (*Voyez* FRACTURE et PLAIE); d'autres fois l'inflammation du périoste qui se termine par suppuration (*Voyez* INFLAMMATION DU PÉRIOSTE); elle peut encore être la suite d'un épanchement quelconque, qui a détruit les liens qui unissent le périoste et l'os. *Voyez* ÉPANCHEMENT.

Le chirurgien opère quelquefois des dénudations; ainsi on recommande d'inciser et de ruginer le périoste qui recouvre la portion d'os sur laquelle on se propose d'appliquer une couronne de trépan; dans l'amputation des membres dans leur continuité, on enlève le périoste, pour assurer la voie de la scie. (MURAT.)

DÉPÉRISSEMENT, s. m., *aridura*; diminution progressive des forces et de l'embonpoint; symptôme commun à la plupart des maladies chroniques. *Voyez* AFFAIBLISSEMENT, AMAIGRISSEMENT, PHTHISIE. (R. DEL.)

DÉPILATION, s. m., *depilatio*, ψίλωσις; action de dépiler, c'est-à-dire d'arracher ou de faire tomber les poils ou les cheveux par l'application des dépilatoires. La surabondance des poils sur une région du corps quelconque n'est pas ordinairement réputée maladie, et ne mérite, par conséquent, ni une attention bien sérieuse de notre part, ni un examen très-approfondi des moyens propres à y remédier. Je dirai néanmoins un mot de la dépilation, parce qu'il est des peuples modernes qui, à l'imitation des anciens Égyptiens, des Chinois, des Grecs, et des Romains du temps de l'empire, en font encore usage; et que, sous le rapport hygiénique tout au moins, cette pratique doit être connue des médecins, afin qu'ils puissent convenablement en apprécier les avantages et les inconvéniens. Par exemple, les femmes turques et persannes tiennent beaucoup, si l'on en croit les voyageurs, à faire disparaître tous les poils de la surface du corps, les cheveux exceptés. Dans la plus grande partie de l'Europe civilisée, il n'y a guère aujourd'hui que quelques femmes, dont le menton et la lèvre supérieure se couvrent de poils, surtout après la cessation des règles, qui cherchent à détruire, par l'emploi de certains cosmétiques, ces ornemens un peu trop masculins. D'autres essaient aussi, et dans des vues à peu près semblables, de reculer, par ces moyens, les bornes d'un front que la nature a fait trop peu élevé. Dans ces différens cas, les substances propres à opérer la dépilation varient ainsi que la manière de les employer. *Voyez* DÉPILATOIRE. (L. V. LAGNEAU.)

DÉPILATOIRE, s. m., *depilatorium*, ψίλωθρον. On désigne sous ce nom des substances plus ou moins âcres et caustiques, qui, appliquées sur la peau, en font tomber les poils. La chaux vive et le sulfure d'arsenic ou orpiment forment la base de la plupart de ces composés. Paré conseille de renfermer dans un nouet parties égales de ces deux substances, et d'en frotter, après les avoir trempées dans l'eau, les parties qu'on veut dépiler. Le *rusma* des Orientaux, qui paraît le mieux réussir pour cette opération, se prépare avec deux onces de chaux et une demi-once d'orpiment, qu'on fait bouillir dans une livre de lessive alcaline, jusqu'à ce qu'en y plongeant une plume, le liquide soit assez actif pour en faire détacher les barbes. On l'étend sur la partie, et après quelques instans, une simple lotion à l'eau chaude en fait tomber toutes les villosités. Quelquefois il suffit de composer, dans les mêmes proportions à peu près, une poudre qu'on délaie ensuite avec un peu d'eau pure ou savoneuse, pour l'appliquer sous forme de pâte. On rend ce mélange moins corrodant quand on y incorpore de la farine de seigle, de l'amidon ou de la pâte d'amandes douces. Le sulfure de baryte humecté d'un peu d'eau, l'onguent de chaux vive de Minsicht et les trochiques d'arsenic ont aussi été consacrés à cet usage; mais tous ces moyens doivent être employés avec beaucoup de prudence, surtout ceux où entre l'arsenic, car ils peuvent occasioner de vrais empoisonnemens si leur application se prolonge assez pour donner lieu à l'absorption d'une certaine quantité de ce poison. Ils ont, du reste, encore un autre inconvénient, dont les conséquences peuvent être très-fâcheuses si l'application s'en fait au visage, c'est de corroder quelquefois la peau elle-même. Quoi qu'il en soit des effets de ces dangereux cosmétiques, comme ils n'empêchent pas les poils de croître de nouveau, on est obligé de revenir assez fréquemment à leur usage.

Il existe d'autres moyens d'opérer la dépilation. Les femmes juives parvenaient à faire tomber les cheveux qui descendaient trop sur le front, par le seul frottement qu'occasionait un bandeau de drap dont elles se ceignaient la tête dans leur jeunesse. Les emplâtres de poix et de résine, qu'on détachait avec violence, étaient naguère employés pour arracher les cheveux des enfans affectés de la teigne. Cette cruelle opération est aujourd'hui regardée comme inutile. Enfin, l'évulsion des poils peut s'exécuter avec l'instrument connu sous le nom de pince dépilatoire. Les chirurgiens en font parfois usage pour enlever de l'intérieur d'une plaie de tête, les bulbes de cheveux qui en retardent la cicatrisation; dans certaines ophthalmies chroniques, entretenues par un changement de direction de quelques cils qui irritent la conjonctive, et, dans des cas beaucoup plus rares, où la caroncule lacrymale se trouve couverte de poils longs et rudes, qui présentent les mêmes inconvéniens. On se sert aussi de la pince dépilatoire pour déraciner les poils qui viennent accidentellement autour du mamelon de quelques femmes. Les pâtes ci-dessus indiquées agiraient dans ce cas avec beaucoup trop de violence. (L. V. LAGNEAU.)

DÉPLACEMENT, s. m., changement de lieu. La région que doit occuper chaque organe de l'économie animale est déterminée; mais des causes qui agissent, soit lors de la formation de ces organes, soit postérieurement, peuvent occasioner des changemens dans la place qui leur est assignée. Dans le premier cas, les déplacemens, en quelque sorte constitutionnels, sont appelés des vices de conformation, des déviations organiques, des monstruosités (*Voyez* ces divers mots); dans le second cas, les déplacemens sont des affections accidentelles auxquelles l'art peut remédier avec plus ou moins de succès. Ainsi, les paupières, la luette, la langue, le rectum, l'utérus, le vagin, les intestins et autres viscères, les os, peuvent éprouver des changemens très-variés dans leurs rapports de situation. *Voyez* CHUTE, HERNIE, LUXATION, UTÉRUS (pathologie), etc. (R. DEL.)

DÉPLÉTION, s. f., *depletio*. On désigne en général par ce mot l'évacution des matières contenues dans une cavité naturelle ou accidentelle. C'est ainsi qu'on obtient la déplétion de l'estomac par le vomissement, celle des vaisseaux sanguins par la saignée, celle d'un abcès par une ouverture, etc. C'est dans une acception analogue que le mot déplétion exprime le résultat de la médication par laquelle on combat la pléthore, soit directement au moyen des saignées, soit indirectement à l'aide de la diète et de l'usage des boissons délayantes. (R. DEL.)

DÉPOT, s. m., *abcessus;* synonyme d'abcès. *Voyez* ce mot.

DÉPRAVATION, s. f., *depravatio;* corruption, perversion. Ce mot, qui, en pathologie, est en général synonyme d'altération, a dans quelques cas une acception particulière. C'est ainsi que la dépravation du goût, de l'appétit, de l'odorat, n'indique pas seulement que ces sensations sont altérées en plus ou en moins, mais qu'elles se montrent avec un caractère insolite, bizarre; que les substances avec lesquelles les organes sensitifs se trouvent maintenant en rapport sont, dans l'état normal, des objets d'aversion et de dégoût. *Voyez* SENSATION. (R. DEL.)

DÉPRESSION, s. f., *depressio*, de *deprimere*, enfoncer. Ce mot a une double acception en chirurgie. On l'emploie le plus ordinairement pour désigner une fracture du crâne dans laquelle les portions d'os lésées ont perdu leur niveau, et se sont enfoncées de manière à comprimer plus ou moins les enveloppes membraneuses du cerveau et ce viscère lui-même. On se sert aussi quelquefois du mot dépression, en parlant de l'opération de la cataracte, comme synonyme d'abaissement; ainsi, on dit l'opération de la cataracte par dépression ou par abaissement, pour indiquer l'opération, si usitée de nos jours, par laquelle on porte le cristallin devenu opaque dans la partie inférieure du corps vitré. *Voyez* CATARACTE. (MURAT.)

DÉPRESSOIRE, s. m., *depressorium*, de *deprimere*, abaisser, enfoncer. On donne ce nom à une tige de fer montée sur un manche à part, et terminée par un bouton large et aplati. On se sert de cet instrument après l'opération du trépan, pour abaisser la dure-mère et placer entre cette membrane et le crâne un morceau de linge coupé en rond, traversé par un fil. Cette première pièce d'appareil s'appelle sindon. Quelques chirurgiens désignent le dépressoire sous le nom de *méningophylax* ou gardien des méninges. (MURAT.)

DÉPURATIF, adj. pris subst., *depurans*, qui purifie. Les médecins humoristes donnaient ce nom, conservé dans la médecine populaire, aux médicamens auxquels ils supposaient la propriété de purifier le sang ou les autres humeurs, soit en provoquant, au moyen des diverses sécrétions, l'expulsion des matières qui altéraient leur pureté, soit en détruisant directement ces principes de maladie, en les dépouillant de leurs qualités nuisibles. Comme, dans le système de l'humorisme, toutes les maladies étaient attribuées à une altération quelconque des humeurs, à une prétendue acrimonie, toutes les substances qu'on pouvait employer pour les combattre étaient considérées comme dépuratives. Aussi, dans la liste de ces substances, voit-on figurer presque tous les médicamens simples ou composés, quelque opposée que soit la nature de leurs élémens, quelque différens que soient les effets immédiats qu'ils déterminent sur l'économie animale. L'altération des humeurs étant presque toujours consécutive à celles des solides, et cette altération, lorsqu'elle est primitive, n'étant pas suffisamment connue, il s'ensuit que, dans l'état actuel de la science, la dépuration ne peut pas constituer une médication particulière, et qu'il n'existe pas de médicamens dépuratifs, suivant l'acception qu'on y attachait autrefois. (R. D.)

DÉPURATION, s. f., *depuratio ;* opération qui a pour but la séparation des matières qui altèrent un liquide. Dans le cours des maladies, et surtout dans la période où les symptômes diminuent d'intensité, les matières des sécrétions sont plus abondantes ou chargées de principes qu'elles ne contiennent pas dans l'état normal, quelquefois même il survient alors des sécrétions et des exhalations accidentelles. Les médecins humoristes ont considéré le produit de ces sécrétions comme formé de substances hétérogènes dont se débarrassait l'économie par un travail analogue aux diverses actions mécaniques ou chimiques qui opèrent la dépuration des liquides. Les phénomènes morbides qui offraient les caractères assignés à ce prétendu travail de dépuration, les médicamens, le régime qui étaient supposés le favoriser, étaient nommés dépuratoires. Ainsi, d'après la théorie de Sydenham, la fièvre est une affection éminemment dépuratoire, employée par la nature à expulser hors du corps des principes nuisibles, ou à changer l'état du sang. Diverses maladies à la suite desquelles on observa un changement avantageux dans la constitution, et même sans qu'on remarquât cet heureux résultat, furent regardées comme dépuratoires, parce que toute maladie était attribuée à l'impureté du sang. Et le vulgaire, encore aujourd'hui, trompé par ces anciennes erreurs, se console d'être affligé de certaines affections qui, d'après ses idées, déterminent une dépuration sans laquelle il eût été accablé de plus grands maux. *Voyez* COCTION, CRISE, FIÈVRE, HUMORISME. (R. D.)

DÉPURATOIRE, adj., *depuratorius ;* qui a rapport à la dépuration, qui occasione la dépuration : mouvement, travail, affection dépuratoires, etc. *Voyez* DÉPURATION. (R. D.)

DÉRIVATIF, adj., pris aussi subst., de *derivare*, détourner ; moyen propre à détourner une cause morbide fixée sur un organe, à l'aide d'une action plus ou moins rapprochée du siége du mal. Nous réunirons ici, comme synonymes, les dérivatifs et les révulsifs qui, d'après l'étymologie même des mots, ne diffèrent que par un plus ou moins grand degré d'intensité dans la manière d'agir, et dont la distinction, d'après ce que nous disons à l'article *dérivation*, ne repose réellement que sur des idées purement systématiques. D'après cette manière générale de considérer les dérivatifs, ces moyens thérapeutiques sont extrêmement nombreux, et comprennent une grande partie des ressources que l'art de guérir peut opposer aux maladies. Ces moyens, très-variés dans leur manière d'agir, appartiennent en effet à un grand nombre de médications différentes, qui ne sont point comparables en elles-mêmes, mais qui se rapprochent sous le rapport de la méthode dérivative.

On a divisé les dérivatifs en externes et en internes ; cette division est purement artificielle, car tous ceux qu'on emploie extérieurement ont une action très-marquée sur les organes intérieurs, et *vice versâ*. Cette considération d'ailleurs écarte du vrai point de vue sous lequel on doit considérer les agens thérapeuthiques. On emploie comme dérivatifs, des moyens relâchans, excitans, irritans, vomitifs, purgatifs, diurétiques, sudorifiques; on a recours aussi, comme dérivatifs, aux différentes émissions sanguines. Nous ne pourrions considérer chacune de ces classes d'agens dérivatifs sans entrer dans des détails qui appartiennent nécessairement à chacun de ces articles en particulier. Pour éviter des répétitions inutiles, nous nous bornerons ici à des considérations générales sur les règles que doit suivre le praticien dans l'emploi des dérivatifs, suivant la nature, le siége, l'époque de la maladie, et les circonstances particulières dans lesquelles il est placé.

Les dérivatifs sont convenables dans un grand nombre de maladies; mais ils ne sont indiqués que lorsqu'un organe ou un appareil d'organes est spécialement menacé et évidemment affecté. Car, dans les maladies générales, dans lesquelles il n'y a aucun caractère prononcé de lésion locale, on ne peut savoir de quel côté il faut dériver les humeurs, puisqu'on ne connaît pas le siége du mal : il faut donc s'en tenir alors aux méthodes générales de traitement. Mais, quand une maladie locale est très-évidente, l'emploi des dérivatifs devient presque toujours nécessaire ; la nature de la maladie indique dans quelle classe ils doivent être pris. Au début d'une maladie aiguë, ils doivent presque toujours être choisis dans la classe des antiphlogistiques ou des relâchans. Les saignées, les pédiluves émolliens, les demi-bains, les cataplasmes relâchans sur les extrémités inférieures, secondent ordinairement l'emploi des dérivatifs excitans. Cependant, dans les fièvres intermittentes pernicieuses, ou dans les affections cérébrales graves, les dérivatifs rubéfians et vésicans sont souvent nécessaires même dès le début de la maladie, et doivent être promptement employés pour débarrasser l'organe principalement menacé, et donner aux autres agens le temps d'agir. Les dérivatifs plus énergiques encore, qu'on pratique à l'aide du cautère actuel, conviennent plus particulièrement dans les maladies chroniques et anciennes.

Dans quelque classe, au reste, qu'il faille choisir les dérivatifs suivant la nature de la maladie, l'observation a fait voir qu'il y a des lieux d'élection qui dépendent de relations sympathiques dont la cause nous est entièrement inconnue, mais qui tendent à favoriser leurs effets. L'expérience a démontré que les dérivatifs appliqués sur les extrémités inférieures ont en général une action plus efficace dans les affections cérébrales, ou dans les maladies du ventre; que dans celles du thorax, les dérivatifs sur les bras ont une action plus directe. Cette première loi sur le lieu d'élection est néanmoins sujette à plusieurs exceptions.

Au début des phlegmasies en géneral, les dérivatifs vers le point le plus éloigné conviennent ordinairement; mais à une époque moins rapprochée du début de la maladie, les dérivatifs les plus directs ont une action plus énergique. Après une large saignée du pied dans les affections cérébrales ou des organes des sens, la saignée de la jugulaire ou de l'artère temporale détermine des effets plus marqués. On voit cependant quelques exceptions à cette règle générale : les saignées directes réussissent mieux, dans certains cas, dès le début de la maladie, que les saignées éloignées ou révulsives, sans qu'on puisse en reconnaître la véritable cause. Les saignées générales doivent précéder celles du système capillaire, lorsque les symptômes généraux sont très-intenses. Il n'y a pas d'exception à cet égard. Mais lorsque les symptômes généraux sont presque nuls, les saignées locales par les sangsues ou les scarifications sont préférables; et, dans les cas même où les dérivatifs irritans doivent être employés, on fait souvent cesser subitement le mal en les appliquant le plus directement possible. Néanmoins il faut faire une grande attention à ces applications directes des dérivatifs, car ils produisent souvent un accroissement de la fluxion, au lieu de la diminuer, et il est probable que le préjugé des anciens contre les dérivatifs directs était fondé sur cette observation pratique; car les préjugés, même en médecine, prennent toujours leur source dans l'observation, mais dont on abuse en tirant de fausses conséquences de particularités qu'on généralise. On remarque en effet souvent que si, dans une ophthalmie très-intense, par exemple, on applique une très-petite quantité de sangsues sur les paupières et qu'elles saignent peu, l'ophthalmie fait des progrès, loin de diminuer. On augmente aussi fréquemment une ophthalmie violente par l'application d'un vésicatoire à la nuque; on exaspère une pleurésie, et on augmente l'épanchement purulent par un amplâtre vésicant appliqué trop tôt sur le point douloureux. Pour éviter les inconvéniens de ces dérivatifs divers, il faut ne les employer, surtout lorsqu'ils sont irritans, que lorsque tous les symptômes généraux ont cessé, et toujours dans les affections très-récentes, quoiqu'il n'y ait plus de symptômes généraux. Il faut aussi s'en abstenir, dans tous les cas, chez les sujets très-irritables et disposés aux maladies inflammatoires. Si on tente la dérivation à l'aide des sangsues ou des scarifications, au lieu des moyens vésicans, les conséquences de l'irritation sont moins à craindre. Cependant, s'il existe des symptômes généraux, il est essentiel que l'écoulement sanguin soit abondant pour contrebalancer l'irritation locale produite à la peau par la morsure des sangsues ou par les incisions faites avec les scarificateurs.

Dans les cas de maladies qui sont la suite de métastase, le lieu d'élection doit être en général déterminé par le siége même de l'ancienne maladie, car il sera plus facile de dériver les humeurs sur le point où elles se portaient déjà naturellement, que de les appeler ailleurs. Dans une ophthalmie ou une angine qui surviennent à la suite d'une répercussion de dartres, on fera plutôt cesser les accidens en appliquant un vésicatoire sur le siége de de l'ancienne dartre, qu'en le plaçant dans le voisinage du lieu récemment affecté.

Une considération importante dans l'application des dérivatifs, et à laquelle il faut faire beaucoup d'attention, est de ne pas contrarier la direction des fluxions naturelles qui ont lieu vers tel ou tel organe, mais au contraire de les favoriser. Ainsi, à l'approche des menstrues, l'engorgement hémorrhoïdal doit, dans certains cas, faire décider pour les saignées dérivatives vers la vulve ou l'anus, afin de favoriser ces fluxions naturelles. C'est sur cette loi qu'est fondé le grand avantage des applications réitérées des sangsues à la vulve, dans les péritonites puerpérales, parce qu'alors cette saignée locale, quand on emploie les sangsues en quantité suffisante, a l'avantage de diminuer la réaction générale comme une saignée générale, et de dériver en outre tous les fluides vers les voies ordinaires dont se sert la nature pour dégager la matrice. Mais si cependant la matrice elle-même était le siége d'une inflammation violente, la saignée éloignée ou indirecte, comme celle du bras, devrait précéder les saignées locales et leur serait préférable, et celles-ci ne pourraient être employées que lorsque les symptômes généraux auraient cessé. Ce cas rentre dans la loi générale des saignées directes, qui ne conviennent pas au début des phlegmasies quand les symptômes généraux sont intenses.

La complication des maladies entre elles influe nécessairement sur l'emploi des dérivatifs. Ils peuvent être indiqués vers un organe par la nature de telle maladie, et contr'indiqués par la complication. Des symptômes cérébraux graves, une hémiplégie suite d'apoplexie, peuvent se trouver compliqués avec une gastro-entérite, et cette complication est même assez fréquente chez les ivrognes. Après les saignées générales et locales, les purgatifs pourraient être utiles, quant à la première maladie; mais ils sont évidemment contr'indiqués par l'affection gastro-intestinale.

L'emploi des dérivatifs doit être au reste sans cesse modifié, suivant la nature de la maladie et les cas particuliers qui se présentent, et toutes ces modifications ne peuvent être soumises à des règles générales. Ce n'est donc que dans la pratique et au lit du malade qu'on peut apprendre à bien diriger l'application de ces moyens thérapeutiques, comme celle de tous les autres, et qu'on peut bien apprécier toutes les nuances de leurs effets.

(GUERSENT.)

DÉRIVATION, s. f., *derivatio*, de *derivare*, détourner. On donne deux acceptions très-différentes à cette expression : tantôt on s'en sert pour désigner le résultat thérapeutique qu'on obtient en détournant une irritation ou une inflammation à l'aide de moyens appliqués plus ou moins près du siége du mal; tantôt, au contraire, on entend par dérivation la fluxion artificielle ou l'espèce d'attraction produite vers tel ou tel organe, par les moyens qu'on emploie dans l'intention d'affaiblir ou de diminuer la cause d'une maladie quelconque.

Dans le premier sens, on considère principalement la dérivation par rapport à la partie malade; dans le second cas, on s'occupe de la dérivation sous le point de vue de l'organe sur lequel se porte l'irritation qu'on déplace. On emploie plus particulièrement, maintenant, le mot de dérivation dans ce dernier sens. Ces deux effets différens sont dus néanmoins aux mêmes moyens et se rencontrent dans tous les cas où on emploie des dérivatifs; mais, comme ils ont été tous les deux désignés sous le même nom, il en résulte quelque ambiguité dans l'emploi du mot dérivation.

Nous ne nous occuperons pas ici des différens moyens à l'aide desquels on détermine une irritation ou une inflammation par dérivation, et où on fluxionne artificiellement un organe voisin, pour affaiblir le siége du mal. Ces moyens doivent être examinés à l'article DÉRIVATIF. Nous ne nous occuperons ici de la dérivation que d'une manière générale.

Pour qu'il y ait dérivation ou déviation d'un point d'irritation quelconque, il faut qu'il y ait diminution dans l'intensité de l'affection morbide, par suite des moyens employés plus ou moins près du siége du mal; mais il ne faut pas que ces moyens soient appliqués immédiatement, car alors on ne pourrait pas réellement dire qu'on a dévié ou détourné la cause de la maladie. Lorsque, par exemple, on applique des sangsues sur la conjonctive palpébrale, pour remédier à une ophthalmie, on agit si directement, que c'est comme si on appliquait immédiatement un topique sur une partie malade, et il n'y a pas plus de dérivation dans ce cas, que lorsqu'on touche une aphthe avec un acide. Pour que la dérivation ait lieu, il faut donc que l'application du moyen employé ne soit pas précisément immédiate, mais elle peut être plus ou moins éloignée du lieu affecté, ce qui fait qu'on peut admettre des dérivations prochaines ou directes et éloignées ou indirectes. On a donné le nom particulier de *révulsion*, du mot latin *revellere*, arracher de force, à la dérivation qu'on opère vers un lieu éloigné, parce que les anciens supposaient qu'alors les humeurs étaient attirées en sens contraire du point où elles étaient accumulées par suite de l'engorgement morbide, et on a réservé le nom de dérivation proprement dite, ou de déviation latérale, à la dérivation plus ou moins directe. C'est particulièrement par rapport aux humeurs fluides, et surtout au sang, qu'on a admis cette distinction, et qu'on a établi par suite une très-grande différence entre la saignée dérivative et révulsive. Les médecins de l'école hippocratique avaient les premiers indiqué cette division; mais néanmoins ils saignaient indistinctement plus ou moins près du siége du mal, suivant que l'observation leur avait démontré qu'on tirait un plus ou moins grand avantage de la saignée directe. La véritable démarcation entre les saignées dérivative et révulsive est une subtilité scolastique qui a d'abord pris naissance chez les dogmatiques, qui s'éloignaient de plus en plus de l'observation de la nature. Cette distinction a été ensuite accueillie avec enthousiasme par les médecins arabes, et les idées systématiques qu'ils y ont attachées se sont répandues dans toute l'Europe jusque bien au delà de la renaissance des lettres. Sans avoir égard à l'expérience, et croyant que les saignées prochaines, même abondantes, attiraient le sang vers l'organe malade au lieu de l'en détourner, ils prétendaient que l'on devait toujours, dans les maladies, saigner le plus loin possible du siége du mal, et que la saignée révulsive était toujours la seule qu'on dût employer. Par suite d'un autre préjugé tout aussi funeste, ils pensaient qu'il fallait tirer très-peu de sang, de peur d'affaiblir le malade. Les idées fausses qu'ils avaient sur la circulation, et particulièrement sur la direction des veines, qu'ils croyaient passer d'un côté du corps à l'autre en se croisant, les entraînèrent encore dans une autre erreur. Ils admirent comme précepte qu'il fallait sans exception saigner du côté opposé au point malade, afin de faire toujours prévaloir les avantages de la révulsion. En conséquence de toutes ces idées, on saignait constamment au pied, dans toutes les inflammations de poitrine, et on se contentait seulement de tirer quelques gouttes de sang, de peur d'affaiblir le malade. Fondé sur des connaissances inexactes, l'esprit systématique avait créé la division scolastique entre la dérivation et la révulsion. La routine consacra ces erreurs, qui régnèrent pendant des siècles, jusqu'à ce que Brissot, médecin de Paris, eût le courage de les combattre et de revenir à la méthode d'observation de l'école de Cos; la vérité, enfin, triompha, mais après bien des controverses et de nombreux écrits polémiques, dans lesquels on cherchait à réfuter les observations de pratique les mieux constatées, par des explications théoriques tirées des lois de l'hydrostatique.

Ces discussions sur les différences de la révulsion et de la dérivation étaient cependant d'autant moins utiles aux progrès de la thérapeutique, que ces deux sortes de dérivation, prochaine ou éloignée, se rencontrent également dans les mêmes moyens qu'on emploie pour produire l'une et l'autre. En effet, dans une saignée générale, prochaine ou éloignée du siége du mal, la fluxion artificielle s'opère vers l'ouverture de la veine par l'afflux momentané du sang dans les rameaux qui se réunissent au tronc principal ouvert, et dans les vaisseaux correspondans, par l'effet de la ligature, qui s'oppose au retour du sang. Cette réplétion vasculaire vers le siége de la saignée ne peut avoir lieu sans que les vaisseaux qui sont situés au-dessus de la ligature ne soient forcés de revenir sur eux-mêmes, puisque la quantité de sang qu'ils reçoivent est momentanément diminuée. Lorsqu'il y a révulsion vers un point, il y a donc nécessairement afflux ou dérivation vers l'autre. Il en est de même pour tous les moyens irritans qu'on applique à la peau, plus ou moins près du lieu affecté. L'organe irrité artificiellement devient le centre d'un afflux des humeurs, qui diminue d'autant le volume de celles qui se portent à l'intérieur. C'est ainsi qu'agit un vésicatoire qu'on applique sur un point pleurodynique ; et quoique dans ce cas la dérivation s'opère à quelques lignes seulement du siége du mal, il n'y a pas moins révulsion par rapport à la pleurodynie. Ces distinctions entre la dérivation et la révulsion sont donc purement systématiques et abstraites, et ne reposent pas sur des differences positives. On ne peut même pas admettre une distinction essentielle entre les mots qui, ayant presque la même étymologie, doivent être considérés comme synonymes. *Voyez* DÉRIVATIF. (GUERSENT.)

DERME, s. m., *derma*, δέρμα, peau; nom que l'on donne à la partie la plus profonde et la plus solide de la peau. *Voyez* PEAU. (A. B.)

DERMOIDE (système). Bichat a désigné le derme par cette expression qui, d'après son étymologie, semblerait devoir signifier *semblable à la peau*, quoiqu'on dût alors dire *dermatoïde*, et qu'il a fait dériver de *derme*, en ne regardant sans doute *oïde*, dans ce cas, que comme une désinence simple, et non comme renfermant le mot εἶδος, ressemblance. (A. B.)

DÉSARTICULATION, s. f. On se sert de cette expression pour désigner la partie d'une amputation dans l'article qui consiste à couper les ligamens, et à séparer les surfaces articulaires des os. (*Voyez* AMPUTATION.) On emploie également le mot *désarticulation* pour désigner la préparation anatomique qui a pour but de séparer les os du squelette, et principalement ceux de la tête. (J. CLOQUET.)

DESCENTE, s. f., du verbe *descendere*, descendre. On a

donné ce nom aux hernies abdominales, parce que les viscères qui la forment s'échappent ordinairement par la partie inférieure du ventre, et descendent dans une poche que leur présente le péritoine. Cette expression ne saurait être appliquée dans ce sens, à quelques hernies de l'abdomen, à celles du diaphragme par exemple, dans lesquelles les organes en se déplaçant, remontent dans la cavité thoracique, au lieu de descendre; aussi les médecins n'emploient guère aujourd'hui le mot *descente*, qui a vieilli, et qu'ils ont en quelque sorte abandonné aux gens du monde.

(J. CLOQUET).

DÉSINFECTION, s. f. Opération au moyen de laquelle on se propose de détruire les qualités nuisibles que l'air et d'autres corps acquièrent par l'imprégnation de substances fort déliées, de nature très-diverse, ordinairement désignées par les noms de miasmes, d'émanations, d'effluves, etc. Ces particules délétères sont quelquefois susceptibles d'être reconnues par des expériences eudiométriques; d'autres fois, et c'est le plus ordinaire, elles sont inaccessibles à tous les moyens d'investigation employés par la chimie. Dans le premier cas, on peut avec certitude se garantir de leurs effets nuisibles; dans le second, on est réduit à les combattre par des procédés dont l'efficacité est loin d'être rigoureusement démontrée. Mais ce qui rend encore plus à craindre ce dernier genre d'infection, c'est qu'il peut se communiquer à une foule d'autres corps, aussi bien qu'à l'air, tandis que le premier est exclusivement propre à l'atmosphère ambiante. Ces faits posés, je passe à l'exposition des moyens à opposer à l'un et l'autre genres d'infection, en commençant par celui que la chimie apprend à reconnaître avec exactitude.

De la désinfection de l'air altéré dans ses qualités chimiques. — Les circonstances dans lesquelles la pureté de l'air est altérée d'une manière chimiquement appréciable, peuvent se réduire aux suivantes : 1° il contient de l'acide carbonique en excès, ce que peut occasioner la fermentation vineuse, la combustion du charbon, la réunion de beaucoup de végétaux dans un endroit resserré; 2° sa quantité habituelle d'oxygène se trouve diminuée, comme cela a lieu dans la fermentation acide; 3° enfin, dans les fermentations putrides, notamment celles des fosses d'aisance, l'air renferme en quantité assez grande pour produire des effets nuisibles, du gaz hydrogène sulfuré, de l'hydrosulfure d'ammoniaque, de l'ammoniaque, de l'azote, etc.

Malgré la nature très-diverse des principes infectans, dans ces trois cas, un seul et même moyen est employé contre eux avec une efficacité toujours confirmée par l'expérience, c'est le renouvellement complet de l'air vicié. Il s'obtient de différentes manières. A bord des vaisseaux, par exemple, on emploie le ventilateur de Hales, et bien plus souvent encore le simple appareil connu sous le nom de *manche à vent*, qui, quoique sans action dans les temps calmes, et sous ce rapport bien inférieur au ventilateur, dont le jeu est indépendant de l'état de l'atmosphère, lui devient néanmoins préférable dès qu'il fait un peu de brise, parce que ce moteur suffit pour le mettre en action, ce qui lui a fait accorder une préférence telle sur la machine de Hales, qu'il est presque seul employé à bord, durant les traversées. C'est aussi pour obtenir le renouvellement de l'air, que M. Dupuytren a proposé d'allumer deux feux superposés, dans les cas où les latrines infectées se trouvent contenir une quantité excessive d'azote. Le courant qui s'établit bien vite par suite d'une pareille disposition, détermine l'ascension rapide de l'azote, déjà plus léger que l'air atmosphérique, et l'excédant du gaz ne tarde pas à disparaître promptement, ce dont on a la preuve quand les corps en ignition, qui avant s'éteignaient dans la fosse, viennent à y brûler aussi bien qu'à l'air libre. Les cureurs de puits ont recours à un moyen encore plus simple, bien que de même nature. Il consiste à descendre à plusieurs reprises, dans les puits infectés, d'énormes brasiers bien allumés, jusqu'à ce que enfin leur combustion s'y entretienne facilement.

Ces deux derniers procédés, si faciles et si sûrs, dans les cas dont nous parlons, peuvent encore être employés avec avantage, pourvu toutefois que l'on prenne des précautions contre l'inflammation du gaz, pour combattre l'espèce de méphitisme produit par l'hydrogène sulfuré qu'on appelle *plomb*, comme on donne le nom de *mite* à celui qui dépend de l'ammoniaque. Mais leur usage n'offre pas les mêmes avantages quand il s'agit d'une infection méphitique que M. Hallé a signalée dès 1785, à l'attention des médecins, et qui paraît reconnaître pour cause la présence d'un gaz inconnu jusqu'ici dans sa nature intime, inaccessible à tous nos moyens d'analyse, et dont les sens même ne nous dévoilent la plupart du temps, en aucune manière, l'existence, quoiqu'elle nous soit évidemment démontrée par ses funestes effets sur l'économie. Ce fait, d'une vérité incontestable, nous conduit naturellement à parler des moyens de désinfection auxquels on doit recourir dans les circonstances analogues, qui présentent très-souvent, puisque les épidémies qui attaquent promptement un grand nombre d'individus, sans distinction d'âge, de sexe, d'état, dépendent, comme l'avait déjà remarqué Hippocrate, des altérations de l'air : *Communis igitur febris; ideo communiter omnes invadit, quòd eumdem spiritum viciosum omnes attrahunt.* (*De Flatibus*, *edente* Foësio, p. 299, sect. 3.)

Procédés de désinfection propres à détruire les principes délétères inconnus dans leur nature intime. — Quoique pour procéder méthodiquement à la destruction des miasmes délétères, il eût fallu d'abord s'assurer avec précision de leur composition chimique, l'urgence des accidens terribles qu'ils occasionent malheureusement trop souvent, n'a pas permis de suivre cette marche tracée par la raison. On a donc, dans cette importante partie de la médecine comme dans toutes les autres, employé les moyens que des inductions plus ou moins d'accord avec les théories régnantes engageaient à regarder comme utiles. Il est résulté de ces tentatives dirigées par une sorte de hazard aveugle, que la plupart des procédés désinfectans, après avoir eu chacun leur temps de plus ou moins grande vogue, ont fini par être abandonnés dès que leur inutilité, pour ne pas dire leurs propriétés nuisibles, ont été incontestablement reconnues. Je crois faire connaître les plus importans d'entre eux en mentionnant 1° les feux allumés en plein air; 2° les fumigations que l'on pratique en brûlant diverses substances aromatiques, telles que les résines, les baumes, les gomme-résines, les huiles essentielles, le camphre, les baies de genièvre, etc.; 3° la détonnation de la poudre à canon; 4° les fumigations acides et alcalines. *Voyez* FUMIGATION, pour l'indication des procédés.

On a reconnu depuis long-temps l'insufffisance du feu dont l'action se borne à agiter l'air, et à en dissiper le froid ou l'humidité. Les fumigations aromatiques sont plutôt susceptibles d'altérer l'air que de le purifier. On peut, à peu de chose près, en dire autant de la combustion de la poudre à canon, abstraction faite du mouvement qu'elle produit dans l'atmosphère. Restent donc les fumigations acides et alcalines, sur l'efficacité desquelles il convient de passer moins rapidement, à cause de la très-grande réputation dont elles ont joui, et qu'elles n'ont pas entièrement perdue.

A peu près à l'époque où Guyton de Morveau assurait comme une chose certaine que le gaz acide muriatique oxygéné (le chlore) décomposait, en les *brûlant*, tous les miasmes animaux, Mitchil, partant d'une supposition encore moins croyable, savoir que tous les virus animaux volatils sont de nature acide, proposait, pour les détruire, des fumigations alcalines. Les idées de ce chimiste ont, il est vrai, été peu goûtées en Europe. Cela ne les a pas empêché d'obtenir aux États-Unis d'Amérique, exclusivement à tout autre moyen de désinfection, une vogue que les fumigations de Morveau ont partagée dans l'ancien monde, avec les fumigations d'acide nitrique imaginées par Smith. Employées de préférence à toutes autres, par les Anglais, ces dernières n'ont pas joui d'autant de faveur en France et dans le reste de l'Europe, que le procédé guytonien, qui, en Espagne surtout, a été regardé pendant quelque temps comme une ancre de salut contre le typhus-amaril, appelé à tort fièvre jaune. D'un autre côté, c'est aussi le premier pays d'Europe où leur inutilité, en pareil cas, a été évidemment constatée. En effet, M. Nysten a publié, en 1804, une série d'observations recueillies à Malaga, à Carthagène et autres lieux, dès 1804, qui ne permettent pas de douter que les fumigations de chlore n'aient été entièrement inutiles, dans les nombreuses épidémies dont la Péninsule a été affligée. Il en rapporte aussi, en même temps, qui ne démontrent pas moins évidemment leur insuffisance absolue, lorsqu'on les emploie contre le typhus nosocomial. Je ne me crois cependant pas dispensé, à cause de cela, de faire connaître les résultats des recherches et des nombreuses observations de M. le docteur Arejula, sur les fumigations d'acide muriatique sur-oxygéné.

Ce savant fut chargé en 1805, par le roi d'Espagne, de présider à la désinfection de toutes les villes de l'Andalousie qui se trouvaient avoir été atteintes de l'épidémie, et d'éprouver avant, l'efficacité des fumigations guytoniennes durant le cours de la maladie. Les faits qu'il a publiés sur ce dernier point, n'ajouteraient rien à ce qui vient d'être dit, et par cette raison je les passe sous silence: mais ceux relatifs à la désinfection étant sans doute moins connus, et peut-être même encore révoqués en doute par beaucoup de monde, je vais donner les conclusions auxquelles ils ont conduit le médecin espagnol. « Il n'y eut jamais de désinfection faite avec plus de soin et d'exactitude que celle de

Malaga, en 1803, ni en même temps d'épidémie plus meurtrière et plus générale que celle de 1804; de sorte, dit notre auteur, que je peux assurer, après l'avoir appris par expérience, que quand toute désinfection a été omise, le mal n'a pas reparu, ainsi qu'on l'a observé à Malaga même, et en beaucoup d'autres endroits, en 1800; à Cadix et à Séville, en 1801, et dans un grand nombre de cantons, en 1804. Tout au contraire, lorsqu'à une autre époque Cadix et Séville eurent été désinfectées, avec un soin extrême, on y vit revenir le mal l'année suivante, comme en 1804 à Malaga. » C'est après avoir rapporté un grand nombre de faits analogues, que M. Arejula, qui paraît très-disposé à regarder les fumigations de gaz acide muriatique oxygéné comme nuisibles, se borne cependant à conclure tout simplement à leur inutilité, comme moyen désinfectant; et, je dois l'avouer, il serait difficile de ne pas se rendre à son opinion.

Les faits qui viennent d'être exposés étaient depuis long-temps notoires en Espagne, lorsque la municipalité de Barcelone chargea, en 1821, après la terminaison de l'épidémie, M. J. Balcells de lui soumettre un projet de désinfection. Il crut devoir proposer des moyens d'une activité bien reconnue, soit pour la purification de l'air, soit pour celle des marchandises, des meubles, du linge et autres effets à notre usage. Ce sont eux que je vais faire connaître; mais avant, j'ai quelques remarques à présenter sur la désinfection des corps autres que l'air atmosphérique.

On ne trouve guère qu'elle ait été mise en pratique chez les peuples anciens, si l'on en excepte les Hébreux. En effet, le Lévitique est peut-être le seul livre qui renferme des préceptes détaillés sur la manière de purifier les vêtemens et les maisons souillées de la lèpre. Ils se réduisent, abstraction faite de certaines cérémonies religieuses, au lavage à grande eau des vêtemens, qu'avant cela le grand prêtre devait tenir renfermés pendant un certain temps, pour s'assurer si les taches de lèpre dont on les supposait atteints faisaient des progrès; au grattage et au recrépissage des maisons; enfin, elles étaient détruites de fond en comble, et l'on devait brûler les vêtemens lorsque toutes ces choses étaient déclarées impurifiables.

Pendant une longue suite de siècles, on n'a fait que cela ou moins encore, pour la désinfection, qui, à vrai dire, n'a été établie méthodiquement qu'en 1402, à Milan, par son second duc, adoptée ensuite par le lazaret de Venise, en 1484, et peu de temps après par le reste de l'Europe. Depuis lors on a suivi dans les établissemens sanitaires des procédés désinfectans fort différens les uns des autres, et toujours, assure-t-on, avec un véritable succès. A Marseille, par exemple, on a conservé l'habitude de fumigations dont nous donnerons ailleurs la formule baroque; de plus, on y passe au vinaigre les objets susceptibles d'y être trempés. Rien de pareil n'a lieu à Smyrne, et cependant les marchandises ne s'en trouvent pas moins bien désinfectées. Or, des résultats obtenus par des moyens aussi différens les uns des autres ne peuvent raisonnablement leur être attribués. On ne peut surtout s'empêcher d'en convenir, lorsque les progrès récens de la chimie démontrent que les propriétés des prétendus désinfectans reposent sur des suppositions purement gratuites. Ainsi, il faut l'avouer, nous en sommes encore à trouver des substances dont l'action bien connue puisse être employée avec certitude, à la destruction des émanations infectantes. Dans un tel état de choses, les moyens de purification que je vais exposer, d'après M. J. Balcells, méritent de fixer l'attention des hommes de l'art. Le chimiste Barcelonais s'exprime de la manière suivante : « A l'exception du potassium, du fluor et de quelques autres corps qui ne sauraient être employés dans des opérations en grand, ceux qui agissent le plus activement sur les substances organiques animales sont, le perchlorure de mercure (sublimé corrosif), l'acide nitrique et le pernitrate de mercure. Il suffit d'observer la promptitude avec laquelle le premier cherche, pour la précipiter, l'albumine dissoute dans un liquide dont elle ne forme que $\frac{1}{2000}$ de la masse, et sa manière d'agir sur les chairs des animaux, qu'il durcit et rend pour toujours incorruptible ; la rapidité avec laquelle le second oxyde et *déazotise* les substances animales, en les convertissant, comme on dit, en végétaux; la saveur insupportable du troisième, les taches indélébiles qu'il produit sur la peau, et la facilité avec laquelle il tue les êtres animés : il suffit d'observer une seule fois ces phénomènes pour reconnaître, sans qu'il soit nécessaire de recourir à d'autres expériences, quelle est l'énergie de la force décomposante que les corps dont je viens de parler possèdent, par rapport aux substances organiques animales. On ne peut donc rien proposer de plus approprié pour la destruction des miasmes, que le perchlorure de mercure, l'acide nitrique et le pernitrate de mercure, employés isolément, ou mieux encore, l'usage de tous les trois, lorsque la chose est possible.

« Si les objets que l'on veut désinfecter sont susceptibles d'être mouillés sans inconvéniens, comme les murs, les parquets et les plafonds, la boiserie des alcoves, les portes et autres objets en bois; les draps de lit, les taies d'oreiller, le linge, les courtepointes, les matelas, et beaucoup de tissus de lin, chanvre ou coton, on les humecterait d'abord avec une solution nitrique de mercure affaiblie, par trente ou soixante fois son poids d'eau; et, après les avoir fait sécher, on les exposerait à la fumigation du gaz hydrochlorique (muriatique). Au moyen de ces deux opérations successives, on appliquerait trois agens de désinfection, car le gaz hydrochlorique décomposant une partie du pernitrate de mercure, il se formerait du perchlorure de mercure et de l'acide nitrique. A la vérité, on pourrait employer successivement les trois désinfectans, mais ce procédé est incontestablement au-dessous du premier, qui, outre l'économie du temps et des frais, permet d'employer les matières destinées à la désinfection, de telle sorte que le résidu ou le surplus de l'une concourt à la formation des deux autres, d'où il résulte que l'hydrochlorate de mercure et l'acide nitrique venant à se former sur les meubles, linges et autres objets soumis à la purification, en vertu de la décomposition du corps dont ils sont déjà imprégnés, l'action des nouveaux composés en devient plus intime, comme on voit dans les opérations de la teinture, les couleurs pénétrer plus profondément, au moyen des mordans qui ont préparé par avance les tissus à les recevoir. »

C'est après avoir démontré l'insuffisance de l'eau de chaux, des lessives alcalines, des lotions avec l'acide acétique et autres moyens analogues, que M. Balcells s'est arrêté au procédé qui vient d'être exposé. Très-convenable pour la désinfection des corps auxquels l'application en est réservée, il ne saurait être employé avec le même avantage, à la purification de l'air atmosphérique et à celle d'un grand nombre d'objets qu'on ne peut mouiller sans beaucoup les détériorer. Pour ces deux genres de cas, notre chimiste a imaginé un procédé qui lui a été suggéré par celui que le père Léon paraît avoir employé avec succès en France, dans les années 1666, 67, 68 et 69, et qui, après avoir servi à la désinfection de Marseille, en 1722, a été employé par intervalles dans cette ville, jusqu'à ce que les fumigations de chlore, et le parfum ridicule dont il a été parlé, lui eussent été entièrement substitués. Guidé par les expériences du religieux espagnol, M. Balcells propose « de faire détonner dans un local, de température et de capacité convenables, une quantité déterminée de cinabre et d'oxyde d'arsenic, mêlée avec de la poudre à canon ou tout autre mélange fulminant. Par là, ajoute-t-il, ces deux corps pénétreront jusque dans les interstices des tissus, par les mêmes pores ou vacuoles qui ont donné passage aux miasmes; le premier, partie à l'état de sulfure de mercure et partie à l'état de mercure coulant; le second, partie à l'état d'oxyde et partie à celui de sulfure d'arsenic. »

Voilà des opérations qui emploient d'assez nombreux composés, dont l'action envisagée, sous un rapport purement chimique, est assurément de la plus grande énergie. Est-elle aussi propre à atteindre le but pour lequel le savant Barcelonais a proposé d'y recourir? C'est à l'expérience à prononcer sur cette grave question. En attendant, j'ai deux remarques importantes à faire : 1° il est absolument impossible d'effectuer une désinfection complète dans les grandes villes, ce dont la moindre réflexion peut aisément convaincre, et cependant on n'y voit jamais reparaître les maladies épidémiques faussement regardées comme contagieuses, sans le concours particulier des circonstances qui les ont développées en premier lieu; 2° les divers procédés de désinfection employés à Marseille depuis cent ans, ont tous été vraiment illusoires, et malgré cela la peste ne s'y est plus répandue. De pareils faits, appréciés à leur juste valeur, nous portent à conclure hardiment que le renouvellement de l'air, l'exposition long-temps continuée des marchandises à l'action de ce fluide et leur lavage à grande eau suffisent pour détruire complétement les molécules contagieuses et infectantes, ou bien qu'on a admis inconsidérément leur existence, dans un nombre infini de cas où il eût été impossible d'en trouver la plus légère trace. (ROCHOUX.)

DESMEUX, adj., *desmosus*, de δεσμός, ligament. Ce mot me paraît le plus convenable pour désigner les tissus fibreux ou albugineux. Cependant, comme il n'est point d'un usage général, je décrirai ces tissus au mot LIGAMENTEUX, qui présente le même sens. (A. B.)

DÉSOBSTRUANT, adj. pris subst., *desobstruens*. On a donné ce nom aux médicamens très-variés, qui étaient regardés comme possédant la propriété de dissiper de prétendues obstructions formées dans les organes. *Voyez* APÉRITIF et OBSTRUCTION.

DÉSOPILANT, DÉSOPILATIF, adj., pris subst., de *desopilans*, *desopilativus*, synonyme de *désobstruant*.

DÉSORGANISATION, s. f., *desorganisatio*. On désigne ainsi l'altération de texture d'une partie organique, portée au point de faire disparaître, sans espoir de retour, les propriétés physiques et vitales dont elle jouit dans l'état normal. Cette altération profonde peut être produite par des causes très-variées, et se montre sous des formes très-différentes. Les tissus vivans sont désorganisés par des agens chimiques; c'est ce qui constitue la cautérisation à l'aide des caustiques ou du feu; cette sorte de désorganisation est souvent employée comme moyen thérapeutique. Une contusion violente, l'inflammation aiguë ou chronique, la gangrène, l'interposition de matières étrangères dans les interstices des organes, la transformation de leur tissu dans quelque autre tissu qui ne leur est pas naturel, sont autant de causes ou de mode de désorganisation. *Voyez* ces différens mots. (R. DEL.)

DESQUAMATION, s. f., *desquamatio*, de *desquamare*, érailler; exfoliation de l'épiderme, qui se détache de la surface de la peau, sous la forme d'écailles ou de lamelles.

La desquamation a lieu à la suite d'une foule de circonstances qui détruisent les adhérences de l'épiderme au chorion. Après l'action d'un vésicatoire, dans le deuxième degré de la brûlure, dans le pemphigus, dans l'érysipèle bulbeux, une accumulation morbide de sérosité entre le chorion et l'épiderme, soulève cette membrane qui se détache en pellicules de dimensions variées. Dans le phlegmon, l'érysipèle et plusieurs exanthèmes, l'abord du sang dans les vaisseaux exhalans, et leur distension morbide, détruisent les moyens d'union de l'épiderme qui tombe en écailles sèches et minces. La peau, dans les violentes phlegmasies gastro-intestinales, ressent sympathiquement l'influence du mal; et l'épiderme, lors de la convalescence, se détache en écailles furfuracées. A-t-on déterminé par quel mécanisme s'opère cette dernière desquamation? Celle qu'on observe dans le pityriasis et dans l'ichthyose n'est-elle pas également indépendante d'un travail inflammatoire, et son mode de production à peu près inconnu? Enfin, la desquamation peut être le résultat d'une action mécanique. C'est ainsi que, par le frottement, on détache des écailles furfuracées de la peau sèche et rude des vieillards. L'action prolongée de l'humidité et de la chaleur sur certaines régions du corps, peut aussi entraîner la chute de l'épiderme, ou au moins celle de ses couches les plus superficielles. Ce phénomène est surtout remarquable à la plante des pieds.

L'épaisseur inégale de l'épiderme dans les diverses régions du corps; l'augmentation qu'elle éprouve dans certains états morbides; l'absence ou la présence des poils; la forme particulière des phlegmasies cutanées; l'étendue, le nombre des érythèmes, des boutons, des phlyctènes et des pustules, modifient les phénomènes de la desquamation. Aussi, les nosologistes, pour caractériser quelques genres et plusieurs espèces de maladies cutanées, se sont-ils servis des différences que les écailles ou les lamelles épidermiques offrent entre elles, sous le rapport de leur dimension, de leur couleur, de leur densité, etc.

Par analogie, on a donné le nom de desquamation à la chute des *croûtes* jaunes, grises, blanchâtres ou verdâtres, formées par des humeurs morbides qu'exhale la peau, dans certaines phlegmasies aigües ou chroniques.

On observe rarement une véritable desquamation à la surface des membranes muqueuses pourvues d'un épiderme. Toutefois, dans un grand nombre de phlegmasies, et en particulier dans la gastro-entérite aiguë, la langue, à l'époque de la convalescence, se dépouille quelquefois de l'épiderme qui recouvre sa surface supérieure, dont l'aspect devient d'un rouge vif et animé. Dans la blennorrhagie bâtarde, l'épiderme du gland et de la surface supérieure du prépuce s'exfolient, et se détachent en pellicules minces et blanchâtres. On a fait des observations analogues dans quelques prolapsus du vagin et du rectum.

La desquamation a été conseillée par Willan, comme moyen palliatif dans le traitement de l'ichthyose. (RAYER.)

DESSÉCHEMENT, s. m., *aridura*. Ce mot, usité particulièrement dans le langage vulgaire, exprime la diminution de volume de tout le corps ou de l'une de ses parties. *Voyez* AMAIGRISSEMENT, ATROPHIE, PHTHISIE. (R. DEL.)

DESSICCATIF, adj., et s. m., *dessiccativus, exsiccans*. On a donné ce nom aux médicamens topiques qui ont la propriété de dessécher les parties sur lesquelles on les applique. De ces médicamens, les uns agissent comme absorbans, et pompent avec avidité, à la surface ulcérée ou excoriée, le pus qui s'en écoule;

les autres ont pour action de resserrer le tissu vasculaire de la partie malade, et de modérer ou même d'arrêter complétement la sécrétion purulente. On emploie les dessiccatifs dans le traitement des plaies qui suppurent, et des ulcères, afin d'en obtenir le dessèchement et de favoriser la formation de la cicatrice. Il est des cas dans lesquels ils ne doivent être appliqués sur les surfaces suppurantes qu'avec beaucoup de précaution, la suppression de la suppuration pouvant être suivie d'accidens très-graves. *Voyez* PLAIES, ULCÈRES.

On a beaucoup restreint aujourd'hui, dans la thérapeutique chirurgicale, l'emploi de certains dessiccatifs dont les anciens faisaient un fréquent usage, tels que l'eau de chaux, la colophane, la poudre de tan, de myrrhe, d'aloës, les emplâtres de styrax, de céruse, de minium, la tutbie, l'alun. Le plus ordinairement on favorise le dessèchement des plaies et les ulcères dont la surface est molle et continuellement abreuvée de pus, en les pansant avec de la charpie ordinaire ou râpée, sèche ou trempée dans quelque liqueur résolutive et tonique, telles que la décoction de quinquina camphrée, l'eau végéto-minérale, animée par l'alcohol camphré, les décoctions de plantes aromatiques. (*Voyez* PLAIE.) La poudre de lycopode est un dessiccatif employé journellement avec beaucoup d'avantage pour dessécher les crevasses qui se forment au niveau des articulations des enfans nouveau-nés. (J. CLOQUET.)

DÉSUDATION, *desudatio*, de *desudare*, suer abondamment; *evocatio sudoris*; production spontanée ou provoquée de sueurs abondantes et continues. C'est dans ce sens littéral, que les anciens auteurs ont employé le mot désudation. Par exemple, quelques-uns d'entre eux disent avoir observé qu'une désudation trop considérable entraîne la perte des malades. D'un autre côté, plusieurs lexicographes modernes ont indiqué ou décrit, sous le nom de désudation, une phlegmasie de la peau, précédée ou accompagnée de sueurs abondantes, et dont les caractères seront exposés à l'article *hydroa*. Enfin, quelques auteurs ont employé comme synonymes les mots *désudation* et *éphidrosis*. Le lecteur devra consulter comparativement ces deux articles. (RAYER.)

DÉTERSIF et DÉTERGENT, adj., *detergens*, *abstergens*. On a donné ce nom aux médicamens topiques qui ont pour action de déterger, de nettoyer, de mondifier les plaies et les ulcères, en enlevant tout ce qui pourrait s'opposer à leur cicatrisation. Dans ce sens général, le nombre des détersifs est extrêmement considérable, puisque la plupart des substances molles, spongieuses ou pulvérulentes, qu'on applique sur les surfaces ulcérées pour absorber le pus, les lotions, les fomentations que l'on pratique dessus, soit avec de l'eau simple, soit avec diverses infusions ou décoctions, ont pour effet d'enlever les matières étrangères qui les couvrent et retarderaient la cicatrisation. Autrefois on employait, pour déterger les plaies ou les ulcères et donner un meilleur aspect à leur surface, une foule de substances plus ou moins âcres et irritantes, qui, en augmentant l'irritation des parties malades, leur donnaient une couleur rouge, plus animée; mais la plupart de ces médicamens, tels que la térébenthine, la myrrhe, le styrax, le mastic, l'encens, les baumes de copahu, de la Mecque, du Pérou, les huiles balsamiques de Millepertuis, de menthe, de véronique, l'onguent égyptiac, l'eau phagédénique, le baume vert de Metz, etc., agissent comme irritans, augmentent ou entretiennent l'inflammation, et bien loin de favoriser la formation de la cicatrice, la retardent dans le plus grand nombre des cas: aussi, on n'emploie plus guère aujourd'hui, comme détersifs, que les topiques adoucissans, les cataplasmes émolliens, les plumasseaux de charpie simple ou enduits de cérat, dont on aide quelquefois l'action par une légère compression. Cependant il ne faut pas rejeter entièrement les applications excitantes que les anciens employaient trop fréquemment comme détersives, et donner dans un excès contraire, en s'obstinant à n'user que des émolliens ou des substances adoucissantes pour déterger la surface des plaies suppurantes et des ulcères. Dans bien des cas, en effet, lorsque l'application prolongée des émolliens, au lieu de nettoyer la surface malade, comme cela arrive le plus souvent, la rend blafarde, molle, et favorise le développement de chairs fongueuses, on obtient de très-grands avantages de l'emploi des topiques astringens, toniques et plus ou moins irritans, qu'on désignait généralement autrefois sous les noms de *détersifs* et de *dessiccatifs*. (J. CLOQUET.)

DÉTERSION, s f., *detersio;* ation des médicamens détersifs. *Voyez* ce mot.

DÉTROIT, s. m., expression que la langue anatomique a empruntée au langage commun pour désigner les rétrécissemens qui terminent supérieurement et inférieurement l'excavation du *bassin*. *Voyez* ce mot. (DESORMEAUX.)

DÉTRONCATION, s. f., mutilation du fœtus par laquelle le tronc est séparé de la tête, qui reste dans l'utérus. A l'article *embryotomie*, je traiterai de la détroncation et de toutes les autres mutilations du fœtus, soit qu'elles résultent accidentellement des efforts inconsidérés et maladroits de l'accoucheur, soit que l'art les conseille comme un procédé technique pour terminer un accouchement qu'il serait impossible de terminer d'une manière plus avantageuse. (DESORMEAUX.)

DEUTÉROPATHIE, s. f., *deuteropathia*, de δεύτερος et de πάθος, maladie secondaire. Ce mot, très-peu usité, désigne une affection dont l'existence dépend d'une autre affection primitivement développée, et est l'opposé de *idiopathie* ou *protopathie*. L'épithète *deutéropathique*, par laquelle on caractérise les états morbides de ce genre, est donc synonyme de sympathique.

DÉVELOPPEMENT, s. m., *incrementum*; action de se développer soit du corps entier, soit de ses diverses parties. Ce mot indiquant la même chose qu'accroissement auquel nous avons exposé tous les faits de l'accroissement général des corps vivans, nous renverrons à ce dernier. Le développement particulier de l'embryon, du fœtus, celui de chaque tissu, de chaque organe de l'économie, continuera de trouver sa place à chacun des articles qui leur sont spécialement consacrés. (RULLIER.)

DÉVIATION ORGANIQUE, s. f., *deviatio organica*, de *de*, hors, et *via*, voie, et du mot latin *organum*, ou plutôt du grec ὄργανον, instrument ou organe. Les *déviations organiques* sont ce que beaucoup d'auteurs appellent *monstruosités*, c'est-à-dire une disposition des organes, partielle ou générale, qui n'est pas conforme aux lois de l'évolution, et dont la production est antérieure à la naissance. Cet état abnormal peut être ou ne pas être compatible avec l'exercice de la vie hors du sein maternel. En effet, plusieurs de ces déviations n'appartiennent qu'au fœtus, et souvent il ne peut parvenir jusqu'au terme ordinaire de l'accouchement; d'autres fois, c'est immédiatement après sa naissance à terme, que l'enfant perd l'existence; enfin, dans certains cas, la vie est conservée pendant un temps indéterminé. Ces différences tiennent à la nature de la déviation organique et aux organes sur lesquels elle porte.

Cet état abnormal tient tantôt à l'absence des organes, et tantôt à leur degré de développement, à leur situation, à leur couleur, à leur nombre, à la séparation des parties qui doivent être réunies, ou à la réunion des parties qui, dans leur conformation naturelle, doivent être séparées.

Les déviations organiques dépendant principalement du mode et du degré de développement des appareils; on conçoit qu'elles doivent varier comme ce développement lui-même, et ce développement étant une conséquence de l'exercice des forces premières de la vie, de celle qu'on nomme la *force de formation*, *nisus formativus*, la *force de végétation animale*, etc., les déviations organiques suivront pour leur apparition, leur siége et leurs degrés, les lois de l'évolution des organes. Ce n'est que par l'étude de ces lois, que nous pourrons parvenir à découvrir le mode de production de ces prétendues *monstruosités*. Rien n'est monstrueux dans la nature, parce que les lois qui la régissent émanent d'une intelligence supérieure qui met dans toutes ses œuvres la même sagesse et la même harmonie.

Rapportant la production des *déviations organiques* à un dérangement de la force de formation, et conséquemment à un dérangement dans le mode d'évolution ou de déroulement des organes, ainsi qu'à leur mode d'accroissement, il paraîtra sans doute naturel d'admettre que cette force formatrice peut être affaiblie ou augmentée. Eh pourquoi le principe vital n'éprouverait-il pas, dans les premiers temps de son exercice dans un corps animal quelconque, les dérangemens dont il est si fréquemment atteint à des époques plus avancées?

Il est certainement très-difficile, dans l'état actuel de la science, de donner une classification bien satisfaisante des vices de conformation; et, d'après ce que nous venons de dire, on doit concevoir que les déviations organiques doivent varier comme les degrés de la force de formation ou de végétation animale. Nous avons essayé de rapporter à un certain nombre de classes les diverses déviations et d'indiquer leur nature ou leur phénomène principal par les noms que nous leur avons imposés. Nous n'attachons à ces classifications d'autre importance que de rendre l'étude plus facile, en mettant plus d'ordre dans les idées; et si les classifications en histoire naturelle sont si nombreuses, si souvent renouvelées ou modifiées, pourra-t-on être plus exigeant pour nous qui n'avons pas à classer et à décrire des êtres constamment les mêmes, ou toujours pourvus des mêmes caractères? Nos efforts tendent à faire mieux connaître certains états pathologiques provenant d'un dérangement d'organisation, et qui peuvent être aussi nombreux et aussi variés que les nuances de ce dérangement. C'est pour cette raison que les classifications en pathologie ne pourront jamais être comparées aux classifications zoologiques ou phytologiques; vouloir procéder en nosologie comme en histoire naturelle, c'est vouloir comparer à des états qui sont toujours des aberrations ou des perversions de la règle, des êtres constamment réguliers.

La nomenclature des déviations organiques était tellement vicieuse, que la science réclamait une réforme dans cette partie de la langue médicale; malgré la défaveur avec laquelle est reçu le moindre néologisme en médecine, tandis qu'en histoire naturelle la chose est permise même jusqu'à l'abus, nous avons essayé de changer quelques expressions. Peut-on en effet trouver des mots plus ridicules que ceux de *bec de lièvre*, *tête de chat*, *tête de crapaud*, *nez de lapin*, *gueule de loup*, *épine fourchue*, *cul-de-jatte*, *cyclope*, *syrène*, etc., etc.? et nous pardonnera-t-on de leur en avoir substitué de plus convenables et de plus euphoniques? Quoi qu'il en soit, nous n'avons fait qu'un petit nombre de mots nouveaux, et nous avons pris tous ceux que la science possédait, mais dont l'usage n'est pas encore très-répandu. Ainsi, les mots *anencéphalie*, *ectopie*, *atrésie*, *exstrophie*, *agénésie*, *diastématie*, etc., etc., ont été employés par Sandifort, Meckel, Malacarne, Chaussier, Tiedemann, etc.

Avant d'exposer notre classification des déviations organiques, nous allons très-sommairement faire connaître la méthode suivie avant nous par plusieurs auteurs, dans l'histoire qu'ils nous ont laissée des monstruosités.

Les naturalistes, les physiologistes et les médecins ont à l'envi essayé de rapporter les déviations organiques à un certain nombre de types principaux; mais une circonstance décourageante, c'est que souvent, sur le même individu, on trouve des vices de conformation originelle qui appartiennent à des classes tout-à-fait opposées; cette réunion de déviations différentes, est une conséquence naturelle de ce qu'une monstruosité qui est en moins ou par défaut, dans une région du corps, entraîne nécessairement la formation d'une monstruosité, en plus ou par excès, dans une autre partie. Les individus ne peuvent donc pas être classés comme en histoire naturelle, et nous ne devons étudier ces monstruosités que dans les appareils organiques ou que dans les organes en particulier. Quoi qu'il en soit, voici en abrégé les principales classifications des déviations organiques.

Buffon dit qu'on peut réduire en trois classes tous les monstres possibles. La première est celle des monstres par excès; la seconde, des monstres par défaut, et la troisième, de ceux qui le sont par le renversement ou la fausse position des parties. Il serait facile de démontrer que, dans ces trois catégories établies par le Pline français, il est impossible de faire entrer un très-grand nombre de vices organiques. Où placer, par exemple, les monstruosités par pénétration des germes, les déviations qui dépendent de la qualité des organes ou des tissus, et celles qui consistent dans une simple altération de la forme?

La formation des monstres est, suivant Charles Bonnet, un point de physique très-difficile à manier, et qui partage encore les plus grands physiologistes (*Tabl. des considér. sur les corps organ.*, t. VII, p. 75.). Il établit quatre classes de monstruosités. La première renferme les vices de conformation extraordinaire de quelques organes; la deuxième contient ceux où les organes ou les membres ont une situation irrégulière; la troisième comprend les déviations organiques par défaut; enfin, dans la quatrième se trouvent les monstruosités par excès, que les parties soient ou ne soient pas suivant le type normal de l'espèce.

Blumenbach, dans son *Manuel d'histoire naturelle*, rapporte aussi à quatre modifications principales les déviations organiques: 1° les changemens de forme ou forme irrégulière des parties individuelles, *fabrica aliena;* 2° les changemens de situation des organes, *situs mutatus;* 3° les vices par défaut, *defectus;* 4° les vices par excès, *excessus.*

Huber a établi neuf classes de monstruosités: 1°. excès des grandes parties; 2° défauts d'un ou de plusieurs organes; 3° réunion de plusieurs animaux; 4° individu régulier en général; mais offrant dans un point un organe dont la disposition appartient à une autre espèce; par exemple, des oreilles de lièvre sur une tête humaine; 5° fausse position de quelque partie; 6° réunion de plusieurs organes; 7° conformation générale régulière, avec un excès dans quelques petites parties; par exemple, six doigts; 8° différence de proportion entre des parties qui doivent être symétriques: ainsi, par exemple, la différence de longueur entre deux membres; 9° trop de grandeur ou d'exiguité dans le corps considéré en général.

Voigtel fait dix classes de monstruosités : 1° par défaut d'une partie ; 2° par surabondance de parties individuelles ; 3° par réunion de deux fruits ; 4° déviation organique de parties individuelles ; 5° déviation du corps entier ; 6° transp sition des parties individuelles ; 7° excroissances non naturelles ; 8° séparation des parties ; 9° oblitération des ouvertures naturelles ; 10° prolongemens (*Manuel d'anat. pathol*, vol. III, p. 574-583.).

Malacarne (*Mem. della Società ital.*, vol. IX, p. 49, etc., divise les monstruosités en seize ordres différens : 1° microsomie ou exiguité de tout le corps ; 2° micromélie ou exiguité des membres ; 3° macrosomie ; 4° macromélie ; 5° polyeschie ou monstruosité de tout le corps ; 6° eschiomélie ou monstruosité d'un membre ; 7° atélie ou défaut d'un membre ; 8° métathésie ou transposition d'un membre ; 9° polysomie ou corps multiple ; 10° polymélie ou membres multiples ; 11° androgynie ; 12° diandrie ou double organisme mâle ; 13° digynie ; 14° andralogomélie ou homme avec des membres d'animal ; 15° alogandromélie ou animal avec des membres humain ; 16° aloghermaphroditie ou hermaphrodisme animal.

M. Tréviranus, dans son excellent Traité de physiologie (*Biologie*, vol. 3, p. 425.), partage les monstruosités en *qualitatives* et *quantitatives*.

M. J.-Fr. Meckel affirme qu'on peut établir quatre classes de monstruosités : la nature de la première consiste dans une diminution de la force organique ; la seconde dans une augmentation de cette force, et ces deux classes constituent les monstruosités *quantitatives*, et les déviations de la force organique qui les produisent sont graduelles. La troisième et la quatrième classes forment plusieurs ordres de monstrosités *qualitatives*, et ici la force organique dévie de l'état normal pour les produire en variant dans ses caractères suivant l'espèce. Les caractères de la troisième classe sont principalement négatifs. Dans cette catégorie sont renfermées les formations dont la nature consiste dans une déviation des organes de leur forme ordinaire : cette classe a deux grandes subdivisions, les organes déviant, ou relativement à leur disposition intérieure et extérieure, ou relativement à leur rapport local avec l'organisme entier : ce sont, dans un sens plus restreint, des déviations de la forme et des déviations de la situation. Quant à la quatrième classe, elle se forme des organismes dans lesquels les parties de la génération ne sont pas assez développées pour que le sexe soit déterminé. M. J.-Fr. Meckel nomme ces déviations des *productions hermaphrodiques*.

MM. Chaussier et Adelon établissent trois classes de monstres: ceux par excès, ceux par défaut, et ceux qui offrent quelques irrégularités dans la grandeur, la situation, la structure des parties.

Sans nous éloigner beaucoup des classifications que nous venons de faire connaître, nous avons cependant cru ne pas devoir les adopter dans toutes leurs parties, parce qu'aucune ne nous a paru exempte de reproche.

Ainsi, la classification de Buffon comprend, sous la rubrique de *montruosités par excès*, les développemens extraordinaires de tout le corps ou de quelques-unes de ses parties, avec les déviations organiques où deux corps sont unis et confondus seulement dans quelques-unes de leurs parties. Ces monstruosités sont très-différentes les unes des autres, et quoique M. J.-Fr. Meckel considère les monstruosités où le sujet présente deux corps plus ou moins complets et adhérens ensemble, comme un simple effet d'une augmentation dans la force organique, nous ne croyons pas pouvoir partager son opinion, et nous ne regardons pas les raisons qu'il allègue comme suffisantes pour détruire toute espèce de doute sur ce point.

Nous avons séparé les déviations organiques par excès, des déviations dans lesquelles toutes, ou presque toutes les parties du corps, sont doubles. Peut-on croire que, dans le cas où un enfant vient au monde avec deux têtes et un seul corps, ou avec une tête et deux troncs, il n'y ait qu'un simple accroissement dans la force de végétation animale? N'est-il pas plus simple d'admettre que, dans ces circonstances, les germes sont réunis, confondus dans quelques-unes de leurs parties, tandis que d'autres ont pu croître séparément. Quoique nous regardions l'opinion de M. J.-F. Meckel comme d'un très-grand poids dans cette matière, cependant nous ne pouvions pas partager l'opinion qu'il professe dans son ouvrage sur les *monstres doubles*, et dans son Manuel d'anatomie pathologique. Une classe de *diplogénèses* nous a donc paru tout-à-fait naturelle, et nous l'avons divisée en monstruosité où les parties doubles du corps sont extérieures, et paraissent naturellement résulter de l'union de deux germes, qui ne font quelquefois que se toucher et adhérer entre eux par quelques points seulement, et en monstruosités consistant dans la présence d'un fœtus au milieu des tissus d'un autre fœtus. C'est ce que nous appelons diplogénèses par pénétration. MM. Dupuytren, Yong, Highmore, Fattori, etc., nous ont fait connaître ce genre de monstruosité ignoré des anciens.

Notre dernière classe contient les déviations organiques dans lesquelles il existe un dérangement dans la situation, la couleur des organes, ou dans le nombre des fœtus appartenans à la même gestation, etc.

Nous avons indiqué sous les noms de leucopathie, cyanopathie et cirrhopathie, les états dans lesquels la peau est d'un blanc de lait, bleue ou jaune, états originels, et qu'on regarde comme des monstruosités, sans qu'on puisse démontrer la cause de ces dispositions. Nous avons acquis la certitude que, dans beaucoup de cas, la maladie bleue paraît sans qu'on puisse l'attribuer à un vice de conformation du système vasculaire, tandis que, dans d'autres circonstances, ce vice existe, et cependant la cyanose ne se fait pas observer. *Voyez* l'article CYANOSE.

Nous avons placé, à côté de quelques vices de conformation originelle, certains états dépendans de ces déviations. Ainsi l'hydrocéphale chronique a dû se trouver à côté de l'anencéphalie, l'hydrorachie à la suite du spina bifida, l'exomphalie, l'encéphalocélie et la parencéphalocélie à la suite du vice de conformation qui consiste dans la persistance d'un degré inférieur de développement, et où une ouverture existe à l'abdomen ou au crâne. On demandera peut-être pourquoi nous admettons comme distincts et comme appartenant à des classes différentes, l'hermaphrodisme et l'androgynie? Le premier état est, selon nous, un simple développement arrêté des organes génitaux, tandis que le second paraît être la réunion d'organes plus ou moins imparfaits, appartenans à des sexes différens. Ce point est encore un des plus obscurs de la doctrine des monstruosités, et les écrivains les plus modernes, tels que Burdach, J.-F. Meckel, Tiedemann, Feiler, ont des opinions opposées à cet égard.

Nous avons renvoyé l'histoire de toutes les déviations organiques à l'article MONSTRUOSITÉ, parce que la nomenclature que nous proposons n'étant pas adoptée, nous ne devions pas l'introduire dans un dictionnaire, en suivant l'ordre alphabétique, avant qu'elle ait reçu l'assentiment de nos confrères,

ANATOMIE PATHOLOGIQUE. — CLASSE DEUXIÈME.

DÉVIATIONS ORGANIQUES ou CACOGÉNÈSES. De κάκός, mauvais, et de γένεσις, origine, génération, etc.

RDRE Ier. — .GÉNÈSES, α priv. ou dimi- et de γένεσις, gé- ion. iation organique diminution de la formatrice.

- PREMIER GENRE. *AGÉNÉSIE.* De α priv. ou diminutif, et de γένεσις, génération. Déviat. organ. par absence des organes ou défaut dans leur développement.
  - PARTIELLE.
    - Anencéphalie. — Hydrocéphalie chronique.
    - Hémicéphalie.
    - Aprosopie.
    - Acéphalie. — Acéphalothoracie. Acéphalogastrie. Acéphalorachie. Acéphalocardie. Acéphalobrachie. Acéphalopodie.
    - Apleurie.
    - Asternie.
    - Acardie.
    - Apneumie.
    - Hermaphrodie.
    - Abrachie.
    - Acheirie.
    - Aknémie.
    - Askélie.
    - Monopodie.
    - Apodie.
  - GÉNÉRALE.
    - Microsomatie. — Nain. Cagot. Crétin.
- DEUXIÈME GENRE. *DIASTÉMATIE.* De Δίαστημα, ατος, intervalle ou interstice. Déviat. organ. avec *fissure* ou *fente* sur la ligne médiane du corps.
  - DE LA TÊTE.
    - Diastématencéphalie.
    - Diastématocranie. — Encéphalocélie. Parencéphalocélie.
    - Diastématorhynie.
    - Diastématognathie.
    - Diastématocheilie.
    - Diastématoglossie.
    - Diastématostaphylie.
  - DU THORAX, DE L'ABDOMEN ET DU BASSIN.
    - Diastématorachie. — Hydrorachie chronique.
    - Diastématosternie.
    - Diastématogastrie. — Exomphalie.
    - Diastémantérie.
    - Diastématopyélie.
    - Diastématocystie.
    - Diastématocaulie. — Epidiastématocaulie. *Syno. Epispadias.* Hypodiastématocaulie. *Hypospadias.*
    - Diastématométrie.
    - Diastématélytrie.
- TROISIÈME GENRE. *ATRÉSIE.* *Atresia*, ἀτρησία ou de ἄτρητος, qui n'est pas percé, qui est imperforé. Déviat. organ. avec *imperforation.*
  - Atrésopsie.
  - Atrésoblépharie.
  - Atrésorhynie.
  - Atrésostomie.
  - Atrésolémie.
  - Atrésogastrie.
  - Atrésentérie.
  - Atrésocysie.
  - Atrésélytrie.
  - Atrésométrie.
  - Atrésocystie.
  - Atrésuréthrie.
- QUATRIÈME GENRE. *SYMPHYSIE.* De σύμφυσις ou ξύμφυσις (*coalescencia*), de σύμφυω, je réunis; dérivé de σύν, avec, et de φύω, je nais. Déviat. organ. avec *union* ou *confusion* des parties.
  - Symphysopsie.
  - Symphysodactylie.
  - Symphysoskélie.
    - Kyllocheirie. — Antérieure. Postérieure.
    - Kyllopodie. — Externe, *valgus*, βλαισός. Interne, *varus*, ῥοιβοὶ ou ῥαιβοὶ.

RDRE II. — ERGENÈSES, ὑπὲρ, au-delà, et εσισ, génération. viat. organ. avec entation de la formatrice.

- PREMIER GENRE. Partielle.
  - Macrocéphalie.
  - Macroprosopie.
  - Macroskélie.
  - Macrocheirie. — Macrodactylie.
  - Macropodie.
  - Polymélie. — Polybrachie. Polyskélie. Polypodie. Polydactylie.
- DEUXIÈME GENRE. Générale.
  - Macrosomatie. — Les Géants?

RDRE III. — LOGÉNÈSES, διπλὸος, double, γένεσισ, généra- . viat. organ. avec n des germes.

- PREMIER GENRE. *Extérieures, par fusion ou adhérence.*
  - Diplocéphalie.
  - Diplothoracie.
  - Diplogastrie.
  - Diplosomatie.
  - Androgynie.
- DEUXIÈME GENRE. *Intérieures ou par pénétration.*
  - Pénétration des germes.

RDRE IV. — ÉROGÉNÈSES ἕτερος, autre, et εσισ, génération. iat. organ. avec *s étrangères du t de la génération.*

- 1er GENRE. — D'après la situation.
  - A. De l'individu dans le sein maternel. (*Grossesse extra-utérine.*)
  - B. Des organes en particulier ou Ectopie.
- 2e GENRE. — D'après le nombre.
  - Polypédie.
- 3e GENRE. — D'après la couleur.
  - Leucopathie. — Albinos. Chacrelats.
  - Cyanopathie.
  - Cirrhopathie.

(*Voyez*, pour l'explication de tous ces mots et pour l'histoire de toutes ces déviations organiques, l'article MONSTRUOSITÉ.)

tandis qu'en nous servant de mots nouveaux dans un seul article, et en ayant soin d'indiquer toujours le terme synonyme, nous conservons pour nos lecteurs le respect qui leur est dû, et nous les laissons libres d'adopter ou de rejeter le mot nouveau, l'ancien étant à côté. Nous tenons d'ailleurs fort peu à introduire de nouvelles expressions, si l'on nous démontre leur inutilité, car c'est moins aux mots qu'aux choses que les bons esprits doivent s'attacher. Quant à la classification, elle est basée sur des faits : nous sommes loin de la croire excellente, mais nous l'avons faite pour parvenir à traiter de toutes les déviations organiques dans un ordre naturel. Les méthodes ne sont que des manières de ranger dans un petit nombre de catégories le plus grand nombre de faits connus ; elles doivent changer ou être modifiées à mesure que la science se perfectionne ou que la masse de nos connaissances s'accroît. *Voy.* MONSTRUOSITÉ.

(G. BRESCHET.)

DÉVOIEMENT, s. m., *alvi solutio ;* synonyme de diarrhée. *Voyez* ce mot.

DIABÈTE ou DIABÈTES, s. m., διαβήτης, de διαβαίνω, je passe à travers ; maladie principalement caractérisée par une excrétion excessivement abondante d'urine plus ou moins chargée de matière sucrée. Les autres noms qu'elle a reçus ont eu pour but, comme le premier, d'exprimer ce symptôme dominant ou ce qu'il offre de spécifique. Ainsi Galien l'a désignée sous diverses dénominations que ses traducteurs ont rendues par celles de *diarrhea urinosa*, d'*hydrops ad matulam.* Quelques auteurs latins l'ont fait connaître par des expressions d'un sens fort analogue, telles que *profluvium, nimia profusio urinæ, cita emissio rerum quæ bibuntur.* Seidel l'appelle *polyuria;* Sauvages et Méad l'ont nommée *diabetes anglicus ;* Cullen et Sagar *diabetes mellitus;* Nicolas et Gueudeville, Hufeland, *diabètes sucré*, *phthisurie sucrée.*

Hippocrate ne nous a rien laissé sur le diabète ; Celse s'est contenté de le signaler rapidement; mais Arétée en a tracé une histoire qui, si elle n'est pas la plus ancienne, est au moins la plus complète et en même temps la plus exacte de celles que nous devons aux médecins de l'antiquité. Ses successeurs n'ont guère fait que le copier plus ou moins fidèlement. Parmi eux, Alexandre de Tralles l'a suivi pas à pas, à l'égard des symptômes, des causes et du traitement. Seulement il a cru devoir établir une sorte de comparaison entre le diabète et la lienterie. Aetius est parti de là pour donner une définition où il pose en principe que, dans la première maladie, les alimens non digérés prennent la voie des urines, comme dans la seconde ils s'échappent par les selles, erreur que Fernel, Houllier, Duret, Zacutus-Lusitanus et autres médecins ont ensuite contribué a répandre. Les choses en étaient à ce point lorsque Willis parut. Divers médecins, surtout dans ces derniers temps, adoptèrent et suivirent ses idées sur le diabète, et parvinrent ainsi à en avancer singulièrement l'histoire médicale, comme il sera dit ailleurs, avec des détails qui trouveront naturellement place après la description suivante.

Assez ordinairement le diabète est annoncé par des symptômes précurseurs. Il survient d'abord des rapports nidoreux; un goût d'aigre se fait sentir dans toute la bouche, qui déjà a de la tendance à se sécher. La salive devient blanche, écumeuse, comme lorsqu'on est resté trop long-temps sans boire; cependant il n'existe pas encore de soif manifeste. A mesure que le mal fait des progrès, un sentiment habituel de pesanteur se fixe à l'épigastre; il s'y joint des sensations alternatives de froid et de chaleur, qui parcourent l'abdomen comme des traits, suivant diverses directions, et se portent particulièrement à la vessie. Dès lors la soif se prononce, sans être encore très-forte; l'appétit augmente; l'urine, plus abondante que de coutume, inodore, décolorée, semblable à du petit-lait clarifié, ne forme plus de dépôt, et on lui trouve une saveur manifestement sucrée. En même temps, la transpiration cutanée diminue, les selles deviennent plus rares, sèches, difficiles, parfois douloureuses, et perdent presque toute mauvaise odeur.

Dans d'autres cas, les accidens, au lieu de suivre une marche lente et progressive, se montrent d'une manière en quelque sorte instantanée. Il y a tout à la fois soif très-grande, appétit excessif et excrétion très-abondante d'urine. Plus elle augmente, plus les deux autres symptômes acquièrent d'intensité. Bientôt ils sont suivis d'un sentiment de chaleur, qui, quoique peu intense, pénètre cependant jusque dans l'intérieur des viscères, est souvent accompagné de tiraillemens douloureux à l'épigastre, et parfois de céphalalgie. Plus tard, l'excrétion de l'urine augmente encore en quantité, sa saveur sucrée se marque plus fortement; la soif est alors intolérable, la faim dévorante, et, tout en prenant beaucoup d'alimens, le malade n'en maigrit pas moins. La peau, surtout à l'abdomen, devient sèche et rugueuse, soulevée par des veines très-apparentes; la bouche se sèche progressivement davantage; une salive épaisse, muqueuse, l'enduit plutôt qu'elle ne l'humecte; la gorge paraît comme enflammée, ce qui produit une sorte de strangulation. A cette époque, les gencives deviennent molles et douloureuses, les dents s'ébranlent et tombent en partie, l'haleine est fétide. Le pouls, qui jusque-là avait gardé son rhythme naturel, et dans certains cas même était devenu un peu rare, présente assez fréquemment alors une sorte de roideur et de fréquence fébrile, sinon d'une manière continue, au moins à des époques irrégulières, et principalement durant la digestion. Lorsque enfin la maladie a atteint son plus haut degré d'intensité, le produit des digestions, au lieu d'être assimilé, s'échappe en très-grande partie par l'urine, dont quelquefois la quantité égale ou même surpasse celle des alimens et des boissons. Elle coule avec douleur, involontairement et presque sans interruption; l'amaigrissement est rapide, c'est une veritable fonte du corps. S'il existe des ulcères, ils se sèchent, les jambes s'œdématient; une douleur continue se fait sentir dans toute la longueur des voies urinaires, depuis les reins jusqu'au canal de l'urètre. L'abattement, la tristesse s'emparent du malheureux diabétique; son visage exprime la langueur et la souffrance; il tombe dans un assoupissement souvent interrompu par des rêves effrayans, et meurt après être arrivé au dernier degré du marasme, tourmenté par deux besoins qu'il est condamné à ne pouvoir jamais satisfaire, celui de boire et d'uriner.

En général, les accidens produits par le diabète se développent avec lenteur; et, bien que quelquefois ils parviennent à leur plus haut degré d'intensité en quelques mois, même en six semaines, comme l'a observé d'Obson, ils mettent souvent plusieurs années avant de l'atteindre. Bien plus, on a rencontré des cas dans lesquels, restant en quelque sorte stationnaires, ils ont persisté pendant toute la vie du malade, sans paraître en avoir abrégé le terme. De pareils faits, il est vrai, sont extrêmement rares. Le plus ordinairement, au contraire, le diabète, après être parvenu avec plus ou moins de lenteur à sa dernière période, se termine par une mort prompte, comme on l'a observé depuis Arétée jusqu'à Cullen, à moins que les efforts salutaires de la nature, ou mieux encore les secours de l'art, ne parviennent à arrêter sa marche funeste. Quand on est assez heureux pour y réussir, voici de quelle manière s'effectue le retour à la santé. Le premier indice du mieux est fourni par la diminution dans la quantité de l'urine, qui, en même temps, perd de sa saveur sucrée. Peu après la soif diminue, l'appétit cesse d'être excessif, la peau recouvre sa perspirabilité; souvent même il s'établit des sueurs assez copieuses. Dès cet instant l'urine se rapproche de plus en plus de l'état qui lui est propre en santé, et, une fois qu'elle l'a atteint, l'harmonie se rétablit dans toutes les autres fonctions, et la guérison est complète.

On voit par-là combien il importe de bien examiner l'urine des diabétiques. Sa quantité, toujours considérable, souvent énorme, et que Fonseca a vu s'élever jusqu'à deux cents livres par vingt-quatre heures, est un phénomène qu'on ne peut s'empêcher de remarquer : aussi a-t-il été signalé par les plus anciens observateurs. Mais il en est encore un plus important, dont la découverte est due aux temps modernes : je veux parler des changemens que le liquide urinaire éprouve dans sa composition chimique. Willis le premier en soupçonna l'existence, et assura que l'urine des diabétiques contenait du sucre. Pool et d'Obson reproduisirent en 1775 cette opinion, qui ne fut réellement établie comme vraie qu'en 1778, par Cauley, puis confirmée par Frank treize ans après.

La présence du sucre une fois reconnue dans l'urine, il restait encore à en découvrir les autres parties constituantes. Nicolas et Gueudeville entreprirent de résoudre cet important problème, et ils y réussirent de la manière la plus satisfaisante. D'après leurs savantes recherches, publiées en 1803, l'urine des diabétiques ne contient pas sensiblement d'urée ni d'acide urique. Les réactifs les plus sensibles y indiquent à peine des traces de sulfates et de phosphates; on ne peut y découvrir d'acide libre, tandis qu'on y trouve constamment du sucre en plus ou moins grande quantité, et plus ou moins de muriate de soude. Enfin, les résultats vraiment précieux pour la science, obtenus par les médecins de Caen, ont reçu une nouvelle illustration des travaux de MM. Thenard et Dupuytren, qui, dans une histoire remplie de faits remarquables, nous ont fait connaître de la manière suivante l'urine du malade soumis à leur observation. « Elle exhalait, disent-ils (*Nouveau Journal de Méd.*, août 1806), une odeur qui n'était pas désagréable; elle était limpide, sensiblement jaune, plus pesante spécifiquement que l'eau, et rougissant à peine la teinture de tournesol; légèrement sucrée, elle avait en même temps quelque chose de la saveur du sel marin. Abandonnée à elle-même à la température de 15° Réaum., elle se troublait dans l'espace de cinq à six jours; il s'en dégageait des bulles d'acide carbonique, pour peu qu'on l'agitât; l'odeur urineuse qu'elle avait d'abord se dissipait; elle en contractait une analogue à celle du vin nouvellement fait : aussi donnait-elle de l'alcohol par la distillation, s'acidifiait-elle promptement en l'exposant à l'air; elle offrait donc, dans un faible degré, tous les caractères d'une fermentation spiritueuse. » MM. Thenard et Dupuytren font ensuite connaître les moyens d'analyse auxquels ils ont eu recours, puis ils achèvent l'exposé de leurs recherhes, en disant : « L'urine que nous avons examinée est presque entièrement composée d'une matière peu sucrée; néanmoins cette matière jouit de toutes les propriétés qui caratérisent le sucre, car elle est transformée en alcohol et en acide carbonique par le ferment; elle donne beaucoup d'acide oxalique, et elle ne donne point d'acide muqueux par l'acide nitrique; elle est très peu soluble dans l'alcohol à 35°; elle produit, quand on la calcine, peu d'huile, beaucoup d'eau et d'acide carbonique. »

La physiologie sera sans doute encore long-temps avant de nous apprendre comment les boissons, les particules nutritives des alimens, les matériaux qui nous composent, prenant en masse la route des reins, l'économie entière semble se fondre en urine, et surtout quel travail produit la matière sucrée qu'on y trouve alors. Ce fait étonnant n'en est pas moins un des mieux constatés de la science, et tout à la fois un des plus importans, puisque seul il peut donner au diagnostic une certitude mathématiqne. Ainsi, lorsqu'à la suite d'une maladie dont ce travail paraît quelquefois être la crise, ou bien par d'autres causes qui sont en assez grand nombre, la quantité des urines se trouve tout à coup excessivement augmentée, qu'il s'y joint des symptômes propres à simuler un diabète commençant, on est toujours assuré, quelle que soit leur apparence fallacieuse, de la reconnaître pour telle, par l'absence de la matière sucrée dans l'urine. Il suffit également d'examiner avec soin sa composition chimique, dans les cas analogues, pour réduire à leur juste valeur les diverses divisions nosologiques de certains auteurs, par exemple, de Cullen, Bary, Sauvages, qui ont admis, le premier, deux; le second, trois; le dernier, sept espèces de diabètes.

Si les phénomènes de la maladie qui nous occupe semblent de nature à devoir fournir encore long-temps un vaste champ aux spéculations des médecins explicateurs, au moins son siége principal n'est-il pas douteux, et on ne peut raisonnablement se refuser à le placer dans les reins. En effet, toutes les fois que les ouvertures de cadavres, jusqu'ici en petit nombre, il est vrai, ont permis de les examiner attentivement, on les a constamment trouvés un peu rouges, injectés et plus ou moins augmentés de volume. Tel était le cas du diabétique dont MM. Thenard et Dupuytren ont publié l'histoire; tel est celui, plus récent, qui se trouve dans l'*Observateur des sciences médicales*. Assez long-temps avant, Baillie avait vu une affection pathologique encore plus considérable, qu'il décrit comme il suit : « Les veines des deux reins étaient beaucoup plus remplies de sang que dans l'état naturel, et formaient sur la surface de ces organes un tissu réticulaire des plus beaux; toute leur substance était beaucoup plus vasculaire que dans l'état sain, et présentait à peu près l'état inflammatoire; il y avait, dans l'un et dans l'autre, un liquide blanchâtre qui ressemblait à du pus, mais sans aucune trace d'ulcération; l'artère, les veines et les vaisseaux lymphatiques de tous les deux étaient dans l'état naturel. » Quant aux autres altérations d'organes, les unes sont accidentelles, ou pourraient tout au plus être considérées comme des effets éloignés de la maladie principale, comme, par exemple, la rougeur légère, peut-être bien inflammatoire de l'arrière-gorge, de l'œsophage ou même de l'estomac et des intestins, qui se rencontre souvent alors; les autres appartiennent à de véritables complications; tels sont les petits foyers de suppuration que contenaient les poumons du malade observé par MM. Thenard et Dupuytren, la phthisie pulmonaire accompagnée de pleurésie chronique, dans le cas cité par l'*Observateur des sciences médicales*. Il nous suffit de dire ici, qu'outre ces complications, le diabète est suceptible d'en présenter une foule d'autres sans être tenus de les indiquer avec détails, et d'insister sur les moyens de les reconnaître, car il a si peu de rapports par ses symptômes avec les autres maladies connues; que, quels que soient le nombre et l'espèce de celles qui peuvent se joindre à lui, le diagnostic n'en doit pas devenir pour cela beaucoup plus difficile à établir. Par conséquent on peut assurer que la question relative à ses complications se trouve convenablement traitée, par cela seul qu'il en est fait mention. Mais il n'en est pas de même relativement à ses causes: leur étude, comme on va le voir, mérite la plus sérieuse attention.

Arétée rapporte que la morsure d'un serpent appelé *dipsas* produit tous les accidens du diabète; de là le nom de *dipsacus* que lui ont donné quelques médecins. Duret attribue à un mille-pieds logé dans un de ses reins, le flux d'apparence diabétique qu'il éprouva, et dont il fut guéri immédiatement après avoir rendu l'animal en urinant. Il serait ridicule de nos jours s'arrêter à refuter des idées aussi chimériques et beaucoup d'autres analogues qu'on pourrait aisément trouver dans les auteurs, c'est peut-être déjà trop d'en avoir parlé. Nous passons donc de suite à l'examen des causes dont l'influence sur la maladie qui nous occupe ne saurait être contestée. Les plus remarquables d'entre elles sont: l'habitation des pays humides et brumeux comme l'Angleterre et la Hollande; l'affaiblissement suite d'un grand chagrin, de travaux excessifs, d'hémorrhagies abondantes, d'excès vénériens; celui qu'amènent un traitement mercuriel prolongé, les grandes suppurations et beaucoup de maladies chroniques. L'usage excessif et habituel des boissons aqueuses chaudes acidules, de la bière, du cidre; l'intempérance dans le vin et les liqueurs alcoholiques; l'abus des diurétiques, des préparations dans lesquelles il entre des cantharides ou d'autres médicamens susceptibles d'agir activement sur les reins. Lentement préparé par ces causes ou d'autres semblables, le diabète éclate souvent à la suite d'un refroidissement brusque qui supprime la transpiration ou un flux habituel. Il paraît d'autres fois déterminé par une métastase de goutte, la répercussion d'un exanthème, la formation de calculs dans les reins, etc. Mais on doit encore accorder une grande influence à certaines conditions individuelles qui disposent l'économie à recevoir l'action spéciale des causes précédemment énumérées; conditions dont les unes, comme le sexe masculin, un tempérament lymphatico-sanguin, etc., ont déjà été observées par beaucoup d'auteurs; les autres, encore très-obscurément connues, le seront sans doute un jour avec exactitude. Voici d'après quelles données on peut raisonnablement l'espérer.

Tant qu'on a cru que l'urée était le produit du travail des reins, il était tout naturel d'attribuer à leurs lésions son absence dans l'urine des diabétiques. Mais les expériences de MM. Prévost et Dumas ont depuis peu prouvé d'une manière irrécusable, que cette substance se trouve par avance formée dans le sang, et que les reins se bornent à lui donner incessamment passage, de telle sorte que si on les enlève à des animaux vivans, leur sang qui avant ne donnait pas sensiblement d'urée à l'analyse, se trouve en contenir au bout de quelque temps une quantité très-considérable. L'ancienne explication ne peut donc plus maintenant être admise sans de nouvelles recherches. Il est peut-être plus nécessaire qu'on ne pense, pour les rendre fructueuses et arriver enfin à decouvrir les véritables causes des altérations qu'offre l'urine des diabétiques, de reprendre avec soin l'examen chimique de leur sang. Déjà Nicolas et Gueudeville ont constaté qu'il contient proportionnément beaucoup plus de sérum que celui des individus en santé; que la fibrine y est beaucoup plus rare, qu'en somme il est très-peu animalisé. D'un autre côté, M. Wollaston a reconnu (*Annales de Chimie*, octobre 1812) que le sérum d'un pareil sang donne du sucre, mais seulement un trentième de ce qu'en fournit l'urine, à quantité de liquide égale. Il en a conclu que les vingt-neuf trentièmes d'excédant qu'elle offre sont le resultat d'un travail exécuté par les reins. Je ne prétends en aucune manière soutenir ou combattre son opinion; il me suffit de fixer l'attention des lecteurs sur le fait qui lui sert d'appui, et de leur rappeler que, la composition du sang étant nécessairement modifiée par la manière dont l'estomac et les intestins exécutent l'œuvre de la digestion, on est forcément conduit à ranger quelques-uns des désordres que leurs fonctions sont susceptibles d'éprouver, parmi les causes éloignées les plus influentes du diabète, quoiqu'il soit certainement déraisonnable de placer, à l'exemple de Rollo, le siége exclusif de la maladie dans ces organes. Au reste, l'opinion que j'émets ici trouve un puissant appui dans les résultats obtenus par les moyens particuliers de thérapeutique dont il nous reste à faire connaître l'usage.

Privés des lumières de la chimie animale, les anciens ne pouvaient pas traiter le diabète d'une manière aussi rationnelle et méthodique qu'on le fait de nos jours. Cependant il s'en faut beaucoup que tout soit à reprendre dans les préceptes curatifs qu'ils nous ont transmis. Celse conseille, entre autres choses très-convenables, l'usage d'alimens astringens et d'un vin *austère* pris de manière à ne jamais satisfaire la soif; les purgatifs avec le lait, l'exercice, les frictions, enfin l'abstinence de toutes les choses propres à augmenter la sécrétion des urines, ce qui ne l'empêche pourtant pas de prescrire les bains. Arétée fait sentir les inconvéniens des boissons données en grande quantité, et il veut que l'on dirige toute son attention vers les dérangemens de l'estomac qu'il regarde comme la cause de la soif. A cet effet, après avoir purgé le malade avec l'*hiera*, il a recours à l'application de divers cataplasmes toniques sur l'épigastre. Pour nourriture, il donne le lait et les alimens qu'on y fait cuire, l'*alica*, les fécules, etc.; pour boisson, un vin astringent, capable d'augmenter le ton de l'estomac. Il emploie de plus, dans la même intention, la thériaque de mithridate, et les remèdes qu'il a précédemment recommandés contre l'hydropisie. Alexandre de Tralles, en suivant du reste les traces d'Arétée, a le premier proposé une nourriture composée d'alimens fortement nutritifs, et d'une digestion difficile; par exemple, les intestins, les pieds et le mufle du bœuf; mais il a eu le tort de vanter l'utilité des boissons prises en plus grande quantité que de coutume. Bien que Aetius ait conseillé le vin généreux et les viandes nourrissantes, cela ne l'a pas empêché de recommander l'usage des végétaux rafraîchissans, qu'Alexandre de Tralles n'a pas rejeté formellement. Toutefois, c'est Houllier et son commentateur Duret qui ont surtout préconisé la diète végétale, les boissons délayantes, les saignées; en un mot, un régime entièrement antiphlogistique. Ainsi la thérapeutique du diabète avait graduellement été en se détériorant, lorsque Rollo, un des premiers parmi les modernes, proposa une méthode de traitement fondée presque uniquement sur la diète animale, dont il prouva les bons effets par des faits décisifs. Elle fut employée depuis avec un grand succès par Nicolas et Gueudeville, et aussi par MM. Thenard et Dupuytren, qui la réduisirent à une très-grande simplicité. Ils se contentèrent, comme on sait, de donner à leur malade pour toute nourriture et tout traitement, de la soupe grasse, du lard, du pain et du vin, et dans l'intervalle des repas, un peu d'eau rougie. Ces moyens leur réussirent à merveille, et il se trouva guéri au bout de fort peu de jours. Néanmoins ils le dégoûtèrent tellement, qu'il sortit de l'hôpital en grande partie pour éviter d'en continuer l'usage tout le temps qu'il aurait fallu pour assurer la guérison et prévenir les rechutes; aussi ne tarda-t-il pas à en éprouver une qui fut bientôt mortelle. Nous croyons devoir conclure de ce fait, que, même en admettant l'absolue nécessité d'une diète purement animale, qui, suivant M. Renauldin, n'est pas moins efficace dans le diabète que le quinquina contre les fièvres intermittentes, on doit s'efforcer de ne pas la rendre répugnante aux malades; qu'il faut craindre de fatiguer l'estomac par des alimens indigestes et généralement propres à inspirer le dégoût, comme le lard, la graisse rance, etc. : car bien que les forces digestives conservent une activité très-grande jusque dans la période la plus avancée de la maladie, il serait déraisonnable de ne pas les ménager, puisque la guérison est presque toujours subordonnée au bon emploi qu'on sait en faire. Sous ce rapport, le traitement adopté par Nicolas et Gueudeville nous paraît mériter les plus grands éloges par la raison que, outre le régime animal varié qui en fait la base, ces médecins prescrivent, dans la vue de soutenir les forces de l'estomac, l'administration des bols composés avec l'extrait gommeux d'opium, le quinquina et quelquefois le musc; de légers laxatifs quand il y a constipation; dans certains cas même, une petite saignée au début; et, pour boisson habituelle, dans les intervalles des repas, l'eau dans laquelle on ajoute, par chaque bouteille, de six à huit gouttes d'ammoniaque, ou bien de trente à quarante gouttes d'acide phosphoreux. Il est vraiment dommage qu'après avoir donné d'aussi sages préceptes, ils se soient laissés aller à conseiller les frictions faites sur les extrémités inférieures, avec le lard et la graisse rances. Elles ne sont pas dangereuses, il est vrai, mais elles sont probablement inutiles et très-certainement fort dégoûtantes. Bien a pris à Nicolas et Gueudeville de les proposer comme partie très-accessoire du traitement.

On a encore cru pouvoir guérir le diabète au moyen du camphre, du cachou, de la teinture de corail, des eaux minérales ferrugineuses, des poudres de Dower, de l'alun et d'une foule d'autres remèdes dont les propriétés, par rapport au but proposé, ne sont constatées par aucune expérience certaine. Malgré cela cependant, il n'y aurait peut-être encore pas trop de hardiesse à en proposer un nouveau : c'est l'urée. Sa propriété diurétique ne doit pas en faire rejeter l'usage sans examen, surtout quand on sait que la teinture de cantharides a déjà été donnée probablement sans inconvénient, puisque plusieurs médecins la recommandent. Qui peut prévoir les avantages qui résulteraient de l'introduction dans l'économie, d'une substance que doivent contenir les urines dans l'état de santé ? Mais je ne dois pas insister davantage sur une idée que m'ont fait naître les expériences de M. Segalas (*Journal de phys.*, octobre 1822); au lieu donc de développer des idées purement théoriques, je terminerai en transcrivant un fait curieux rapporté, comme il suit, par M. Pinel : « Dans un cas de diabète, causé par des chagrins profonds et prolongés, et parvenu au dernier degré, un malade à qui je donnais des soins l'année passée, a été guéri en séjournant à la campagne, en se livrant à un exercice régulier, en sortant de son abattement, et en insistant autant sur le régime végétal que sur toute autre substance. » (*Nos. phil.*) (ROCHOUX.)

DIABOTANUM, s. m., de διὰ et de βοτανη, composé d'herbes. Emplâtre composé d'un très-grand nombre de plantes, et qu'on regardait comme résolutif et fondant. On l'appliquait, d'après ces prétendues propriétés, sur les engorgemens chroniques, sur les abcès froids. *Voyez*, pour le mode d'action de ces sortes de topiques, le mot EMPLATRE.

DIACHALCITEOS, s. m., de διὰ et de χαλκῖτις, ancien nom du colcothar; nom d'un emplâtre qui ne diffère du diapalme que parce qu'il entre du colcothar ou sulfate de fer rouge au lieu du sulfate de zinc.

DIACHYLON ou DIACHYLUM, s. m., de διὰ et de χυλός, composé de suc. On distingue deux sortes d'emplâtres qui portent ce nom : le *diachylon simple*, qu'on obtient en faisant cuire un mélange de décoction de racine de glaïeul, d'huile, de mucilage et de litharge préparée; et le *diachylon composé* ou *gommé*, qui se fait en ajoutant au diachylon simple liquéfié, de la cire jaune, de la poix-résine, de la térébenthine, puis de la gomme ammoniaque, du bdellium, du galbanum et du sagapenum préalablement purifiés par l'alcohol. Ces emplâtres sont regardés comme résolutifs et fondans : ils sont principalement employés pour faire les emplâtres et les bandelettes agglutinatifs. *Voyez* EMPLATRE.

DIACODE, s. m., de διὰ, avec, et de κώδεια, tête de pavot. On donne le nom de *sirop diacode* à celui que l'on prépare avec les capsules desséchées du pavot sommifère Le nouveau code des médicamens donne la formule suivante : Prenez têtes de pavot sèches, dont on a tiré les graines, une livre; lavez-les à l'eau froide, brisez-les en petits fragmens, et versez dessus huit livres d'eau bouillante à 60° Réaum. Faites digérer pendant douze heures, puis évaporez au bain-marie jusqu'à réduction de moitié; laissez déposer la liqueur, et ajoutez, après l'avoir décantée, quatre livres de sucre très-blanc; faites cuire jusqu'à consistance sirupeuse.

Ce mode de préparation est préférable à celui que l'on employait autrefois, et qui consistait à faire bouillir les têtes de pavot pendant douze heures. Par ce procédé on obtenait un sirop très-visqueux, très-chargé de mucilage, et qui fermentait avec la plus grande facilité.

Le sirop diacode est une préparation calmante, qui doit toutes ses propriétés à la matière extracto-résineuse fournie par les capsules du pavot blanc. On en fait fréquemment usage dans la pratique, soit pour provoquer le sommeil, soit pour calmer les accès d'une toux d'irritation, ou une excitation nerveuse trop exaltée. La dose varie de deux à quatre gros, que l'on fait prendre le soir en une seule fois. On fait aussi entrer cette préparation dans les juleps et potions calmantes, en lui associant l'eau de laitue, l'eau de fleurs d'oranger, etc.

Quelques auteurs ayant remarqué que le sirop diacode n'était pas constant dans ses effets, à cause des qualités différentes des capsules de pavot employées à sa préparation, ont proposé de lui substituer un sirop dans lequel ces capsules sont remplacées par une quantité équivalente d'extrait gommeux d'opium. D'après la formule donnée par le nouveau codex, chaque once de ce sirop d'opium contient deux grains de cette substance. Il est donc plus actif que le véritable sirop diacode, et doit être prescrit à une dose moitié plus faible, c'est-à-dire à celle d'un à deux gros. (A. RICHARD.)

DIACOPÉ, *diacope*, διακοπή; mot grec qu'on a conservé en français pour désigner une plaie du crâne par un instrument tranchant, qui a agi obliquement sans emporter la pièce. *Voyez* PLAIE DE TÊTE.

DIACRANIEN, adj., de κρανίον, crâne, et de la particule διά, qui indique la séparation, la division; épithète appliquée par M. Chaussier à la mâchoire inférieure, qu'il appelle diacrânienne, parce qu'elle n'est pas unie au crâne comme la supérieure. (A. B.)

DIAGNOSTIC, s. m., *diagnosis*, διάγνωσις, discernement. On désigne sous ce nom une des parties de la médecine qui a pour objet la distinction des maladies. Distinguer une maladie, c'est la reconnaître toutes les fois qu'elle existe, quelle que soit la forme sous laquelle elle se présente; c'est constater aussi qu'elle n'existe pas, toutes les fois que d'autres maladies se montrent avec des symptômes qui ressemblent aux siens.

Le diagnostic constitue sans contredit le point le plus important de l'histoire des maladies. Sans un diagnostic exact, l'observation la plus scrupuleuse ne conduit qu'à des résultats infidèles, et la thérapeutique ne repose que sur de mauvaises bases.

Le diagnostic peut être envisagé de deux manières différentes, selon qu'on le considère, ou successivement dans chaque maladie, ou abstraction faite des cas particuliers, comme une des branches de la pathologie générale. C'est seulement sous ce dernier point de vue que nous devons en traiter ici; le reste appartient à la description spéciale de chaque maladie.

Le diagnostic, considéré ainsi d'une manière générale, offre plusieurs points importans : les principaux sont : 1° les signes sur lesquels on doit le fonder; 2° les conditions nécessaires, soit de la part du médecin, soit de la part du malade, pour l'établir; 3° la manière dont il convient d'examiner ou d'interroger les malades, pour parvenir à la connaissance des affections dont ils sont atteints; 4° les obstacles qui rendent le diagnostic difficile ou incertain. Nous présenterons quelques considérations sur chacun de ces points, excepté sur les *signes*, dont l'exposition trouvera plus naturellement sa place dans un autre endroit de ce Dictionnaire. *Voyez* SIGNES.

I. Il est plusieurs conditions nécessaires au médecin pour bien diagnostiquer. La première est la connaissance approfondie de la pathologie. Celui qui ne connaît pas les signes de toutes les maladies n'est pas en état de porter un jugement éclairé sur une seule d'entre elles. Une autre condition non moins importante que la connaissance théorique des maladies, est l'habitude de voir des malades et de rapprocher les phénomènes observés pendant la vie des lésions qu'on rencontre après la mort. Le médecin qui n'a pas fait pendant long-temps l'application de ses connaissances au lit des malades, qui n'a pas assisté à l'ouverture d'un grand nombre de cadavres, est certainement inhabile à bien établir un jugement sur les maladies qu'il observe. En supposant que son diagnostic fût juste dans quelques cas, il serait faux dans le plus grand nombre, et dans tous il ne serait établi qu'avec lenteur et incertitude. L'habileté dans le diagnostic, qui constitue, avec l'habileté à saisir les indications, ce qu'on appelle le *tact médical*, ne peut être acquise qu'avec le temps; elle suppose la réunion de toutes les qualités nécessaires à l'observateur : des sens fidèles, qui constamment transmettent avec netteté toutes les nuances des phénomènes qui sont de leur ressort, un esprit droit et pénétrant, qui sache rapprocher à propos, comparer avec discernement, déduire des faits les inductions et les conséquences qui en émanent, et qui, alliant dans de justes proportions la hardiesse et la prudence, ose obéir quelquefois à une sorte d'inspiration qui ne le trompe guère. Ces qualités précieuses sont rarement réunies chez un même homme, et le nombre des médecins remarquables par une grande habileté dans le diagnostic est toujours très-restreint.

2. Il est aussi, avons-nous dit, de la part du malade plusieurs conditions, sinon indispensables au diagnostic, du moins très-propres à le rendre plus facile et plus sûr. La première est un degré d'intelligence suffisant pour comprendre les questions faites par le médecin et y répondre avec clarté. On sait combien il est difficile à celui-ci de fixer son jugement lorsque les facultés intellectuelles du malade sont troublées, lorsque son âge ne lui permet pas encore de s'exprimer, lorsqu'il parle une langue que le médecin ne comprend pas, ou bien encore lorsqu'au lieu d'exposer simplement ce qu'il éprouve, il se borne et s'obstine à raconter ce qu'il pense sur la cause prochaine des maux qu'il accuse. Il est encore une autre condition importante, c'est que le malade ne cherche pas à tromper, soit en cachant quelques circonstances de sa maladie, soit en accusant des symptômes qu'il n'éprouve point.

Telles sont les principales conditions nécessaires pour le diagnostic, de la part du médecin et du malade. Voyons maintenant de quelle manière il convient d'examiner et d'interroger l'individu dont on veut connaître la maladie.

3. Le médecin qui voit un malade pour la première fois commence par jeter sur lui un coup d'œil rapide. S'il est debout, son attitude et sa démarche sont les premières choses qui frap-

peut l'observateur. S'il est au lit et si rien ne s'y oppose, il convient de le découvrir entièrement pour mieux apprécier sa force, son embonpoint, sa stature et les divers phénomènes que peut offrir l'habitude extérieure. Ce premier coup d'œil suffit presque toujours pour reconnaître si la maladie est récente ou ancienne, et dans quelques cas même, pour juger qu'une affection aiguë est survenue dans le cours d'une affection chronique. Si, par exemple, on visite un malade au milieu du jour et qu'on observe la rougeur de la face, l'élévation de la chaleur, la fréquence du pouls, l'accablement, qui appartiennent aux maladies aiguës, en même temps que la maigreur propre aux maladies chroniques, il est au moins très-vraisemblable que cette complication existe.

L'examen successif des diverses régions du corps peut fournir des signes fort importans, non-seulement dans les maladies externes, mais aussi dans les affections internes, telles que le scorbut, les diverses espèces de typhus, les fièvres éruptives, certaines dégénérescences organiques, etc. Les cicatrices, les taches, la privation ou la conformation vicieuse d'une partie quelconque du corps, sont autant de phénomènes qui se montrent à l'observateur, qui appellent son attention, et qui le conduisent quelquefois à fixer le diagnostic dans des cas où les autres signes auraient été insuffisans.

En même temps qu'il examine rapidement, mais cependant avec soin, l'habitude extérieure du sujet, le médecin commence à l'interroger. Deux points importans s'offrent ici : la manière de faire les questions, et l'ordre suivant lequel il faut les placer.

Le médecin qui interroge un malade ne doit employer que des termes qui soient facilement compris ; il doit s'assurer, dans les cas douteux, que le sens en a été bien saisi, en répétant une seconde fois la même question, dans des termes différens de ceux qu'il avait d'abord employés. Il doit aussi faire en sorte que le malade expose lui-même, autant que possible, tout ce qu'il est nécessaire d'apprendre de lui, et pour cela, il doit donner à ses questions une forme telle, qu'il ne puisse pas y répondre par monosyllabes. Sans cette précaution, il s'expose à lui faire dire tout autre chose que ce qu'il croit dire.

Il n'est pas moins indispensable de suivre un ordre déterminé en interrogeant les malades : sans cela, le médecin s'expose à oublier des questions importantes et à répéter inutilement et à son désavantage celles qu'il a déjà faites; je dis à son désavantage, car le malade qui s'en aperçoit le soupçonne de distraction et dès lors il lui retire nécessairement une partie de sa confiance. Le nombre des questions varie nécessairement selon les cas. En général, elles ne doivent être ni trop multipliées, ni trop restreintes; il est presque aussi important d'omettre celles qui ne peuvent être d'aucune utilité, que de ne pas négliger celles qui sont nécessaires : le médecin qui veut connaître les détails les plus minutieux des maladies, est plus exposé qu'un autre à en négliger les points essentiels ou à les oublier après les avoir appris. Il est à peine nécessaire d'ajouter que celui qui n'a pas encore acquis l'habitude de voir et d'interroger des malades a besoin, pour établir son jugement, de faire un grand nombre de questions; tandis que le praticien exercé arrive le plus souvent à ce résultat à l'aide des signes fournis par l'habitude extérieure et de quelques renseignemens.

Quant à l'ordre à suivre dans ces questions, voici celui qui me paraît le meilleur.

On commence par s'informer de l'âge du sujet, de sa profession, du lieu qu'il habite, lorsqu'on ignore chacune de ces circonstances. On lui demande ensuite depuis quand il est malade, et de quelle manière le mal a commencé. Dans les questions suivantes, on s'informe si les progrès du mal ont été lents ou rapides; s'ils ont eu lieu par des exaspérations subites ou par une augmentation graduelle; si les symptômes ont été les mêmes depuis l'invasion; s'ils ont persisté sans interruption ou s'ils se sont montrés par intervalles; si quelques-uns de ceux qui s'étaient manifestés d'abord ont disparu, et s'il en est survenu d'autres. Si le malade est alité, on ne doit pas omettre de lui demander depuis quelle époque et combien de temps après l'invasion des premiers symptômes, il a été obligé de garder le lit.

Toutes ces circonstances commémoratives sont d'une très-grande importance dans le diagnostic : dans beaucoup de maladies c'est plutôt d'après la succession des symptômes qui ont précédé, que d'après le concours de ceux qui existent actuellement, que le jugement du médecin peut être établi. Malheureusement un grand nombre de malades ne sont pas en état d'exposer nettement ce qui a précédé, et le médecin est privé des lumières qu'un récit exact pourrait fournir. Quand l'âge du sujet et le trouble des facultés intellectuelles l'empêchent de répondre lui-même, c'est aux assistans qu'il faut adresser ces questions.

Quand on connaît en détail tous les antécédens, on passe à l'examen des symptômes actuels qui fournissent les signes diagnostiques les plus certains.

La première question à faire est de demander au malade s'il a quelque douleur. S'il répond affirmativement, on s'informe du lieu qu'elle occupe. Pour éviter toute erreur à laquelle la réponse verbale du malade pourrait donner lieu, on l'invite à placer la main sur le siége du mal, et à le circonscrire ou à en indiquer le trajet; on lui demande si la douleur est superficielle ou profonde, continue, périodique ou passagère; si son intensité est constamment la même, ou si elle augmente et diminue par intervalles, et dans quelles circonstances; on observe en particulier l'influence de la pression extérieure sur cette douleur; on demande au malade à quoi il pourrait la comparer, et si elle est accompagnée d'une sensation de chaleur ou de froid.

On examine ensuite s'il y a quelque changement dans la couleur, le volume, la forme, la consistance de la partie douloureuse; s'il existe quelque pulsation insolite, quelque bruissement inaccoutumé; et dans certains cas, quelque altération dans la sonoréité qui lui est propre. Cet examen, qui exige le concours de la main, des yeux, et quelquefois de l'oreille, doit être fait avec la plus grande attention et ne peut jamais être omis sans inconvénient.

Lorsque la douleur occupe la tête, la poitrine ou le ventre, l'examen de l'endroit affecté présente quelques règles particulières. Si le mal est à la tête, il est quelquefois nécessaire de s'assurer de l'intégrité des parois osseuses du crâne, de reconnaître si les sutures offrent la disposition qui leur est naturelle, si l'ossification est au point où elle doit être. Si le mal a son siége dans la poitrine, il faut en examiner la conformation, en comparant les deux côtés, et pratiquer la *percussion* et l'*auscultation*. (*Voyez* ces mots.) Si la douleur se fait sentir dans le ventre, il convient, pour bien explorer cette région, de faire coucher le malade sur le dos, la tête soutenue par des oreillers, les cuisses fléchies sur le bassin, et les jambes sur les cuisses, et de lui recommander de ne point contracter les muscles des parois abdominales. Les choses étant ainsi disposées, on explore attentivement le ventre, soit en le percutant, soit en le palpant dans l'endroit affecté et dans les autres. La percussion se pratique avec la surface palmaire de l'extrémité des doigts réunis. On palpe en exerçant avec la main elle-même une pression ordinairement lente et graduée, quelquefois rapide et instantanée; cette dernière est fort utile lorsqu'il y a interposition d'une certaine quantité de liquide entre les viscères et les parois du ventre. Si la douleur occupe l'arrière-bouche, les fosses nasales, le conduit auditif externe, le rectum, le vagin, il est nécessaire d'examiner par la vue et le toucher les changemens survenus dans ces organes. On a appliqué à l'exploration de quelques-uns d'entre eux certains instrumens désignés sous le nom de *speculum*, à l'aide desquels l'œil peut apercevoir des parties qui ne sont en général accessibles qu'au toucher, telles que le col de l'utérus, la surface intestinale du rectum. Les sondes, les stylets, sont encore des instrumens propres, dans quelques cas, à éclairer sur l'état des organes souffrans.

Après avoir examiné tous les phénomènes extérieurs que présente l'endroit douloureux, on doit interroger les fonctions des organes qui y ont leur siége, et de ceux qui leur sont unis par une étroite sympathie; ainsi, lorsqu'une douleur vive dans la région lombaire et dans le trajet des uretères fait soupçonner une inflammation des reins, on doit, après avoir reconnu les changemens survenus dans la sécrétion et l'excrétion de l'urine, demander s'il y a des vomissemens, si les testicules sont rétractés, parce que ces deux phénomènes sympathiques appartiennent spécialement à la néphrite.

Si le malade n'éprouve aucune douleur locale, et s'il accuse seulement le trouble de quelque fonction; de la toux, par exemple, du dévoiement, une faiblesse partielle, etc., on examine d'abord tout ce qui a trait à la fonction lésée; on procède ensuite à l'examen des symptômes généraux.

Dans les cas enfin où le malade se plaint d'un malaise général, d'un trouble de la plupart des fonctions, sans dérangement plus remarquable de l'une d'entre elles, il convient de passer en revue toutes les fonctions, en commençant par celles de relation, et passant ensuite aux fonctions nutritives et génératrices.

L'expression de la physionomie et l'attitude ont dû frapper le médecin dès le moment où il a abordé le malade; c'est à ce moment seul qu'il peut apprécier avec justesse l'altération des traits. S'il néglige cette première impression, ses yeux s'accoutumeront par degrés à ce que la physionomie du malade présente d'insolite, et presque jamais il n'en jugera, après être resté quelque temps près de lui, comme il en jugeait d'abord. Il cherche ensuite à connaître l'état de la force musculaire, soit par les réponses du malade, soit par certains mouvemens qu'il lui fait exécuter. Si la voix ne lui paraît pas naturelle, il s'informe des changemens qu'elle peut avoir subis; il examine ensuite l'état des sens, des affections morales, des facultés intellectuelles, du sommeil; après quoi il passe en revue les fonctions de la vie organique.

Il examine l'intérieur de la bouche, et la langue en particulier; il demande au malade s'il a faim, s'il a soif, si la déglutition est libre, s'il prend des alimens, et en quelle quantité; si la digestion est facile, s'il y a des borborygmes, si le ventre est souple, si les excrétions alvines sont régulières, et quelle est la nature des matières excrétées. Il porte ensuite son attention sur la respiration et les divers actes respiratoires, puis sur la circulation, la chaleur, la transpiration cutanée et les diverses sécrétions. Il termine, lorsqu'il y a lieu, l'examen du malade par quelques questions sur les fonctions génératrices.

A l'examen des symptômes le médecin doit toujours joindre la recherche, souvent difficile et infructueuse, des causes qui ont donné lieu à la maladie. La connaissance des causes, lorsqu'elle peut être acquise, confirme ou rectifie le diagnostic dans les cas obscurs, et ajoute à sa certitude dans les cas ordinaires. En conséquence, le médecin ne négligera pas de demander si l'affection dont il cherche à déterminer le caractère est héréditaire ou acquise, si elle se montre pour la première fois ou si elle a déjà paru; si elle est due à des causes spécifiques dont l'action est manifeste, ou à des causes prédisposantes dont l'action est incertaine; si elle a quelque rapport avec les maladies antécédentes, et quelles ont été ces maladies.

L'influence des moyens mis en usage peut aussi contribuer à fixer le jugement, surtout lorsque la maladie qu'on observe est du petit nombre de celles qui sont dues à des causes spécifiques : le remède spécifique qu'on leur suppose devient alors, comme on l'a dit, une sorte de pierre de touche qui éclaire sur leur nature.

Cette série de questions n'est pas toujours nécessaire au médecin pour fixer son opinion sur le caractère d'une maladie. Il est un grand nombre de cas dans lesquels elle serait déplacée, surtout lorsque le mal a son siége à la surface du corps.

Mais il est aussi d'autres cas, qui ne sont point rares, dans lesquels la réunion de tous les signes que peuvent fournir l'état actuel du malade, les symptômes antécédens, les causes connues ou présumées, l'effet des remèdes mis en usage, ne suffit point pour servir de base à un diagnostic bien établi. Le médecin doit alors suspendre son jugement jusqu'à ce que de nouveaux phénomènes viennent l'éclairer. L'hésitation offre alors en général peu d'inconvéniens; l'erreur en entraînerait beaucoup : le médecin doit être toujours disposé à modifier, à abandonner même l'opinion qu'il s'était faite dans le principe d'une maladie, lorsque le développement de phénomènes nouveaux lui fournit de nouveaux signes.

On ne saurait trop répéter combien il est dangereux de fixer prématurément son opinion sur une maladie, non-seulement parce qu'on s'expose à commettre une erreur, mais encore parce qu'on devient inhabile à l'apprécier. On ne saurait donc trop se défendre de cette précipitation à établir un jugement. Presque toutes les affections aiguës et chroniques ne se dessinent nettement qu'à une certaine époque : les premières, du second au troisième jour; les autres, après plusieurs mois ou plus tard encore. C'est alors seulement en général que le diagnostic peut être établi.

Beaucoup d'autres conditions encore peuvent ajouter à la difficulté du diagnostic, et doivent rendre le médecin fort circonspect. Les principales sont la profondeur à laquelle est situé l'organe affecté, l'incertitude où l'on est sur ses véritables fonctions, le grand nombre d'organes contenus dans la même région, leur situation vicieuse, comme on l'observe dans les cas de transposition de viscères, dans ceux où le testicule est resté dans l'abdomen; une grande susceptibilité nerveuse, qui, à raison des phénomènes sympathiques auxquels elle donne lieu, change plus ou moins la physionomie propre à la maladie; les complications, la rareté extrême de l'affection qu'on observe, et enfin la mauvaise foi des malades qui cherchent, ou à cacher les maux qu'il ont, ou à faire croire à des maladies qu'ils n'ont point.

L'ouverture des cadavres, qui, dans le plus grand nombre des cas, donne au diagnostic le plus grand degré possible de certitude, n'a pas constamment ce résultat, et les médecins éclairés n'ignorent pas que, dans quelques circonstances, après avoir observé scrupuleusement une maladie pendant tout son cours, après avoir examiné avec une attention minutieuse l'état de tous les organes après la mort, on est encore réduit à se demander à quelle espèce d'affection le sujet a succombé.

On voit, d'après ce qui vient d'être exposé, combien la distinction des maladies peut offrir de difficultés, et combien l'art du diagnostic suppose d'instruction, de sagacité et de circonspection dans le médecin qui le possède. (CHOMEL.)

DIAGNOSTIQUE, adj., *diagnosticus*, qui fait connaître; qui a rapport au diagnostic. On désigne ainsi les signes sur les quels on peut établir le diagnostic d'une maladie. *Voyez* DIAGNOSTIC et SIGNE.

DIAGRÈDE, s. m., *diacrydium*, διακρύδιον, est un nom ancien de la scammonée (*Voyez* ce mot), qu'on emploie particulièrement pour désigner le résultat de certaines préparations que l'on fait, ou plutôt que l'on faisait subir à la scammonée, dans l'intention de *corriger* cette substance, et d'*adoucir* ses propriétés purgatives. C'était ce que l'on se proposait du moins en exposant la scammonée à la vapeur du soufre : l'on avait alors le diagrède *sulfuré;* d'autres fois l'on combinait la scammonée au suc épaissi du coing, dont l'astringence, selon Lemery, *corrigeait* la propriété purgative du scammonium : on faisait ainsi le diagrède *cydonié*. On unissait aussi la scammonée au suc de réglisse, qui nécessairement devait l'adoucir. Ce diagrède se nommait *diagrède glycyrrhizé*. Ces médicamens sont maintenant abandonnés, et le nouveau Formulaire de Paris n'en fait nulle mention. On retrouve en effet toutes leurs propriétés dans la scammonée pure, administrée à dose convenable, unie au sucre, à la gomme et sous forme de poudre, pilule ou électuaire. *Voyez* SCAMMONÉE. (PELLETIER.)

DIAPALME, s. m., *diapalma;* nom d'un emplâtre composé de trois parties de litharge, d'huile d'olives, d'axonge, de quatre parties de sulfate de zinc dissous dans quantité suffisante d'eau, et de deux de cire blanche. Cet emplâtre est astringent et résolutif; il était jadis regardé comme dessiccatif, cicatrisant, etc. Il est peu usité maintenant. Son nom lui vient de ce que les anciens y faisaient entrer une décoction de feuilles de palmier, et remuaient le mélange avec une spatule faite du bois du même arbre. Quelquefois on l'amollit en le mêlant avec le quart de son poids d'huile d'olives; il prend alors le nom de *cérat de diapalme*.

DIAPHÉNIC ou DIAPHŒNIX, s. m., *diaphœnix*, de διὰ et de φοῖνιξ, qui est composé de dattes. Électuaire drastique dont la pulpe de dattes forme le principal excipient, et dont le gingembre, le poivre blanc, le macis, la canelle, la racine de turbith, les feuilles de rue, les semences de daucus ou carotte de Crète, celles de fenouil, et le diagrède sont les médicamens actifs. Cet électuaire est peu employé aujourd'hui; on l'administrait à la dose de un gros à une once.

DIAPHORÈSE, *diaphoresis* s. f., de διὰ, par, à travers, et de φέρω, je porte. Tous les physiologistes ne donnent pas à ce mot une même signification : les uns veulent qu'il exprime cet état particulier de l'économie dans lequel la perspiration cutanée, plus abondante, se manifeste à l'extérieur sous la forme de petites gouttelettes ou de *sueur*. Les autres, en plus grand nombre, appliquent ce mot à cet état intermédiaire entre la sueur et la perspiration insensible, c'est-à-dire à tous les cas où cette dernière est augmentée, sans que cependant elle se montre avec l'apparence de la sueur. La diaphorèse est donc l'état qui précède la sueur, c'est un même phénomène, mais à un plus faible degré. C'est aux mots PERSPIRATION CUTANÉE, SUEUR, que l'on traitera avec détails des circonstances qui déterminent, accompagnent ou suivent la diaphorèse. (A. RICHARD.)

DIAPHORÉTIQUE, adj. On appelle ainsi les médicamens qui ont la propriété de déterminer, dans l'organe cutané, une excitation qui augmente la perspiration insensible, sans cependant donner lieu à la sueur. Les médicamens diaphorétiques ne sont en général que des sudorifiques peu énergiques, ou donnés à faible dose. Toutes les boissons aqueuses, prises chaudes, et surtout lorsque le corps est couvert de vêtemens mauvais conducteurs du calorique, ou placé dans une atmosphère convenablement échauffée, déterminent la diaphorèse. On rapporte en général à cette classe de médicamens la bourrache, les racines de bardane, de canne de Provence, le thé, la douce-amère, la scabieuse, les fleurs de sureau, la saponaire et l'infusion chaude de la plupart des plantes aromatiques. *Voyez* SUDORIFIQUE.

(A. RICHARD.)

DIAPHRAGMATIQUE, adj., *diaphragmaticus*; qui appartient ou a rapport au diaphragme. On a donné ce nom aux vaisseaux et aux nerfs qui se distribuent au diaphragme. Les artères qui se rendent à ce muscle ont été divisées en *sus-diaphragmatiques* et en *sous-diaphragmatiques*, suivant qu'elles se répandent à sa face supérieure ou à l'inférieure.

Les artères *sus-diaphragmatiques* ou *diaphragmatiques supérieures* sont au nombre de deux, une de chaque côté : elles sont peu volumineuses, et naissent de l'artère mammaire interne, près de l'extrémité supérieure du sternum ; de là, elles se portent chacune en bas, en dedans et en arrière, en formant diverses flexuosités qui suivent le trajet du nerf diaphragmatique ; elles passent entre le poumon et le péricarde, et répandent un grand nombre de ramifications très-déliées dans la membrane fibreuse de ce dernier. L'une de ces ramifications, née de la diaphragmatique, près de son origine, descend sur la partie latérale du péricarde, lui fournit beaucoup de ramuscules, ainsi qu'à la surface interne du poumon, et va, en se contournant en arrière, se perdre dans l'œsophage, et s'anastomoser avec les artères de ce conduit. Enfin, l'artère sus-diaphragmatique, étant arrivée à la partie antérieure et moyenne du diaphragme, se divise en plusieurs branches qui se répandent dans ses fibres charnues, et s'anastomosent fréquemment avec les ramifications fournies par celles du côté opposé et par les diaphragmatiques inférieures. Les *veines sus-diaphragmatiques* ou *diaphragmatiques supérieures* sont au nombre de deux; elles présentent la même disposition que les artères précédentes, qu'elles accompagnent. Celle du côté droit est placée plus en avant que l'autre, et s'ouvre dans la veine mammaire interne correspondante; la gauche va se rendre dans la veine sous-clavière.

Les *artères sous-diaphragmatiques* ou *diaphragmatiques inférieures* sont au nombre de deux, une de chaque côté; elles sont beaucoup plus volumineuses que les artères sus-diaphragmatiques. Elles naissent tantôt isolément, et tantôt par un tronc commun, de la partie supérieure de l'aorte abdominale, immédiatement au-dessous du diaphragme. Il n'est pas rare de les voir fournies par l'artère cœliaque, ou même par les rénales. Elles se ressemblent beaucoup pour leur trajet et leur distribution : 1° l'artère *sous-diaphragmatique droite* remonte verticalement sur le pilier droit du diaphragme, en fournissant quelques ramuscules à ce pilier et à la capsule surrénale correspondante ; puis elle donne plusieurs rameaux qui s'enfoncent en arrière dans le *foie*, et se répandent en partie sur la veine cave inférieure; enfin à la face inférieure du diaphragme, elle se divise en deux branches, l'une *antérieure*, et l'autre *droite*. La branche antérieure se porte en haut et en avant, en suivant le trajet primitif de l'artère, fournit un rameau transversal, lequel s'anastomose au-devant de l'ouverture œsophagienne du diaphragme, avec un rameau semblable que donne la sous-diaphragmatique gauche; puis elle se rapproche de l'ouverture de la veine cave, envoie plusieurs ramuscules qui traversent le diaphragme, et se distribuent à la partie inférieure du péricarde, en formant diverses anastomoses avec les rameaux de la sus-diaphragmatique correspondante. D'autres divisions s'enfoncent dans la partie postérieure du foie; enfin, la branche continue de se porter en avant, pénètre entre les fibres musculaires, et va, vers la circonférence du centre phrénique, s'anastomoser par arcade avec la branche antérieure de la sous-diaphragmatique gauche. La *branche droite* se dirige transversalement sous la portion droite du diaphragme et se divise en un nombre variable de branches, lesquelles se perdent en avant et en arrière dans les fibres charnues du muscle, près de leurs insertions aux côtes; en passant au-dessus de la capsule surrénale correspondante, elle lui envoie deux ou trois rameaux.

L'*artère sous-diaphragmatique gauche* remonte sur le pilier gauche du diaphragme, et lui fournit plusieurs rameaux, dont l'un se porte sur la partie latérale gauche de l'œsophage, pénètre avec ce conduit dans la poitrine, et là, s'anastomose avec les artères œsophagiennes supérieures. L'artère donne ensuite quelques rameaux capsulaires, parvient sur le centre aponévrotique, et fournit d'autres branches qui vont se perdre dans la portion du diaphragme insérée au bord inférieur des fausses côtes; enfin, elle se divise en deux branches : l'une *antérieure* va s'anastomoser par arcade avec la branche correspondante de la sous-diaphragmatique droite, et fournit des rameaux à l'aponévrose et aux fibres charnues du diaphragme, au ligament suspenseur du foie et à la partie inférieure du péricarde. L'autre branche est gauche, et semble former la continuation du tronc; elle se porte transversalement sous la partie gauche du diaphragme, et se termine par plusieurs rameaux dans les fibres charnues du muscle, en donnant divers ramuscules au lobe gauche du foie, au ligament triangulaire correspondant. Les dernières ramifications de cette branche s'anastomosent avec les artères intercostales et lombaires vers la circonférence du diaphragme, et avec la sus-diaphragmatique gauche à travers l'épaisseur du muscle.

Les *veines sous-diaphragmatiques* ou *diaphragmatiques inférieures* présentent la même disposition que les artères précédentes. Le plus ordinairemett il n'y en a que deux, une de chaque côté; quelquefois on en trouve trois et même quatre; elles se terminent dans la veine cave inférieure ou dans les veines sus-hépatiques et s'anastomosent fréquemment entre elles à la face inférieure du diaphragme, ainsi qu'avec les dernières veines intercostales et les lombaires supérieures.

Les *vaisseaux lymphatiques diaphragmatiques* sont, pour le plus grand nombre, placés à la face supérieure du diaphragme: ils se dirigent d'arrière en avant, du côté du médiastin, traversent divers petits ganglions lymphatiques, s'anastomosent dans leur trajet avec les vaisseaux lymphatiques de la face interne du thorax, qui suivent derrière le sternum l'artère mammaire interne, et viennent enfin se terminer, ceux du côté droit, aux veines sous-clavière et jugulaire interne correspondantes, et ceux du côté gauche au canal thoracique.

Les *nerfs phréniques* ou *diaphragmatiques* sont aussi au nombre de deux, un de chaque côté: ils proviennent de la fin du plexus cervical, et ils sont formés principalement par des filets qui viennent des second, troisième et quatrième nerfs cervicaux. Le nerf grand-hypoglosse et le ganglion cervical supérieur lui fournissent aussi chacun un filet; très-souvent aussi le plexus brachial envoie à ce nerf deux ou trois ramifications fort déliées. Le nerf phrénique, ainsi formé, descend sur les parties latérales du cou, entre le muscle grand droit antérieur, et le scalène antérieur, puis sur le bord interne de ce dernier. Il pénètre ensuite dans la poitrine, en passant entre l'artère sous-clavière, qui est en arrière, et la veine du même nom qui est en avant; se porte en avant et en dedans dans le médiastin, glisse au-devant des vaisseaux pulmonaires, s'applique sur le péricarde, auquel il adhère, se trouve recouvert par la plèvre, et se termine enfin dans le diaphragme. Le *nerf diaphragmatique droit*, situé plus en avant que le gauche, se divise avant d'arriver au diaphragme, en sept ou huit rameaux, qui s'écartent les uns des autres, s'anastomosent ensemble, et viennent se perdre sur la face convexe du muscle. Parmi ces rameaux il y en a d'internes, qui se collent sur la veine cave inférieure, passent avec elle à travers l'ouverture que lui offre le diaphragme, se répandent à sa face inférieure et s'anastomosent avec les filets du ganglion cœliaque. Les autres rameaux, plus longs que les précédens, percent le centre phrénique à sa partie antérieure, ne donnent aucun filet à cette aponévrose, suivent le même trajet que les artères et les veines sous-diaphragmatiques, et vont, en divergeant, se terminer à la face concave du diaphragme. Quelques filets s'en séparent pour s'anastomoser avec ceux des ganglions cœliaques. Le nerf *diaphragmatique gauche*, un peu plus long, et placé plus en arrière que le précédent, se contourne en bas sur la pointe du cœur, fournit des filets à la face convexe du diaphragme, traverse ce muscle, et donne des rameaux dont les uns s'écartent de l'ouverture œsophagienne, tandis que les autres s'en rapprochent. Parmi les premiers, les uns restent à la face concave du muscle, les autres vont s'unir aux filets du ganglion cœliaque gauche. Souvent ces filets sont renflés, grisâtres, et offrent l'aspect de petits ganglions. Dans leur trajet, les nerfs diaphragmatiques fournissent des filets au muscle droit antérieur de la tête, au scalène antérieur, et au thymus. A la partie inférieure du cou, ils communiquent par des filets, dont le nombre varie, avec le ganglion cervical inférieur, et quelquefois avec le supérieur.

On a donné le nom de diaphragmatiques aux hernies qui se font à travers le diaphragme, soit par les ouvertures naturelles, ou par des perforations accidentelles de ce muscle. *Voyez* HERNIE.

(J. CLOQUET).

DIAPHRAGME, s. m., *diaphragma*, διάφραγμα, *phrenes*, *septum transversum*, *discrimen thoracis et ventris*, *disceptum*, du verbe grec διαφράσσω, je sépare. Le diaphragme est un grand muscle membraneux, impair, inégalement recourbé dans ses diverses parties, et transversalement situé entre le thorax et l'abdomen, qu'il sépare l'un de l'autre. Sa figure est à peu près circulaire, un peu plus étendue néanmoins dans le sens transversal que d'avant en arrière, de sorte qu'il forme, du côté de l'abdomen, une espèce de voûte elliptique; il est irrégulier, quoique placé sur la ligne médiane, disposition unique dans le système musculaire de la vie animale, et qui est due, comme l'observe Bichat, à ce que ce muscle appartient, il est vrai, à cette vie, par ses mouvemens, qui sont sous l'influence du cerveau, et dépend de la vie organique par les fonctions auxquelles il est destiné.

La partie moyenne et postérieure du diaphragme est occupée par une large et forte aponévrose, de laquelle partent les fibres charnues, et qu'on appelle le *centre phrénique*, *nerveux*, *tendineux*. Cette aponévrose est échancrée en arrière, au-devant de la colonne vertébrale, et se divise, en avant, en trois portions d'inégale grandeur : la moyenne est la plus considérable, la gauche la plus petite, et la droite tient le milieu entre les deux précédentes. Entre les portions moyenne et droite du centre phrénique, on trouve une large ouverture irrégulièrement quadrilatère, laquelle donne passage à la veine cave inférieure, lui est asssez adhérente, et qui est formée de quatre faisceaux distincts de fibres, entrecroisées avec les autres plans de l'aponévrose par leurs extrémités. Au-devant de l'ouverture précédente, il n'est pas rare d'en trouver deux ou trois autres, qui traversent obliquement l'épaisseur de l'aponévrose et livrent passage aux veines diaphragmatiques inférieures et sus-hépatiques. Les fibres du centre phrénique sont plus prononcées chez les hommes que chez les femmes, et chez les vieillards qu'à toute autre époque de la vie. Elles sont blanches, resplendissantes, comme nacrées, jettent souvent de beaux reflets métalliques, et sont entrecroisées dans une foule de sens différens. Néanmoins, la plupart vont en rayonnnant de l'échancrure postérieure vers la circonférence des trois lobules. D'autres, très-apparentes aussi, surtout du côté droit, décrivent des courbes presque transversales : ces fibres m'ont aussi toujours paru plus denses et plus serrées vers la face supérieure de l'aponévrose que vers l'inférieure.

De la circonférence du centre phrénique partent les fibres charnues, qui vont, en divergeant, s'insérer à toute la circonférence de la poitrine, et peuvent, d'après leur situation, être distinguées en antérieures, en latérales et en postérieures. Les fibres antérieures sont peu nombreuses et fort courtes; elles naissent de la partie antérieure de l'aponévrose, se portent en bas et en avant, derrière l'appendice xiphoïde, où elles se terminent. Elles laissent souvent entre elles de petits intervalles triangulaires, par lesquels le tissu cellulaire du médiastin antérieur se continue avec celui des parois abdominales, extérieur au péritoine.

Les fibres latérales sont les plus nombreuses; elles naissent de chacun des côtés de l'aponévrose diaphragmatique, et vont en divergeant, et par une courbure plus prononcée à droite qu'à gauche, s'attacher à la partie interne de toute la circonférence de la base de la poitrine. Les plus postérieures de ces fibres latérales sont assez courtes; elles se continuent avec d'autres qui naissent en arrière du centre phrénique, et vont s'attacher à un repli aponévrotique, étendu entre l'extrémité de la dernière côte et la base de l'apophyse transverse à la première vertèbre lombaire. Ce repli fibreux, qu'on nomme le *ligament cintré* du diaphragme, appartient au feuillet antérieur de l'aponévrose du muscle transverse de l'abdomen. Il est appliqué sur le muscle carré des lombes et le dernier nerf intercostal. Les autres fibres charnues latérales sont fort longues, et se terminent à la face interne des six dernières côtes et de leurs cartilages de prolongement, par des digitations qui s'entrecroisent avec celles du muscle transverse de l'abdomen. Les deux supérieures de ces digitations sont plus larges que les inférieures. Au niveau des deux derniers espaces intercostaux, les fibres du diaphragme se continuent avec celles du muscle transverse par des aponévroses communes.

Les fibres postérieures naissent de l'excavation que présente, en arrière, le centre phrénique; elles sont beaucoup plus nombreuses que les précédentes; quelques-unes vont se terminer sur une arcade aponévrotique qui s'étend de la base de l'apophyse transverse de la première vertèbre lombaire au corps de la seconde, et sous laquelle s'engage l'extrémité supérieure du muscle grand psoas. Elles se réunissent pour la plupart en deux gros faisceaux coniques ou colonnes charnues qu'on nomme *les piliers du diaphragme;* l'un droit, plus long, va s'attacher par des fibres tendineuses très-prononcées au corps des quatre premières vertèbres lombaires; l'autre gauche et plus court, se termine sur le corps des trois premières vertèbres lombaires, par des fibres tendineuses qui se continuent, ainsi que celles du précédent, avec le grand ligament vertébral antérieur. Les deux piliers laissent d'abord entre eux un intervalle ovalaire, plus large en avant qu'en arrière, nommé l'*ouverture œsophagienne* du diaphragme, et que traversent l'œsophage et les nerfs pneumo-gastriques; ensuite ils descendent verticalement au-devant de la colonne vertébrale, le droit presque sur la ligne médiane, le gauche un peu sur le côté. Plus bas, ils s'envoient réciproquement chacun un faisceau charnu qui se croise avec celui du côté opposé, et complète ainsi, en arrière, l'ouverture œsophagienne. Le faisceau qui descend du pilier gauche au droit est plus volumineux que l'autre, au-devant duquel il passe. En arrière et à gauche de l'ouverture œsophagienne on trouve encore, entre les piliers du diaphragme, un autre intervalle parabolique, que traversent l'artère aorte, la veine azygos et le canal thoracique. Le contour de cette dernière ouverture est aponévrotique et se continue avec les tendons des piliers du muscle. En arrière et en dehors de ces piliers, il y a de petits orifices par lesquels les cordons nerveux du grand sympathique s'introduisent de la poitrine dans l'abdomen.

La face *supérieure* ou *thoracique* du diaphragme est inclinée en arrière. Sa partie moyenne est aplatie, et fortement adhérente au péricarde qui la tapisse; elle correspond au cœur et au médiastin. Sur les côtés, elle est très-convexe, surtout à droite, tapissée par les plèvres, en rapport avec la base des poumons, et de plus, dans les mouvemens d'expiration forcée, appliquée par toute sa circonférence sur la face interne des quatre dernières côtes sternales et sur les muscles intercostaux correspondans. La face *inférieure* ou *abdominale* du diaphragme est concave, légèrement inclinée en avant, et recouverte par le péritoine dans presque toute son étendue. Sa concavité est bien plus prononcée à droite qu'à gauche, à cause de la présence du foie, placé dans la partie sous-jacente de la cavité abdominale Au milieu, elle est plane. Elle est en rapport, en arrière, avec les reins, les capsules surrénales, le pancréas, le duodénum; à droite, avec le foie; à gauche, avec la rate et l'estomac. La circonférence du diaphragme répond, en avant, à l'appendice xiphoïde et au muscle triangulaire du sternum; sur les côtés, aux côtes et aux muscles intercostaux internes; en arrière, à la colonne vertébrale, à l'artère aorte, au canal thoracique, aux muscles psoas et carré lombaire. Au niveau de l'appendice xiphoïde, les insertions de ce muscle sont fort étroites, ainsi qu'a la partie postérieure de la poitrine; mais sur les côtés, elles ont environ deux pouces et demi de largeur; d'où il résulte que la face supérieure du diaphragme est réellement beaucoup moins étendue que l'inférieure, observation anatomique, intéressante en chirurgie, pour l'opération de l'empyème. Les vaisseaux et les nerfs qui se distribuent au diaphragme ont reçu le nom de diaphragmatiques. *Voyez* ce mot.

Le diaphragme a pour usage de séparer les cavités de la poitrine et du ventre, et de contenir les organes qu'elles renferment. Par les mouvemens qu'il exécute ou qui lui sont imprimés, il agrandit ou rétrécit alternativement ces deux cavités, et a la plus grande influence sur l'exercice des fonctions des viscères thoraciques et abdominaux. Quand il se contracte, ses fibres, de courbes qu'elles étoient, deviennent droites, la cavité pectorale s'agrandit dans le sens vertical, tandis que l'abdomen diminue dans le même sens. Les pîliers, en se contractant, abaissent la partie postérieure du centre phrénique, qui devient alors très-oblique en bas et en avant, la partie antérieure de cette aponévrose n'étant que fort peu abaissée par les fibres antérieures. Par son abaissement, le diaphragme produit la dilatation des poumons, et agit comme inspirateur, tandis qu'il comprime et pousse en bas les viscères abdominaux. Comme les parties latérales du diaphragme sont les plus mobiles, elles impriment aux poumons des mouvemens bien plus étendus que ceux communiqués au cœur par le centre phrénique; c'est à tort néanmoins, que plusieurs auteurs ont prétendu que le centre phrénique demeurait immobile pendant la contraction du diaphragme. Dans la position droite du corps et dans les mouvemens ordinaires d'inspiration, à raison de l'obliquité en avant de sa face inférieure, le diaphragme déprime dans ce sens les viscères abdominaux, et les pousse obliquement contre la paroi antérieure du ventre, qui se distend; il en résulte que ce mouvement est très-peu senti dans la partie inférieure ou pelvienne de cette cavité. Quand une forte pression doit être exercée sur les organes renfermés dans le bassin, la poitrine s'incline en avant par la flexion de la colonne vertébrale, la concavité du diaphragme s'oppose directement à l'excavation pelvienne, et le muscle, en s'abaissant, pousse directement dans le même sens les viscères qui sont retenus en avant et sur les côtés par la contraction des parois antérieure et latérales de l'abdomen : toute la pression se trouve concentrée sur le petit bassin; aussi avons-nous instinctivement le soin de mettre le tronc dans une semblable inclinaison, lors de l'excrétion des matières fécales endurcies, de l'expulsion difficile des urines.

Dans les mouvemens d'abaissement du diaphragme, l'action oblique de ses fibres latérales, ayant lieu en sens contraire, se trouve décomposée, et les viscères abdominaux, au lieu d'être poussés obliquement en bas et à gauche par les fibres droites, et en sens contraire par celles du côté gauche, sont abaissés directement, suivant une ligne qui passe par le milieu du centre phrénique, qu'elle coupe à angle droit. Quand toutes les fibres du diaphragme se contractent avec beaucoup de force, non-seulement elles deviennent droites, mais les rayons qu'elles représentent diminuent encore de longueur, et les côtes se trouvent tirées en dedans et rapprochées de l'aponévrose phrénique. Dans ce cas, le muscle, après avoir dilaté la poitrine dans le sens vertical, resserre sa base dans le sens transversal ; de sorte qu'il agit à la fois comme inspirateur et comme expirateur.

Dès que le diaphragme cesse de se contracter, il remonte vers la poitrine, sa face inférieure reprend sa concavité, et la supérieure sa convexité; l'abdomen s'agrandit verticalement, et la cavité thoracique se resserre dans le même sens. Ce mouvement d'ascension du muscle est entièrement passif de sa part. Il a lieu, dans l'état ordinaire, par une double cause : 1° les parois musculaires du ventre, qui ont été distendues par les viscères abdominaux, lors de l'inspiration, reviennent sur elles-mêmes dès que ce mouvement cesse, et, par leur seule élasticité, refoulent les organes en haut contre le diaphragme, qui remonte vers la poitrine ; 2° cependant, sans cette réaction, le diaphragme pourrait redevenir concave. On observe, en effet, sur un animal dont le ventre est ouvert, que le diaphragme, soustrait à la pression des parois abdominales, descend et remonte sans être poussé par les viscères gastriques. Ce n'est point ici, comme on l'a prétendu, la seule pression de l'atmosphère qui cause son refoulement ; car cette pression ne pourrait agir que dans le cas où le vide se ferait dans la cavité des bronches, ce qui n'arrive pas, parce que la colonne d'air renfermée dans les voies aériennes communique librement avec l'air ambiant. Il faut donc rechercher une autre cause, et la voici : le poumon jouit, pendant la vie d'une élasticité, d'une contractilité de tissu, qui persiste après la mort, et tend sans cesse à le faire revenir sur lui-même, à lui faire occuper un volume moindre que n'est la capacité de la cavité thoracique. C'est cette force élastique dépendante du poumon, qui, en produisant l'expiration dans les mouvemens ordinaires de la respiration, tire le diaphragme vers la poitrine. Comme les surfaces diaphragmatique et pulmonaire des plèvres sont en contact immédiat, et glissent facilement l'une sur l'autre, dès que le poumon revient sur lui-même, il tend à se former un vide dans la cavité des plèvres, et le diaphragme se trouve forcé de remonter : c'est donc ce contact immédiat des plèvres qui force à la fois le poumon de se dilater quand le diaphragme s'abaisse, et ce dernier muscle de remonter, quand le premier de ces organes revient sur lui-même par sa force élastique. Aussi, dès qu'on ouvre la poitrine chez un animal dont les parois abdominales ont été préalablement enlevées, l'air s'introduit dans cette cavité, fait cesser le contact des plèvres, le poumon se retire seul contre la colonne vertébrale, et ne se dilate plus, le diaphragme s'abaisse et ne remonte plus. Dans les mouvemens ordinaires d'expiration, ceux qui ont lieu pendant le sommeil, par exemple, le diaphragme est donc à la fois refoulé en dessous par les viscères abdominaux, et attiré en haut par la rétraction du poumon ; à mesure qu'il remonte, le pourtour de la plèvre diaphragmatique s'applique successivement de bas en haut contre la plèvre costale correspondante ; le bord libre qui forme la circonférence de la base du poumon s'éloigne des insertions du diaphragme aux côtes, et s'élève en se retirant de l'espèce de cul-de-sac demi-circulaire qui se forme alors de chaque côté, entre ce muscle et les parois latérales de la poitrine. Ce cul-de-sac, tapissé par les plèvres, et qui, dans l'inspiration, est entièrement rempli par le pourtour de la base du poumon, augmente beaucoup d'étendue dans l'expiration, et acquiert de quatre à cinq pouces de profondeur, chez les individus dont la poitrine est bien conformée et les plèvres exemptes d'adhérences. Dans l'expiration forcée, il peut devenir encore plus profond, et la base du poumon être refoulé jusqu'au niveau de la quatrième ou même de la troisième côte sternale. Cette observation anatomique sur les rapports du diaphragme avec la base du poumon et les parois latérales de la poitrine, est importante à considérer pour l'histoire des plaies pénétrantes, et des autres maladies du thorax, ainsi que dans les opérations que l'on pratique sur cette cavité.

Le plus souvent les deux moitiés du diaphragme se contractent simultanément ; néanmoins elles peuvent aussi, dans quelques cas, s'abaisser isolément, vu qu'elles reçoivent, chacune de leur côté, des nerfs qui leur appartiennent en propre. Dans les expériences sur les animaux, on peut à volonté faire contracter isolément chaque portion de ce muscle, en irritant séparément les nerfs phréniques. On sait aussi que les contractions du diaphragme sont en partie soumises, et en partie soustraites à l'empire de la volonté. *Voyez* RESPIRATION.

Pendant la contraction du diaphragme, l'œsophage peut être comprimé par l'ouverture entièrement musculaire qui lui donne passage; il n'en est pas de même de l'artère aorte, de la veine azygos, du canal thoracique et de la veine cave inférieure, parce que le pourtour de leur ouverture est aponévrotique. Le diaphragme joue un rôle important dans la plupart des phénomènes de la respiration, soit que ces phénomènes se rallient à l'inspiration ou à l'expiration, ou à ces deux mouvemens à la fois, comme l'action de flairer, le soupir, le bâillement, l'anhélation, la toux, l'éternuement, les efforts, le rire, le sanglot, le hoquet. (*Voy.* RESPIRATION et ces différens mots.) Il concourt à la production de la voix dans le chant, les cris, etc.; il agit continuellement sur les viscères abdominaux, et leur imprime des mouvemens doux et réguliers qui favorisent l'exercice de leurs fonctions; il concourt puissamment au vomissement, à l'excrétion des matières fécales et des urines, à l'expulsion du fœtus hors de la matrice dans l'accouchement, etc. Quelques physiologistes ont placé dans le diaphragme le siége des *passions*. *Voyez* ce dernier mot et CENTRE ÉPIGASTRIQUE.

Le diaphragme est sujet à diverses maladies dont les unes sont bien connues, tandis qu'il règne beaucoup d'obscurité et d'incertitude sur les autres. Les plus fréquentes de ces affections sont : les vices de conformation, les déplacemens, l'inflammation, les plaies, les ruptures; les perforations et les hernies, les douleurs, les contractions spasmodiques, la paralysie et plusieurs altérations organiques qui ont leur siége primitivement dans ce muscle ou dans les organes voisins.

Vices de conformation. — Il n'est pas très rare de voir chez des enfans nouveau-nés le diaphragme manquer en totalité ou en partie seulement. Dans le premier cas, on retrouve ordinairement, vers la colonne vertébrale, des traces de piliers du muscle, et les deux cavités splanchniques, celles de l'abdomen et de la poitrine n'en forment plus qu'une seule, comme on l'observe naturellement chez les oiseaux qui sont dépourvus de diaphragme. Le péritoine et les plèvres sont réunis en une seule membrane séreuse, commune aux viscères thoraciques et abdominaux. Ceux-ci sont refoulés dans le thorax, qu'ils remplissent complétement; ils compriment le cœur et les poumons, s'opposent à la dilatation de ces derniers organes et aux phénomènes respiratoires. Aussi, les enfans qui naissent avec ce vice de conformation meurent dès qu'ils ont cessé de communiquer avec le placenta par le cordon ombilical, la respiration devenant alors indispensable à la continuation de la vie. Quand le diaphragme ne manque que dans une partie de son étendue, vice de conformation plus fréquent que le précédent, les viscères abdominaux ne passent que dans un des côtés de la poitrine, qui se trouve remplie par le foie ou l'estomac, la rate, le canal intestinal et l'épiploon, suivant que la maladie existe à droite ou à gauche. Dans ce cas, la respiration peut s'effectuer encore d'un côté, et la vie, subsister pendant quelque temps. Il serait difficile de déterminer si ces vices de conformation du diaphragme dépendent d'un défaut primitif dans son organisation, ou bien d'une rupture accidentelle de ses fibres dans les premiers temps de l'existence de l'embryon. Les signes de cette maladie sont ceux des hernies diaphragmatiques. (*Voyez* HERNIE.) L'art ne peut rien faire ici pour soustraire les enfans à la mort qui les attend à leur naissance.

Un autre vice de conformation que j'ai rencontré trois ou quatre fois sur des cadavres d'adultes consiste dans un défaut des fibres charnues du diaphragme dans une certaine étendue de sa surface; de sorte qu'on trouve un espace, ordinairement arrondi, dans lequel le péritoine et la plèvre sont immédiatement adossés. Dans cet endroit, la transparence de la cloison permet de voir au travers des organes sous-jacens. Cette absence d'une portion des fibres charnues du diaphragme est une cause prédisposante aux hernies diaphragmatiques. Il est possible qu'elle dépende d'une rupture ancienne des fibres charnues du muscle, le péritoine et la plèvre étant demeurés intacts au niveau de la solution de continuité; et alors, on ne pourrait la rapporter aux vices de conformation.

Les déplacemens dont le diaphragme est le siége, lorsqu'il est repoussé en haut par des épanchemens ou des tumeurs de l'abdomen, ou qu'il est fortement abaissé par des épanchemens de la poitrine, étant toujours consécutifs à ces maladies, seront examinés avec elles.

L'inflammation du diaphragme a été nommée *diaphragmite* ou *paraphrénésie*. *Voyez* ces mots.

Les plaies du diaphragme ne sont pas très-rares. Elles peuvent être produites, comme dans toutes les autres parties du corps, par des instrumens piquans, tranchans ou contondans. Le plus souvent on les observe à la suite de coups d'épée, de sabre, de couteau; quelquefois elles sont produites par des balles ou autres projectiles lancés par l'explosion de la poudre. Tantôt ces instrumens ont percé les parois de la poitrine, et atteint le diaphragme par sa face supérieure; tantôt ils ont pénétré par l'abdomen, et intéressé le muscle par sa face inférieure. Les fragmens aigus des côtes fracturées peuvent percer le diaphragme de part en part, et venir faire saillie dans l'abdomen. J'ai été témoin de deux faits de ce genre sur des malades morts à l'hôpital Saint-Louis, à la suite d'écrasement de la poitrine, occasioné chez l'un par un éboulement de terre, et chez l'autre par la roue d'une voiture pesamment chargée. Comme le diaphragme touche immédiatement en haut les poumons et le cœur, en bas le foie, l'estomac et la rate, il est rare que ses plaies soient simples; le plus souvent elles sont compliquées de la lésion de ces organes importans, de sorte qu'il est difficile d'assigner les symptômes qui leur appartiennent en propre. Néanmoins le diaphragme peut être blessé par sa face supérieure, et sans que le poumon soit intéressé, par un instrument qui passerait entre les dernières côtes sternales, et même entre la quatrième et la cinquième, pourvu que la poitrine soit dans une profonde expiration au moment où la blessure est faite. J'ai démontré en effet que, dans ce cas, la base du poumon remonte au-dessus du quatrième espace intercostal, et que le diaphragme en dessous est appliqué immédiatement contre la face interne des côtes.

Le diagnostic des plaies du diaphragme est assez obscur. La situation, la direction, la profondeur de la plaie, la nature de l'instrument qui l'a produite, peuvent faire présumer que ce muscle a été endommagé. Le malade éprouve beaucoup de difficulté à respirer, et les douleurs qu'il ressent dans la région diaphragmatique augmentent à chaque mouvement d'inspiration: aussi le malade respire-t-il, autant qu'il le peut, par l'élévation des côtes. Parfois les douleurs se propagent le long du nerf phrénique, jusqu'à l'épaule, du côté blessé: la pression exercée sur la région épigastrique, en refoulant les viscères abdominaux vers la plaie, augmente ces douleurs. On prétend aussi qu'il y a ordinairement mouvemens convulsifs du diaphragme, rire sardonique, et autres symptômes nerveux, dépendans de la lésion des filets des nerfs phréniques. Le pouls devient petit, serré, convulsif; le malade éprouve une anxiété précordiale des plus pénibles, et consécutivement tous les symptômes de la diaphragmite. *Voyez* ce mot.

Ces blessures sont très-graves et ordinairement mortelles, à raison surtout des lésions plus ou moins profondes qu'ont éprouvées les parties voisines. De plus, les mouvemens habituels du diaphragme s'opposent à ce que la plaie puisse se cicatriser aussi facilement que celles des autres parties molles, et l'entretiennent dans un état d'irritation continuelle qui se propage au péritoine, à la plèvre, et augmentent encore le danger. Les organes abdominaux s'introduisent dans la plaie, pour faire hernie dans la poitrine, quand elle a une certaine étendue, et s'opposent encore à la guérison. On a vu des cas dans lesquels une grande portion des viscères abdominaux, de l'estomac, de l'épiploon et du canal intestinal, étaient passés dans la cavité des plèvres à la suite de plaies du diaphragme qui n'étaient même pas très-larges. Ces viscères, en effet, sont tout à la fois poussés avec force dans la poitrine par la pression des parois abdominales, et attirés dans la même cavité par la rétraction du poumon.

On pensait autrefois que les plaies du centre aponévrotique du diaphragme, que l'on considérait comme une membrane nerveuse, étaient suivies d'accidens beaucoup plus graves que celles des fibres charnues. Je ne sache pas qu'aucun fait confirme la réalité de cette assertion, fondée plutôt sur l'importance des fonctions que les anciens attribuaient à cette partie fibreuse, que sur l'observation clinique. Le danger des plaies du diaphragme est d'autant plus grand, qu'elles sont plus étendues, et qu'elles sont compliquées de la lésion d'organes plus importans et plus mobiles.

Comme on ne peut agir directement sur ces plaies, les moyens qu'on emploie sont peu efficaces. Dans la plupart des cas, il faut diminuer la violence de l'inflammation qui les suit, par des saignées générales et locales, par l'application répétée de sangsues sur le lieu le plus voisin de la blessure; mettre le malade à une diète absolue et à l'usage de tisanes délayantes et rafraîchissantes, de l'eau de gomme, de poulet, de veau, par exemple ; calmer la toux ou les hoquets qu'il éprouve quelquefois, par des juleps adoucissans et calmans ; le condamner au silence le plus absolu, au repos le plus parfait ; le coucher horizontalement sur le dos, la tête et la poitrine étant soulevées par des oreillers, les cuisses et les jambes fléchies et retenues dans cette position par d'autres coussins, afin de relâcher les parois abdominales, de modérer la pression qu'elles exercent sur les viscères gastriques, et de donner à l'abdomen une position inclinée qui favorise l'abaissement de ces organes. On doit couvrir la base de la poitrine et le ventre avec des flanelles trempées dans une décoction émolliente et narcotique; éviter d'exercer sur ces parties aucune pression, afin de ne point augmenter celle qu'éprouvent déjà les viscères abdominaux. Quand, par ces moyens, on est parvenu à modérer la violence des accidens, il faut en continuer l'usage pendant long-temps, afin de favoriser la formation des adhérences entre la plaie du diaphragme et les organes voisins, adhérences qui peuvent seules produire une cicatrice solide, une guérison radicale. Le malade étant rétabli, devra s'abstenir de tout exercice violent, de tout mouvement forcé, qui pourraient rompre ou allonger les adhérences et occasioner une hernie diaphragmatique.

Les *ruptures* du diaphragme constituent un genre de lésion rare chez l'homme; elles sont plus communes chez les animaux domestiques, les chevaux en particulier : tantôt elles sont occasionées par des chutes d'endroits élevés, par de fortes pressions ou des coups violens, portés sur le ventre et la poitrine; tantôt elles dépendent d'efforts considérables qu'ont fait les malades. Dans le premier cas, la base de la poitrine est affaissée par la violence du choc ou de la pression, et les viscères abdominaux fortement pressés contre le diaphragme, dont les fibres se déchirent. Quand les ruptures arrivent pendant des efforts, dans ceux que nécessitent la charge et le transport de fardeaux pesans, l'expulsion du fœtus lors de l'accouchement, etc., le diaphragme, entrant dans une violente contraction, s'arc-boute sur les viscères abdominaux qui le pressent par sa face inférieure, et ses fibres se rompent dans une étendue plus ou moins considérable. Immédiatement après l'accident, si la plèvre et le péritoire sont déchirés, comme il arrive le plus souvent, les viscères du ventre passent dans la poitrine. A l'ouverture des cadavres, on trouve ces organes refoulant en haut les poumons, qui sont affaissés contre la colonne vertébrale. La déchirure du diaphragme est ordinairement assez large, située sur les côtés du muscle, et intéressant par fois le centre phrénique. Dans quelques cas, elle s'est opérée au niveau des côtes, desquelles le muscle semble s'être décollé ; ses bords sont irréguliers, frangés ou déchirés en étoile. Les parties déplacées sont baignées dans le sang qui s'est écoulé des artères diaphragmatiques rompues. Les malades, au moment de l'accident, éprouvent une douleur déchirante dans la région du diaphragme, accompagnée d'une suffocation soudaine; ils poussent des cris plaintifs; leur bouche présente un rire convulsif, leur visage se gonfle, devient bleuâtre comme chez les personnes asphyxiées, et bientôt ils expirent. En examinant le corps, on trouve la base de la poitrine élargie, et la partie correspondante de l'abdomen dans un état d'affaissement remarquable, qui a quelquefois suffi au professeur Percy pour lui faire reconnaître sur des cadavres la lésion qui nous occupe. La poitrine percutée rend aussi un son mat, parce que les poumons se sont écartés des côtes, et que les viscères abdominaux la remplissent. Les ruptures du diaphragme caractérisées par les symptômes que je viens d'indiquer, sont presque constamment mortelles; les individus qui leur survivent quelquefois éprouvent de graves accidens, tels que des constipations opiniâtres, des angoisses, des syncopes fréquentes, des vomissemens, des coliques, de vives douleurs dans la poitrine et l'abdomen. Malheureusement on ne peut remédier à ces infirmités; quand les malades succombent, on trouve les bords de la déchirure arrondis, calleux, cicatrisés ou adhérens aux organes voisins.

Les *ulcérations* et les *perforations* du diaphragme qui en sont la suite dépendent presque toujours de maladies des organes voisins. Ainsi on possède des observations d'abcès au foie qui ont percé le diaphragme, et se sont épanchés dans la cavité thoracique ou dans les bronches; de cancer de l'estomac ou d'autres affections de cet organe, qui ont détruit la portion correspondante du muscle, et ont occasioné le passage des boissons ou des substances alimentaires dans la poitrine; d'empyème et d'abcès dans la base des poumons qui ont produit de semblables perforations, etc. Ces perforations seront examinées avec les maladies qui les produisent. *Voyez* EMPYÈME, FOIE, etc.

Les *hernies* du diaphragme formées par le passage des viscères du ventre dans la poitrine à travers le diaphragme, seront exposées à l'article HERNIE.

Les *douleurs* qui ont leur siége dans le diaphragme sont presque toujours de nature rhumatismale, augmentent pendant les mouvemens de la respiration, et produisent quelquefois des angoisses les plus vives. Elles nécessitent l'emploi des moyens usités dans le traitement des rhumatismes. *Voyez* ce mot.

Les *contractions spasmodiques* du diaphragme occasionent tantôt des hoquets bruyans, et tantôt de simples secousses convulsives, sans bruit, dans la partie supérieure de l'abdomen. Ces contractions sont rarement idiopathiques; presque toujours elles dépendent d'affections qui ont leur siége dans des organes avec lesquels le diaphragme sympathise, comme on l'observe dans la néphrite, les hernies étranglées, la péritonite, certaines affections nerveuses, etc. *Voyez* ces mots.

La *paralysie* du diaphragme est encore peu connue. Quand elle est complète, comme on l'observe dans la lésion de la moelle au-dessous de l'origine des nerfs diaphragmatiques, elle entraîne nécessairement la mort par la cessation de la respiration.

Les *altérations organiques* du diaphragme dépendent presque toujours de ses enveloppes séreuses. Ses adhérences avec la base des poumons, le foie, l'estomac, la rate, sont très-fréquentes : celles avec le cœur sont beaucoup moins communes. Les ossifications de la plus grande partie de la plèvre qui le tapisse ne sont pas très-rares. J'ai, sur un cadavre de femme âgée, trouvé la plèvre diaphragmatique des deux côtés remplacée par de grandes plaques osseuses, fort épaisses, séparées par des intervalles membraneux, qui permettaient encore au muscle de se mouvoir, bien qu'avec une extrême difficulté. La plupart de ces altérations du diaphragme ne peuvent qu'être soupçonnées pendant la vie, et sont seulement constatées à l'ouverture du cadavre. (J. CLOQUET).

DIAPHRAGMITE ou DIPHRAGMATITE, s. f. *diaphragmitis*, inflammation du diaphragme. Linflammation du diaphragme, ainsi que celle de presque tous les muscles, est excessivement rare; peut-être même n'a-t-elle lieu que par l'action immédiate de quelques agens physiques : elle est alors accompagnée presque nécessairement de la lésion des viscères thorachiques et abdominaux, et cette lésion, infiniment plus grave que celle du diaphragme, en masque les symptômes, et absorbe toute l'attention de l'homme de l'art. *Voyez* PLAIES.

Les abcès formés dans le tissu cellulaire qui unit le diaphragme au foie, au médiastin, à la tunique fibreuse du péricarde, dans celui qui est placé entre les piliers de ce muscle et la colonne vertébrale, ont été considérés par quelques médecins, comme la conséquence de l'inflammation du diaphragme et comme la preuve qu'il est sujet à s'enflammer. Mais comme ces collections purulentes ne se rencontrent jamais dans les parties du diaphragme où ce muscle, libre de toute adhérence, est simplement interposé entre le péritoine et la plèvre, il est naturel de supposer que dans les autres points elles appartiennent au tissu cellulaire, qui est très-sujet à ces abcès, et non au tissu musculaire, qui n'en est peut-être jamais le siège primitif. Quelquefois aussi elles ont manifestement leur origine dans d'autres parties, elles sont dues à la carie du sternum, des côtes, des vertèbres.

La péritonite, et surtout la pleurésie diaphragmatique, sont encore au nombre des affections qu'on a confondues avec l'inflammation du diaphragme; cette erreur ne peut être expliquée aujourd'hui que par l'ignorance où l'on était autrefois sur la disposition des membranes séreuses. *Voyez* PLEURÉSIE, PÉRITONITE, PARAPHRÉNÉSIE.

Le rhumatisme du diaphragme, affection encore très-peu connue, pourrait être considéré comme une diaphragmite par les médecins qui voient dans les maladies rhumatismales de véritables phlegmasies. Cette opinion, que nous ne saurions partager, sera discutée aux mots *rhumatisme* et *inflammation*.

La diaphragmite est donc une maladie dont on a par analogie supposé l'existence, plutôt qu'on ne l'a reconnue par l'observation de l'anatomie pathologique. (CHOMEL.)

DIAPHYSE, s. f., *diaphysis*, de διαφύω, je nais entre. On donne ce nom à la partie moyenne ou au *corps* des os longs, qui sépare les deux extrémités. *Voyez* OS. (A. R.)

DIAPNOIQUE ou DIAPNOTIQUE, adj. : de διαπνέω, je transpire. Ce terme était jadis employé pour désigner les médicamens auxquels on attribuait la propriété d'augmenter d'une manière douce et en quelque sorte insensible la transpiration cutanée. Les médicamens rangés dans cette classe étaient les mêmes que les diaphorétiques. Ce terme est aujourd'hui inusité.

(A. RICHARD.)

DIAPRUN, s. m., nom d'un électuaire dont les pruneaux forment la base. On en connaît deux espèces : le diaprun simple et le diaprun résolutif. Le premier se compose de pulpe de pruneaux que l'on a fait cuire dans une décoction de racine de polypode, de fleurs de violette, de semences de berberis et de pourpier, et à laquelle on ajoute du sucre, du suc de coings, du bois de santal, des roses de Provins, des semences de violettes et de pourpier réduites en poudre. On forme du tout un électuaire qui est un purgatif minoratif assez doux, à la dose d'une demie once à deux onces.

Le diaprun résolutif se prépare en ajoutant deux gros de scammonée en poudre à six onces de diaprun simple. Il est bien plus actif que le précédent, et purge très-bien à la dose de deux gros à une once.

Ces deux électuaires ne sont plus usités. (A. R.)

DIARRHÉE, s. f., *diarrhœa*, διάῤῥοια, de διά, au travers, et de ῥέω, je coule. La plupart des auteurs ont donné ce nom à diverses maladies qui ont pour symptômes communs la fréquence des déjections alvines et la liquidité des matières excrétées. Le professeur Pinel l'a réservé à l'inflammation de la membrane muqueuse des intestins, qui donne également lieu à ces deux symptômes. C'est dans ce dernier sens que ce mot est généralement employé aujourd'hui, et c'est de cette seule espèce de diarrhée qu'il sera question ici.

Cette maladie est une des plus fréquentes : il n'est presque aucun individu, parvenu à l'âge adulte, qui n'en ait été atteint un certain nombre de fois : il en est beaucoup qui passent rarement quelques mois sans en être affectés à un degré quelconque.

On pense généralement que toutes les parties du canal intestinal peuvent en être le siége. Quelques médecins ont supposé qu'elle occupait exclusivement le gros intestin ; mais cette assertion est en opposition à la fois avec les observations cliniques et avec les résultats de l'ouverture des cadavres.

La diarrhée se présente sous deux formes principales : elle est aiguë ou chronique.

Diarrhée aiguë. — Elle est souvent produite par des causes qui agissent directement sur le canal instestinal, telles que des écarts de régime, l'usage d'alimens et de boissons nuisibles par leur qualité ou leur quantité, de substances grasses, de fruits encore verts, de liqueurs alcoholiques, de vins acerbes, par un simple changement dans les heures des repas ou dans la nature des mets et des boissons. Chez les enfans à la mamelle, elle est le plus souvent due aux qualités du lait de la nourrice, quelquefois à l'usage prématuré des alimens destinés aux adultes. A tous les âges elle peut être déterminée par des médicamens purgatifs, et par certaines substances vénéneuses, désignées généralement par le nom de poisons âcres. Dans quelques maladies exanthématiques, elle paraît due à l'action du virus qui produit à la fois l'inflammation de diverses membranes muqueuses et l'éruption cutanée. Ailleurs elle est produite par des causes indirectes, parmi lesquelles l'impression du froid humide, soit sur tout le corps, soit aux pieds spécialement, tient la première place; par une émotion vive, par la suppression d'une évacuation accoutumée, par la disparition d'un exanthème; mais, dans ces divers cas, il faut supposer dans l'individu chez lequel la diarrhée se développe une prédisposition qui n'est pas nécessaire dans les cas où des causes directes agissent sur les intestins. Cette prédisposition nous est tout-à-fait inconnue : on sait seulement que les causes indirectes produisent plus communément cet effet dans les saisons froides et humides, dans les lieux bas et marécageux, sous l'influence des vents du sud et de l'ouest, chez les individus doués d'un tempérament lymphatique, d'une constitution faible, chez les enfans en qui la fréquence naturelle des excrétions est comme le premier degré de la maladie qui nous occupe. Les étrangers qui arrivent dans une grande ville, à Paris, à Londres, par exemple, sont sujets à être atteints d'une diarrhée qui ne dépend certainement point des qualités de l'eau, mais bien des conditions toutes nouvelles dans lesquelles ils se trouvent placés sous le rapport de l'air, des alimens, de l'exercice, du sommeil, etc. La diarrhée sporadique se montre dans tous les temps; c'est particulièrement dans l'automne et dans les hivers humides qu'on observe la diarrhée épidémique.

La diarrhée aiguë peut être une affection très-légère, une simple indisposition; elle peut être assez intense pour constituer une maladie sérieuse : ses symptômes sont très-différens dans ces deux variétés, entre lesquelles on peut en supposer un très-grand nombre d'autres. La différence d'intensité dans les symptômes paraît dépendre à la fois, et de l'étendue variable qu'occupe l'inflammation, et du degré inégal auquel elle est portée.

La diarrhée légère présente pour symptômes des douleurs obscures, des mouvemens incommodes dans le ventre, des borborygmes et des évacuations alvines peu nombreuses de matières jaunâtres ou brunâtres, de consistance pultacée, un sentiment de malaise général, de la faiblesse et quelquefois la diminution ou la perte de l'appétit. Sa durée est ordinairement courte; elle cesse communément, quand elle n'est pas prolongée par des écarts de régime, en deux ou trois jours, souvent même en vingt-quatre heures. Telle est la diarrhée produite par une cause externe manifeste, comme des alimens malsains, par un médicament purgatif.

La diarrhée intense survient souvent sans cause connue, ou par l'effet d'une cause indirecte. Ses premiers symptômes sont l'inappétence ou le dégoût, la tension douloureuse et la chaleur du ventre, la difficulté des digestions, et quelquefois une constipation passagère, à laquelle le dévoiement ne tarde pas à succéder. Les excrétions sont communément annoncées par des douleurs instantanées, mobiles, tantôt obscures, tantôt excessivement intenses, produisant une altération subite dans les traits, des sueurs froides, des nausées, des défaillances, accompagnées de mouvemens intestins et de borborygmes qui, ainsi que les douleurs, semblent correspondre au trajet des matières, et marcher progressivement avec elles vers le rectum. Les excrétions ont lieu sans efforts, et quelquefois même malgré les efforts que fait le malade pour les retarder de quelques momens. Elles ne sont accompagnées, dans le principe, d'aucune douleur à l'anus; mais lorsqu'elles se sont reproduites un grand nombre de fois, elles causent à l'orifice du rectum un sentiment de chaleur et de cuisson qui augmente à mesure qu'elles se répètent davantage, et auquel se joint quelquefois, chez les enfans, une excoriation superficielle. A la suite de chaque évacuation, le malade éprouve un accroissement de faiblesse, mais en même temps une sorte de calme dû à la diminution des douleurs, des borborygmes, et de la tension de l'abdomen. Le nombre des évacuations est toujours beaucoup plus grand que dans l'état de santé; il peut être porté chaque jour jusqu'à quinze, vingt, et même beaucoup plus. Les matières évacuées sont communément en assez grande abondance; elles sont d'abord formées d'une sorte de bouillie jaunâtre, mêlée à une petite proportion de mucus ou d'un liquide aqueux : ensuite elles sont composées en grande partie, ou même exclusivement, soit de mucus, soit de sérosité, auxquels sont ordinairement mêlés une certaine quantité de bile jaune ou verte, et beaucoup de gaz, qui leur donnent un aspect écumeux; on y reconnaît quelquefois des fragmens d'alimens à demi digérés, des portions de fausses membranes, des pelotons glaireux, ou quelques stries de sang, analogues à celles qu'on observe dans les crachats des individus attaqués d'un violent catarrhe pulmonaire. Leur odeur est souvent très-fétide dans le principe; elle est fade lorsqu'elles ne contiennent plus de matières fécales, et qu'elles sont devenues tout-à-fait muqueuses ou séreuses.

A ces symptômes se joignent, dès les premiers jours, la pâleur de la face, la sensibilité au froid extérieur, la sécheresse de la peau, la diminution de l'urine, une faiblesse qui augmente rapidement. Dans l'espace de quelques jours, le volume du corps, mais plus manifestement encore celui de la face, est diminué, les jambes vacillent, le malade est obligé de garder la chambre et même le lit; son courage l'abandonne, et si les selles sont très-fréquentes, il peut être réduit en moins d'une semaine à un état d'émaciation voisin du marasme. Mais la diarrhée se montre rarement avec un tel degré d'intensité.

La durée moyenne de cette variété de la diarrhée est d'une à plusieurs semaines. Dans cet espace de temps elle offre généralement les trois périodes d'accroissement, d'état et de déclin que présentent la plupart des phlegmasies; quelquefois on observe chaque soir une exacerbation qui dure une partie de la nuit, et dans laquelle les douleurs abdominales deviennent plus aiguës, les excrétions alvines plus fréquentes, et les matières plus abondantes et plus liquides. La terminaison est presque constamment favorable; la diminution progressive des symptômes, le rétablissement des secrétions suspendues, et particulièrement de la transpiration cutanée et de l'urine, annoncent la guérison. Quelquefois l'inflammation intestinale change de forme, et la dysenterie succède à la diarrhée. Dans quelques cas, le malade succombe. Souvent l'affection passe à l'état chronique.

Outre ces deux formes principales que présente la diarrhée aiguë, il en est encore plusieurs autres, qu'on a désignées par les noms de *stercorale*, de *muqueuse*, de *séreuse*, de *bilieuse*, d'après la nature des matières excrétées.

La diarrhée *stercorale* se montre communément chez les gens qui ont l'habitude de beaucoup manger, et chez ceux qui sont sujets à la constipation. Elle surprend communément au milieu de la santé ceux qu'elle affecte; quelquefois elle est précédée des signes de l'embarras intestinal; il n'est même pas très-rare de la voir survenir dans le cours d'une maladie aiguë, à la suite d'une abstinence de huit et même de quinze jours. Les selles sont formées de matières stercorales liquides, très-abondantes et ordinairement très-fétides. Elle est accompagnée d'une assez grande faiblesse, et bientôt suivie d'un soulagement marqué.

La diarrhée *muqueuse* est souvent une maladie assez grave : elle se développe sous l'influence des causes qui produisent les catarrhes, au nombre desquels elle doit être placée. Elle a régné quelquefois épidémiquement avec eux, et dans certains cas elle a alterné chez quelques sujets avec le catarrhe des fosses nasales et des bronches. Les matières excrétées sont formées exclusivement ou principalement de mucus transparent et visqueux, tremblant comme de la gélatine, réuni en une seule masse au fond du vase ou séparé en flocons. Dans le principe de la maladie, elles sont quelquefois aqueuses; elles deviennent souvent opaques vers le déclin. La durée de cette affection est communément longue, surtout dans les saisons froides et humides.

La diarrhée *séreuse* a été observée dans plusieurs circonstances; son développement a coïncidé, chez quelques sujets, avec la disparition d'une hydropisie. Celle dont fut atteint Morgagni lui parut être due à la présence dans l'estomac d'une matière verdâtre, semblable à des feuilles d'herbes cuites. La maladie décrite par Willis sous le nom de *dysenterie séreuse*, et qui régna épidémiquement à Londres dans l'automne de 1670, fut attribuée à des écarts de régime et à l'abus des fruits. Cette epèce de diarrhée, qui, dans beaucoup de cas, semble appartenir aux sécrétions morbides plutôt qu'aux phlegmasies, n'est pas toujours accompagnée de douleurs. Les selles sont comparables à de l'eau ordinairement trouble, quelquefois limpide. Cette affection peut produire en peu de jours, ou même en quelques heures, un affaiblissement extrême et une émaciation presque subite. Sa durée est courte, sa terminaison peut être funeste.

La diarrhée *bilieuse* offre pour caractères une excrétion abondante de bile par l'anus. On pense que la diarrhée affecte particulièrement cette forme, lorsque l'inflammation occupe le commencement de l'intestin grêle, dont l'irritation se transmet plus immédiatement aux vaisseaux biliaires. Elle survient quelquefois sans cause appréciable ; souvent aussi elle est due à une cause manifeste, telle que l'introduction dans les voies digestives d'une substance irritante, ou telle encore qu'une affection morale vive, une colère violente, qui, chez quelques personnes, produit aussi constamment une augmentation dans la sécrétion de la bile, que la tristesse produit chez d'autres l'écoulement des larmes. Dans ce dernier cas, l'affection appartient plutôt aux vices de sécrétion qu'aux phlegmasies intestinales ; et, en supposant qu'il y ait alors inflammation de la membrane muqueuse, elle serait la conséquence plutôt que la cause de l'augmentation dans l'excrétion biliaire. *Voyez* FLUX DE BILE.

La diarrhée offre encore quelques autres variétés qui sont relatives aux phénomènes généraux qui l'accompagnent : elle peut être apyrétique ou fébrile, et, dans ce dernier cas, présenter des nuances très-variées. *Voyez* FIÈVRES.

La convalescence n'offre rien autre chose de remarquable, que la lenteur avec laquelle les fonctions des intestins se rétablissent. Les écarts de régime provoquent inévitablement des rechutes, souvent plus graves que l'affection première.

Il est plusieurs maladies sur lesquelles la diarrhée exerce une influence très-remarquable, lorsqu'elle se développe pendant leur cours. L'hydropisie du tissu cellulaire, et même celle des membranes séreuses, diminuent souvent et disparaissent quelquefois ; quelques ulcères se cicatrisent ; les plaies des vésicatoires se dessèchent, certains éxanthèmes s'effacent, ce qui n'est pas exempt de danger. Il est aussi un certain nombre de maladies légères qui sont heureusement dissipées par une diarrhée salutaire, à laquelle on donne alors vulgairement le nom de *bénéfice de nature.*

Le diagnostic est ordinairement facile. Le pronostic est favorable dans le très-grand nombre des cas ; il est sérieux lorsque la diarrhée survient dans la première enfance, ou dans la vieillesse avancée, lorsqu'elle donne lieu à des évacuations très-fréquentes de matières aqueuses, et surtout lorsqu'elle est accompagnée d'une diminution rapide et considérable de l'embonpoint et des forces.

On trouve, à l'ouverture des cadavres, la membrane muqueuse des intestins manifestement altérée dans sa couleur, son épaisseur et sa consistance. Sa couleur est d'un rouge clair ou foncé : cette rougeur est tantôt disposée par plaques, tantôt répandue uniformement ou inégalement répartie sur une portion plus ou moins considérable de son étendue : cette lésion est la plus manifeste. L'épaississement est rarement considérable, il est souvent obscur, incertain même. Le ramollissement, qui est un signe fort équivoque de l'inflammation, est souvent porté au point que la membrane muqueuse peut être facilement détachée par le frottement d'un corps obtus, du dos d'un scalpel, par exemple. Quelquefois aussi cette membrane offre des élevures, des plaques, des végétations, qui sont rarement le résultat d'une simple phlegmasie; le mucus qui recouvre les parties phlogosées est ordinairement plus consistant ou plus ténu, quelquefois concrété sous forme de fausses membranes. Le diamètre des intestins est souvent diminué. La couleur rouge, qui est le signe le plus constant de l'inflammation de la membrane muqueuse, peut être le résultat d'une simple injection due à une cause mécanique, et notamment à la difficulté du retour du sang vers le cœur, comme on l'observe chez les individus qui ont succombé à une affection organique de ce viscère, et chez lesquels la plupart des organes, et particulièrement le cerveau, le foie, la rate, les poumons, l'estomac, offrent, comme les intestins, une injection très-remarquable. Les circonstances dans lesquelles la mort est survenue, peuvent alors faire rectifier l'erreur dans laquelle on tomberait si l'on se bornait, pour fixer son jugement, à l'examen anatomique du conduit intestinal.

Le traitement de la diarrhée aiguë varie principalement à raison du degré d'intensité de la maladie.

Dans la diarrhée légère, on se borne à prescrire une diminution dans la quantité ordinaire des alimens, et à en déterminer le choix. Les potages, les œufs frais, la chair rôtie ou grillée du poulet, du mouton, des poissons d'eau douce, les gelées animales et végétales, le pain bien levé, doivent composer le régime. On y joint l'usage des boissons mucilagineuses et légèrement astringentes, telles que l'eau de riz, la décoction blanche de Sydenham, la dissolution de gomme arabique, édulcorées avec le sirop de guimauve, de grande consoude ou de coing. L'emploi de lavemens mucilagineux apporte aussi du soulagement.

Quand la diarrhée est intense, le traitement doit être plus actif. On prescrit une diète sévère, quelquefois même une abstinence complète d'alimens solides. On recommande au malade de garder la chambre et même le lit, et de se couvrir plus que de coutume, afin de se mettre le plus possible à l'abri du froid.

Les boissons sont les mêmes que dans la diarrhée légère; mais on les fait prendre tièdes, surtout quand la soif n'est pas vive. On a recours avec avantage aux bains chauds, qui rendent à la peau sa souplesse et son humidité, et qui préparent ainsi le rétablissement de la transpiration cutanée. Les lavemens doivent être souvent répétés, et le ventre continuellement couvert de cataplasmes ou de fomentations émollientes. L'application de sangsues à l'anus est indiquée dans le cas où l'inflammation dépasse la mesure ordinaire, où la douleur abdominale est constante, le ventre tendu et sensible à la pression. La persistance de ces symptômes peut obliger à revenir plusieurs fois à l'emploi de ce moyen. La saignée du bras n'est nécessaire que quand il existe un mouvement fébrile intense.

Les vomitifs, les purgatifs, les toniques, les calmans, ont aussi été recommandés dans le traitement de la diarrhée. Les premiers ont été rarement employés dans la diarrhée récente; cependant ils ont pu et dû l'être, dans les cas où elle était jointe à des signes manifestes d'embarras gastrique. La diarrhée séreuse, dont Morgagni fut atteint, céda immédiatement à l'emploi d'un vomitif. Les cas où les purgatifs conviennent sont très-rares : ceux où ils peuvent nuire sont très-fréquens. L'expérience prouve que la diarrhée cède quelquefois à un doux purgatif; mais les circonstances dans lequelles ce moyen est indiqué sont peu connues en théorie, et très-difficiles à déterminer au lit du malade. On peut dire en général qu'on devrait en tenter l'usage dans les cas où, après avoir employé sans succès, pendant plusieurs jours, le traitement adoucissant et le régime convenable, les selles continueraient à être stercorales, et le ventre conserverait une augmentation marquée de volume, sans offrir de chaleur intérieure ni de sensibilité à la pression.

Les toniques, et particulièrement les vins de Malaga et de Madère, les liqueurs alcoholiques à petite dose, réussissent habituellement chez quelques sujets pour suspendre la diarrhée lorsqu'elle commence. On pense généralement que cette sorte de diarrhée est due à l'irritation qu'exercent sur les intestins des substances alimentaires mal élaborées par l'estomac, et que les toniques agissent alors en ramenant à son type naturel l'action affaiblie de ce dernier organe. Quant aux narcotiques, ils ne sont indiqués dans la diarrhée aiguë que dans les cas où la douleur devient très-vive, sans qu'il y ait de mouvement fébrile. Le mélange des toniques et des calmans, qui est fréquemment employé dans les cas où la diarrhée passe à l'état chronique, est rarement utile dans la diarrhée aiguë. Willis en a cependant fait usage avec succès dans le traitement de la maladie qu'il a décrite sous le nom de *dysenterie séreuse*, et qui paraît appartenir à l'affection dont nous parlons.

La diarrhée des enfans (*d. infantium*), qui ne forme pas une variété remarquable sous le rapport des symptômes, en forme une relativement au traitement. Elle peut se montrer chez l'enfant qui est encore à la mamelle, ou chez celui qui vient d'être sevré. Dans le premier cas, elle dépend le plus souvent des qualités du lait de la nourrice, et il faut lui en donner une autre si le lait ne convient pas à l'enfant, ou suspendre l'allaitement lorsque des causes accidentelles ont momentanément changé les qualités de ce liquide. Si c'est après un sévrage rapide ou prématuré que la diarrhée se manifeste, il faut rendre pour quelque temps le sein à l'enfant, et ensuite ne revenir que d'une manière progressive à des alimens d'un autre genre.

Il est à peine nécessaire d'ajouter que, lorsque la diarrhée se reproduit fréquemment chez un individu sous l'influence d'une même cause, il faut s'attacher à en prévenir le développement, plutôt qu'à la combattre quand elle s'est montrée.

DIARRHÉE CHRONIQUE. Elle succède souvent à la diarrhée aiguë; chez quelques sujets, elle s'établit insensiblement, et semble n'avoir jamais offert une marche aiguë. Elle peut occuper toutes les portions du conduit intestinal; mais elle paraît affecter plus communément les gros intestins. Ses causes sont à peu près les mêmes que celles de la diarrhée aiguë, à cette différence près, qu'elles ont agi en général pendant un temps beaucoup plus long avant que la maladie se développe : l'usage habituel d'alimens indigestes, l'habitation dans un lieu humide, donnent lieu à la diarrhée chronique, comme un écart de régime et l'exposition passagère au froid produisent la diarrhée aiguë. L'examen attentif des malades conduit souvent à reconnaître dans une diarrhée qui se prolonge une succession de diarrhées aiguës reproduites par des erreurs de régime ou par l'usage intempestif des excitans, plutôt qu'une diarrhée chronique. De toutes les phlegmasies, celle-ci est, sans contredit, celle qui conserve le plus souvent un caractère aigu après une durée considérable, parce que les erreurs de régime ont sur elle une influence bien plus marquée que sur toutes les autres, si l'on excepte la gastrite.

La diarrhée chronique se présente avec des degrés très-différens d'intensité. Dans son degré le moins grave, elle donne lieu chaque jour à des douleurs sourdes et passagères dans l'abdomen, à une ou plusieurs évacuations de matières mal liées, demi-liquides, à l'inappétence, et quelquefois à une augmentation dangereuse de l'appétit, à la pâleur de la face, à une diminution à peine sensible de l'embonpoint et des forces. Dans le degré le plus intense de la diarrhée chronique, les selles sont très-nombreuses, très-rapprochées, les matières évacuées sont liquides ou presque liquides, les douleurs sont continuelles, quelquefois accompagnées de chaleur, la peau devient sèche et terreuse, chaque repas est suivi d'un mouvement fébrile, et le malade offre les signes manifestes d'un dépérissement progressif. La mort en est souvent le résultat.

Cette affection offre dans son cours des modifications remarquables qui sont subordonnées à diverses circonstances, et surtout à l'état de l'air et au régime. Le nombre des selles et la liquidité des matières augmentent dans les temps froids et humides, diminuent dans les temps chauds et secs; chez quelques sujets les évacuations sont plus fréquentes, ou même ont exclusivement lieu pendant le jour, chez d'autres, pendant la nuit; chez le plus grand nombre le besoin d'aller à la selle se fait sentir après chaque repas, au bout d'un temps égal, après plusieurs heures, par exemple.

La durée de cette affection est indéterminée; souvent, il est vrai, elle est comme artificiellement prolongée par des causes extérieures; mais quelquefois aussi elle persiste pendant un temps considérable, malgré l'éloignement des causes propres à l'entretenir. Sa terminaison est incertaine; elle est le plus souvent favorable, quelquefois elle est funeste. Dans quelques cas une autre maladie qui survient en suspend le cours pour un temps limité, ou d'une manière définitive.

Le diagnostic de la diarrhée chronique n'est pas toujours facile. Il est beaucoup de cas dans lesquels la fréquence des selles et la liquidité des matières excrétées, qui en sont les deux principaux symptômes, sont dus à des lésions organiques des intestins, à des ulcères, par exemple, ou à la dégénérescence cancéreuse de ces viscères ; il en est quelques-uns dans lesquels la membrane muqueuse est simplement le siége d'une sécrétion morbide, comme le prouve, à l'ouverture des cadavres, l'absence de toute lésion appréciable dans sa structure. Toutefois lorsque les matières excrétées ne sont ni sanieuses ni purement séreuses, ni putrides, lorsque l'exploration de l'abdomen en général et du rectum en particulier ne fait reconnaître aucune maladie organique, lorsque le teint du malade n'a pas l'empreinte cancéreuse, il est très-vraisemblable que l'affection qu'on observe doit être rapportée à la diarrhée chronique.

L'examen des cadavres montre dans la membrane muqueuse des intestins des lésions analogues à celles qu'on rencontre dans la diarrhée aiguë : 1° une couleur rouge ou brune; 2° un épaississement sensible; 3° souvent un ramollissement remarquable; 4° la diminution du calibre des intestins ; 5° l'accumulation d'un mucus grisâtre, et quelquefois puriforme, dans leur cavité. Il n'est pas rare de trouver, à la suite de dévoiemens opiniâtres, une infiltration de la membrane celluleuse, ou d'autres fois un amincissement sensible des tuniques intestinales; mais ces dernières lésions appartiennent-elles à l'inflammation chronique de la membrane muqueuse des intestins ?

Le traitement de la diarrhée chronique est un des points sur lesquels règne la plus grande différence d'opinions entre les médecins. Les uns, à l'exemple de ceux qui nous ont précédés, prescrivent, dans tous les cas, les remèdes astringens et aromatiques, les décoctions de cachou, de simarouba, de cascarille, de quinquina rouge, auxquels ils joignent l'usage de la thériaque, du diascordium, de la confection hyacinthe et de diverses espèces de gommes et résines. Les autres, fondés sur l'opinion que tout dévoiement se rattache à une inflammation des intestins, recommandent indistinctement l'emploi des boissons adoucissantes, d'une diète rigoureuse, et quelquefois même les évacuations sanguines.

L'expérience, devant laquelle les systèmes doivent se taire, a prouvé que telle diarrhée chronique qui a résisté à l'une de ces méthodes, a été guérie par l'autre ; que l'une et l'autre par conséquent doit être employée avec discernement dans le traitement de cette affection. Voici les principales règles qui peuvent guider le praticien dans leur choix.

Beaucoup de diarrhées anciennes sont encore, comme nous

l'avons vu, des diarrhées aiguës, que des causes extérieures, et surtout des erreurs de régime et l'emploi prématuré des remèdes astringens ont artificiellement prolongées. Telles sont celles qu'on observe fréquemment chez les sujets jeunes, chez qui la faim est plus pressante, et en qui l'intempérance est presqu'un besoin. Cette espèce de diarrhée chronique est souvent accompagnée de chaleur abdominale et d'un mouvement fébrile très-marqué. Elle doit être traitée en tout point comme la diarrhée aiguë à laquelle elle appartient encore : les toniques l'exaspéreraient certainement. Mais lorsque la diarrhée se prolonge indéfiniment, ou seulement au delà de sa durée ordinaire, sans qu'aucune cause extérieure l'entretienne, lorsque l'insuffisance de la diète et des moyens adoucissans a été constatée, on la voit souvent céder en très-peu de temps à l'emploi des astringens aromatiques et des autres moyens que les anciens avaient trop indistinctement préconisés.

Dans tous les cas, on se trouve bien de l'emploi des frictions sèches et aromatiques, des bains chauds et de l'usage des alimens non stercoraux, c'est-à-dire entièrement assimilables, qui ont l'avantage d'être absorbés dans l'estomac et dans le commencement des intestins, et qui laissent par conséquent dans un repos salutaire les organes affectés, sur lesquels le contact des matières stercorales pourrait avoir des résultats fâcheux. Ces alimens sont particulièrement les potages, les fécules, les œufs frais, les gelées végétales et animales. Quelques malades se trouvent mieux des alimens liquides, d'autres des alimens secs, tels que le pain, la chair rôtie ou grillée des jeunes animaux, le poisson, etc. On voit aussi quelques diarrhées rebelles céder à l'emploi de vêtemens de laine sur toute la surface du corps, à l'application d'un large vésicatoire sur le ventre, à l'usage des boissons à la glace. Les bains de vapeur, qui opèrent une puissante diversion sur la peau, peuvent aussi produire des effets avantageux. On devra par conséquent essayer ces divers moyens avant de renoncer à l'espoir de guérir cette affection.

(CHOMEL.)

DIARRHODON, de διὰ, avec, et de ῥόδον, rose. On donnait autrefois le nom de diarrhodon à différentes compositions dans lesquelles les roses entraient en quantité notable. On connaissait une poudre, des trochisques, un électuaire diarrhodon. La poudre diarrhodon tenait le premier rang parmi ces compositions : elle était formée de roses de Provins, de santal rouge et blanc, de canelle, de terre sigillée, de bol d'Arménie, de mastic et de beaucoup d'autres substances que les pharmacologistes de ces derniers temps avaient supprimées avec juste raison. Cette poudre s'administrait à la dose de dix-huit à trente-six grains dans les cas où l'on pensait devoir recourir à sa vertu astringente, dans les pertes, les vomissemens, etc. (PELLETIER.)

DIARTHRODIAL, adj., *diarthrodialis;* qui appartient aux diarthroses; *cartilage diarthrodial*, *articulation diarthrodiale*, *surfaces articulaires diarthrodiales*, *ligamens diarthrodiaux*. (A. B.)

DIARTHROSE, s. f., *diarthrosis*, de ἄρθρωσις, articulation, et de διά, qui indique séparation, division; articulation dans laquelle les os peuvent se mouvoir isolément l'un sur l'autre. On la divise en diarthrose de contiguité, qui se fait par des surfaces simplement contiguës, et en diarthrose de continuité, dans laquelle les surfaces articulaires sont unies, dans toute leur étendue, par des substances ligamenteuses ou ligamento-cartilagineuses, qui les rendent, pour ainsi dire, continues. Cette dernière est l'AMPHIARTHROSE; la première, ou celle dont les os sont bien séparés, est la diarthrose proprement dite. *Voy.*, pour la classification, la composition et les mouvemens des diarthroses, l'article ARTICULATION. (A. BÉCLARD.)

DIASCORDIUM, s. m. C'est un électuaire très-compliqué, ainsi nommé à causes des feuilles de scordium qui en font partie. Outre les feuilles de ce végétal, qui sont loin d'être la partie active de ce médicament, le diascordium se compose, 1° de substances astringentes, telles que la racine de bistorte, de tormentille, les roses rouges, les semences de vinettier; 2° de substances amères, comme la racine de gentiane; 3° d'un grand nombre d'ingrédiens stimulans et aromatiques, tels que le gingembre, le poivre long, le cassia lignea, la canelle, le dictame de Crète, le styrax calamite, le galbanum; 4° de gomme arabique; 5° de bol d'Arménie; 6° d'opium. Ces différentes substances, réduites en poudre, sont ensuite incorporées dans du miel rosat.

Malgré la défaveur dans laquelle sont tombés les électuaires très-compliqués, si fort en vogue dans la pratique des anciens médecins, le diascordium est, ainsi que la thériaque, fréquemment prescrit par les praticiens modernes. La réunion des substances toniques et aromatiques qui entrent dans sa composition place cette préparation parmi les médicamens qui augmentent l'excitabilité de nos organes. L'extrait d'opium, qui en fait partie, lui communique également une action calmante, dont on se rend faciIement raison. C'est surtout contre la diarrhée que l'on prescrit le plus généralement le diascordium. Donné à la dose d'un demi-gros à un gros vers le soir, il procure du calme, et diminue progressivement le nombre des évacuations, qui fatiguent si cruellement le malade. Tantôt on délaie le diascordium dans du vin rouge ou de la tisane, tantôt on l'enveloppe dans du pain azyme. Cette dernière précaution n'est pas à négliger, à cause de l'odeur et de la saveur désagréables du diascordium, qui le rendent très-difficile à avaler, pour quelques personnes.

(A. RICHARD.)

DIASTASE, s. f., ou DIASTASIS, s. m., διαστάσις, séparation, distance. Les anciens se sont servi de ce mot dans plusieurs sens différens, comme pour indiquer les trois dimensions du corps, la longueur, la largeur et l'épaisseur; l'intervalle qui sépare le malade du médecin; le temps où il se fait quelque changement remarquable dans le cours d'une maladie; le gonflement et la distension des veines devenues variqueuses. Hippocrate et Galien désignent par le mot *diastasis* l'écartement des sutures. Enfin, les chirurgiens modernes ont plus spécialement donné ce nom à la séparation opérée par une violence extérieure, de deux os qui étaient contigus, comme le radius et le cubitus, le tibia et le peroné. Cette séparation, qui ne peut avoir lieu sans que les liens fibreux qui unissent les os ne soient rompus en tout ou en partie, sera examinée aux articles ENTORSE, LUXATION, PLAIES DE TÊTE.

(J. CLOQUET.)

DIASTOLE, s. f., *diastole*, de διαστέλλω, je dilate. On désigne ainsi l'état de dilatation du cœur et des artères, lorsque le sang pénètre dans les cavités de ces organes. *Voyez* ARTÈRE, CIRCULATION, COEUR.

DIATESSARON, s. m., *diatessarum*, de διά, avec, et de τέσσαρες, quatre; électuaire composé de quatre substances : des racines de gentiane et d'aristoloche ronde, des baies de laurier et de myrrhe, incorporées dans du miel et de l'extrait de genièvre. Cet électuaire, qu'on appelle aussi *thériaque diatessaron*, était regardé autrefois comme alexitère ou alexipharmaque; c'est une préparation tonique et excitante peu usitée aujourd'hui.

DIATHÈSE, s. f., *diathesis*, διάθησις, disposition. Ce mot a été employé dans des acceptions variées, mais presque toutes peu éloignées du sens étymologique. Galien l'avait employé dans le même sens que le mot latin *habitus*, habitude extérieure, manière d'être. Mais, dans la plupart des auteurs, il exprime soit une prédisposition à une espèce particulière de maladie, soit un état intermédiaire à la maladie et à la santé, soit un état de maladie déjà développé dans l'économie tout entière, dans quelques tissus ou dans quelques organes, ou même dans une seule partie. Tommasini et les médecins *contre-stimulistes* voient dans la diathèse une disposition qui produit la maladie et qui l'entretient encore après l'éloignement de la cause accidentelle qui en a déterminé l'apparition. (*Voyez* CONTRE-STIMULUS.) Quelques partisans de la doctrine de l'irritation ont proposé d'appeler diathèse la disposition qu'a tel ou tel organe chez tel ou tel individu à être fréquemment affecté d'une maladie quelconque; ils ont admis ainsi des diathèses pulmonaire, cérébrale, hépatique, utérine, etc. Mais la plupart des écrivains modernes entendent par diathèse une disposition en vertu de laquelle plusieurs organes ou plusieurs points de l'économie sont à la fois ou successivement le siége d'affections identiques dans leur nature, lors même qu'elles se présentent sous des apparences diverses : les diathèses scorbutique et syphilitique en particulier peuvent produire dans divers organes des lésions très-différentes, mais qui sont dues manifestement à une seule cause et susceptibles de céder aux mêmes moyens de traitement.

On a admis et l'on doit admettre, d'après le sens généralement accordé à ce mot, autant de diathèses qu'il y a de maladies susceptibles de se montrer dans plusieurs parties, à la fois ou successivement, sous l'influence d'une cause commune. Cette dernière condition est de rigueur : si plusieurs phlegmasies, telles qu'une péritonite, une pneumonie, une ophthalmie se montrent simultanément chez un même sujet, et si chacune d'elles est produite par une cause externe manifeste, telle qu'un agent physique ou chimique, il n'est pas nécessaire de recourir à une diathèse pour concevoir leur développement. Mais si les mêmes affections viennent à se montrer sans causes évidentes, on dit alors qu'elles sont dues à une disposition inconnue, à une *diathèse* qu'on nomme *inflammatoire*.

Le nombre des *diathèses* généralement admises est assez considérable. Les principales sont les diathèses inflammatoire, rhumatismale et goutteuse, tuberculeuse, cancéreuse, gangréneuse, dartreuse, scorbutique, syphilitique. Quelques auteurs ont aussi admis une diathèse purulente, hydropique, nerveuse. Il faut y joindre les diathèses hémorrhagique, mélanée, ulcéreuse et granuleuse. Nous nous abstenons de présenter ici aucune espèce de détail sur ces diverses diathèses, qui n'ont rien de commun entre elles; nous renvoyons aux mots PHLEGMASIE, RHUMATISME, GOUTTE, TUBERCULE, CANCER, GANGRÈNE, DARTRE, PUOGÉNIE, SCORBUT, SYPHILIS, HYDROPISIE, HÉMORRHAGIE, MÉLANOSE, ULCÈRE, GRANULATION.

Les diathèses muqueuse et bilieuse admises par quelques auteurs nous paraissent devoir être rejetées, comme ne présentant rien que de vague. (CHOMEL.)

DICROTE, adj., *dicrotus*, *bisferiens*, de δὶς, deux fois, et de κρούω, frapper. On désigne ainsi le pouls qui donne la sensation de deux battemens pendant la diastole. *Voyez* POULS.

DICTAMNE, s. f. On connaît sous ce nom plusieurs plantes remarquables par une odeur forte et aromatique. Le dictamne blanc, *dictamnus albus*, est plus généralement désigné sous le nom de *fraxinelle*. Le faux dictamne est le *marrubium pseudo-dictamnus*, plante de la famille des Labiées; enfin, le DICTAMNE DE CRÈTE ou dictamne des anciens est l'*origanum-dictamnus*, L. Tous les auteurs de l'antiquité s'accordent à regarder le dictamne de Crète comme l'un des végétaux les plus précieux dont la connaissance ait été révélée à l'homme. Aristote, Théophraste, Dioscorides, Homère, Virgile, Cicéron, Pline, disent que les chèvres ou les cerfs, blessés par les traits du chasseur, se guérissent de leurs plaies en broutant les sommités du dictamne de Crète. Les héros de l'Illiade et de l'Énéide trouvaient après le combat, dans cette plante salutaire, le remède propre à guérir les blessures dont ils étaient couverts. Mais il s'en faut de beaucoup que les modernes aient de ce végétal une opinion aussi avantageuse. Ils n'ont vu dans le récit des merveilleux effets du dictamne qu'une de ces fictions poétiques, dont l'imagination brillante des poëtes de l'antiquité s'était emparée. L'odeur suave et aromatique du dictamne de Crète, qui croît dans plusieurs parties de l'Orient et spécialement dans l'île de Crète, sa saveur âcre et chaude, en font un médicament stimulant, analogue aux autres plantes de la famille des Labiées, mais qui n'ayant aucune supériorité sur les espèces indigènes, a été généralement abandonné. (A. RICHARD.)

DIÉRÈSE, s. f., *diæresis*, du verbe grec διαιρέω, je divise, je sépare : division, solution de continuité. Opération de chirurgie qui consiste à diviser un ou plusieurs de nos tissus. On a recours à la diérèse, soit parce que ces tissus sont réunis contre l'ordre naturel, soit parce que leur séparation est nécessaire pour le rétablissement de la santé. Les anciens avaient groupé toutes les opérations sous les quatres chefs suivans : *diérèse*, ou la division, *synthèse* ou la réunion, *exérèse* ou l'extraction, *prothèse* ou l'addition. Cette classification est vicieuse et n'a pas été conservée : en effet, il existe plusieurs opérations qui ne peuvent pas se rapporter à ces différentes divisions, tandis que d'autres appartiennent à plusieurs d'entre elles. *Voyez* OPÉRATION.

On a établi quatre espèces de diérèses : 1° l'incision ou entamure; 2° la perforation ou piqûre; 3° la divulsion ou déchirure; 4° la cautérisation ou brûlure. (*Voyez* ces différens articles). Le principal moyen de la diérèse est l'incision, soit simple, soit multiple. Quelques auteurs ont nommé *diérèse spontanée* l'ouverture des abcès et tumeurs qui s'effectue sans les secours de l'art. *Voyez* ABCÈS, TUMEUR. (MURAT.)

DIÈTE, s. f., *diæta*, *ratio victûs* de διαιτα. Dans toute l'étendue de sa signification ce mot est synonyme d'*hygiène*. Il désigne l'emploi bien ordonné de tous les agens nécessaires à l'entretien de la vie, ou qui exercent seulement sur nous quelque influence non-thérapeutique. Mais, comme presque tous les mots, celui-ci a été détourné de sa signification primitive; on l'emploie pour désigner l'usage habituel de certaines substances alimentaires. C'est ainsi qu'on donne le nom de *diète animale* à l'usage des substances animales, celui de *diète végétale* à l'usage exclusif des végétaux, de *diète lactée* à l'alimentation par le lait. On a vu dans notre article *alimentation* les effets que l'usage des diverses substances alimentaires détermine dans l'économie animale, nous ne reviendrons pas sur ce sujet. On se sert du mot *diète* dans un sens plus abusif encore, pour exprimer l'abstinence complète des alimens et des boissons autres que ceux qui sont prescrits comme médicamens.

Nous avons décrit au mot *abstinence* les effets de cette prétendue diète. Il nous reste à donner ici quelques règles générales et particulières sur la diète alimentaire, en prenant l'expression de diète dans le sens aujourd'hui généralement adopté.

Règles diététiques générales. — Il ne se peut agir en ce moment que de l'heure des repas, de la quantité de mets et de boissons à prendre pour un individu qui se trouve placé dans des circonstances moyennes, c'est-à-dire pour celui qui, jouissant d'une bonne santé, a atteint tout son développement, et est exempt de prédispositions, d'habitudes, etc.

Ce que nous avons dit touchant l'effet des alimens et des boissons sur l'économie animale nous laisse peu de choses à ajouter, et le lecteur intelligent aura déjà fait sans doute les applications les plus nombreuses au régime alimentaire.

— Rien n'a plus varié chez les différens peuples que le moment, le nombre des repas et l'intervalle qui les sépare. Si les hommes n'étaient pas assujettis à des devoirs que l'état de société leur impose, il est vraisemblable que, n'écoutant que leur besoin, ils mangeraient quand ils auraient faim, et boiraient quands ils auraient soif. Ces deux guides, que leur a donné la nature, ne les tromperaient jamais : jamais ils ne seraient entraînés à des excès dangereux par l'attrait des excitans sans nombre dont ils doivent le poison funeste à l'état social.

Mais, s'il paraît d'abord absurde d'être obligé d'attendre une certaine heure pour avoir faim, il est vrai d'ajouter que les organes s'accoutument très-promptement à cette régularité. Les sensations de la faim et de la soif reviennent aux heures prescrites; bien plus, cette habitude dispose tellement l'estomac, que la sensation de la faim peut passer avec l'heure du repas sans qu'on ait cependant pris aucune nourriture, et cette disposition est très-favorable à l'élaboration des alimens; car, si l'on mangeait hors les heures habituelles, l'appétit ne serait pas si vif, la digestion ne se ferait pas aussi complétement. Si les jeunes gens peuvent impunément prendre des alimens à toutes les heures, les personnes faibles et les vieillards ne le feraient pas sans danger.

Il faut éviter de prendre ses repas dans les momens de grande agitation de corps et d'esprit; rien n'est plus favorable à une bonne digestion que le calme de l'âme, la satisfaction et la gaieté : voilà pourquoi il est préférable de manger en compagnie que de manger seul, et pourquoi aussi les repas plus copieux que l'on prend en société se digèrent plus facilement, sont moins funestes qu'ils ne devraient être. Le principal repas, chez les Romains, avait lieu lorsqu'ils avaient achevé leurs affaires, qu'ils avaient l'esprit libre d'inquiétudes, et c'est ce qui a lieu encore aujourd'hui. L'heure la plus convenable pour prendre un repas copieux est donc environ la sixième du soir, lorsqu'on est quitte des travaux du jour. Il reste d'ailleurs assez de temps pour faire la digestion avant le coucher. C'est en général une fort mauvaise habitude que de souper; la digestion s'opère mal pendant le sommeil. L'inappétence qu'on éprouve le lendemain indique bien que ce repas était superflu. Il faut qu'il s'écoule environ trois heures depuis le réveil jusqu'au premier repas du jour; alors il ne reste plus aucun aliment dans l'estomac, ce viscère est très-bien disposé pour faire un repas assez résistant : cependant, s'il s'agissait de se livrer à quelque travail pénible de corps ou d'esprit, il vaudrait mieux ne faire qu'un repas léger vers les neuf heures, et un second de la même nature vers une heure ou deux, et attendre, pour satisfaire complétement son appétit, le repas du soir. Règle générale, il ne faut jamais introduire d'alimens dans l'estomac que lorsque ceux qui y sont contenus sont déjà digérés. Or, comme il faut environ six heures pour digérer un repas ordinaire (ce qui varie cependant beaucoup et pour la nature des alimens et pour leur quantité et pour mille circonstances individuelles), il est prudent de mettre cette distance entre un repas et le repas suivant.

Deux repas suffisent à un homme adulte placé dans les circonstances dont nous avons parlé. Il est cependant des pays où l'on fait quatre et même cinq repas. Dans nos départemens méridionaux, on déjeune à neuf heures, on dîne à midi, une heure, on goûte à quatre ou cinq heures, et l'on soupe à huit; mais le déjeuner et le goûter ne sont pas, pour ainsi dire, des repas; un fruit, une légère portion de pain, une rôtie, quelques confitures en font la base. Le dîner et le souper sont composés de plusieurs mets solides et résistans, de sorte qu'au total, on ne prend pas une plus grande quantité d'alimens qu'à Paris. Ce serait une fort mauvaise habitude que de ne prendre qu'un seul repas par jour, et s'il y a de l'inconvénient à introduire dans l'estomac des alimens avant que ce viscère soit entièrement vide, il n'y en a pas moins à le laisser trop long-temps dans un état complet de vacuité. Cet état serait insupportable pour les personnes chargées de travaux pénibles, qu'elles ne pourraient plus exécuter, et pour les individus faibles, qui ne pourraient, en une seule fois, digérer la quantité d'alimens nécessaire pour les soutenir pendant un jour entier. Il ne faut donc pas mettre un intervalle trop long entre les repas. Une longue abstinence dispose à manger avec voracité une trop grande quantité d'alimens; ce qui occasione une digestion pénible et laborieuse, d'où naissent des sucs mal élaborés, et par suite une alimentation de mauvaise nature. Ainsi deux, ou tout au plus trois repas par jour, dont le plus fort devra se faire vers le soir, seront suffisans.

Voilà, ce nous semble, tout ce que l'on peut dire de raisonnable sur l'heure et le nombre des repas. Il est d'ailleurs si difficile d'établir des règles théoriques convenables à tous les individus, qu'il vaut mieux s'en rapporter sur ce point à l'expérience personnelle de chacun.

— Les mêmes difficultés se rencontrent, s'il s'agit de déterminer la *quantité* d'alimens qu'on doit prendre dans un repas. La meilleure de toutes les règles, est celle que nous dicte la nature, par les besoins qu'elle fait naître. Satisfaire la faim et la soif, voilà ses lois. Mais combien ces besoins eux-mêmes ne sont-ils pas rendus illusoires par l'art perfide des assaisonnemens? Combien ne faut-il pas être sur ses gardes, pour ne pas prendre pour un besoin réel le désir qui naît de l'apprêt des alimens? L'intempérance est la source de la plupart des maux physiques et moraux, et la vertu contraire, la source de la santé et de toutes les qualités morales. On mange en général beaucoup plus qu'il ne faut. D'après Cheyne, l'homme qui se trouve dans les conditions dont nous avons parlé, a besoin par jour de huit onces de viande, douze de pain ou de quelque autre nourriture végétale, et seize de bon vin, ou de quelque liqueur fermentée analogue. Mais Cornaro se contentait de douze onces de nourriture solide, et quatorze de vin, et l'on pourrait vivre avec beaucoup moins. Louis Cornaro était un noble vénitien, qui, après avoir vécu jusqu'à l'âge de quarante ans sans prendre soin de sa santé, se trouvant alors accablé d'infirmités, prit la résolution de réformer entièrement son régime, et vécut dès lors avec la plus grande sobriété, ce qui lui réussit si bien, qu'il recouvra complétement toutes ses facultés, et devint plus que centenaire. Il mourut sans agonie à Padoue, le 26 avril 1566. Sa femme, qui était à peu près du même âge que lui, et qui avait dû suivre le même régime, mourut de la même manière, peu de temps après. Cornaro a publié quatre ouvrages sur la tempérance. Il avait quatre-vingt-trois ans, lorsqu'il fit paraître le premier, et quatre-vingt-quinze quand il publia le dernier, qui est une lettre adressée à Barbaro, patriarche d'Aquilée, dans laquelle il décrit avec beaucoup de chaleur, de sentiment et de naïveté, le bonheur dont il jouissait encore à cet âge. (Sinclair, traduct. d'Odier.) Il est donc préférable de prendre une quantité d'alimens moindre qu'il ne faut, que de la prendre trop grande. Nous ne reviendrons pas ici sur ce que nous avons dit de l'abstinence, nous y renvoyons le lecteur.

— Quant à la *qualité*, à la *nature* des alimens, nous croyons qu'il est important de ne pas continuer toujours le même régime, ce qui ne manquerait pas de faire éclore quelques maladies funestes, ou du moins de modifier la constitution d'une manière fâcheuse. Il est avantageux de se nourrir un jour par semaine de substances végétales. Lorsqu'on a fait un excès de table, il est fort convenable de jeûner le jour suivant.

Pour ce qui concerne les boissons, leur quantité doit être plus considérable que celle des alimens solides ; mais en général, il faut que l'eau y domine. Les boissons fermentées, alcoholiques ou aromatiques, abrègent nécessairement l'existence. Au total, une vie sobre et tempérante, également éloignée des deux extrêmes est le moyen le plus infaillible de maintenir la santé et de prévenir les maladies. Aussi le docteur Hay soutient-il que la santé est moins l'effet d'une bonne constitution que la récompense de la sobriété; sur quoi il s'écrie : « O Tempérance, déesse bienfaisante, que tu es digne de nos hommages! car c'est toi qui écartes les maladies, qui protèges la beauté, qui prolonges la vie, qui assures le plaisir, qui fais prospérer le travail, qui gardes nos personnes, qui préserves notre entendement, qui perfectionnes toutes nos facultés intellectuelles, et soutiens toutes nos vertus! »

Règles diététiques particulières. — Les règles diététiques que nous venons de tracer ne peuvent convenir, avons-nous dit, qu'à un individu qui se trouve dans des circonstances moyennes, telles que nous les avons supposées ailleurs. On conçoit que ces règles ne sauraient être les mêmes pour toutes les constitutions, tous les âges, tous les sexes, toutes les habitudes, les professions, etc. Nous allons donc entrer dans quelques applications particulières.

— L'homme chez lequel l'exagération des organes digestifs

pourra faire redouter les accidens auxquels l'expose cet état, devra se soumettre à un régime particulier.

Il parviendra à modérer l'excès d'énergie qui le distingue par l'usage habituel d'alimens tirés du règne végétal. Ces substances produisent peu de chaleur, ralentissent la circulation, diminuent l'activité de la nutrition, favorisent l'exhalation cellulaire, éteignent les passions, énervent les organes reproducteurs, et par conséquent conviennent à celui qui est doué de la constitution dont nous parlons. Les fruits acides, les gommeux, les mucilagineux, les plantes féculentes même pourront lui convenir. Ces dernières occuperont les organes digestifs, fourniront une alimentation réparatrice sans être excitante; les légumes herbacés lui seront encore parfaitement convenables. Il pourra faire usage aussi des substances qui procurent l'alimentation relâchante. Il ne devra pas cependant se borner aux alimens végétaux; mais il devra accorder la préférence aux substances animales gélatineuses, aux viandes blanches : celles qui sont riches en fibrine, en albumine, et surtout en osmazôme, ne lui conviennent nullement. Il recherchera le laitage; mais il devra fuir les assaisonnemens excitans, les vins généreux, les boissons alcoholiques et le café. Les vins légers du Rhin et certains vins de Champagne et de Bourgogne peu chargés d'alcohol constitueront sa boisson ordinaire. Il devra les étendre de beaucoup d'eau. La bière légère, le cidre remplaceront avantageusement les vins légers dont nous parlons.

— S'il nous était possible de nous donner une constitution, c'est à produire celle où dominent les appareils circulatoire et respiratoire qu'il faudrait mettre tous ses soins. Cependant lorsqu'elle se prononce à un certain degré, elle peut amener des résultats fâcheux. Nous savons que les inflammations de toute espèce, les hémorrhagies actives, etc., atteignent les individus qu'une pléthore habituelle assiége. Or l'hématose, dont la rapidité est un des caractères distinctifs de la constitution dont nous parlons, expose ceux qui en sont doués aux nombreuses maladies qu'elle engendre, et l'on sait que le cadre presque entier de la nosographie est occupé par elles.

L'homme dont les attributs annonceront une pareille constitution, pourra prendre toute espèce d'alimens, tant qu'aucun signe de pléthore ne trahira une funeste disposition; mais dès que les plus légers accidens, tels que chaleur prononcée et couleur rosée de la peau, étourdissemens, tintemens d'oreilles, vertiges, étouffemens, lassitudes générales, force et développement du pouls, se seront manifestés, il devra modérer ou suspendre même son régime. Bien que le choix des alimens soit alors d'une haute importance, il est plus nécessaire encore d'en diminuer la quantité. La diète ténue est ici la première de toutes les indications. Mais comme il est rare qu'on puisse décider à l'abstinence des individus qui ne se croient nullement malades, et même nullement disposés à le devenir, il sera plus facile d'obtenir d'eux de se soumettre à un régime convenable. On conçoit donc que le but qu'on doit remplir étant de diminuer l'hématose, il faudra ne prescrire que des substances alimentaires peu réparatrices. La diète végétale est encore plus indispensablement recommandée dans cette constitution que dans la constitution précédente. Les légumes non farineux et les fruits acidules devront faire la base du régime alimentaire. Le vin, les liqueurs alcoholiques, à l'abus desquels sont enclins les gens de ce tempérament, devront être proscrits avec sévérité, ainsi que les boissons aqueuses que relève un principe aromatique.

— La disposition organique la plus difficile à diriger est, sans contredit, celle où domine l'appareil de l'innervation. Il est rare que l'utilité des préceptes généraux ne soit pas démentie par une multitude d'exceptions particulières. Cette constitution, presque toujours acquise, est une véritable maladie qu'il faut traiter d'une manière différente, selon la cause qui l'a produite, selon le sexe, l'âge de l'individu, et selon beaucoup d'autres circonstances que la sagacité du médecin pourra seule apprécier.

Quoi qu'il en soit, on peut établir d'une manière générale que les alimens excitans sont éminemment nuisibles aux personnes nerveuses. Elles pourront faire usage de toutes les substances alimentaires, pourvu qu'elles évitent les assaisonnemens de haut goût, les mets qui recèlent un principe âcre, amer ou aromatique. A plus forte raison, devra-t-on leur interdire les boissons stimulantes de toute espèce. Le vin, le café, le thé, les liqueurs alcoholiques leur procurent des tremblemens, des spasmes, des convulsions même, et exagèrent leur constitution.

— La constitution où domine l'appareil locomoteur est pour ainsi dire l'opposée de la précédente. La première consiste dans le développement outré de l'intelligence et du moral, la seconde dans celui des organes locomoteurs, organes qui ne se développent que d'une manière inverse aux premiers. Cette prédominance organique est cependant aussi une disposition acquise. Elle est rare dans les siècles modernes où les divers exercices de la gymnastique ne constituent plus des professions. Il est cependant quelques états qui exigent de violens efforts musculaires et qui développent beaucoup les puissances locomotrices. La santé des athlètes a beaucoup occupé les médecins de l'antiquité. La plupart ont tracé des préceptes pour développer, conserver ou abattre les forces; ils sont entrés dans une foule de détails sur leur régime alimentaire, et en général sur leur manière de vivre. Parmi ces auteurs il faut surtout citer Hippocrate et Galien. La manière de créer des athlètes nous intéresse peu de nos jours, et nous pensons qu'il est inutile de donner des préceptes minutieux, ainsi que le fait un auteur anglais, sur cette matière. Nous devons nous borner à dire que si l'appareil musculaire avait usurpé sur les autres une prédominance fâcheuse; si cette prédominance menaçait l'individu de quelques maladies graves, ou seulement si cette prédominance éteignait chez lui l'intelligence et la sensibilité, on devrait éloigner ces inconvéniens.

On y parviendra sans doute par un régime alimentaire convenable. Ce régime devrait être le même que celui que nous avons tracé pour la constitution caractérisée par la prédominance du système circulatoire. Peut-être même devrait-il être plus sévère.

— Les conseils de la morale, les lois de la religion ont bien peu de puissance pour réprimer les excès auxquels entraîne une disposition organique fortement prononcée. Autant vaudrait entreprendre de faire remonter un torrent vers sa source, que de chercher à mettre un frein aux désirs emportés qui dominent les individus chez lesquels domine l'appareil reproducteur.

Malgré le peu d'espoir qu'il y a de vaincre cette constitution, ce n'est cependant pas une raison pour abandonner les individus qui en sont doués à leur triste sort. Il est prudent de leur interdire avec sévérité toute espèce d'excitant, de ne leur permettre que l'usage des fruits mûrs acidules, de légumes herbacés; de leur défendre les farineux, les alimens renommés comme aphrodisiaques, les assaisonnemens incendiaires et surtout les boissons stimulantes. Il faudra qu'ils ne boivent habituellement que de la limonade, de l'eau de groseilles, d'orange, des émulsions.

— La constitution caractérisée par l'atonie des divers appareils réclame un régime entièrement opposé à celui que nous avons conseillé, avec de légères modifications, pour les constitutions précédentes. Ici les alimens excitans et fortement réparateurs sont parfaitement indiqués. Ce ne sont plus des légumes herbacés ou des fruits qui conviennent à ces individus si mous, si pâles, si faibles; ce sont des chairs noires et de haut goût; ce sont des assaisonnemens stimulans qui doivent relever les forces de ces estomacs paresseux; c'est un vin chaud et généreux, c'est un punch léger, ce sont des liqueurs alcoholiques prises modérément, c'est un café parfumé, qui doivent réveiller l'action endormie du principal organe de la circulation, et par son intermède aller solliciter l'action de l'encéphale.

— La nourriture que la nature destine à l'enfant qui vient de naître est, sans contredit, le lait de sa mère. *Voyez* ALLAITEMENT, LACTATION, SEVRAGE.

Lorsque l'enfant est parvenu au moment du sevrage, s'il est sain et bien développé, il s'accoutumera facilement à des alimens nouveaux. La nature des substances alimentaires sera à peu près indifférente; cependant elles devront être à demi liquides dans le principe, et données en petite quantité à chaque repas. Plus tard des plantes oléracées, des fruits bien mûrs, de la chair bouillie et rôtie, mais peu abondante, devront composer son régime alimentaire. L'eau pure ou teinte d'un peu de vin sera sa boisson habituelle. Il pourra cependant se présenter certaines circonstances où le vin pur serait indiqué. Les enfans des cités populeuses, nés et élevés dans des quartiers bas et humides, qui sont menacés de scrofules ou de rachitis, seront dans ce cas.

Les alimens doivent en général être donnés en petite quantité, mais fréquemment dans la journée. S'il faut éviter de faire trop attendre l'enfant, il faut éviter avec encore plus de soin de lui fournir une nourriture trop copieuse. J'ai vu des enfans auxquels, par un zèle mal entendu, on fournissait des alimens trop riches et trop abondans, succomber à cet excès d'alimentation qui avait occasioné des entérites violentes. Quant à l'heure des repas, nous partageons l'avis de M. Ratier, qui conseille d'attendre que l'appétit se manifeste.

— Parmi les organes qui survivent aux autres, nous avons remarqué ceux de la digestion, dont l'action ne cesse qu'avec la vie. Mais ces organes eux-mêmes sont loin de conserver la vigueur des premiers âges, et rien n'entraînerait des résultats plus fâcheux que de s'obstiner à les soumettre aux mêmes influences. Le vieillard faisant peu d'exercice, perdant peu par la perspiration cutanée, qui est peu active, ainsi que les autres sécrétions, a beaucoup moins de pertes à réparer; une alimentation trop riche et trop abondante ne saurait lui convenir; c'est surtout pour lui que la tempérance est une loi impérieuse. Les excès dans les alimens causent chez les vieillards les maux les plus multipliés et les plus funestes; ils en précipitent un grand nombre dans la tombe. Une abstinence trop sévère occasionerait des accidens non moins graves. Des mets simplement préparés, qui exigent peu de travail de la part des organes digestifs, et qui fournissent une assez grande quantité de matériaux alibiles, leur seront parfaitement convenables. Des viandes bouillies ou rôties, des légumes, des fruits composeront leur régime alimentaire. Ils devront peu multiplier leurs mets à chaque repas; la piquante variété des alimens invitant à dépasser les bornes du besoin, ils introduiraient dans le ventricule plus de substances qu'il n'en pourrait élaborer. Tissot rapporte l'histoire d'un vieillard qui s'était imposé la loi, dès l'âge de quarante ans, de ne prendre qu'un seul aliment à chaque repas, et qui avait atteint l'âge de quatre-vingt-dix ans. Il jouissait alors de toute la plénitude de ses facultés physiques et morales. Les organes de la mastication étant très-détériorés dans la vieillesse, il est deux conseils sur lesquels on doit insister : 1° Ne prendre que des alimens faciles à mâcher, à demi consistans; 2° les soumettre à une longue mastication, afin qu'ils aient le temps de s'imprégner de salive, fluide qui favorise la digestion à un si haut degré. Si les dents et les mâchoires refusent leur usage, il sera convenable de faire subir aux substances alimentaires une division préalable avec un instrument approprié.

Pour ce qui concerne l'heure et le nombre des repas, les vieillards n'auront pas d'autres règles à suivre que celles que nous avons déjà tracées; mais il sera fort important pour eux de manger fort peu dans le repas du soir.

Quelles sont les substances alimentaires dont le vieillard devra préférablement faire usage? Il est évident que les deux premiers genres d'alimentation ne lui conviennent en aucune manière; les substances qui produisent l'alimentation rafraîchissante, et celles qui déterminent l'alimentation relâchante, ne sauraient lui être avantageuses habituellement; elles ne peuvent devenir utiles que dans quelques circonstances particulières. Dans l'état ordinaire, la faiblesse des organes gastriques du dernier âge ne saurait s'accommoder de ce régime alimentaire. C'est donc parmi les substances qui produisent l'alimentation moyenne, l'alimentation tonique et l'alimentation réparatrice, que le vieillard devra chercher ses moyens de nutrition. Parmi ces substances, celles qui demanderont le moins de travail de la part des organes digestifs mériteront la préférence.

Les assaisonnemens distribués avec une sage modération seront moins funestes à l'âge dont nous parlons, qu'à toute autre époque de la vie. Ils favoriseront l'action de l'estomac en augmentant son énergie; mais séduit par ces avantages, le vieillard devra bien se garder d'abuser de ce moyen, un collapsus funeste ne tarderait pas à succéder à cette excitation artificielle.

Par la même raison un vin généreux sera de toutes les boissons la plus salutaire pour lui; mais la plus sage réserve devra présider à son usage, les mêmes inconvéniens étant attachés à son abus. Les liqueurs alcoholiques, et les infusions aromatiques de thé ou de café pourront être nuisibles aux vieillards replets, sanguins, pléthoriques, menacés de congestions cérébrales, et le plus prudent est bien certainement de s'en s'abstenir dans toutes les circonstances : cependant lorsqu'on se sera laissé aller à manger plus que de coutume, on pourra sans un grand inconvénient prendre une dose légère de ces excitans. Ils seront moins nuisibles pendant les temps humides et froids que sous toute autre température.

— Trois époques remarquables dans la vie de la femme réclament des précautions particulières par les dangers dont elles sont accompagnées. Il est rare, dans notre état social, que ces époques s'écoulent sans orages, et la santé de la vie entière de la femme est souvent attachée à la manière dont se passent ces diverses périodes. La moindre erreur dans le régime peut avoir les suites les plus funestes, et plus d'une femme a payé de sa santé, et même de sa vie, une imprudence à ses yeux bien légère. Signalons les écueils dont elles sont entourées, efforçons nous de préparer à notre compagne des jours exempts d'infirmités.

Ces époques sont la première menstruation, la gestation et la parturition, enfin la cessation des menstrues.

— L'approche de la première menstruation est loin d'être sans danger pour la jeune fille. Est-elle forte, robuste, elle est tourmentée d'étourdissemens, de vertiges, de tintemens d'oreilles, de bouffées de chaleur au visage, de céphalalgies habituelles, d'insomnies, quelquefois de convulsions. Les yeux sont injectés et larmoyans; le pouls est fort et fréquent; les artères temporales battent avec force; elle éprouve de fortes palpitations, elle est souvent prise d'épistaxis que rien ne peut maîtriser; la respiration est gênée et suspirieuse; un sentiment d'oppression l'accable; une douleur épigastrique, des coliques la tourmentent; le moindre exercice la fatigue. Elle éprouve d'ailleurs beaucoup d'autres accidens difficiles à décrire, mais parmi lesquels il ne faut pas oublier les pesanteurs des lombes et les douleurs de l'hypogastre, phénomènes locaux qui indiquent le travail de la nature.

La jeune fille est-elle faible, elle éprouvera aussi quelques symptômes de congestion vers la tête; mais sa figure sera pâle et décolorée, ses yeux ternes et languissans, son pouls sans force et sans vigueur; elle ressentira des palpitations, mais moins violentes; les artères temporales ne battront pas avec force. La digestion sera languissante; elle désirera des substances indigestes, ou même totalement indigestibles; elle se plaindra de pesanteur à l'épigastre, de lassitude spontanée, et d'écoulement blanc par les parties génitales.

La thérapeutique possède bien des moyens pour combattre ces accidens; mais les ressources de l'hygiène ne doivent pas être négligées. — Après l'application des sangsues à la vulve, les révulsifs, les bains de pieds sinapisés, etc., que la thérapeutique ordonne dans le premier cas, et qui ont l'avantage, et de favoriser les efforts de la nature, et de suppléer à leur insuccès et de faire disparaître les accidens, il est bon de conseiller un régime alimentaire ténu et rafraîchissant. Dans le second cas, une alimentation tonique, excitante et réparatrice, l'usage d'un vin généreux, de thé et de café purs, pourront faciliter l'apparition du flux menstruel.

—Lorsque la femme a conçu, le nouvel être qu'elle porte dans son sein ne lui permet plus de se conduire avec indifférence, sous peine du moins de lui ôter la vie, et d'altérer sa propre santé.

La femme qui va devenir mère se doit tout entière au fruit de ses entrailles. Si la tempérance fut jamais rigoureuse, c'est aussi pour la femme qui a conçu; des alimens d'une digestion facile nourrissans et peu épicés, pris en quantité modérée et non d'une manière excessive, comme s'imaginent devoir le faire la plupart des mères, des boissons peu stimulantes, devront composer son régime alimentaire. Faut-il satisfaire les désirs, les appétits bizarres qu'elle manifeste? La réponse est facile; sans doute, si ces désirs ne peuvent être nuisibles; mais l'on s'en gardera bien, si quelque danger était attaché à leur satisfaction. Je ne partage pas l'opinion de ceux qui pensent que ces désirs sont des lois, et que leur non-satisfaction peut produire sur l'enfant des traces ineffaçables.

—Enfin, après avoir traversé tous les accidens de la gestation, l'accouchement a lieu; pendant plusieurs jours la femme réclame les soins les plus assidus. Elle gardera d'abord une diète sévère; on lui conseillera une boisson délayante quelconque. Peu à peu on permettra quelques légers alimens de facile digestion. Si la mère remplit le vœu de la nature, les précautions qu'elle devait prendre pendant que l'enfant était dans son sein doivent être continuées avec le même scrupule. Elle devra surtout surveiller sa nourriture. Le lait contractant des qualités diverses, selon l'espèce d'alimentation, on ne saurait être trop attentif aux substances dont on se nourrit. Il faudra surtout avoir le courage de se mettre à un régime sévère, si le lait est trop abondant. Nous l'avons déjà dit, rien ne leur est plus dangereux qu'une nourriture trop copieuse.

—De quarante-cinq à cinquante ans, dans nos climats, la femme a payé son tribut à la reproduction de l'espèce. La nature va désormais la débarrasser d'une évacuation assujettissante, et lui procurer le repos qu'elle a si justement gagné par tant de souffrances. Il est vraisemblable que, sans l'état social, cette cessation s'opérerait sans accidens; mais, dans notre état de civilisation, il s'en faut bien que les choses se passent ainsi. Tant de dangers menacent la femme parvenue à cette époque, qu'on lui a donné le nom effrayant d'*époque critique*, comme si elle était le jugement de la vie. Les femmes qui ont eu le bonheur de la traverser, poussent ordinairement fort loin une carrière assiégée par moins d'infirmités que la vieillesse de l'homme : compensation bien juste des maux sans nombre dont elles furent victimes dans le reste de leur vie! Mais, pour passer cette époque sans naufrages, il faut qu'elles se soumettent courageusement aux préceptes que leur dicte l'hygiène, la moindre transgression à ces lois devant être sévèrement punie. Leurs alimens, leurs boissons, leurs vêtemens, leur habitation, enfin tous les agens modificateurs, qui peuvent les influencer à cette époque, devront être réglés avec la plus stricte sévérité : nous croyons devoir nous dispenser d'entrer dans des détails qui pourraient paraître superflus. Ce sujet a paru si vaste et si intéressant, que les médecins du plus grand mérite en ont fait le sujet de leurs méditations, et qu'on a cru devoir publier récemment une monographie sur cette matière.

— Si tous les phénomènes de la vie dépendent de l'organisation, il est évident, pour tout esprit non prévenu, que les idiosyncrasies doivent tenir aussi à des dispositions organiques particulières, bien que l'observation la plus attentive, l'investigation la plus scrupuleuse ne reconnaissent aucune différence. Dans l'emploi des moyens de l'hygiène, comme dans celui des agens thérapeutiques, il est indispensable de connaître la manière dont chaque fonction s'exécute dans chaque individu, afin de ne pas forcer le naturel, et produire les accidens les plus formidables, au lieu du soulagement qu'on avait droit d'attendre.

Non-seulement la digestion ne s'exécute pas de la même manière chez tous les individus; mais il est des substances indigestes pour la plupart des estomacs, qui sont digérées avec la plus grande facilité par d'autres. Il est au contraire des alimens d'une grande digestibilité pour tous les hommes, et qui sont rejetés par le vomissement, et occasionnent les accidens les plus funestes chez quelques personnes. Le médecin doit connaître ces exceptions. Il en est ordinairement promptement informé.

Mais, ces phénomènes étant connus, faut-il chercher à les vaincre? et par quel moyen pourrait-on y parvenir? J'ai connu un grand nombre de personnes qui éprouvaient pour certaines substances alimentaires des répugnances invincibles; leurs parens, pensant que ces répugnances pouvaient venir du caprice, avaient déguisé ces substances de mille manières, pour en masquer l'aspect, le goût et l'odeur. Eh bien! à peine ces substances étaient-elles introduites dans l'estomac, qu'elles produisaient les mêmes accidens que lorsqu'elles avaient été introduites avec connaissance. Il est impossible de ne pas reconnaître là une disposition organique particulière, et d'autant plus difficile à combattre, que sa nature est entièrement inconnue. Je pense en effet que, dans ce cas, tous les moyens sont impuissans pour la détruire, mais elle cède quelquefois aux progrès de l'âge, et aux modifications qu'il apporte dans l'organisation. Lorsque ces répugnances sont le résultat d'une impression défavorable, d'une éducation vicieuse, on peut espérer de la surmonter par des précautions convenables; mais il faudra prendre garde d'employer la violence, ce serait sans contredit le plus sûr moyen de produire l'effet contraire. C'est par l'exemple, c'est en donnant des éloges non affectés à l'objet de la répugnance qu'on pourra espérer de la vaincre. Il n'est pas douteux qu'il n'y ait de l'avantage pour un homme de pouvoir faire usage de toutes les substances alimentaires; mais si, pour atteindre ce but, on s'exposait à occasioner quelque accident grave, l'inconvénient par lequel on acheterait ce privilége surpasserait de beaucoup l'utilité qu'on pourrait en retirer.

— L'instabilité des choses humaines est si grande, l'on est si peu sûr de vivre demain comme on vit aujourd'hui, qu'on peut avancer qu'il n'existe pas de bonnes habitudes, quelles qu'elles soient, et que le meilleur est assurément de n'en point avoir. Le conseil le plus salutaire qu'on puisse donner, c'est de n'en point contracter. On s'expose à des privations douloureuses, lorsque l'on prend quelque habitude; non-seulement on se rend ainsi malheureux, mais encore ces privations peuvent déterminer des accidens funestes.

C'est sans doute pour cette raison que quelques médecins ont conseillé de prendre de temps en temps plus de nourriture que de coutume, et aussi de s'en abstenir. Le jeûne, institué chez beaucoup de peuples, pouvait encore avoir cet avantage, en même temps qu'il changeait l'heure des repas. Quelques auteurs ont pensé, et il est généralement vrai, qu'il était avantageux de manger à des heures réglées, de rendre les matières alvines dans des momens déterminés; mais si le hasard vous force ensuite de changer ces heures, ce changement se fera-t-il sans inconvénient?

Il nous serait facile de citer une multitude d'exemples des résultats fâcheux des habitudes, et celui du vin et des liqueurs alcoholiques ne serait pas le moins funeste.

Pour remédier aux accidens occasionés par ce puissant modificateur de l'économie animale, ou pour les prévenir, il faut procéder avec prudence. La première indication qui se présente à remplir, c'est encore de détruire la cause. Beaucoup de personnes pensent qu'il n'y a pour cela qu'à renoncer aux habitudes; c'est une erreur, et une erreur dangereuse. L'homme qui renonce tout à coup à quelque habitude invétérée, s'expose à une multitude d'accidens; ce n'est que graduellement qu'il devra procéder à la réforme de sa conduite. S'il veut changer l'heure de ses repas, il variera d'abord de peu d'instans; s'il veut prendre plus ou moins d'alimens, ce sera encore d'une faible quantité qu'il augmentera ou diminuera ceux qui composent son régime ordinaire. S'il boit abondamment du vin ou des liqueurs, il n'y renoncera que peu à peu, il en diminuera la dose tous les jours; quelquefois même, suivant Hippocrate, il faudra qu'il revienne à la dose qu'il prenait avant.

— Si l'on a reçu en naissant quelques dispositions héréditaires, il sera prudent de se soumettre à un régime alimentaire entièrement opposé à celui des parens.

Les professions réclament aussi une diète particulière, que nous exposerons lorsque nous traiterons cet article.

L'influence de la diète dans les maladies aiguës ou chroniques est purement du ressort de la pathologie; on en donnera les préceptes en décrivant les maladies. (ROSTAN.)

DIÉTÉTIQUE, s. m. On entend par ce mot la branche de la médecine qui s'occupe des règles à suivre dans l'usage des matières de l'hygiène. Aujourd'hui, on se sert plus habituellement du mot *hygiène*, qui a la même signification. (ROSTAN.)

DIFFORMITÉ, s. f., *deformitas*. Ce mot, qu'on n'emploie guère que dans le langage ordinaire, est synonyme de vice de conformation. *Voyez* ce mot et l'article DÉVIATION ORGANIQUE.

DIFFUS, adj., *diffusus*; qui est répandu. On nomme ainsi quelquefois l'anévrysme faux primitif; on dit aussi *anévrysme par diffusion*.

DIFFUSIBLE, adj., pris souvent substantivement, de *diffundere*, répandre en divers sens. Les sectateurs de Brown ont donné une assez grande extension à ce mot, qu'ils appliquaient à des médicamens amers, alcoholiques, etc., qui jouissent de propriétés très-différentes. A l'exemple des auteurs modernes de thérapeutique, nous circonscrirons cette dénomination dans des limites beaucoup plus étroites, et nous attacherons seulement le nom de *diffusible* aux substances qui, comme l'alcohol et l'éther, penètrent et excitent vivement tous les tissus d'une manière passagère, et réagissent promptement sur le cerveau. D'après cette définition, les diffusibles ne comprennent que des produits de l'art qu'on obtient par la formation alcoholique de substances végétales muqueuses ou sucrées. Il faut, par conséquent, retrancher de cette classe thérapeutique l'ammoniaque, qui ne peut en faire partie.

Les diffusibles se rapprochent tous par des caractères communs et des propriétés immédiates très-voisines; tous sont plus ou moins odorans, inflammables, et s'évaporent plus ou moins rapidement. Ils déterminent une impression plus ou moins vive sur tous les tissus vivans, principalement sur les membranes muqueuses, qu'ils excitent fortement. Cet effet se remarque surtout dans la bouche, sur le pharynx, dans l'œsophage et l'estomac. Les médicamens diffusibles produisent sur tous ces organes une chaleur vive, piquante, avec une sorte de sentiment d'astriction qui, chez les individus très-irritables, va quelquefois jusqu'à la douleur. A cette impression très-forte succède promptement une chaleur très-douce, qui se répand rapidement de l'estomac vers les organes abdominaux et thoraciques, et réagit ensuite sur tous les autres organes, en augmentant momentanément leurs forces et toutes leurs propriétés; la circulation est accélérée, l'hématose s'opère plus complétement. Quand on saigne un homme qui s'est gorgé de liqueurs alcoholiques, son sang parait plus rutilant, ce liquide est porté en plus grande quantité vers le cerveau; la face est colorée; une certaine vivacité brille dans les yeux; les sensations sont plus vives, plus précises, les facultés intellectuelles plus développées, les forces digestives plus actives, les sécrétions plus régulières et plus abondantes; la peau est uniformement chaude et humide; la transpiration insensible est augmentée, et quelquefois même le corps est couvert de sueur; toutes les fonctions enfin s'exercent avec plus d'énergie.

Si la dose des diffusibles est très-considérable, les membranes de l'estomac rougissent et s'enflamment; une excitation générale très-forte se manifeste, et détermine une réaction très-marquée sur le cerveau, une sorte de délire quelquefois même accompagné de convulsions; enfin, tous les symptômes d'une ivresse plus ou moins prononcée, ou d'une espèce d'empoisonnement, mais avec des caractères un peu différens, suivant la nature plus ou moins irritante des diffusibles qu'on a ingérés dans l'estomac, et des substances étrangères qui entrent dans leur composition.

Toutefois, quelques nuances que présentent les différens degrés d'excitation produits par la médication diffusible, ils paraissent être en général le résultat d'une prompte pénétration des principes alcoholiques et éthérées, qui sont rapidement absorbés, soit immédiatement par tous les pores de nos organes qui jouissent essentiellement de la propriété absorbante, soit médiatement par l'intermède des veines et des vaisseaux lymphatiques. Les diffusibles paraissent plus qu'aucun autre agent thérapeutique propres à céder à ces différens modes d'absorption. L'alcohol et l'éther pénètrent en effet rapidement tous nos organes; la peau des ivrognes exhale l'odeur d'alcohol; et, si un malade meurt après avoir avalé quelques cuillerées d'une potion éthérée, à l'ouverture du cadavre, les poumons exhalent une odeur d'éther aussi prononcée que l'estomac même; et cet effet ne paraît pas purement cadavérique, car l'haleine des personnes qui font usage de ce médicament est réellement éthérée. Les combustions spontanées paraissent provoquées par cette pénétration de l'alcohol dans tous nos tissus, car la plupart des individus qui ont succombé à cette singulière altération, étaient, à ce qu'il paraît, des ivrognes.

La plupart des propriétés générales des diffusibles les rapprochent des excitans, avec lesquels on les a long-temps confondus; mais ils s'en distinguent successivement par la rapidité avec laquelle ils se propagent dans tous nos organes, et par l'action sympathique toute particulière qu'ils exercent sur le système nerveux en général. Malgré l'analogie qui existe entre tous les diffusibles, on ne peut se refuser d'admettre parmi eux des différences très-remarquables : on les distingue en général en trois sections.

Première section, les diffusibles simples ou alcoholiques; deuxième section, les diffusibles éthérés; troisième section, les diffusibles veineux. Les deux premières sections renferment des produits de la distillation, qui ont d'abord été soumis à la fermentation alcoholique. La dernière comprend seulement les produits d'une simple fermentation alcoholique, qui n'a point été soumise à la distillation.

PREMIÈRE SECTION. *Diffusibles alcoholiques.* — Cette division renferme l'alcohol, les différentes espèces d'eau-de-vie, de vins, de grains, le rhum ou l'eau-de-vie de sucre, les kirschenvasser ou l'eau-de-vie de merises, etc. Toutes ces liqueurs sont plus ou moins excitantes : elles raniment les forces et la chaleur, et semblent, par une vive impression sur nos organes, réveiller le principe vital, lors même qu'il est prêt à s'éteindre; mais elles sont irritantes pour beaucoup d'individus, dont l'estomac est très-susceptible, et qui ne sont point habitués à leur usage. Employées à petites doses, elles deviennent pour les uns un puissant cordial, et favorisent la digestion, tandis qu'elles sont pour les autres des agens inflammatoires incendiaires qui suspendent la digestion, et provoquent tous les accidens d'une espèce de gastrite.

On connaît tous les avantages qu'on obtient chaque jour de l'emploi des diffusibles alcoholiques pour soutenir les hommes habitués à la fatigue, et exposés à des travaux pénibles aux injures de l'air. Les marins, les militaires, ne peuvent presque point se passer de l'usage de ces boissons, et on ne peut se dissimuler que, si l'abus qu'ils en font quelquefois peut avoir de graves inconvéniens pour quelques-uns d'entre eux, elles sont néanmoins utiles au plus grand nombre pour résister à l'influence des maladies épidémiques auxquelles ils sont exposés par la nature de leurs travaux et les inconvéniens d'une alimentation tantôt beaucoup trop abondante et prise sans réserve, tantôt, au contraire, insuffisante et peu salubre. L'usage des liqueurs alcoholiques est en général nuisible à la plupart des individus d'un tempérament bilieux ou très-sanguin, et qui mènent une vie sédentaire, surtout à ceux qui se nourrissent d'alimens succulens et pris en petite quantité.

Les liqueurs alcoholiques sont rarement employées pures comme moyen thérapeutique, excepté dans les cas pressans d'une faiblesse extrême prolongée, où il est difficile de se procurer d'autres substances excitantes. Le plus ordinairement on fait dissoudre dans ces liqueurs des substances amères, aromatiques, résineuses, huileuses, salines, sucrées, et quelquefois purgatives. Ces solutions se préparent tantôt par une simple macération à froid ou à chaud, et prennent alors le nom d'alcoholats ou de teintures, d'élixirs, de baumes, de gouttes de vie, etc.; tantôt on soumet ces infusions à une nouvelle distillation, et on obtient alors des alcoholats aromatiques, des esprits, des eaux spiritueuses dont on fait principalement usage à l'extérieur comme cosmétique. Lorsqu'on associe le sucre à ces alcoholats distillés, ils forment alors des liqueurs ou des ratafias, qui ne sont ordinairement employés que pour l'usage des tables.

Tous les alcoholats par simple macération ou distillation participent des propriétés de l'alcohol et de celles des substances qu'ils tiennent en dissolution; ils sont plus ou moins toniques, excitans, irritans, purgatifs ou diurétiques, suivant la proportion et la nature des médicamens qu'on emploie. L'alcohol ne diminue rien des propriétés des substances médicamenteuses qu'il contient; il paraît, au contraire, ajouter à leur effet; mais comme son action est bien plus prompte que celles des autres agens thérapeutiques, les alcoholats commencent d'abord à agir comme diffusibles, et secondairement ensuite, en raison des différens principes médicamenteux auxquels ils servent de véhicule. Administrés purs, ils déterminent quelquefois des vomissemens, ou même une véritable gastrite.

Deuxième section. *Diffusibles éthérés.* — Les différentes espèces d'éther et les sirops d'éther forment, dans les diffusibles, une section bien distincte; ils propagent plus rapidement leur action que les alcoholiques simples, et ils sont secondairement beaucoup moins irritans pour le système nerveux, au moins chez la plupart des individus. Au lieu de déterminer des mouvemens convulsifs, ils les calment ordinairement lorsque les convulsions ne sont pas dues à une inflammation du système cérébral, ou à un excès d'excitation. Les éthers produisent, sous ce rapport, des effets inverses de ceux des liqueurs alcoholiques, quoiqu'à fortes doses ils provoquent souvent un peu de céphalalgie, et causent même chez certains individus une sorte de délire; ils sont cependant depuis long-temps connus pour combattre avec succès les accidens de l'ivresse, et surtout de l'ivresse convulsive. J'ai eu plus d'une fois occasion d'en constater les bons effets. Il faut observer toutefois que l'odeur seule de l'éther, chez certaines femmes nerveuses et très-susceptibles, suffit pour exciter des mouvemens convulsifs; mais il paraît agir alors à la manière de plusieurs odeurs irritantes.

Troisième section. *Diffusibles vineux.* — Cette section très-nombreuse renferme les différentes espèces de vin, de bière, de cidre et de liqueurs qui ont été seulement soumises à la fermentation alcoholique. L'alcohol dans toutes ces boissons est en beaucoup moins grande proportion que dans les diffusibles de la première section, et elles sont composées en outre d'un très-grand nombre de principes différens qui en modifient beaucoup les propriétés. On y retrouve des matières extractives colorantes, du muqueux sucré, des acides acétique, tartareux, du tartrite acidule de potasse, et quelquefois d'autres principes immédiats des végétaux. Aussi la plupart de ces boissons sont-elles plutôt toniques excitantes et nutritives, que diffusibles. Le médecin les emploie lorsqu'il veut produire un effet permanent, et mettre en jeu une médication fortifiante, sans produire d'irritation. Mais toutes les espèces de vin, de bière et de cidre sont tellement différentes dans leur composition et dans leurs propriétés, qu'il n'y a presque aucune analogie à établir entre un vin léger et généreux de la Bourgogne, qui est un tonique excitant très-précieux, et les dernières espèces de bière ou de cidre, qui ne participent presque plus des propriétés des diffusibles, et ne sont que des dissolutions de substances végétales, très-peu sapides, pesantes, et souvent même indigestes. Les propriétés des boissons vineuses sont donc extrêmement variées sous le rapport hygiénique, et encore davantage quand on les considère comme moyen thérapeutique. L'art modifie encore les propriétés des vins en faisant dissoudre dans ces différentes espèces de liquides une foule de substances médicamenteuses particulières toniques, purgatives, diurétiques, etc. comme on le fait dans les liqueurs alcoholiques simples. Ces vins médicinaux composés, quoique participant toujours des propriétés des diffusibles, s'éloignent néanmoins des alcoholats en ce qu'ils sont moins excitans, moins pénétrans, mais plus toniques et nutritifs, aussi conviennent-ils beaucoup mieux, et sont-ils préférables, dans la plupart des cas, aux alcoholats. C'est à tort qu'on a cru, dans ces derniers temps, pouvoir remplacer les vins médicinaux par des teintures alcoholiques mélangées dans des proportions différentes avec les vins mêmes. Ces mixtures ont, à la vérité, l'avantage de ne point se décomposer comme les vins médicinaux; mais elles sont beaucoup plus irritantes, leur effet est beaucoup plus passager, et elles ne remplissent pas les mêmes indications thérapeutiques. *Voyez*, pour les détails, les articles ALCOHOLAT, ÉTHER, VIN, etc. (GUERSENT.)

DIGASTRIQUE, adj., *digastricus*, *biventer*, de δὶς, deux, et γαστὴρ, ventre. Cette épithète s'applique aux muscles qui ont deux ventres ou portions charnues, séparées par un tendon. Elle sert de nom propre à deux de ces muscles, le digastrique cervical, qui n'est qu'une portion du grand COMPLEXUS (*voyez* ce mot), et le suivant.

DIGASTRIQUE (muscle), *musculus digastricus*, *s.*, *biventer maxillæ inferioris*, mastoïdo-génien (Ch.); situé obliquement à la partie supérieure et latérale du cou, et très-rapproché, vers la ligne médiane, de celui du côté opposé, dont il s'écarte beaucoup latéralement, ce muscle s'insère par des fibres aponévrotiques, en arrière ou en dehors, dans la rainure mastoïdienne, et en avant ou en dedans, à l'empreinte de la mâchoire inférieure située auprès de l'apophyse géni. Son tendon mitoyen traverse ordinairement l'extrémité inférieure du stylo-hyoïdien, et est retenu contre l'os hyoïde par une anse fibreuse qui l'embrasse en se fixant à cet os, et par un prolongement aponévrotique, qui descend s'y attacher, en recouvrant le mylo-hyoïdien et s'unissant au prolongement du côté opposé : tout le muscle est, par là, comme réfléchi sur lui-même, la partie postérieure descendant vers l'hyoïde, et l'antérieure remontant vers la mâchoire. Une gaîne synoviale facilite le glissement du tendon dans son anneau fibreux. Les fibres charnues antérieures et postérieures, entremêlées, à leur origine, avec les aponévroses d'insertion, embrassent les extrémités du tendon, autour duquel elles se prolongent assez loin, surtout les postérieures. Le digastrique présente quelquefois un petit faisceau charnu qui se détache de son tendon, près du ventre antérieur, et s'unit au faisceau semblable, du côté opposé, et au mylo-hyoïdien.

Ce muscle est abaisseur de la mâchoire inférieure et élévateur de l'hyoïde. On regarde aussi son ventre postérieur comme pouvant élever la mâchoire supérieure, c'est-à-dire la tête, lors de l'ouverture de la bouche. *Voyez* MASTICATION, DÉGLUTITION, DIGESTION. (A. BÉCLARD.)

DIGESTIF, adj., *digesticus*, qui a rapport à la digestion, qui favorise la digestion; *organes digestifs*, *forces digestives*, *médicament digestif*, etc.

DIGESTIF, s. m., *digestivum*; sorte d'onguent que l'on fait extemporanément, et que l'on prépare en mêlant ensemble deux onces de térébenthine, un jaune d'œuf, et suffisante quantité d'huile fine ou d'huile de millepertuis ou de rose, pour lui donner une consistance molle. On faisait jadis un grand usage de cet onguent, légèrement excitant, dans le traitement des plaies et ulcères. On cherchait par ce topique à entretenir un état d'irritation, et à accélérer la cicatrisation. On l'étendait sur des gâteaux de charpie, on l'instillait dans les sinus, dans les trajets fistuleux. Souvent on le rendait plus irritant en y ajoutant diverses substances actives, telles que l'onguent de styrax, l'alcohol camphré, plusieurs teintures; on le nommait alors *digestif animé*. Le digestif est rarement employé aujourd'hui qu'on a généralement reconnu les mauvais effets des onguens dans le traitement des plaies. *Voyez* PLAIE et ULCÈRE.

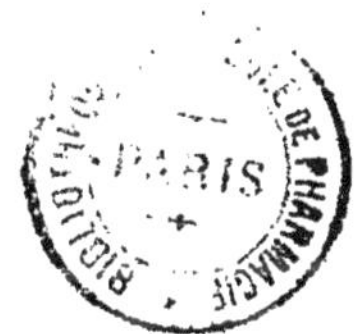

FIN DU SIXIÈME VOLUME.

TABLE

DES PRINCIPAUX ARTICLES

CONTENUS DANS LE SIXIÈME VOLUME.

DISTRIBUTION DES MATIÈRES.

	MM.
Anatomie.	BÉCLARD, professeur de la faculté de médecine.
Physiologie.	ADELON, COUTANCEAU, RULLIER, docteurs en méd.
Anatomie pathologique	BRESCHET, chef des travaux anatomiques de la fac. de méd.
Pathologies générale et interne. . .	CHOMEL, COUTANCEAU, LANDRÉ BEAUVAIS, RAYER, ROCHOUX, docteurs en méd.
Pathologie externe et opérations chirurgicales	J. CLOQUET, chir. de l'hôpital Saint-Louis ; MARJOLIN, ROUX, prof. de la fac. de méd., et MURAT, chirurgien en chef de la maison royale de Bicêtre.
Accouchemens, Maladies des femmes et des nouveau-nés	DESORMEAUX, professeur de la fac. de méd.
Maladies des enfans.	GUERSENT, médecin de l'hôpital des Enfans.
Maladies des vieillards	FERRUS et ROSTAN, méd. de l'hospice de la Salpêtrière.
Maladies mentales.	GEORGET, docteur en méd.
Maladies cutanées.	BIETT, méd. de l'hôpital Saint-Louis, et RAYER, doct. en méd.
Maladies syphilitiques.	LAGNEAU, docteur en médecine.
Maladies des pays chauds.	ROCHOUX, doct. en méd.
Thérapeutique générale	GUERSENT, médecin de l'hôpital des Enfans.
Histoire naturelle médicale.	H. CLOQUET, docteur en méd., ORFILA, prof. de la fac. de méd., et A. RICHARD, démonstrateur de botan. de la faculté de méd.
Chimie médicale et pharmacie. . . .	ORFILA et PELLETIER, professeurs de l'école de pharmacie.
Physique médicale et hygiène.	ROSTAN.
Médecine légale et police médicale.	MARC, doct. méd., ORFILA, et RAIGE-DELORME, docteur en médecine, qui sera aussi chargé des articles de vocabulaire.

www.ingramcontent.com/pod-product-compliance
Ingram Content Group UK Ltd.
Pitfield, Milton Keynes, MK11 3LW, UK
UKHW022319190726
13856UKWH00001B/87

9 782013 5381